Schäper/Gehrer

Pflegeleitfaden Intensivpflege Pädiatrie

Pflegeleitfaden
Intensivpflege Pädiatrie

Annemarie Schäper
Barbara Gehrer

Mit 112 Zeichnungen, 25 Fotos, 46 Tabellen

URBAN & FISCHER
München · Stuttgart · Jena · Lübeck · Ulm

Zuschriften und Kritik an:
Urban & Fischer Verlag, Lektorat Pflege, z. H. Ulrike Bazlen,
Karlstraße 45, 80333 München

Anschrift der Herausgeberinnen:

Annemarie Schäper
Münsterstraße 18
59348 Lüdinghausen

Barbara Gehrer
Bunzlauer Straße 24
80992 München

Konzept: Annette Heuwinkel
Lektorin: Margit Büttner
Herstellerin: Renate Hausdorf
Satz: Typodata GmbH, München
Gesetzt in 7,3 Punkt Concorde Roman im Quark XPress auf
Apple MacIntosh
Druck: Appl, Wemding
Bindung: Monheim
Zeichnerin: Henriette Rintelen, Velbert
Symbole: Karl Dengler
Abbildungsnachweis im Anhang des Buches
Umschlaggestaltung: Parzhuber & Partner, München
Titelbild: Peter Lenfers, Recklinghausen

Die Deutsche Bibliothek – CIP-Einheitsaufnahme
Schäper, Annemarie :
Pflegeleitfaden Intensivpflege Pädiatrie / Annemarie Schäper/Barbara Gehrer. - München ; Stuttgart ; Jena ; Lübeck ; Ulm : Urban und Fischer, 1999
ISBN 3-437-25598-3

99 00 01 02 03 5 4 3 2 1

Aktuelle Informationen finden Sie im Internet unter der Adresse:
Urban & Fischer: http://www.urbanfischer.de

Wegweiser durchs Buch

Merke

Praktische Tips

▶ **Pflegerische Aspekte, Maßnahmen**

Wenn im vorliegenden Buch von Mitarbeitern, Pflegenden, Kinderkrankenschwestern, Ärzten etc. die Rede ist, sind immer weibliche **und** männliche Personen gemeint.

Wichtiger Hinweis für den Benutzer:
Aufgrund der ständigen Weiterentwicklung in der Medizin durch Forschung und klinische Erfahrung, insbesondere in der Anwendung der medikamentösen Therapie, wird vom Verlag keine Gewähr für Angaben von Dosierungsanweisungen und Applikationsformen übernommen. Die Autoren, Herausgeber und der Verlag haben zuvor die Angaben mit großer Sorgfalt erstellt, jedoch ist jeder Benutzer angehalten, durch gewissenhafte Prüfung der entsprechenden Beipackzettel des jeweiligen Medikamentes bzw. durch Rückfragen bei einem Spezialisten die Angaben zu prüfen.

Vorwort

Interdisziplinäre Kinderintensivpflege beinhaltet die Pflege von Kindern aller Altersgruppen, d.h. von Neugeborenen, Schulkindern und Jugendlichen. Das bedeutet, daß die Pflegekräfte neben krankheitsbedingten Besonderheiten auch die Unterschiedlichkeiten der jeweiligen Altersgruppen kennen, sowie deren individuelle Bedürfnisse berücksichtigen müssen. Darüber hinaus befinden sich die Kinder in einem permanenten körperlichen, geistigen und psychosozialen Entwicklungsprozeß, den Pflegekräfte beachten müssen, wenn sie den hohen pflegerischen Anforderungen gerecht werden wollen.

Das **Titelbild** veranschaulicht, worum es uns in diesem Pflegeleitfaden geht. Wir sind Wegbegleiter, die mit dem Kind ein Stück des Weges gemeinsam gehen, ohne zu wissen, wie dieser Weg beschaffen ist oder wo er endet. Dies setzt für uns ein hohes Maß an pflegerischem Wissen voraus. Dazu gehört auch, sich auf unterschiedliche Situationen einzulassen, das Kind als Persönlichkeit zu akzeptieren und die Eltern als wichtigste Bezugspersonen zu respektieren.

Die Pflege eines intensivpflichtigen Kindes ist eine hochspezialisierte Aufgabe, die ein spezifisches Wissen erfordert. Sie ist nicht ohne hervorragend aus- und weitergebildetes Personal zu bewältigen. Die Weiterbildung Pädiatrische Intensivpflege und Anästhesie bietet engagierten Kinderkrankenpflegekräften die Möglichkeit, neben medizinischem Wissen auch patientenorientiertes Pflegewissen zu erwerben. Eigene Fähigkeiten und Fertigkeiten können erweitert werden, um eine ganzheitlich orientierte, reflektierte, professionelle Pflege des intensivpflichtigen Kindes sicherzustellen.
Intensivpflichtige Kinder sind in starkem Maße auf die Hilfe von Ärzten und Pflegekräften angewiesen. Jeder einzelne trägt ein hohes Maß an Verantwortung, um den steigenden Ansprüchen gerecht zu werden.

Der Pflegeleitfaden dient der raschen Information, vermittelt fachbezogenes, qualifiziertes Wissen und gibt darüber hinaus Anregungen zum Studium weiterführender Literatur. In unseren Ausführungen haben wir großen Wert auf die Beziehung, die Wahrnehmung und die Förderung des Kindes gelegt, die im Mittelpunkt der Pflege stehen. Die Eltern bzw. Bezugspersonen sind, neben dem Kind, die wichtigsten Personen, die es in die Pflege einzubeziehen gilt.

Im ersten Teil des Buches geht es um Grundlagen in der Kinderintensivpflege, also um Rahmenbedingungen, Grundvoraussetzungen und Basiswissen.
Der zweite Teil vermittelt fundiertes Wissen der Kinderintensivpflege und ist, in Anlehnung an die Aktivitäten und existentiellen Erfahrungen des Lebens nach Monika Krohwinkel strukturiert.
Im dritten Teil wird die Pflege des Frühgeborenen, ein Schwerpunkt der Kinderintensivpflege, dargestellt.
Im vierten Teil des Pflegeleitfadens stellen wir exemplarisch die Intensivpflege von Kindern mit speziellen Erkrankungen dar, die sowohl Neugeborene und Säuglinge, als auch Klein- und Schulkinder betreffen und mehr oder weniger häufig in den einzelnen Kinderintensivstationen anzutreffen sind.

Der Dank der Herausgeber gilt den Mitautoren des Leitfadens, Frau Erna Grüll, Herrn Klaus Lenfers und Frau Anke Schneider, die ihr Fachwissen zur Verfügung gestellt haben, sowie Frau Margit Büttner vom Pflegelektorat des Verlages Urban & Fischer, die vielen unserer Texte eine logische Struktur gab und darüber hinaus immer als geduldige Ansprechpartnerin zur Verfügung stand.

Frühjahr 1999

Annemarie Schäper
Barbara Gehrer

Autor und Autorinnen

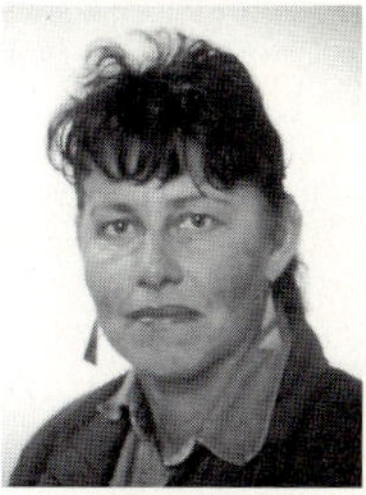

Erna Grüll
Weidenweg 7
85716 Unterschleißheim
Kinderkrankenschwester, Fachkinderkrankenschwester für Pädiatrie und Intensivpflege, seit 1994 Stationsleiterin einer interdisziplinären Intensivstation in der Städtischen Kinderklinik München-Schwabing

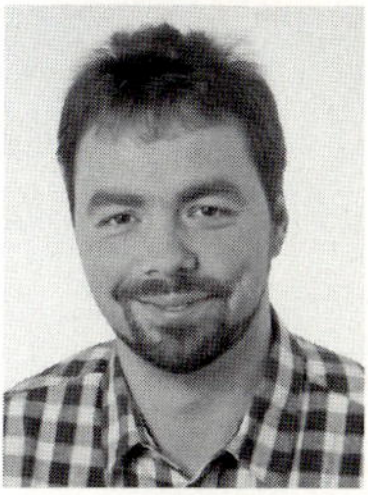

Klaus Lenfers
Maximilian-Kolbe-Straße 6
59348 Lüdinghausen
Kinderkrankenpfleger, Fachkinderkrankenpfleger für Intensivpflege und Anästhesie, seit 1993 Praxisanleiter an der Weiterbildungsstätte für Intensivpflege und Anästhesie an der Westfälischen Wilhelms-Universität Münster. Teilnahme an einem berufspädagogischen Fachseminar.

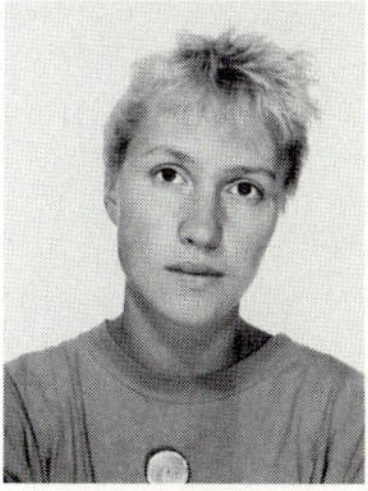

Anke Schneider
Albert-Sigismund-Straße 9
85354 Freising
Kinderkrankenschwester, Fachkinderkrankenschwester für Pädiatrie und Intensivpflege, seit 1989 auf einer kinderchirurgischen Wach- und Intensivstation tätig in der Städtischen Kinderklinik München-Schwabing

Inhaltsverzeichnis

I

Grundlagen

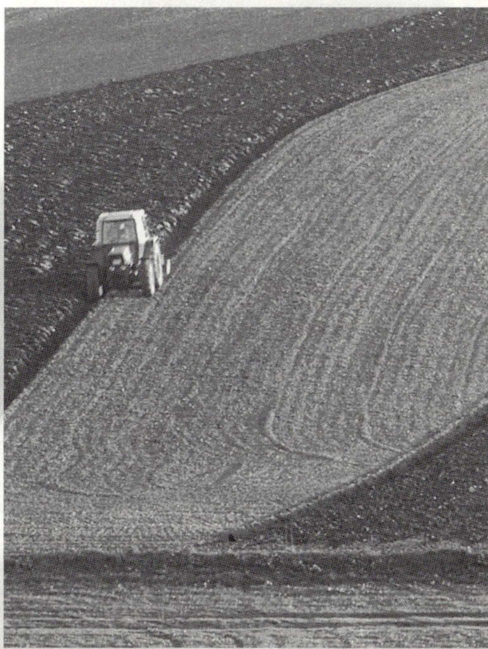

1 Einführung

Die Versorgung schwerkranker Kinder stellt eine hohe **Anforderung** an das pflegende Personal. Die Besonderheiten ergeben sich aus den anatomischen und physiologischen Ansprüchen der jungen Patienten. Die Kinder und ihre Eltern bedürfen einer **besonderen Begleitung** und **Unterstützung.** Dies läßt sich nur in einem speziell darauf abgestimmten Stationsablauf realisieren.

Eigenständige Kinderintensivstationen entstanden Anfang der sechziger Jahre, eine große Rolle spielten dabei die Erfolge in der Neonatologie. Seitdem entwickeln sich die Medizin und Pflege in der Pädiatrie rasant weiter. Insbesondere wurden die speziell auf die **Bedürfnisse** der erkrankten Kinder **abgestimmten** Geräte und Hilfsmittel wie Beatmungsgeräte, Monitore, Infusionszubehör (Abb. 1-1) unter Mitarbeit Kinderärzten und Kinderkrankenschwestern und -pflegern wesentlich verbessert.

Bei den Gründen für eine Aufnahme auf eine Intensivstation stehen bei Kindern die Folgen einer zu frühen Geburt sowie Infektionen, Fehlbildungen und Unfälle (Vergiftungen, Ertrinken, Verbrennungen) im Vordergrund.

Spezielle Pflegekenntnisse sind deshalb sehr wichtig. Viel **Einfühlungsvermögen** und eine gute **Beobachtungsgabe** sind für die Pflege der jungen Patienten, die sich häufig nicht selbst artikulieren können, erforderlich.

Die Ausbildung zur/zum Kinderkrankenschwester/-pfleger ist darauf abgestimmt und vermittelt zudem die Möglichkeiten der psychischen Unterstützung der kranken Kinder und ihrer Eltern.

Eine **Weiterbildung** zur/zum Fachschwester/-pfleger für pädiatrische Intensivpflege vermittelt **fundiertes Wissen,** um die Kinder in dieser extremen Lebenssituation betreuen zu können (Kap. 3.2.5).

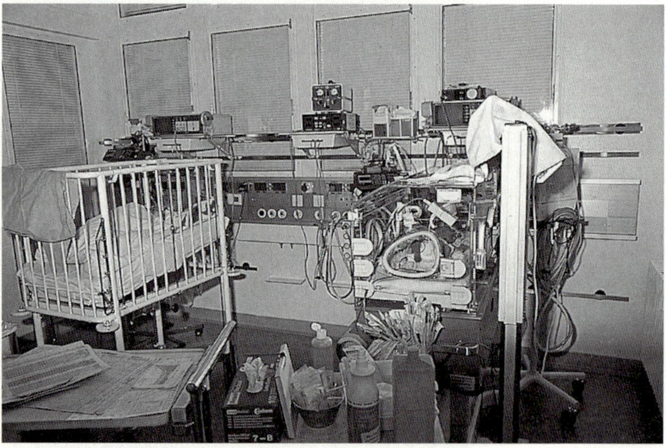

Abb. 1-1 Bettenplätze auf einer Intensivstation

2 Aufgaben einer Intensivstation

Die Intensivmedizin setzt sich aus Intensivbehandlung, -pflege und -überwachung zusammen. Eine generelle Trennung dieser Teilbereiche ist in der Regel nicht möglich.

2.1 Intensivbehandlung

Die Intensivbehandlung umfaßt alle Maßnahmen zur **Wiederherstellung** und **Unterstützung vitaler Funktionen,** wenn diese **vorübergehend unterbrochen** sind und dadurch das Leben des Patienten bedroht ist. Dies geschieht unter Einsatz von Geräten wie Monitore oder Beatmungsmaschinen sowie einer medikamentösen Therapie (Abb. 2-1).

2.2 Intensivpflege

Die Intensivpflege auf einer Kinderintensivstation umfaßt die **Unterstützung, Übernahme** und **Wiederherstellung** der Aktivitäten bei kritisch kranken Kindern mit manifesten Störungen vitaler Funktionen. Sie umfaßt eine ganzheitliche, **patientenorientierte Pflege,** die sich nicht nur mit der Beseitigung von Fehlfunktionen, sondern gleichermaßen mit Problemen von bleibender **Behinderung, chronischen Krankheiten** und dem Bereich **Sterben und Tod** eines Menschen befaßt. Der Patient wird als **Persönlichkeit** mit **individuellen Bedürfnissen** gesehen. Pflege berücksichtigt sowohl körperliche und geistige als auch psychosoziale Probleme.

2.3 Intensivüberwachung

Unter Intensivüberwachung versteht man die **intensive Kontrolle** derjenigen Patienten, bei denen mit **lebensbedrohlichen Komplikationen** zu

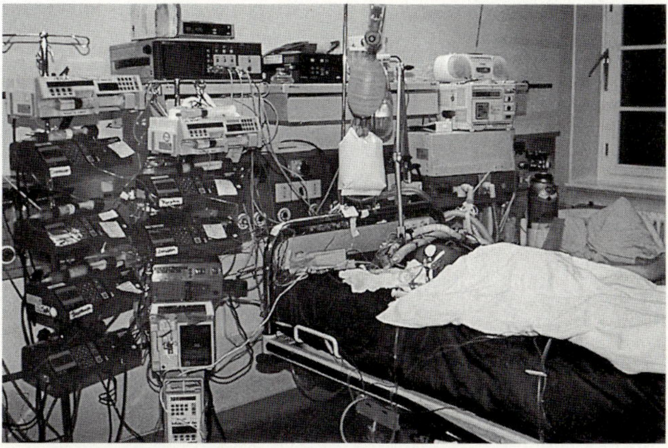

Abb. 2-1 Ein Intensivpatient

rechnen ist. Dies betrifft alle medizinischen Bereiche und umfaßt die **Beobachtung** und die **Überwachung** der **vitalen Funktionen** durch ein apparatives und laborchemisches **Monitoring.** Ziel der Überwachung ist, Veränderungen schnellstmöglich zu erkennen und so im Bedarfsfall **lebensrettende Maßnahmen** einleiten zu können.
Die Intensivüberwachung kann innerhalb einer Intensivstation, eines an eine operative Abteilung angeschlossenen Aufwachraumes oder auf einer Überwachungsstation erfolgen.
Hierbei ist die Liegedauer im Aufwachraum bzw. innerhalb einer Überwachungsstation auf einige Stunden bis wenige Tage begrenzt.

3 Qualitätssicherung auf der Intensivstation

3.1 Gesetzliche Rahmenbedingungen

Seit dem 1. Januar 1989 ist die Qualitätssicherung im § 137 des Fünften Sozialgesetzbuches (SGB V) verankert. Krankenhäuser haben demnach den **gesetzlichen Auftrag,** sich an Maßnahmen zur Qualitätssicherung zu beteiligen. Diese Maßnahmen erstrecken sich auf die Qualität der **Behandlung,** der **Versorgungsabläufe** und der **Behandlungsergebnisse.**

3.2 Qualitätssicherung

Qualität ist die **Gesamtheit** von **Eigenschaften** und **Merkmalen** eines **Produktes** oder einer **Dienstleistung,** die sich auf deren Eignung zum Erfüllen festgelegter oder vorausgesetzter Erfordernisse beziehen. Durch ein adäquates **Qualitätsmanagement** werden **Qualitätsnormen** festgesetzt. Zu unterscheiden sind **Struktur-, Prozeß-** und **Ergebnisqualität.**

Qualitätsmerkmale

- **Strukturqualität**
  - personelle und materielle Ressourcen
  - z.B. Anzahl, Verteilung, Qualifikation des gesamten Personals, Ausstattung der Klinik
- **Prozeßqualität**
  - Qualität des Behandlungsverlaufes
  - z.B. Behandlungs- und Pflegeprozeß, Management
- **Ergebnisqualität**
  - abschließende Beurteilung der medizinischen und pflegerischen Leistung

Zur Sicherung von Qualität sind alle Maßnahmen zu ergreifen, die eine organisatorisch und **qualitativ gute** und **geplante** (KrPflG) Pflege gewährleisten.

Maßnahmen zur Qualitätssicherung sind beispielsweise Pflegeprozeß, Pflegedokumentation, Pflegestandards, Pflegevisite, Qualitätszirkel, Qualifizierung und Fortbildung der Pflegekräfte.

3.2.1 Pflegeprozeß

Der Pflegeprozeß (nach Verena Fiechtner, Martha Meier) wird wie folgt definiert:
„Der Krankenpflegeprozeß besteht aus einer Reihe von logischen, voneinander abhängigen Überlegungs-, Entscheidungs- und Handlungsschritten, die auf eine Problemlösung, also auf ein Ziel hin ausgerichtet sind und im Sinne eines Regelkreislaufes einen Rückkoppelungseffekt in Form von Beurteilung und Neuanpassung enthalten (Abb. 3-1).“

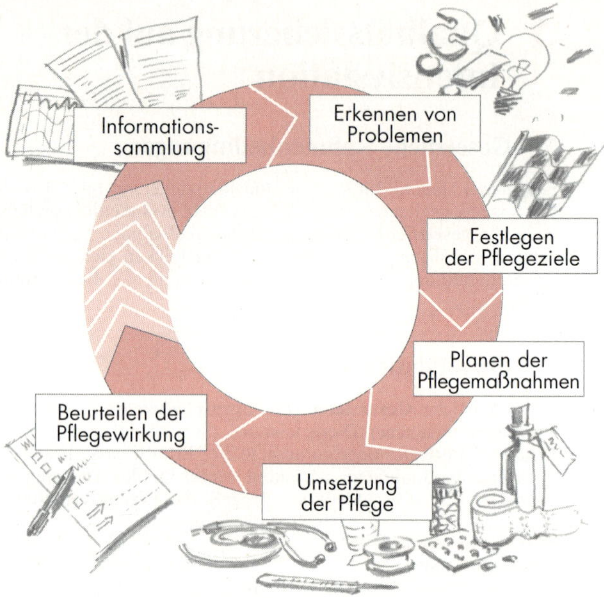

Abb. 3-1 Der Krankenpflegeprozeß

Die Schritte des Krankenpflegeprozesses

- **Informationssammlung, Pflegeanamnese**
  - um den Patienten kennenzulernen, seine speziellen Probleme, Pflegebedürfnisse und Fähigkeiten zu erfassen
  - Angaben vom Patienten, seinen Angehörigen, vom Begleitpersonal (z.B. Notarzt), durch eigene Beobachtung
- **Erkennen von Problemen und Ressourcen des Patienten**
  - als Grundlage dient die Pflegeanamnese
  - Formulierungen sollten kurz, knapp, exakt, spezifisch und objektiv sein
- **Festlegen der Pflegeziele**
  - zu jedem Pflegeproblem gehört ein Pflegeziel, das den angestrebten Pflegeerfolg beschreibt, z.B. Nahziele auf einer Intensivstation
  - ein Pflegeziel muß realistisch, erreichbar, kontrollierbar und gut formuliert sein
- **Planen der Pflegemaßnahmen**
  - um ein Pflegeziel zu erreichen, müssen die Pflegemaßnahmen entsprechend konkret und eindeutig geplant und formuliert werden
  - Art, Qualität und zeitliche Abstände sind verständlich zu beschreiben
- **Umsetzen der Pflege**
  - geplante Pflegemaßnahmen werden umgesetzt und in Form eines Pflegeberichts dokumentiert
- **Beurteilung der Wirkung der Pflege auf den Patienten**
  - der Pflegebericht gibt Auskunft über die Wirkungen der Maßnahmen und die Reaktionen des Patienten

- Beurteilung, ob durch die geplanten Pflegemaßnahmen die Pflegeziele erreicht wurden
- mögliche Ursachen für Zielverfehlungen sind z.B. lückenhafte Informationssammlung, zu hoch oder fachlich falsch angesetzte Pflegeziele, Pflegeprobleme nicht erkannt, Ressourcen falsch eingeschätzt

3.2.2 Pflegedokumentation

Im Krankenpflegegesetz § 1 ist die Pflegedokumentation festgeschrieben. Die pflegerische Dokumentation umfaßt die Schritte des prozessualen Ablaufs der pflegerischen Versorgung. Zur Pflegedokumentation gehören z.B. umfassende Informationen über den pflegerischen Zustand des Patienten und pflegerische Handlungen. Die ausführende Pflegekraft unterzeichnet die Dokumentation mit Datum, Uhrzeit und Unterschrift.
Somit ist die **Kontinuität der Pflege** dokumentiert und **nachweisbar,** zugleich ist die **forensische Absicherung** gewährleistet.

3.2.3 Pflegestandards

Die WHO definierte 1983: „Pflegestandards sind ein vereinbartes Maß für einen bestimmten Zweck benötigter pflegerischer Betreuung."
Mit Hilfe von Pflegestandards erfolgt eine **Konkretisierung pflegerischer Ziele.** Die Qualität eines Pflegestandards bedingt das Niveau der **Pflegequalität.** Pflegestandards werden auf Grundlage des Pflegeprozesses festgelegt. Man kann unterscheiden zwischen prozeß-, ergebnis- und strukturorientierten Standards.

Inhalt eines problemorientierten Standards

- Pflegeproblem
- Pflegeziel
- Vorbereiten des Materials
- Vorbereitung des Patienten
- Vorgehen
- Abschluß

3.2.4 Pflegevisite

Anhand des Pflegeprozesses wird innerhalb einer Pflegegruppe am Patienten die geplante Pflege besprochen. Bei der Pflegevisite werden Pflegeprobleme und Ressourcen benannt, Pflegeziele und Pflegemaßnahmen vereinbart und festgehalten. Gleichzeitig dient sie als Überprüfung der Pflege und deren Qualität.

Rahmenbedingungen

- fester Termin (z.B. alle zwei Wochen, montags, 10 Uhr) in Absprache zwischen Pflegedienst- und Stationsleitung
- alle Mitarbeiter der Station sind informiert
- die Versorgung der Patienten ist sichergestellt
- Arbeitsunterlagen, z.B. Dokumentation, sind vor Ort vorhanden und vollständig

3.2.5 Qualifizierung, Fortbildung der Pflegekräfte

Fort- und Weiterbildungen sind ein wichtiges Element, damit die Mitarbeiter des Pflegedienstes den an sie gestellten Forderungen gerecht werden

können. Nur so ist der erforderliche Qualitätsstandard einer Klinik zu halten bzw. zu verbessern.
Jede Pflegekraft ist **verpflichtet,** ihr **Wissen** anhand von **internen** und **externen Fortbildungen** zu **aktualisieren** und zu **erweitern.** Der Arbeitgeber hat die Aufgabe, die Teilnahme an einer Weiterbildung zu ermöglichen.

Fachweiterbildung für Pädiatrie und Intensivpflege

- berufsbegleitende Weiterbildung für Kinderkrankenschwestern/-pfleger, die auf einer pädiatrischen und/oder neonatologischen Intensivstation tätig sind

• **Teilnahmevoraussetzung**
- abgeschlossene Ausbildung zur/zum Kinderkrankenschwester/-pfleger
- zweijährige Berufserfahrung, davon mindestens ein halbes Jahr auf einer Intensivstation
- fachliche Qualifikation

• **Lerninhalte**
- 700 bis 800 (bundeslandspezifisch) Stunden theoretischer und praktischer Unterricht in allen Bereichen der pflegerischen, medizinischen, psychologischen, rechtlichen, soziologischen und organisatorischen Belange, die eine Tätigkeit auf einer Intensivstation beinhalten
- die Teilnehmer schließen die Weiterbildung mit einer praktischen, mündlichen und schriftlichen Prüfung ab, in einigen Bundesländern ist eine staatliche Anerkennung vorhanden

Diese Qualifizierung sollte von jeder Pflegekraft, die auf einer Intensivstation tätig ist, angestrebt werden, um den hohen Anforderungen mit Fachkompetenz und Können zu begegnen.

4 Kommunikation in der Pflege

4.1 Grundlagen der Kommunikation

Die Fähigkeit zu kommunizieren trägt im wesentlichen zum Wohlbefinden der Menschen bei, sie ist der Träger des sozialen Geschehens. Kommunikation in der Pflege ist bedeutend für den **Patienten**, die **Angehörigen**, die **Mitarbeiter des therapeutischen Teams,** den Pflegenden selbst (Abb. 4-1).

Pflegende haben an sich selbst die Forderung gestellt, eine ganzheitliche, individuelle Pflege auszuüben. Sie erklären sich zuständig für die psychische Betreuung der Patienten unter Berücksichtigung ihrer individuellen Bedürfnisse. Dieser Anspruch setzt Kommunikation voraus.

Kommunikation ist der **Austausch von Botschaften.** Menschen treten dadurch in Beziehung und wirken aufeinander.
Kommunikation erfolgt durch Zeichen, Signale und Symbole.

Gesetzmäßigkeiten bei der Kommunikation
- jede Kommunikation hat einen Inhalts- (was gesagt wird) und einen Beziehungsaspekt (wie etwas gesagt wird)
- „Man kann nicht nicht-kommunizieren" (Watzlawick), jedes Verhalten hat seine Bedeutung
- zeitliche Unterbrechungen oder ein Themenwechsel sind nicht das Ende eines Kommunikationsprozesses, Vorerfahrungen bestimmen die nachfolgende Kommunikation

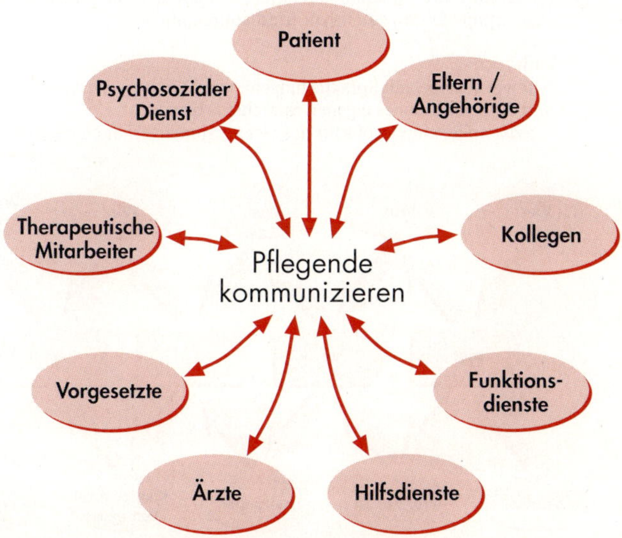

Abb. 4-1 Kommunikation im therapeutischen Team

- eindeutige oder mehrdeutige Inhalte sind möglich
- Kommunikation ist symmetrisch (beide Partner sind gleichberechtigt) oder komplementär (Machtgefälle)

Grundmodell des Kommunikationsprozesses
(nach Lasswell, Abb. 4-2)

- verbale Äußerungen erfolgen durch Sprache und Schrift
- im Arbeitsalltag ist die Fachsprache von der Alltagssprache zu unterscheiden
- nonverbale Äußerungen erfolgen z.B. durch Mimik, Gestik, Körperhaltung
- nonverbale Kommunikation kann die verbale ersetzen, verstärken und relativieren

Der Kommunikationsprozeß ist ein äußerst komplexes und dadurch störanfälliges Geschehen.

Abstandszonen nach Edward Hall
Die räumliche Entfernung zwischen zwei Menschen während eines Gesprächs gilt als Indikator für die Enge der Beziehung:

- **enge Distanz,** Partner stehen eng, fast im körperlichen Kontakt zueinander
- **persönliche Distanz,** Raum zwischen 45 und 120 Zentimetern
- **soziale Distanz,** Raum zwischen 120 und 270 Zentimetern
- **öffentliche Distanz,** beginnt bei etwa vier Metern

Bei Pflegehandlungen verletzt man häufig die **soziale** und **persönliche Distanz.** Der Patient akzeptiert das **Übertreten der Grenzen** nur, wenn er vorher **informiert** wurde.

Eltern stört es eventuell beträchtlich, wenn man ohne Information eine zu enge, intime Distanz zu ihrem Kind aufnimmt.

Zuhören
Nur wer sensibel mit Sprache umgeht, macht sich die Wirkung von Sprache und besonders seines eigenen Sprachstils bewußt.

- jeder sollte ein Gespür für das eigene Sprachverhalten entwickeln

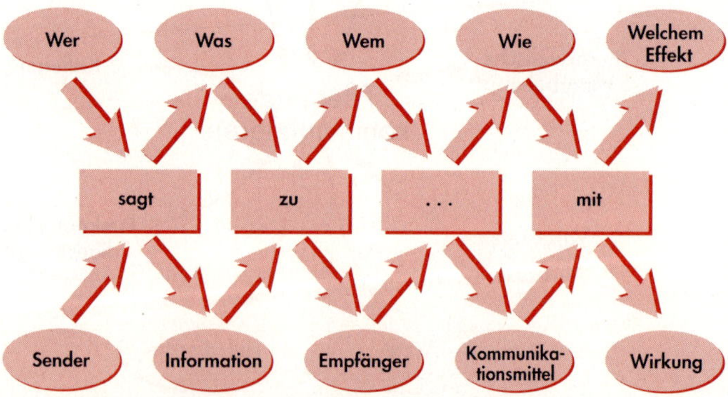

Abb. 4-2 Grundmodell des Kommunikationsprozesses

- wer angemessen kommunizieren will, muß zunächst sensibel werden für die eigenen Hörgewohnheiten
- Zuhören heißt: richtig hinhören, verstehen zu wollen, zugewandte Haltung, Rückfragen bei Unklarheiten, vertrauensvolles Klima schaffen und wenn notwendig Stellungnahmen abgeben

Zuhören löst nicht die Probleme, aber es hilft dem Gegenüber, die Lösung seiner Probleme selbst zu finden.

Rückmeldung

Rückmeldungen sollte man so geben, wie man sich diese selbst wünscht:
- rasch, direkt, sachlich, nie allgemein, sondern konkret, begründet, konstruktiv und informativ, nicht auf das Negative fixiert, sondern möglichst positiv

Information, Instruktion

Informieren heißt Auskunft geben, instruieren bedeutet anleiten und unterweisen. Ziel ist es, **Informationsdefizite abzubauen.**
Information und Anleitung bedeutet für Patienten und Eltern **Sicherheit** und ermöglicht eine vertrauensvolle Zusammenarbeit. Es bedeutet, sich Zeit nehmen, in kleinen Schritten vorgehen, regelmäßig beobachten, ob das Gesagte verstanden wurde, das Vorwissen von Patienten und Eltern einbeziehen, keine Fachsprache benutzen, Ängste akzeptieren, über mögliche Folgen aufklären.

Kritik

- sollte so ausgesprochen werden, daß der andere den Fehler zugeben und korrigieren kann, ohne sein Gesicht zu verlieren
- ist Information, die Veränderungen ermöglicht
- sollte nicht emotional, beleidigend, unsachlich, unbegründet, nie verallgemeinernd, nicht pauschal oder persönlich sein
- Kritikfähigkeit bedeutet, einen begründeten Tadel sachlich annehmen, aber auch aussprechen zu können

Ein Vier-Augen-Gespräch mit ausreichend Zeit erleichtert das Kritikgespräch.

4.2 Teamarbeit

Aspekte eines Teams

- Gruppe von Personen
- fachliche Verantwortung des einzelnen bleibt erhalten
- gemeinsame Aufgabenerfüllung
- abgestimmte Ziele und Wertvorstellungen
- bildet den organisatorischen Rahmen für die Zusammenarbeit
- ein Team lebt von der Solidarität und Kommunikation untereinander
- Teambildung und -erhaltung ist ohne regelmäßige Besprechungen schwierig, durch Zeitmangel und Streß erschwert

- **Konkurrenz im therapeutischen Team**
- Kollegen der eigenen Berufsgruppe fällt es oft schwer, die Kompetenzen des anderen zu akzeptieren
- Ärzte und Mitarbeiter anderer Berufsgruppen entwickeln durch Ausbildung und Studium eine selektive, berufsspezifische Sichtweise für den Patienten

Voraussetzungen für eine Teamarbeit

- fachliche Verantwortung der Vertreter der unterschiedlichen Berufsgruppen
- Eigenständigkeit und Anerkennung der einzelnen Berufsgruppen
- regelmäßige Besprechungen über die gemeinsamen Aufgaben
- abgestimmte Ziele und Wertvorstellungen
- gegenseitige Akzeptanz und Wertschätzung aller Mitarbeiter im therapeutischen Team
- berufsübergreifende Kooperation ermöglicht das Einbringen von Fachwissen aller Teammitglieder

Eine berufsübergreifende Kooperation steigert das Zusammenwirken von sich gegenseitig fördernden Faktoren mehr, als dies jede Disziplin für sich schaffen kann. Ein routinemäßiger, wechselseitiger Austausch ist nur dann möglich, wenn Ziele gemeinsam erarbeitet werden.

4.3 Gesprächsführung

4.3.1 Gespräche mit Patienten, Eltern, Kollegen

Das Patientengespräch

Jedes Kind ist eine Persönlichkeit mit einer individuellen Lebensgeschichte, die es zu berücksichtigen gilt.

- altersentsprechende Information und Kommunikation
- Kenntnisse über die Entwicklung der Sprache und Auffassungsgabe von Kindern jeder Altersstufe
- Informationen von den Eltern über den individuellen Sprachgebrauch einholen
- Informationen in kleinen, überschaubaren, kindgerechten Einheiten geben
- Frühgeborene und Neugeborene brauchen vor allem die Wahrnehmung über ihre Sinne, die Sprache begleitet dabei

Eltern sollten für die positive Wahrnehmung ihres Kindes zuständig sein.

Das Elterngespräch

Eltern, deren Kinder auf einer Intensivstation liegen, befinden sich in einer Ausnahmesituation.

- Gefühle von Eltern, die die Gesprächssituation beeinflussen, sind: Ohnmacht, Unsicherheit, Mißtrauen, Angst, Schuld, Sorge, Hilflosigkeit, Hoffnung, Hoffnungslosigkeit, Versagensängste
- Information und Aufklärung sind Grundlage für ein Vertrauensverhältnis
- ehrlicher vertrauensvoller Umgang
- freundliche, elternbejahende Atmosphäre
- Belange der Eltern ernst nehmen
- Gewohnheiten des Kindes in die Pflege einbeziehen
- ein sicherer, professioneller Umgang mit dem Kind schafft eine gute Basis für die Kommunikation

Den Eltern das Gefühl geben, daß sie Verantwortung für ihr Kind übernehmen können.

Einflüsse im Gespräch mit und unter Pflegenden

Neben den alltäglichen Störungen wie ein alarmierender Monitor, das Telefon, eine unangesagte Visite oder eine Notfallsituation, gibt es Aspekte, die ein Gespräch zwischen Pflegenden bewußt oder unbewußt beeinflussen.

- der ständige Umgang mit Menschen, die sich in einer Grenzsituation befinden, ist schwierig und belastend
- das Umgehen mit ethischen und moralischen Fragen, die nicht beantwortet werden oder nicht beantwortet werden können
- den Tod als einen Teil des Lebens und nicht als Versagen der Therapie und Pflege zu akzeptieren
- unterschiedliche Qualifikation der Pflegenden (Überforderung)
- personelle Engpässe durch anfallende Arbeitsspitzen (Streß, Hektik)
- sich schnell verändernde medizinische und pflegerische Maßnahmen
- der Einsatz von Technik, die sich laufend verändert und ein hohes Maß an Aufmerksamkeit und Lernfähigkeit erfordert
- eine Beziehung zu Menschen aufnehmen und pflegen, die in eine physische und psychische Krisensituation geraten sind

4.3.2 Das alltagsorientierte Gespräch

Aspekte

- setzt Zuhören voraus
- es geht um Fragen oder Probleme mit dem Krankheitserleben oder Informationsbedürfnis
- steht häufig im Kontext einer Pflegesituation

Einflußfaktoren

- das Pflegeverständnis, also die Achtung vor der Würde und Einzigartigkeit jedes Menschen
- die Rechte des Patienten
- die Persönlichkeit der Pflegenden
- die Arbeitsorganisation
- die Kompetenz, mit der die Pflegehandlung erfolgt

Pflegende als Vermittler

- die Aufklärungspflicht obliegt dem Arzt
- bei Fragen sollte sich das Pflegepersonal nicht aus der Verantwortung ziehen (Vertrauen der Eltern)
- wenn Fragen nicht beantwortet werden dürfen, den Arzt hinzuziehen
- wenn Fragen nicht beantwortet werden können, sollte man dies ehrlich zugeben und anbieten, die Informationen einzuholen

! Die Nachfrage des Patienten oder seiner Eltern ist keine Kritik, sondern Interesse und aktive Teilnahme am Heilungsprozeß.

4.3.3 Das beratende, begleitende, unterstützende Gespräch

Aspekte

- die Pflegeperson muß sich dazu kompetent fühlen
- ist spezielle Hilfe notwendig, ist ein Experte hinzuzuziehen
- beratende Gespräche sollten Patienten und Angehörigen bei einer Entscheidung helfen
- der Zeitpunkt des Gesprächs sollte so gewählt sein, daß keine Störungen zu erwarten sind

- die Beratung ist den Gesprächspartnern anzupassen, das Gespräch sollte sachlich mit signalisiertem Interesse verlaufen
- keine fertigen Lösungen präsentieren, es gilt, dem Gesprächspartner Hilfestellung bei der Suche nach Lösungen zu geben
- Beratung und Begleitung von Patienten und deren Angehörigen ist in der Regel ein Prozeß
- gute Atmosphäre schaffen
- nicht das fachliche Wissen steht im Vordergrund, sondern die Pflegekraft als Person

Beraten und begleiten heißt: verborgene Hilferufe beachten, auf Gefühle eingehen, in den eigenen Gefühlen echt sein, den anderen das Gespräch bestimmen lassen, keine Ratschäge und Patentlösungen präsentieren, Gesprächspausen aushalten.

4.3.4 Das Übergabegespräch

Ein Übergabegespräch ist ein **institutionalisiertes Fachgespräch** unter Pflegenden. Der formelle äußere Rahmen, wie Ort und Zeit, ist festgelegt. Es handelt sich dabei um eine besonders strukturierte, sprachlich-pflegerische Tätigkeit.

Aspekte
- Möglichkeit, Informationen weiterzuleiten, Fachliches zu diskutieren und angestaute Gefühle einer Arbeitsschicht zu artikulieren
- die erhaltenen Informationen sind die Grundlage für die weitere Pflege
- neben medizinisch relevanten Informationen sind psychosoziale, patientenbezogene Aspekte zu berücksichtigen
- geplante Pflege im Pflegeprozeß ist die Basis für eine strukturierte Übergabe und umgekehrt
- zeitnah dokumentieren, schriftlich nicht festgehaltene Informationen und Daten gehen verloren
- Bereichs-, Bezugs- oder Zimmerpflege ermöglicht eine kontinuierliche, patientenbezogene Pflege und somit ein qualifiziertes Übergabegespräch
- die nonverbale Kommunikation beeinflußt die Informations- und Datenweitergabe
- unterschiedliche Erfahrungen und Kenntnisse prägen die Sichtweise jedes einzelnen
- jeder Mensch hat seine eigene Wirklichkeit, jeder erlebt den anderen aus der eigenen Perspektive
- subjektive Einschätzungen des Übergebenden beeinflussen sein Gegenüber
- Kompetenz der Beteiligten muß anerkannt werden

Die Befindlichkeiten von Pflegeperson und Patient und die Atmosphäre des Arbeitstages haben Einfluß auf das Übergabegespräch.

Vorschläge für eine strukturierte Übergabe
- präzise Ausdrucksweise und genaues Hinhören
- kurze Darstellung des bisherigen Therapie- und Pflegeverlaufs (medizinische und pflegerische Anamnese)
- Besonderheiten des Kindes, Ergebnis der elterlichen Informationen auf wichtige, strukturierte Informationen beschränken
- keine ausführlichen Situationsberichte

- Einzelerfahrungen mit Patienten und/oder Eltern nicht als allgemeingültige Tatsachen darstellen
- Eindrücke und Interpretationen sollten als solche ausgewiesen sein
- auf situationsbezogene Interpretationen, die keinen unmittelbaren Einfluß auf die Pflege haben, verzichten
- sachliche Informationen stehen im Mittelpunkt der Übergabe
- gemessene und dokumentierte Daten nicht einzeln wiederholen, Schwerpunkte benennen

Aufmerksamkeit und Aufnahmekapazität sind zu Beginn der Übergabe am höchsten. Wichtige Informationen gehören deshalb an den Anfang.

4.4 Die Einarbeitung neuer Mitarbeiter

Die Einarbeitung ist ein **Prozeß,** der neue Mitarbeiter dazu qualifiziert, in einem neuen Arbeitsbereich **fachkompetent** zu arbeiten. Der Arbeitsbeginn ist von unterschiedlichen **Erwartungen** und **Vorstellungen** geprägt. Dieses spielt eine besondere Rolle, wenn gleichzeitig ein neuer Fachbereich, ein neuer Arbeitgeber und eine veränderte Lebenssituation damit verbunden sind.

Ziele einer Einarbeitung

- Anpassung an veränderte Arbeitsplatzbedingungen
- Erwerb von Kenntnissen, Fähigkeiten und Fertigkeiten, um eine hohe Pflegequalität zu erreichen
- Motivation, Anerkennung und Erfolg für eine professionelle Arbeit
- Berufszufriedenheit des neuen Mitarbeiters
- Wohlbefinden aller beteiligten Personen in einem guten Betriebsklima

Das Fünf-Phasen-Modell der Einarbeitung

(in Anlehnung an R. Brodehl)

- **Vorbereitungsphase**
  - veränderte Bedingungen, Vorbereitung auf den Dienstantritt
- **Orientierungs- und Adaptationsphase**
  - Eingewöhnungsprozeß, Orientierung in der Praxis
- **Profilierungsphase**
  - zunehmende Entlastung des Teams, noch unselbständige Arbeitsweise
- **Qualifikationsphase**
  - fachliche Orientierung, Integration in das Team
- **Reife- bzw. Degenerationsphase**
  - persönliche und fachliche Akzeptanz, Berufszufriedenheit im neuen Arbeitsbereich

Erfolgt keine persönliche und fachliche Akzeptanz, resigniert der neue Mitarbeiter.

Neue Mitarbeiter sind während ihrer Einarbeitung mit einer Vielzahl von Eindrücken und Informationen konfrontiert. Eine **systematische, geplante Einarbeitung** sollte nach einem **Einarbeitungskonzept** erfolgen, was spezifisch auf den Arbeitsbereich abgestimmt ist.
Einarbeitung sollte nicht spontan und willkürlich erfolgen, da es dann dem Zufall überlassen ist, ob die Bedingungen für den neuen Mitarbeiter günstig oder ungünstig sind.
Die Einarbeitungszeit sollte einen **definierten Zeitraum** haben.

Die Einarbeitung und Anleitung von neuen Mitarbeitern ist ein wichtiger Baustein der Qualitätssicherung in der Pflege.

Das Einarbeitungskonzept

- beinhaltet Richtlinien für eine effiziente Einarbeitung
- bedarf einer zielgerichteten inhaltlichen Gestaltung
- sollte gleiche Chancen für jeden neuen Mitarbeiter bieten
- muß den unterschiedlichen Vorkenntnissen der neuen Mitarbeiter gerecht werden
- wirkt einer Über- und Unterforderung entgegen
- sollte berücksichtigen, daß Menschen ein unterschiedliches Auffassungsvermögen haben

Anleiter

Jeder neue Mitarbeiter benötigt eine **Bezugsperson** als Anleiter und Ansprechpartner während der Einarbeitungszeit.

- gute Fachkenntnisse, Interesse an der Anleitung
- objektive Haltung gegenüber dem neuen Mitarbeiter
- sollte nach sachlichen und reellen Gesichtspunkten beurteilen und bereit sein, dem neuen Mitarbeiter ein Feedback zu geben
- die Einarbeitung bedeutet für den Anleiter zunächst erhöhte Arbeitsbelastung; fachkompetente Kollegen jedoch bedeuten eine Arbeitsentlastung

! Persönliche Diskrepanzen zwischen dem neuen Mitarbeiter und dem Anleiter können die Einarbeitungszeit stark beeinträchtigen und müssen berücksichtigt werden.

Gespräche in der Einarbeitungsphase

- ein **Erstgespräch** vor dem Dienstantritt
- ein **Vorgespräch** am ersten Arbeitstag
- ein **Zwischengespräch** zu einem definierten Zeitpunkt
- ein **Abschlußgespräch**
- beinhalten Kontaktaufnahme, Ermittlung des Wissensstandes, Feedback über Kenntnisse, Fähigkeiten und Fertigkeiten sowie Reflexion

! Neben den festgelegten Gesprächen sollte ein regelmäßiger situationsbezogener Informationsaustausch zwischen dem neuen Mitarbeiter und dem Anleiter erfolgen.

5 Einrichtung einer Intensivstation

5.1 Räumlichkeiten

Eine Intensivstation benötigt verschiedene Räumlichkeiten, um die schwerstkranken Kinder optimal versorgen zu können.

Eine Intensivstation sollte aus folgenden Räumen bestehen

- Patientenzimmer, z.B. Ein- oder Zweibettzimmer
- evtl. ein Isolierzimmer oder -raum für Patienten mit Infektionskrankheiten, z.B. Herpesenzephalitis
- Raum für Notfallversorgung
- Laborplatz oder -raum
- Vorrats- und Lagerräume
- reiner Arbeitsraum zum Zubereiten von Infusionslösungen, Injektionen, Lagerung von Medikamenten und Infusionslösungen
- unreiner Arbeitsraum zum Entsorgen von Exkrementen, Abfall etc.
- Aufbereitungsraum, z.B. von Geräten
- Arztzimmer
- Teeküche, Personalpausenraum
- Personal- und Elternumkleideräume
- zentraler Koordinationspunkt mit Monitorüberwachung

5.2 Intensivzimmer, Intensivbettplatz

Alle Intensivzimmer sollten mit einer Grundausstattung versehen sein, damit nur noch speziell benötigte Geräte oder Pflegeprodukte hinzugefügt werden müssen.

Grundausstattung

- Wand- oder Deckenanschlüsse (Ampel) für Sauerstoff, Druckluft, Vakuum und Strom
- Intensivbett, je nach Größe des Patienten, oder Wärmebett, Inkubator
- Lagerungshilfen, Antidekubitusunterlagen (z.B. Fell, Würfelmatte, Kap. 16.1.4)
- Beatmungsgerät, je nach Alter des Patienten (Kap. 7.7)
- Beatmungsbeutel und -masken
- Stethoskop
- Absaugvorrichtung
- Köcher mit Absaugkathetern verschiedener Größe
- Perfusoren, Infusomaten an einem Infusionsständer befestigt oder über Ampel am Kopfende des Patienten
- Monitoring mit SaO_2, transkutane Sauerstoff- und Kohlendioxidmessung, Blutdruckmessung invasiv/nichtinvasiv
- Fieberthermometer, Temperatursonde
- Ablagefläche mit Pflegeutensilien, z.B. Mund- und Hautpflegemittel, Cremes, Kompressen
- Magensonden verschiedener Größe, Indikatorpapier
- Abstrichröhrchen für bakteriologische Untersuchungen
- Notfallmedikamente nach Standard der Station
- Abwurfbehälter am Fußende des Patientenbettes
- Abwurfsack für schmutzige Wäsche

- Behältnisse für Spritzen, Kanülen, Verschlußkonen, Pflaster, Verbandmaterial, sterile und unsterile Handschuhe etc.
- Kurven- bzw. Dokumentationswagen, Sitzgelegenheit

5.3 Reanimationsraum

Ein Reanimationsraum sollte auf jeder Intensivstation eingerichtet sein, um Notfallpatienten ungestört versorgen zu können (Abb. 5-1). In diesem Raum können auch chirurgische Eingriffe, z.B. Duktusligatur, erfolgen.

Ausstattung

- Monitoreinheit mit den Parametern Herzfrequenz, Atmung, Sauerstoffsättigung, nichtinvasiver Blutdruck
- Absauggerät, Absaugkatheter verschiedener Größen
- sterile und unsterile Handschuhe
- Beatmungsgerät, Beatmungsbeutel, -masken
- Notfallwagen oder -koffer (Kap. 5.4)
- EKG-Gerät zur Extremitäten- und Brustwandableitung
- verschiedene sterile Sets, z.B. Lumbalpunktion
- Perfusoren, Infusomaten (Kap. 7.10)
- Defibrillator (Kap. 7.9)
- Reanimationsliege

5.4 Notfallwagen, Notfallkoffer

Um bei Notfällen die wichtigsten Materialien griffbereit vorliegen zu haben, eignet sich das Aufbewahren in einem Notfallkoffer bzw. -wagen. Diese sind mobil und können direkt zum Patienten gebracht werden. Der Inhalt des Koffers oder Wagens muß schriftlich definiert (standardisiert) sein.

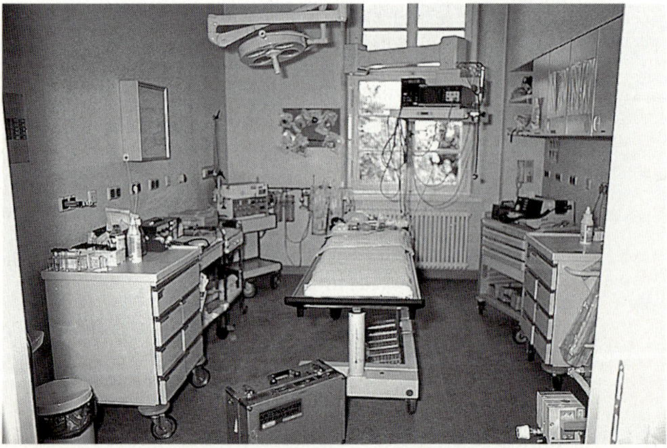

Abb. 5-1 Reanimationsraum

Inhalt des Notfallkoffers (Abb. 5-2)

- **Intubationszubehör**
  - Laryngoskopgriff, Laryngoskopspatel, klein, mittel und groß, Magill-Zange
  - jeweils zwei Endotrachealtuben der Größen 2,0 bis 6,5 mit und ohne Cuff
  - Guedel-Tuben verschiedener Größe, Konnektoren
  - zwei Mundkeile
  - Ersatzbirnen und -batterien je nach Laryngoskop
  - Beatmungsbeutel (z.B. Laerdal) mit PEEP-Ventil, Sauerstoff- und Reservoirschlauch
  - Beatmungsmasken aller Größen (0 bis 5)
- **Sauerstoffzubehör**
  - Sauerstoffflasche und -schläuche
  - Sauerstoffbrille und -sonde
- **Absaugzubehör**
  - Absaugkatheter verschiedener Größe
  - Einmal-Schleimabsauger
- **Material für venöse und arterielle Zugänge**
  - Venenverweilkanülen, z.B. Butterfly®, Abbocath®
  - Nabelvenen-, Nabelarterienkatheterset und entsprechende Katheter
  - Dreiwegehähne
- **Infusionslösungen**
  - Glukoselösungen in verschiedenen Konzentrationen
  - NaCl 0,9%
  - Plasmaproteinlösung
  - Infusionszubehör
- **Medikamente, z.B.**
  - Notfallmedikamente
  - Sedativa, Analgetika
  - Theophyllin, Narcanti® neonatal
  - Glukose 5 und 20%, NaCl 0,9%, Aqua dest.

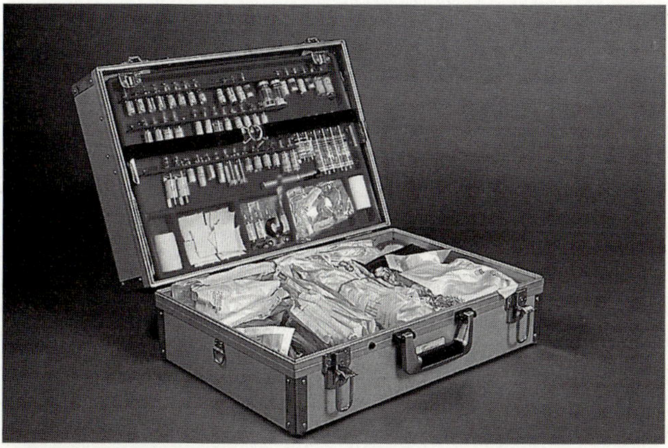

Abb. 5-2 Notfallkoffer

- **Sonstiges**
- Spritzen und Kanülen, unterschiedliche Größen
- Blutdruckmanschetten, Stethoskop, Taschenlampe
- sterile und unsterile Handschuhe, Pinzetten
- Hautdesinfektionsmittel, Ampullensägen
- Nahtmaterial, Nadel, Nadelhalter, Mullbinden
- Kompressen, Skalpell, Pflaster, Schere
- Abnabelungsset, Rettungsfolie
- Material zur Pleurapunktion
- Blutentnahme- und Abstrichröhrchen, Lanzetten
- Magensonden, Urinbeutel
- Thermometer zum Messen der Körpertemperatur

Kontrolle
- nach jedem Gebrauch neu bestücken
- einmal pro Monat Inhalt auf Verfallsdaten kontrollieren
- Dokumentation mit Namen und Datum unterzeichnen

6 Hygiene auf der Intensivstation

Unter Hygiene versteht man die Gesamtheit aller Verfahren und Verhaltensweisen mit dem Ziel, Erkrankungen zu vermeiden und der Gesunderhaltung der Menschen und der Umwelt zu dienen.
Als rechtliche Arbeitsgrundlagen der Krankenhaushygiene dienen unter anderem das Bundesseuchengesetz und die Richtlinien für Krankenhaushygiene und Infektionsprävention.

Inhalte der Krankenhaushygiene

- Maßnahmen zum Erkennen von Krankheiten
- funktionelle, bauliche, organisatorische Maßnahmen
- Ver- und Entsorgung von Verbrauchsgütern, Pflegeutensilien, technischen Geräten, Medikamenten
- Desinfektion, Sterilisation
- Kontrolle von raumlufttechnischen Anlagen, Wasserversorgung
- Erkennen, Verhüten und Bekämpfen von nosokomialen Infektionen
- Überwachen von Pflegetechniken und Arbeitsabläufen
- Schutzimpfungen für das Personal
- Isolierung, Seuchenhygiene

6.1 Nosokomiale Infektionen

Im Krankenhaus erwerben etwa 6 bis 8% aller Patienten eine nosokomiale Infektion. Auf einer Intensivstation ist die Häufigkeit etwa zehnmal höher als auf anderen Stationen.
Bis zu 90% aller exogenen Krankenhausinfektionen werden durch **patientennahe Wege** verbreitet. Hierbei spielen u.a. die **Hände** des Personals eine entscheidende Rolle.

Besonders gefährdete Kinder

- beatmete Kinder, invasives Monitoring
- Kinder mit großflächigen Wunden, Verbrennungen
- immunsupprimierte Kinder, Frühgeborene
- mit Antibiotika, Zytostatika behandelte Kinder

Entstehung von Infektionen

- **Endogen**
  - im Körper selbst entstandene Infektionen durch die eigenen Keime
- **Exogen**
  - von außen in den Körper eingedrungene Keime
  - durch medizinisches Personal

Häufigste Erreger von nosokomialen Infektionen

- Staphylococcus aureus, Staphylococcus epidermidis
- Pneumokokken, Clostridien
- Pseudomonas, Escherichia coli (E. coli)
- Klebsiella, Enterobacter
- Pilze

6.1.1 Infektionen der Harnwege

Mögliche Ursachen
- transurethrale Dauerdrainagen
- offene Harnableitungssysteme
- Traumatisierung der Harnröhre beim Legen eines Verweilkatheters

Prophylaxe
- Händedesinfektion vor und nach dem Manipulieren an Blasenkathetern
- aseptisches, atraumatisches Legen von Blasenkathetern
- Abnahme von Urin nur an der vorgegebenen Einstichstelle nach vorheriger Desinfektion vornehmen
- bei jeder Diskonnektion Konnektionsstellen desinfizieren, Schlauchsystem erneuern
- Pflege des Verweilkatheters mindestens einmal pro Schicht
- Urinauffangbeutel mit Einmalhandschuhen entleeren

6.1.2 Infektionen der Atemwege

Die häufigste nosokomiale Infektion bei Kindern ist die der Atemwege.

Mögliche Ursachen
- unsteriles Absaugen
- Beatmung, Befeuchtung der Atemluft
- kontaminiertes Beatmungssystem
- Mikroaspiration von Erregern aus dem Nasen-Rachen-Raum und Magen
- unzureichende Mundpflege
- unsauberes Arbeiten vor, während und nach Intubation

Prophylaxe
- Händedesinfektion vor und nach Manipulationen am Atemtherapiesystem
- aseptisches Absaugen, Absaugkatheter nur einmal verwenden
- Rückfluß von Kondenswasser im Beatmungsschlauch vermeiden
- Absaug- und Beatmungssystem nach Standard wechseln
- Beatmungssystem mit sterilen Handschuhen und Mundschutz zusammensetzen
- konsequente Mundpflege
- Pneumonieprophylaxe

6.1.3 Infektionen von Wunden

Mögliche Ursachen
- Nichteinhaltung der Einwirkungszeit bei Desinfektionsmaßnahmen
- inadäquate Wundversorgung und Verbandwechsel
- kontaminierte Instrumente zur Wundversorgung

Prophylaxe
- vor und nach Manipulationen hygienische Händedesinfektion
- Verband dem Heilungsstadium der Wunde anpassen
- Verbände gut fixieren, damit das Kind nicht daruntergreifen kann
- Schutzkleidung und Handschuhe zum Verbandwechsel
- nur steril verpackte Instrumente verwenden
- Verbandwechsel nach Standard

6.1.4 Sepsen

Mögliche Ursachen
- lange Liegedauer von Kathetern
- unsauberes Arbeiten beim Mischen von verschiedenen Infusionslösungen
- Zuspritzen von Medikamenten in Infusionen oder Katheter

Prophylaxe
Hygienische Händedesinfektion vor jeder Tätigkeit
- einmal täglich Kontrolle der Punktionsstelle von Kathetern, Palpation durch den Verband
- bei Zuspritzen über Dreiwegehahn immer neuen sterilen Verschluß anbringen
- anzustechende Flaschen wischdesinfizieren

6.1.5 Infektionen des Magen-Darm-Traktes

Mögliche Ursachen
- Antibiotikatherapie
- kontaminierte Nahrung
- inadäquater Umgang mit Magensonden

Prophylaxe
- Händedesinfektion vor und nach jeder Manipulation
- Keimnachweis und evtl. lokale Therapie
- sachgerechter Umgang mit Magensonden
- Sondennahrung keimarm verabreichen, kleine Menge in steriler Spritze aufziehen

6.2 Prävention von nosokomialen Infektionen

Hygiene bedeutet Prophylaxe, nicht Therapie.

Infektionsschutz des Personals
- Vermeiden von Infektionen, die durch Keime und Gegenstände des Patienten auf das Personal übertragen werden
- Prävention u.a. durch Händedesinfektion, Schutzkleidung, Schutzimpfungen

Patientenschutz
- Vermeiden von Infektionen, die durch Keime durch das Personal, Besucher, Mitpatienten direkt oder durch Gegenstände auf den Patienten übertragen werden können
- Prävention u.a. durch Händedesinfektion, Aufklären der Besucher über hygienische Maßnahmen, aseptisches Arbeiten, Desinfektion und Sterilisation von Instrumenten und Geräten

Bei Sterilgut auf das Datum der Sterilisation achten. Farbmarkierung und Indikatorklebeband beachten, da sie aussagen, ob die Sterilisation erfolgreich war.

Die Unter- bzw. Überdosierung einer Desinfektionslösung ist einer der häufigsten Fehler in der Desinfektionspraxis.

Bauliche Maßnahmen
- Waschbecken mit Ellenbogen- oder Fußbedienung
- Spender mit Wasch- und Desinfektionsmittel (Ellenbogenbedienung)
- Desinfektionsspender an jedem Patientenplatz
- Spender mit Einmalhandtüchern
- Abwurfbehälter

Jede Pflegekraft und jeder Arzt ist im eigenen Tätigkeitsbereich für die Beachtung der Grundsätze der Asepsis, Desinfektion und Sterilisation verantwortlich.

6.2.1 Hygienische Händedesinfektion

Hygienische Händedesinfektion dient der Keimreduktion.

Mehrmals täglich spezielle Schutzcreme auftragen, um Hautirritationen zu vermeiden.

Zeitpunkt der Händedesinfektion
- vor und nach jeder pflegerischen Maßnahme
- vor und nach der Zubereitung von Medikamenten und Infusionen
- vor und nach invasiven Eingriffen
- nach der Entsorgung von Material

Vorgehen
- drei Hübe Desinfektionsmittel aus Spenderflasche auf trockene Hände und bei Inkubatorpflege auf Unterarme verteilen
- Desinfektionslösung gut einreiben, besonders zwischen den Fingern, Daumen nicht vergessen
- nach Herstellerangaben mindestens 30 Sekunden einwirken lassen

6.2.2 Chirurgische Händedesinfektion

Zeitpunkt
- vor operativen Eingriffen

Vorgehen
- Hände und Unterarme gründlich mit Wasser und Seife waschen
- mit Einmalhandtuch Richtung Ellenbogen abtrocknen
- Handtuch entsorgen
- Wandspender mit Desinfektionslösung mit Ellenbogen betätigen
- Hände und Unterarme mit zweimal 5 ml Desinfektionsmittel drei bis fünf Minuten einreiben

6.2.3 Handschuhe

Durch Schmierinfektion können Infektionskrankheiten insbesondere auf dem fäkal-oralen Weg, aber auch durch die Hände übertragen werden. Um dies zu vermeiden, sollten Handschuhe getragen und nach **jeder** Tätigkeit gewechselt werden. Anschließend hygienische Händedesinfektion.

Unsterile Handschuhe
- Kontakt mit Blut und Blutersatzmitteln
- Kontakt mit Ausscheidungen
- Erstversorgung im Kreißsaal

- Entsorgung von kontaminiertem Material
- septischer Verbandwechsel

Sterile Handschuhe
- Legen von Venen- und Blasenverweilkathetern
- endotracheales Absaugen
- Punktionen
- aseptischer Verbandwechsel, z.B. bei zentralen Kathetern
- Dekubituspflege

Auf Latexallergien achten (Kap. 31.2).

6.2.4 Schutzkleidung

Schutzkleidung soll verhindern, daß die Bereichskleidung der Beschäftigten **kontaminiert** wird und dadurch Krankheitserreger übertragen werden. Schutzkleidung nach jeder Schicht entsorgen, bei Verschmutzung sofort wechseln. Vor Arbeitsbeginn **Bereichskleidung** anziehen und Privat- gegen **Arbeitsschuhe** wechseln. Bei infektiösen Patienten **Schutzkittel,** mit dem Verschluß nach hinten, tragen. Bei Verlassen des Zimmers Schutzkittel im Zimmer aufhängen.
Ein **Mundschutz** darf nur einmal getragen werden und muß immer Mund und Nase bedecken. Wechsel spätestens nach zwei Stunden.

Tragen von Schutzkleidung
bei Patienten mit
- Infektionen
- Infektionsgefährdung, Immunschwäche
- schmierenden Wundinfektionen

6.2.5 Mikrobiologisches Monitoring

Ausscheidungen und Sekrete müssen bei Intensivpatienten nach einem festgelegten Schema (Hygienestandard) untersucht werden, um bei einer Infektion frühzeitig die Therapie einleiten zu können.

Beispiel für bakteriologische Überwachung
- Trachealsekret bei Beatmung
- Magensekret
- Ohrabstrich bei Neu- und Frühgeborenen
- Rachenabstrich

6.3 Eigenschutz vor Infektionen

Maßnahmen
- Schutzimpfungen, z.B. Hepatitis B
- Handschuhe bei jedem Kontakt mit Sekreten
- Mundschutz (Tröpfcheninfektion)

Gebrauchte Kanülen müssen immer in geeignete Container entsorgt werden. Sie dürfen wegen der Stichverletzungsgefahr nicht in die Schutzkappe zurück.

Erstmaßnahmen bei Stichverletzungen
- Wunde bluten lassen
- Betriebsarzt verständigen
- Blutentnahme bei der verletzten Person und dem Patienten
- Dokumentation

7 Medizinisch-technische Geräte auf der Intensivstation

7.1 Medizinproduktegesetz

Bis zur Öffnung des EG-Binnenmarktes galten in Deutschland das **Gerätesicherheitsgesetz** (GSG) sowie die **Medizingeräteverordnung** (MedGV). Mit den sich verändernden internationalen Bestimmungen wurde ein Gesamtkonzept zur **Konformitätsbewertung** der unterschiedlichsten Produkte der einzelnen Länder notwendig, das Medizinproduktegesetz.
Es **regelt** den **Verkehr mit Medizinprodukten** und sorgt dadurch für **höhere Sicherheit,** bessere Eignung und Leistung und den erforderlichen Schutz für Patienten und Anwender.

Gesetzliche Grundlagen

- Medizinproduktegesetz (MPG) seit 1. Januar 1995 in Kraft mit einer Übergangsfrist bis zum Juni 1998
- Umsetzung von EG-Richtlinien in nationales Recht
- das **CE-Zeichen** als Normsiegel für Medizinprodukte
- Produktion nach genormten Vorschriften
- medizinische Produkte dürfen nach dem 14. Juni 1998 nur noch dann vertrieben werden, wenn die Produkte den grundsätzlichen Anforderungen entsprechen, der Hersteller gemäß der Qualitätssicherheit fertigt und das Produkt mit einem CE-Zeichen versehen ist
- Anwender und Verbraucher dürfen Produkte ohne CE-Zeichen mit einer Frist von weiteren drei Jahren (30. Juni 2001) aufbrauchen, ohne einen Verstoß gegen das MPG zu begehen

Medizinprodukte

Medizinprodukte sind alle Instrumente, Geräte, Vorrichtungen, Stoffe oder anderen Gegenstände, einschließlich der benötigten Software, die zur Anwendung am Menschen zum Zwecke des Erkennens, Verhütens, Überwachens, Behandelns oder Linderns von Krankheiten, Verletzungen, Veränderungen im Organismus oder zur Empfängnisverhütung eingesetzt werden.

- Klassifikation nach MPG I, IIa, IIb und III
- je höher die Klasse, desto höher das vermutete Risiko

Alle aktiven therapeutischen Produkte oder invasiven Produkte zur langzeitigen Anwendung gehören in die Klasse III. Dies betrifft besonders Gegenstände auf Intensivstationen.

7.2 Monitoring

Es gibt eine große Anzahl von unterschiedlichen Geräten und Meßparametern für die apparative Überwachung auf einer Intensivstation. Aus diesem Angebot heraus ist es möglich, eine dem Patienten entsprechende optimale Kombination von Meßparametern festzulegen.
Unter **Basismonitoring** (Standardmonitoring) faßt man die Überwachungs- und Meßparameter zusammen, die bei fast jeder Patientenüberwachung notwendig sind.

In Kombination mit dem Basismonitoring werden für spezielle Aufgaben zusätzliche, **spezifische Meßparameter** erforderlich. In Abbildung 7-1 ist das Basismonitoring schematisch dargestellt. Man unterscheidet invasives und nichtinvasives Monitoring.

7.2.1 Nichtinvasives Monitoring

Der überwiegende Teil der nichtinvasiven Meßparameter läßt sich direkt von der Körperoberfläche ableiten bzw. aufnehmen. Weitere Meßwerte wie Atemgase, Körpertemperatur und wenige andere werden aus Körperöffnungen gewonnen.

Meßwerte
- Herzfrequenz, EKG
- Atmung, Sauerstoffsättigung
- transkutane Sauerstoff- (pO_2) und Kohlendioxidmessung (pCO_2)
- nichtinvasiver Blutdruck, Körpertemperatur
- Ventilationsgrößen

7.2.2 Invasives Monitoring

Beim invasiven Monitoring werden z.B. Messungen innerhalb von Blutgefäßen, im rechten Vorhof und im rechten Ventrikel des Herzens, in der A. pulmonalis, auf der Dura mater, im Gehirnventrikel vorgenommen. Bei diesen Messungen ist ein gering erhöhter apparativer Aufwand notwendig, die gewonnenen Meßwerte sind präziser und aussagekräftiger als nichtinvasiv gemessene Werte.

Meßwerte
- invasiver Blutdruck (ABP), zentralvenöser Druck (ZVD)
- Pulmonalarteriendruck (PAP)

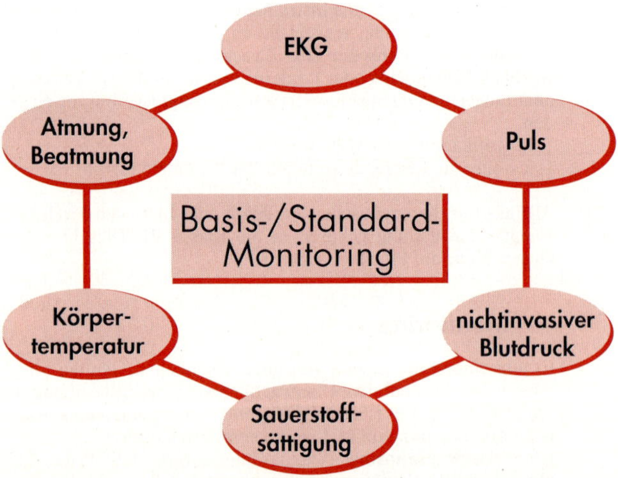

 Abb. 7-1 Basismonitoring

- pulmonalkapillärer Verschlußdruck (PCWP)
- intrakranieller Druck (ICP)
- arterielle Blutgasanalyse (BGA)

7.3 Überwachung der Herz- und Kreislaufsituation

7.3.1 EKG-Monitor

Über drei Elektroden läßt sich das EKG als elektrische Meßgröße problemlos von der Körperoberfläche ableiten. Als Basissignal dient dies z.B. zum Erkennen von Herzrhythmusstörungen (Kap. 13.4.2.1).

7.3.2 Respirationsmonitor

Die Atemfrequenz läßt sich vorzugsweise aus der **Impedanzpneumographie** ermitteln (Kap. 13.1.2).

Funktionsprinzip
- zwischen zwei Thoraxelektroden (auch für die EKG-Ableitung zu nutzen) erhöht sich durch die thorakale Volumenzunahme während der Inspirationsphase der Wechselstromwiderstand
- als Folge ändert sich der konstante Wechselstrom, der zwischen den beiden Elektroden fließt
- das Atemsignal, mit dem sich die Atemfrequenz darstellen läßt, resultiert aus der atmungsbedingten Schwankung des Wechselstromwiderstands und der damit verbundenen atmungsabhängigen Spannung

7.3.3 Pulsoxymetrie

Mit der Pulsoxymetrie mißt man kontinuierlich noninvasiv die **arterielle Sauerstoffsättigung.** Dazu benötigt man einen Sensor, der zwei Leuchtdioden in zwei Wellenlängen, 600 nm (Nanometer) und 920 nm, beinhaltet (Kap. 13.1.2).

Funktionsprinzip
- das Verfahren beruht auf der Eigenschaft des Hämoglobins, seine Farbe, abhängig von der Sauerstoffsättigung, zu ändern
- mit Sauerstoff beladenes (oxygeniertes) Hämoglobin absorbiert weniger Licht im roten Bereich als desoxygeniertes (sauerstofffreies) Hämoglobin und ist damit transparenter für Licht dieser Wellenlänge

7.3.4 Transkutane pO_2-Messung

Das Messen des arteriellen Sauerstoffpartialdrucks im Körper geschieht mit einer polarographischen Elektrode vom Clark-Typ, wie sie von Blutgasanalysatoren bekannt sind (Kap. 13.1.2).

Funktionsprinzip
- eine Elektrode mit einem sehr kleinen Elektrolytvolumen wird auf die Haut geklebt
- das Kapillarbett ist auf 42 bis 45 °C erwärmt und hyperämisiert somit die Hautkapillaren
- arterielles Blut fließt an die Hautoberfläche
- Sauerstoff diffundiert in die Meßmembran

- der dabei entstehende Strom entspricht proportional der pro Zeiteinheit diffundierten Sauerstoffmenge
- der Meßwert wird auf dem angeschlossenen Monitor angezeigt

7.3.5 Transkutane pCO_2-Messung

Der transkutane **Kohlendioxidpartialdruck** wird nach dem **potentiometrischen Verfahren** mit einer pH-Elektrode gemessen. Das Meßverfahren ist identisch mit der pO_2-Messung (Kap. 13.1.2).
Bei der CO_2-Überwachung sind niedrigere Temperaturen zum Erwärmen der Hautareale nötig als bei der Kontrolle des Sauerstoffpartialdrucks.
Beide Messungen werden in der Regel kombiniert mit einer Elektrode vorgenommen.

7.4 Überwachung des Blutdrucks

7.4.1 Nichtinvasive Blutdruckmessung

Die nichtinvasive Blutdruckmessung (Kap. 13.4.2.2) erfolgt in der Regel nach der **oszillometrischen Methode.**

Funktionsprinzip
- eine Blutdruckmanschette (z.B. am Oberarm) komprimiert durch Aufpumpen die Arterie
- das Gerät registriert geringe Oszillationsamplituden, die vom proximal der Manschette liegenden Teil der Arterie kommen
- der Druck wird automatisch mit 2 bis 3 mmHg/s aus der Manschette abgelassen
- sinkt der Manschettendruck unter den Wert des systolischen Blutdrucks, beginnt die Arterie sich zu öffnen, und die Schwingungen verstärken sich
- sie erreichen ihr Maximum, wenn der Manschettendruck dem **mittleren arteriellen Druck** entspricht
- mit weiter sinkendem Manschettendruck werden die Oszillationsamplituden wieder kleiner und bleiben schließlich konstant, wenn der Manschettendruck den diastolischen Wert erreicht hat

7.4.2 Invasive arterielle Blutdruckmessung

Mit der kontinuierlichen arteriellen Blutdruckmessung können **hämodynamische Veränderungen** schnell erkannt werden (Kap. 13.4.2.3).

Funktionsprinzip
- über einen intraarteriellen Katheter oder eine Kanüle stellt man eine Verbindung zwischen Blutsäule und einem flüssigkeitsgekoppelten Druckwandler (Transducer) her
- der Druckwandler setzt die mechanische Energie des Patientengefäßdrucks in eine elektrische Energie um
- über ein flüssiges Medium (Kochsalzlösung) in der Druckmeßleitung überträgt sich die arterielle Druckwelle auf den Druckdom
- die Druckwelle wird von der Druckwandlermembran über das Monitorkabel weitergeleitet und am Monitorbildschirm als Kurve angezeigt
- elektronisch werden aus den jeweiligen Druckverläufen die Mittelwerte (MAP) in mmHg errechnet

7.4.3 Zentralvenöser Druck

Als zentralvenöser Druck (ZVD) ist der Druck in der V. cava im Einmündungsbereich in den rechten Vorhof definiert (Kap. 13.4.2.4).

Funktionsprinzip
- zentralvenöser Katheter am Eingang zum rechten Vorhof in der V. cava superior
- ein abgeglichenes Meßsystem (Flüssigkeitsmanometer oder elektronischer Druckaufnehmer) mißt den zentralen Venendruck
- elektronische Druckwandler haben im Gegensatz zur Wassersäulenmanometrie den Vorteil, daß zusätzliche Meßinformationen (Kurvensignal) verfügbar sind

7.4.4 Pulmonalarteriendruck (PAP), pulmonalkapillärer Verschlußdruck (PCWP)

Zum Überwachen und Messen der Hämodynamik des rechten Herzens wird ein Ballonkatheter durch das Venensystem in den rechten Vorhof, die rechte Kammer und von dort durch die Pulmonalklappe in die A. pulmonalis vorgeschoben. Die richtige Katheterlage ist erreicht, wenn die sogenannte **Wedge-Position** eingenommen wird, der aufgeblähte Ballon des Katheters verschließt dabei den Pulmonalarterienast (Kap. 13.4.2.5).

7.5 Überwachung der Körpertemperatur

Ausschlaggebend für das Bewerten der Körpertemperatur ist der Meßort, da zwischen den verschiedenen Körperbereichen eine nicht unerhebliche Differenz bestehen kann. Es wird zwischen **Körperkerntemperatur** und **Schalen-** bzw. **Oberflächentemperatur** unterschieden (Kap. 15.2).
Zum Ermitteln der Körpertemperatur stehen unterschiedliche **Temperaturaufnehmer** und **Temperatursonden** zur Verfügung. In den meisten Fällen verwendet man **Thermistoren**, dies sind **thermosensitive Halbleiterelemente**, deren elektrischer Widerstand mit steigender Temperatur abnimmt.

7.6 Überwachung des intrakraniellen Drucks (ICP)

Unter dem Hirndruck versteht man den **Liquordruck** im **Ventrikelsystem** in Höhe des **Foramen Monroi.**

ICP-Messung (Kap. 19.3.2)
- **Intraventrikulärer und subduraler Druck**
  - invasive Methoden mit erhöhter Infektionsgefahr
- **Epiduraler Druck**
  - invasive Methode mit geringer Infektionsgefahr
  - über ein frontales Bohrloch wird ein Mini-Transducer direkt zwischen Dura und Knochen vorgeschoben

7.7 Beatmungsgeräte und deren Zubehör

Am häufigsten erfolgt die Einteilung der Respiratoren nach der Art ihrer Steuerung, also nach dem **Umschaltmechanismus** von **Inspiration auf Exspiration.**

Steuerungsarten der Beatmungsgeräte

Entsprechend dem jeweiligen Beatmungsparameter, der die Inspiration beendet:

- **Zeitgesteuerte Beatmung**
  - die Inspiration wird nach einer definierten Zeit beendet
  - die Länge der Inspirations- und Exspirationsphase ist abhängig vom Atemzeitverhältnis bzw. der Atemfrequenz

Atemhubvolumen, Flow und Beatmungsdruck können größeren Schwankungen unterworfen sein.

- **Druckgesteuerte Beatmung**
  - die Inspiration wird nach Erreichen eines vorgegebenen Druckniveaus beendet
  - ein Ventil schaltet anschließend auf Exspiration um
  - je höher die Gasflußgeschwindigkeit (flow) ist, desto früher wird der gewählte Beatmungsdruck erreicht

Bei einem Anstieg der intrapulmonalen Widerstände (z.B. Atelektasen, Sekret, Asthma bronchiale) wird der Umschaltdruck zu früh erreicht. Als Folge kommt es zu einer Verminderung des Atemhubvolumens und zur Hypoventilation.

- **Volumengesteuerte Beatmung**
  - nach Erreichen eines definierten inspiratorischen Atemhubvolumens wird die Exspiration eingeleitet
  - Respirator arbeitet volumenkonstant, unabhängig z.B. vom Atemwegswiderstand oder der Compliance der Lunge

Falls keine Druckbegrenzung eingeschaltet ist, können unphysiologisch hohe Spitzendruckwerte auftreten, mit der Gefahr eines Barotraumas.

- **Flowgesteuerte Beatmung**
  - die Inspiration wird durch Unterschreiten einer gewählten Gasflußgeschwindigkeit beendet
  - das inspiratorische Atemzugvolumen ist von der Flowgröße abhängig

Die genannten Steuerungsprinzipien sind **technisch kombinierbar,** so daß die spezifischen Nachteile kompensiert werden.

Alarmvorrichtungen, u.a.

- Atemwegsdruck, Apnoezeit
- inspiratorische Sauerstoffkonzentration (FiO_2)
- inspiratorische Atemgastemperatur
- exspiratorisches Minutenvolumen (MV)
- exspiratorische Kohlendioxidkonzentration
- Hechelüberwachung

Ursachen für veränderte Parameter

- akute Zustandsveränderung des Kindes
- Einstell- und Handhabungsfehler
- Gerätefehler, Ausfall der Strom- und Gasversorgung

Jedes Beatmungsgerät muß vor dem Einsatz am Kind gecheckt werden. Die Handlung ist zu dokumentieren.

Laut MPG muß halbjährlich jeder Respirator durch den Hersteller gewartet und überprüft werden.

7.7.1 Beatmungsformen

Kontrollierte Beatmung
- ist nur möglich, wenn die Spontanatmung des Kindes vollständig ausgeschaltet ist
- hierfür stehen Medikamente zur Verfügung, z.B. Opiate, Sedativa, Muskelrelaxanzien

Intermittent positive pressure ventilation (IPPV)
- intermittierende Überdruckbeatmung ohne PEEP
- Gerät steuert die Energie für die Einatmung sowie Zeitablauf und Größe eines jeden verabreichten Atemhubs

Intermittent mandatory ventilation (IMV)
- Mischform zwischen Spontanatmung und kontrollierter Beatmung
- das Kind atmet spontan, aber mit nicht ausreichendem Atemminutenvolumen
- Beatmungshub mit vorgegebenem Volumen und Dauer
- Kind kann gegen die Maschine atmen, wenn der Respirator gerade eine Inspiration vornimmt und das Kind ausatmet

Synchronized intermittent mandatory ventilation (SIMV)
- Mischform zwischen Spontanatmung und kontrollierter Beatmung
- Mindestatemvolumen ist vorgegeben
- Atemhub des Gerätes ist mit dem Atemzug des Kindes synchronisiert, dafür sorgt die Triggerfunktion
- volumen- oder druckkontrolliert

Synchronized intermittent positive pressure ventilation (SIPPV)
- synchronisierte Beatmung (wie bei SIMV)
- Druckunterstützung bei den spontanen Atemzügen

Assisted spontaneous breathing (ASB)
- assistierte, druckunterstützte, flowgesteuerte Atemhilfe
- nach Beginn einer spontanen Inspiration folgt eine Druckunterstützung

Continuous positive airway pressure (CPAP)
- Spontanatmung mit einem kontinuierlichen Atemwegsdruck in der Inspiration und Exspiration
- das Kind atmet spontan auf einem erhöhten Atemwegsdruckniveau

Continuous positive pressure ventilation (CPPV)
- kontinuierliche positive Druckbeatmung
- IPPV kombiniert mit einem kontinuierlichen Überdruck
- der PEEP verhindert dabei eine Atelektasenbildung, kollabierte Alveolen werden wieder eröffnet, verbesserter Gasaustausch

Biphasic positive airway pressure (BIPAP)
- biphasischer Atemwegsdruck
- druckkontrolliert
- kombiniert mit freier Spontanatmung während des gesamten Atemzyklus und einstellbarer Druckunterstützung auf CPAP-Niveau

High frequenz ventilation (HFV, Kap. 13.2.7)
- Hochfrequenzoszillationsbeatmung (HFOV)
- bis ca. 20 Hz (1 Hz: 60 Schwingungen/Minute)
- ausreichender Gasaustausch trotz unphysiologischer Atemfrequenzen und kleiner Atemzugvolumina

Infant-Flow (Abb. 7-2)
- positive Druckunterstützung (PEEP) über einen doppelläufigen Nasenprong aus Silikon (Kap. 11.2.1)
- der kurze Nasenprong behindert die Eigenatmung von Früh- und Neugeborenen nicht

Extrakorporale Membranoxygenierung (ECMO)
- extrakorporale Oxygenierung nach dem Prinzip einer Herz-Lungen-Maschine
- über einen Membranoxygenator und einen veno-arteriellen Bypass erhält der Patient sauerstoffreiches Blut, das Kohlendioxid wird gleichzeitig eliminiert
- zur Behandlung bei schwerem, akutem Lungenversagen

Begriffserklärungen
- **Trigger**
- Druck- und Flowtrigger
- durch eine aktive Atembewegung des Patienten wird eine Inspiration am Beatmungsgerät ausgelöst (getriggert)
- der dabei erzeugte Unterdruck (Triggerschwelle) löst das Beatmungsgerät aus, welches das vollständige Atemhubvolumen liefert
- der erforderliche Unterdruck, den der Patient beim Drucktrigger erzeugen muß, ist am Triggerschalter des Beatmungsgerätes stufenweise regulierbar

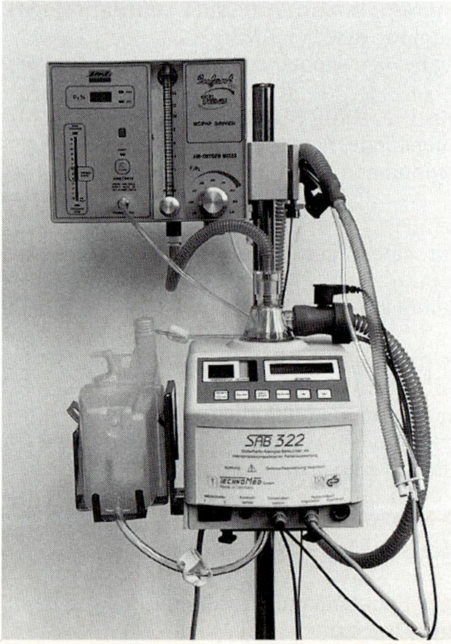

Abb. 7-2 Infant-Flow

- **Compliance**
  - Dehnbarkeit der Lunge
  - Volumen (V) : Druck (P)
- **Resistance**
  - Widerstand der Lunge/Atemwege
  - Druck (P) : Volumen (V)

7.7.2 Befeuchtungssysteme

Durch Intubation und Tracheotomie ist das Anfeuchten, Erwärmen und Reinigen der eingeatmeten Luft auf natürlichem Wege nicht möglich. Künstliche Befeuchtungssysteme müssen deshalb die physiologischen Funktionen des Respirationstraktes ersetzen.

Verdunster (Abb. 7- 3)
- das trockene Gasgemisch gelangt vom Respirator in die Befeuchterkammer
- diese ist mit einem sterilen Wasserreservoir verbunden und mit saugfähigem Papier ausgekleidet (große Verdunstungsfläche)

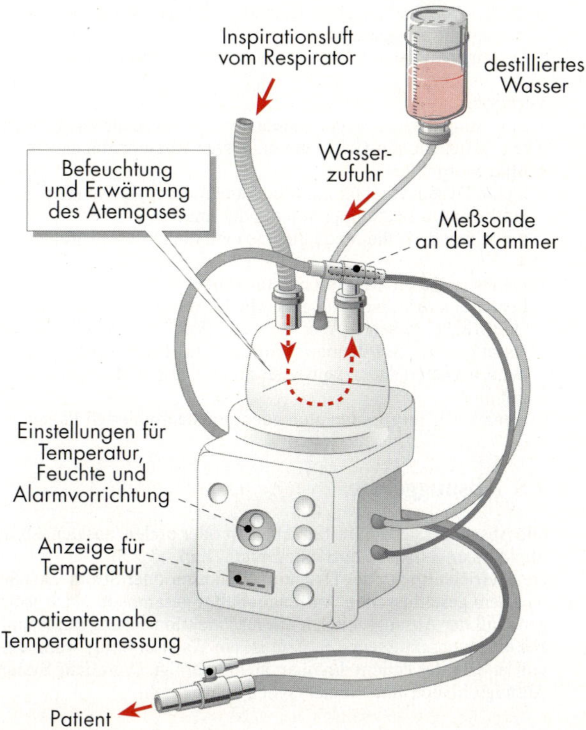

Abb. 7-3 Verdunster zum Befeuchten und Erwärmen von Atemgas

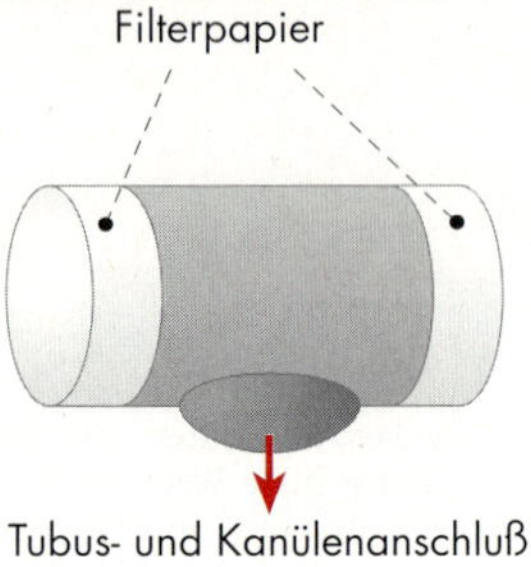

Abb. 7-4 Atemluftbefeuchter

- das Atemgas wird in der beheizten (regulierbares Heizgerät) Befeuchterkammer erwärmt, mit Wasserdampf gesättigt und in den Inspirationsschlauch geleitet
- ein tubusnaher Fühler überwacht und regelt ständig die Temperatur des Atemgases
- bei Beatmungssystemen mit Schlauchheizung fällt kaum Kondenswasser an, bei Schläuchen ohne Heizung wird das Kondenswasser über eine Wasserfalle aufgefangen
- Schlauchsystem und Wassertopf nach Standard wechseln

Vernebler
- ihre Fähigkeit, die Schleimhäute der Atemwege ausreichend zu befeuchten, hängt von der Größe der erzeugten Wassertröpfchen ab

• **Mikrovernebler**
- kleine Düsenvernebler zur Medikamenteninhalation (Kap. 13.2.8)
- einsetzbar in Beatmungssystem oder -maske
- gut reinigen, da die Medikamente evtl. die Düsen verstopfen

Wärme- und Feuchtigkeitsaustauscher
- heat and moisture exchangers (HME, Abb. 7-3)
- „künstliche Nasen“ (Abb. 7-4) speichern einen Teil der bei der Exspiration frei werdenden Wärme und Feuchtigkeit und geben sie beim nächsten Atemzug wieder an die kalte und trockene Inspirationsluft ab
- eignen sich bei spontan atmenden, tracheotomierten Patienten

7.8 Absauggeräte

Die Absauggeräte zum intratrachealen oder oralen/nasalen Absaugen sind Standard an jedem Intensivpflegeplatz (Kap. 13.2.5).
Der Betrieb erfolgt über **Druckluft, Vakuum** oder Strom. Das Sekret wird in einem **geschlossenen Auffangbehälter** gesammelt. Nach jedem Absaugen muß der Absaugschlauch mit Desinfektionslösung durchspült werden. Bei einem geschlossenen System ist ein Wechsel nötig, wenn der Behälter voll ist bzw. der Patient ihn nicht mehr benötigt. Das offene System und der Absaugschlauch sind einmal täglich zu wechseln.

Es ist immer darauf zu achten, daß der Sog patientengerecht eingestellt ist.

Ihre Meinung interessiert uns!

Sehr geehrte Leserin, sehr geehrter Leser,
Ihre Rückmeldung hilft uns, unsere Bücher weiter zu verbessern. Unser Ziel ist es, für Sie den „idealen Pflegeleitfaden" zu entwickeln. Bitte helfen Sie uns dabei, indem Sie den Fragebogen zu **Schäper/ Gehrer: Pflegeleitfaden Intensivpflege Pädiatrie** ausfüllen und an uns zurücksenden.

Verlag Urban & Fischer
Lektorat Pflege
z. Hd. Frau Ulrike Bazlen
Karlstr. 45
80333 München

Unter den Einsendern verlosen wir jährlich zum 31. Dezember 30 Büchergutscheine à 50,00 DM. Für Ihre Mitarbeit bedanken wir uns herzlich.

1. Bitte beurteilen Sie den Pflegeleitfaden nach den folgenden Gesichtspunkten:

Bitte verteilen Sie Noten:	**1**	**2**	**3**	**4**	**5**
Lesbarkeit der Schrift	❑	❑	❑	❑	❑
Optische Seitengestaltung	❑	❑	❑	❑	❑
Qualität des Umschlags	❑	❑	❑	❑	❑
Qualität des Papiers	❑	❑	❑	❑	❑
Buchformat	❑	❑	❑	❑	❑
Vollständigkeit des Stoffes	❑	❑	❑	❑	❑
Lerngerechter Umfang	❑	❑	❑	❑	❑
Inhaltliche Strukturierung	❑	❑	❑	❑	❑
Preis-Leistungs-Verhältnis	❑	❑	❑	❑	❑
Verständlichkeit	❑	❑	❑	❑	❑
Verhältnis Text/Abbildungen	❑	❑	❑	❑	❑

2. Besonders gefallen hat mir:

____

____

3. Folgendes habe ich vermißt:

____

____

4. Wie finden Sie die Symbole?

dienen der Übersicht ❑

sind überflüssig ❑

Weil: __________________________

____

5. **Folgende Druckfehler, sachliche Unstimmigkeiten sind mir aufgefallen** (Bitte Seitenzahl und Stichwort angeben):

____

____

6. **Mit welchen Bildern bzw. Tabellen waren Sie nicht zufrieden und warum nicht?** (Abbildungs- bzw. Tabellennummer angeben)

____

____

7. **Wie gefallen Ihnen die speziellen Pflegeinhalte, z. B. Kinästhetik, die Sprache der Frühgeborenen?**

____

____

8. **Arbeiten Sie privat und/oder in der Arbeit mit PC und Internet?**

	PC	Internet
Privat	❑	❑
Dienstlich	❑	❑

9. **Wie wurden Sie auf das Buch aufmerksam?**
   - ❑ Vorschlag von Kollegen
   - ❑ Vorschlag von Lehrkräften
   - ❑ Äußeres Erscheinungsbild
   - ❑ Buchbesprechungen
   - ❑ Buchhandel
   - ❑ Werbung
   - ❑ Inhalt
   - ❑ Kongreß

10. **Haben Sie Anregungen, Verbesserungsvorschläge oder Wünsche für die nächste Auflage?**

____

____

____

Bitte geben Sie Name und Adresse an, wenn Sie an der Verlosung für die Büchergutscheine teilnehmen wollen.

Name ______________________________

Straße ______________________________

Ort/PLZ ______________________________

evtl. Telefon/Beruf ______________________________

7.9 Defibrillator

Defibrillatoren sind elektrotherapeutische Hochspannungsgeräte, die im Rahmen der Reanimation und zur Therapie von tachykarden supra- und ventrikulären Arrhythmien eingesetzt werden (Kap. 12.2.2).

Funktionsprinzip

- **Konventioneller Defibrillator**
- tragbares, netzunabhängiges Gleichstromsystem
- Energieversorgung über Netzanschluß oder Batterie
- Kondensator als Energiespeicher (Impulse bis 360 Joule)
- kurze Aufladedauer (unter sechs Sekunden)
- wählbare Energiestufe (2 bis 360 Joule)
- nach etwa zehn Sekunden automatische Schockauslösung, falls das Gerät keinen Schock auslöst
- **Halbautomat**
- zusätzlich automatische EKG-Analyse über aufgeklebte Elektroden
- integriertes Display
- steckbare Module, z.B. externer Pacer, Arrhythmieerkennung
- **Defibrillatorimplantate**
- bei lebensbedrohlichen Arrhythmien
- Implantation eines automatical implantable cardioverter/defibrillator (ACID)
- besteht aus Impulsgeber, Arrhythmiedetektor, Pacer und zwei epikardial plazierten Defibrillatorelektroden

7.10 Geräte zur Infusionstherapie

Infusionspumpen

- therapeutische Geräte zur kontrollierten Verabreichung von Infusionslösungen
- der Infusionsapparat nimmt elektrische Energie auf, setzt diese in mechanische Bewegungen um und entleert so einen Infusionsbehälter
- der dabei entstehende Druck läßt sich begrenzen
- die Förderrate ist von 1 ml/Stunde bis 999 ml/Stunde variabel einstellbar

Infusionsspritzenpumpen

- für geringe Infusionsmengen und Medikamente
- sehr genau einstellbar
- durch einen Motor angetrieben wird der Spritzenkolben langsam in den in der Infusionsspritzenpumpe fixierten Spritzenzylinder gedrückt
- Förderrate von 0,1 ml/Stunde bis 200 ml/Stunde

! Wichtig ist bei jeder Spritzenpumpe, daß der Abschaltdruck relativ gering eingestellt ist und die für das jeweilige Modell zugelassene Spritze benutzt wird.

7.11 Blutreinigungssysteme

Bei Funktionsstörungen von Leber und Niere müssen sich die Patienten einer extrarenalen Blutreinigung unterziehen.

7.11.1 Hämodialysegeräte

Die Hämodialyse (Kap. 27.3.1) hat zwei Aufgaben zu erfüllen: das Entfernen von im Blut gelösten Stoffen (Dialyse) und von Flüssigkeit (Ultrafiltration).

Funktionsbereiche

- **Extrakorporaler Blutkreislauf**
  - Patient → Schlauchsystem → Pumpe → Dialysator → Luftdetektor → Patient
- **Dialysierflüssigkeitssystem**
  - die gebräuchlichen Dialyse- und Hämofiltrationsmembranen bestehen aus schaumartigen Polymerstrukturen mit symmetrischem oder asymmetrischem Aufbau

Plattendialysatoren
- mehrlagige Anordnung von Flachfolien, zwischen denen, durch die Dialysemembran getrennt, abwechselnd Blut und Flüssigkeit fließt

Kapillardialysatoren
- bestehen aus parallel gebündelten Hohlfasern, in deren Innenlumen Blut im Gegenstromprinzip zu der außen fließenden Dialysierflüssigkeit fließt

- **Bedienoberfläche, Monitor**
  - über den Monitor der Dialysesysteme wird die Behandlung gesteuert und kontinuierlich überwacht
  - Monitorbild ist in drei Bereiche eingeteilt: Blut, Dialysierflüssigkeit und Ultrafiltration

7.11.2 Peritonealdialysegeräte

Funktionsprinzip
- automatischer Flüssigkeitswechsel mit Hilfe von sogenannten PD-Cyclern (Systeme mit Monitor)
- die Spüllösungswechsel sind zyklisch oder vollautomatisch möglich
- in jedes Gerät ist eine Vorrichtung zum Erwärmen der Spüllösung integriert

7.12 Betten und Liegesysteme

7.12.1 Inkubator

Inkubatoren (Abb. 7-5) sind geschlossene Intensivpflegeeinheiten für Früh- und Neugeborene. Öffnungen für z.B. Beatmungsschläuche sind vorhanden. Die Pflege kann über sechs verschließbare Öffnungen erfolgen. Durch das feuchte und warme Milieu im Inkubator wird die intrauterine Gegebenheit nachempfunden.

Funktionsprinzip
- die Luftzirkulation (angewärmt, befeuchtet) wird durch einen eingebauten Ventilator geregelt (Kap. 24.5)
- die Richtung des Luftstroms ist typabhängig
- patientengerechte, einstell- und regulierbare Umgebungstemperatur und Luftfeuchtigkeit
- kontinuierliche Sauerstoffzufuhr durch Sauerstoffanschluß
- Sensoren messen die Temperatur, Luftfeuchtigkeit und Sauerstoffkonzentration, digitale Anzeige (Alarmfunktionen)
- Liegefläche und Höhe verstellbar

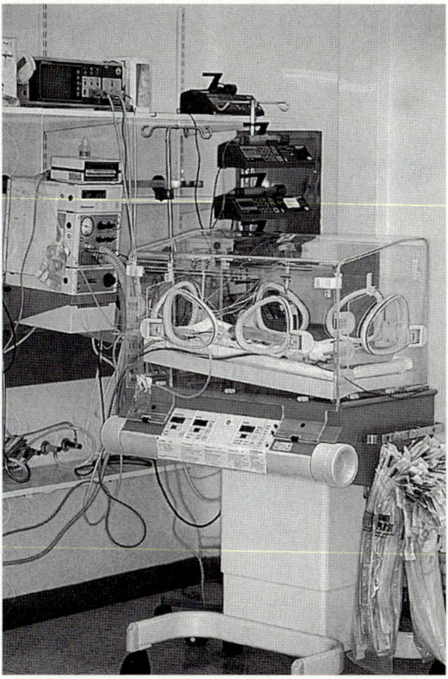

Abb. 7-5 Inkubator

7.12.2 Wärmebett

Wärmebetten sind offene Intensivpflegeeinheiten für Neugeborene und Säuglinge. Die Betten eignen sich für Frühgeborene, die ein bestimmtes Gewicht erreicht haben und ihre Körpertemperatur noch nicht vollständig regulieren können, sowie für Säuglinge nach chirurgischen Eingriffen.

Funktionsprinzip

- das Bett ist von allen Seiten durch aufklappbare Plexiglasscheiben begrenzt
- oben kann ebenfalls eine Scheibe darübergedeckt werden, wenn ein Kind seine Körpertemperatur nicht halten kann bzw. vermehrt Sauerstoff benötigt
- die Auflagefläche ist beheizbar, darüber liegt eine Gelmatratze
- ein Strahler sichert die Wärme von oben
- die Temperaturen von Bett und Strahler sind individuell einstellbar und durch eine Alarmfunktion bei Über- oder Untertemperatur gesichert

7.12.3 Lagerungssysteme zur kinetischen Therapie und Dekubitusprophylaxe

Drehbett zur kinetischen Therapie (Abb. 7-6)

- kontinuierliche Umlagerung des Kindes von Seite zu Seite, Rücken- oder Bauchlage (Kap. 13.2.6)
- zum Verhüten und Behandeln pulmonaler Komplikationen und Störungen
- Schaumstoffunterlage, individuell einstellbares Stützpolstersystem
- Rotationswinkel von 40 bis 62 Grad je Seite

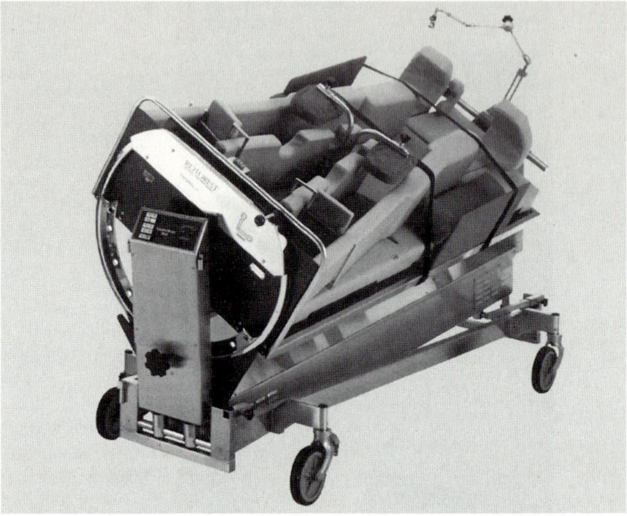

Abb. 7-6 Drehbett

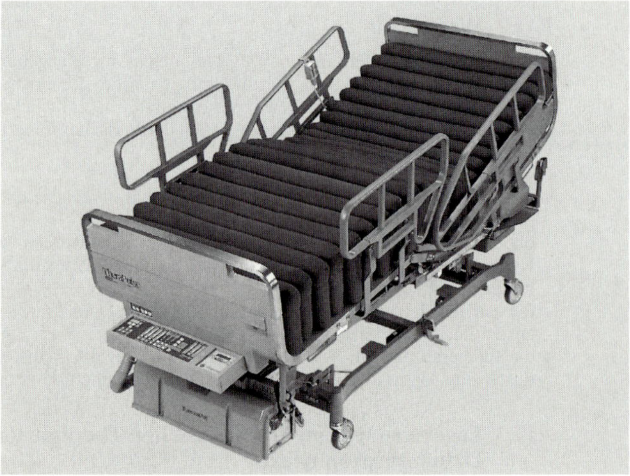

Abb. 7-7 Luftkissenbett

- Drehwinkel links und rechts getrennt sowie unilateral einstellbar
- verbesserte Sekretmobilisation
- verbessertes Ventilations-Perfusions-Verhältnis
- verbesserte Oxygenierung

Durch das starke Schwenken können Orientierungsprobleme auftreten, eine sicher Fixierung muß gewährleistet sein.

Luftkissenbett (Low-Air-Loss, Abb. 7-7)
- Druckentlastung und Pulsation (Kap. 20.2.1)
- getrennt druckgesteuerte Luftkissen aus luftdurchlässigem und atmungsaktivem Material
- individuell einstellbare Segmente, Schnellschaltung für eine straffe Auflagefläche, z.B. Betten, Reanimation
- Heizung zum Erwärmen des Luftstroms
- zur kinetischen Therapie beidseits Rotation bis 40 Grad
- Transport-Akku

Die Nachteile dieser Betten sind ein steter Geräuschpegel und daß kleine Patienten mit Lagerungshilfen unterstützt werden müssen, da sie sonst auf der glatten Unterfläche rutschen.

Mikroglaskugel-/Quarzsandbetten (Abb. 7-8)
- vorwiegend bei großflächigen Verbrennungen, Verbrühungen, großen nässenden Hautdefekten
- maximale Druckentlastung, beschleunigte Wundheilung, Schmerzlinderung
- kleinste Kügelchen aus Natriumkalk setzen sich durch einen Luftstrom in Bewegung und erhalten eine flüssigkeitsähnliche Konsistenz
- getrennt durch ein Laken „schwimmt" der Patient auf dieser Masse (unterhalb des kapillären Verschlußdrucks)
- variable, an den Patienten adaptierte Fluidation (Luftstrom und Konsistenz)
- integrierte Waage, Heizung bzw. Kühlung

Nachteile sind das hohe Gewicht des Bettes und die ständige Geräuschkulisse. Die Kinder verlieren durch den Schwebezustand ihre Körperwahrnehmung und Orientierung. Dies hat auf die Mobilisation einen Einfluß.

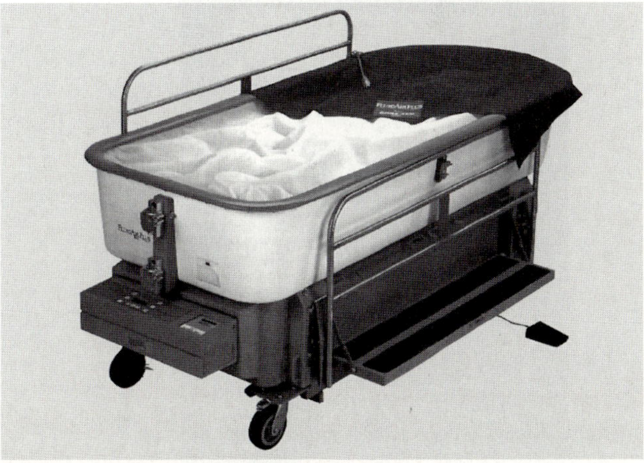

Abb. 7-8 Mikroglaskugelbett

8 Infusions-, Transfusions- und Medikamentenzubereitung

Jede Vermischung von Fertigarzneimitteln oder das Zuspritzen anderer Medikamente ist aus juristischer Sicht (gem. Arzneimittelgesetz vom 24. August 1976, § 4 Abs. 14) als Herstellung eines **neuen Arzneimittels** zu betrachten. Dazu bedarf es nach § 13 Arzneimittelgesetz einer **Erlaubnis.**

Ohne Erlaubnis dürfen dies nur Apotheker und Tierärzte vornehmen. Ebenso **ausgenommen** von der Erlaubnispflicht sind **Mischungen im stationären Bereich**, die vom Hersteller sofort angewendet werden. Jedes Auflösen eines Medikaments oder das Herstellen einer Infusionsmischung ist eine Zubereitung.

8.1 Laminar-Air-Flow

Ein Laminar-Air-Flow dient der **keimarmen Zubereitung** von Infusionsmischungen und dem Auflösen von Medikamenten.

Der Arbeitsbereich der Umluftbänke (Abb. 8-1) wird mit in Hochleistungs-Schwebstofffiltern gereinigter Luft vertikal durchspült. Hierdurch ist im Arbeitsbereich eine **Reinheit** nach den Richtlinien gewährleistet.

Vorbereiten des Materials

- steriler Alkohol 70% (Desinfektion der Umluftbank)
- sterile Einmaltücher (Abdecken der Arbeitsfläche)

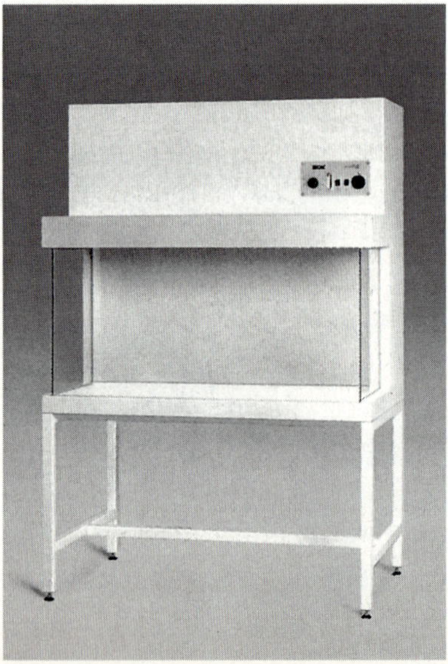

Abb. 8-1 Laminar-Air-Flow

- Infusionslösungen, z.B. Glukose 5%, Aminsosäuren 10%
- Medikamente, z.B. NaCl 5,8%, KCl 7,4%, Calcium 10%
- Kanülen, verschiedene Größen
- Spritzen, verschiedene Größen
- Perfusorleitungen, Dreiwegehähne
- Bakterienfilter
- sterile Flaschen oder Mischbeutel
- Nierenschalen
- Mundschutz, sterile Handschuhe

Vorgehen
- Laminar-Air-Flow mit Alkohol auswischen
- Tücher auf Ablage ausbreiten
- Infusionen und Ampullen mit Desinfektionsmittel abwischen
- steriles Einmalmaterial ablegen
- Mundschutz und Handschuhe anziehen, zum Arbeiten vor die Umluftbank setzen
- Infusionsflaschen auf vorgesehenen Haken aufhängen
- Flaschen mit Mischsystem anstechen
- Flüssigkeit aus dem Mischsystem entnehmen und in Mischbeutel überleiten (geschlossenes System)
- mit Spritze, Dreiwegehähnen, Filter versehen

Der Arbeitsablauf der Infusions- und Medikamentenzubereitung auf Stationen ohne Laminar-Air-Flow ist mit dem obengenannten gleichzusetzen. Die dabei gewählte Arbeitsfläche muß desinfiziert, das Material abgelegt werden. Dann vorgehen wie oben beschrieben.

8.2 Mikrofilter in der Infusionstherapie

Im Rahmen einer kontinuierlichen intravenösen Infusionstherapie ist jeder Patient einer Reihe von spezifischen Risiken und Gefahren ausgesetzt.

Da alle intravenös verabreichten Lösungen primär das pulmonale Kapillarsystem passieren müssen, werden mitgeführte Fremdpartikel vor allem in der Lunge herausgefiltert.

Folgen
- Mikroembolie, Mikrothrombus
- entzündliche Reaktionen
- Granulombildung, Mikrofibrosen

Aufgaben des 0,2-µm-Bakterienfilters
Schutz vor
- Partikeln, Mikroorganismen
- Endotoxinen
- Luftembolie

Kontraindikationen für Applikationen über 0,2-µm-Mikrofilter
(wegen Verstopfung des Filters)
- Bluttransfusion
- Gabe von Blutderivaten
- Gabe von Suspensionen, Emulsionen
- Gabe von Lösungen wie Glukose 50%, Mannit 20%

8.3 Inkompatibilitäten von Medikamenten und Infusionen

Bei einer Inkompatibilität treten bereits nach dem Mischen von Arzneimitteln durch physikalisch-chemische Reaktionen Veränderungen auf, die das Arzneigemisch für die Verabreichung ungeeignet machen.
Reaktionen können sich äußern durch **Ausfällung, Ausflockung, Kristallbildung, Trübung** oder **Verfärbung.**
Unverträglichkeiten zwischen Medikamenten und Infusionslösungen können durch das Einwirken von Licht, Wirk- oder Hilfsstoffen ausgelöst werden. Die häufigste Ursache ist jedoch das Mischen von Lösungen mit extrem **unterschiedlichen pH-Werten**. Beispielsweise Dormicum (pH 2,7 bis 3,9), Suprarenin (pH 2,5 bis 4), Fentanyl (pH 4 bis 6), Solu-Decortin (pH 5 bis 7).

8.4 Anforderungen an ärztliche Anordnungen von Infusionen

Infusionsmischungen werden vom ärztlichen Personal auf dem Patientenverordnungsblatt dokumentiert mit Datum, Uhrzeit und Unterschrift und nach der Zubereitung vom Pflegepersonal gegengezeichnet.

Beschriftung von Infusionen

- Name des Patienten
- Datum
- Inhalt

8.5 Transfusion von Blutpräparaten

Die Transfusion aller Blutkomponenten (z.B. Erythrozytenkonzentrat, Humanalbumin, Frischplasma) erfolgt möglichst über einen zentralvenösen Zugang. Angestochene Blutkonserven sind **innerhalb von sechs Stunden** zu transfundieren. Die Entnahme von Blutproben aus geschlossenen Blutbeuteln ist nicht erlaubt.

Erythrozyten-, Thrombozyten-, Granulozyten- oder Plasmaderivaten sollen keine Medikamente bzw. Infusionslösungen zugemischt werden.

Vorbereiten des Materials

- verordnete Blutkonserve, Begleitpapiere
- Transfusionsbesteck mit Standardfilter (170 bis 230 μm)
- Mikrofilter (20 μm) zum Aufziehen von Blut in Perfusorspritzen
- Bettschutz, Desinfektionsmaterial
- evtl. Material zur Venenpunktion
- Einmalhandschuhe, Fixationsmaterial, Schere

Das Anwärmen von Blutpräparaten (maximal 37 °C) mit speziellen Blutwärmegeräten beschränkt sich auf Massentransfusionen, Transfusionen bei Neu- und Frühgeborenen oder bei Patienten mit Kälteantikörpern.

Vorgehen

- Kontrollen: Name, Vorname, Geburtsdatum des Patienten, Konservennummer, Blutgruppe, Kreuzprobe, Rhesusfaktor, Antigene, Entnahme- und Verfallsdatum, Chargennummer

- Transfusionsbesteck mit Blutkonserve verbinden
- Arzt: Bedside-Test von Blutkonserve und Patientenblut (Abb. 8-2), Anschluß der Transfusion, Dokumentation

Überwachung während der Transfusion
- Monitoring von Herzfrequenz, Atmung, nichtinvasiv Blutdruck, Sauerstoffsättigung
- Hautfarbe, Körpertemperatur
- Urinausscheidung

Transfusionszwischenfälle
- **Hämolytische Sofortreaktion**
  - beruht meist auf einer Unverträglichkeitsreaktion im AB0-System
  - Blutdruckabfall, Hämolyse, Hautreaktionen
  - Frösteln, Fieber, Schweißausbruch
  - Unruhe, Übelkeit
- **Hyperkaliämie**
  - bei Frühgeborenen oder Kindern mit Anurie

Bei jedem Hinweis auf eine Unverträglichkeit ist die Transfusion zu unterbrechen, die Infusion offenzuhalten und der Arzt zu informieren. Blutproben des Empfängers und des Spenders müssen an die Blutbank zum Überprüfen weitergeleitet werden.

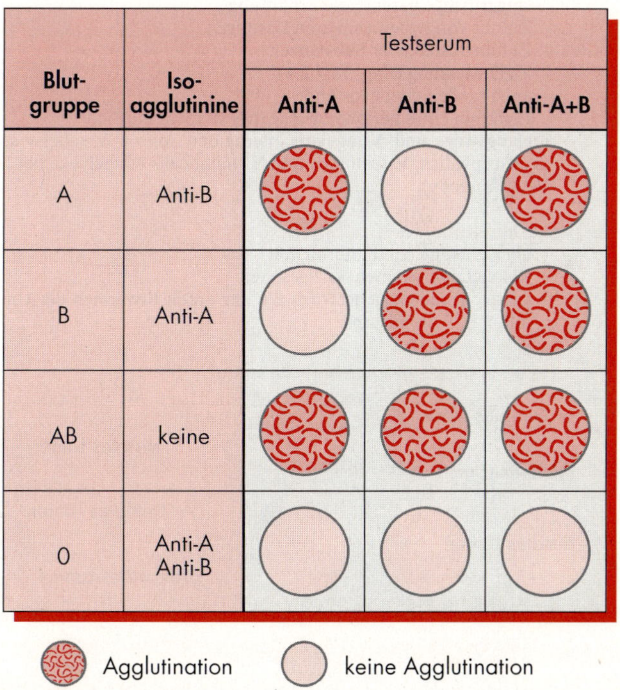

Abb. 8-2 Bedside-Test

9 Intravasale Katheter

Punktionen von Gefäßen sind in der Regel belastende Eingriffe für das Kind. Bei frustraner Punktion sollte das Kind, falls es die Situation bzw. Indikation erlaubt, Erholungsphasen erhalten. Eventuell empfiehlt es sich, daß eine andere Person das Legen des Katheters übernimmt.

9.1 Zentralvenöse Katheter

Zentralvenöse Katheter sind Venenverweilkatheter, deren Katheterspitze im klappenlosen oberen Hohlvenensystem liegen, unmittelbar vor der Einmündung der Vena cava superior in den rechten Vorhof.

9.1.1 Einlumige, mehrlumige Katheter (Abb. 9-1)

Mehrlumige Katheter sind durch zwei oder mehrere separate Zuläufe innerhalb eines Katheters gekennzeichnet, die an unterschiedlichen Stellen im Gefäßsystem austreten. Verschiedene Infusionslösungen können gleichzeitig verabreicht werden.

Indikationen
- längerfristige parenterale Ernährung
- Zufuhr von hyperosmolaren Lösungen
- Zufuhr vasoaktiver Substanzen
- ZVD-Messung (Kap. 13.4.2.4)
- anhaltende Schockzustände
- Punktion eines peripheren Zugangs ist nicht möglich

Zugangswege sind: V. jugularis interna und externa, V. subclavia, V. basilica, V. cephalica, V. femoralis und V. umbilicalis (Nabelvene bei Früh- und Neugeborenen).

Vorbereitung des Kindes
- altersentsprechend informieren
- ausreichend sedieren, analgesieren
- ausreichende exogene Wärmezufuhr durch Erwärmen der Umgebungsluft, z.B. Wärmelampe

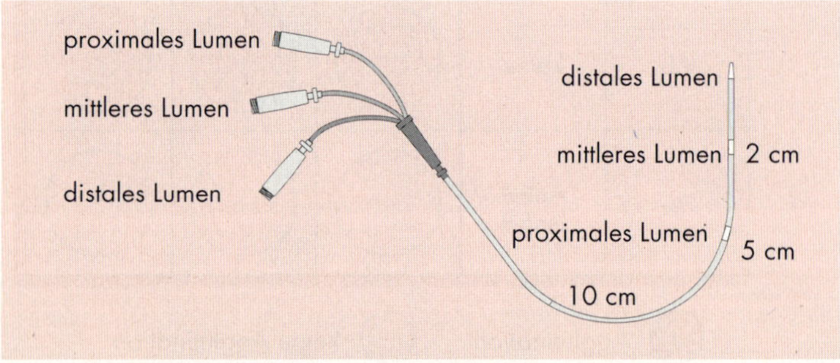

Abb. 9-1 Schematische Ansicht eines mehrlumigen Katheters

- EKG-Überwachung, evtl. Systolen-Ton aktivieren
- Blutdrucküberwachung
- bei Bedarf kontinuierlich Körpertemperatur messen (Kap. 15.2)
- Rückenlage bei Punktionen von Venen an den Extremitäten

- **Lagerung des Kindes bei Punktion der V. jugularis, V. subclavia**

- Rückenlage und Kopftieflage zur besseren Venenfüllung und Prophylaxe einer Luftembolie
- bei Punktion der V. subclavia zusätzlich Schultern unterpolstern
- Kopf seitlich lagern, Gesicht zeigt entgegengesetzt zur Punktionsstelle

Vorbereiten des Materials

- Hautdesinfektionsmittel
- Mundschutz, Haube, steriler Kittel, sterile Handschuhe
- steriles Lochtuch, evtl. zusätzliche Einmalunterlage als Ablagefläche
- sterile Spritzen (2 ml, 5 ml) und Kanülen (18 G)
- Lokalanästhetikum
- ein bis zwei Ampullen NaCl 0,9% oder Glukose 5%
- Katheterset (z.B. Punktionskanüle, Führungsdraht, Dilatator, Katheter, Einmalspritze)
- evtl. Nahtmaterial, Nadelhalter
- steriles Verbandmaterial, Kompressen, Pflaster
- Abwurfschale

Vorgehen

Punktionen der Venen müssen immer aseptisch erfolgen.

- Händedesinfektion
- Arzt zieht sich steril an
- Material steril anreichen
- Kind lagern und fixieren
- für gute Lichtverhältnisse sorgen
- großflächige Wischdesinfektion des betroffenen Hautareals
- Eingriffsregion mit sterilem Lochtuch abdecken
- Injektion des Lokalanästhetikums
- wiederholte Hautdesinfektion
- Arzt punktiert die Vene und führt den abgemessenen, mit NaCl 0,9% bzw. Glukose 5% gefüllten Katheter je nach Punktionstechnik ein
- Kind engmaschig überwachen und beobachten
- EKG-Veränderungen durch Reiz der Katheterspitze im rechten Vorhof registrieren, evtl. Katheter etwas zurückziehen
- Katheter provisorisch fixieren, Spritze mit Glukose 5% oder NaCl 0,9% anschließen
- Lochtuch entfernen
- röntgenologische Lagekontrolle
- sichere Fixierung nach Lagekorrektur mit Pflaster oder Hautnaht
- Infusionssystem anschließen
- Punktionsstelle reinigen, desinfizieren, steril verbinden

Punktionsmöglichkeiten

- **Direktpunktion**

- Punktion des Gefäßes
- Einführen des Katheters durch eine Kanüle, z.B. Einschwemmkatheter

- **Seldinger-Technik** (Abb. 9-2 a bis c)

- Technik bevorzugt bei Punktion der V. jugularis, V. subclavia und V. femoralis

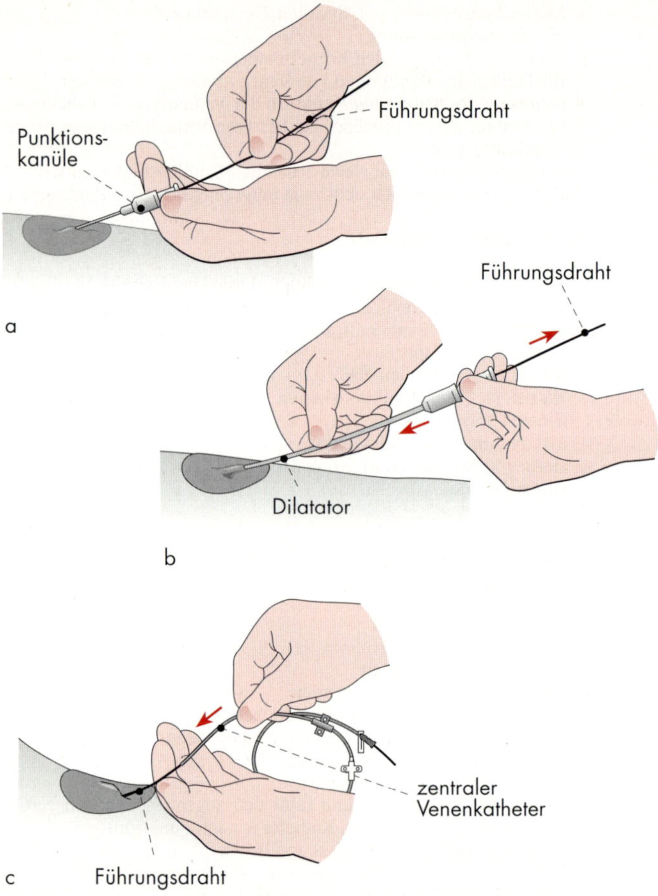

Abb. 9-2 a bis c Seldinger-Technik **a** Seldinger-Drahtspirale durch die Kanüle in das Gefäß schieben **b** Führungsdraht durch die Kunststoffkanüle schieben **c** Kunststoffkanüle über den Mandrin entfernen

- evtl. Hautschnitt
- Gefäßpunktion mit einer kleinlumigen Kanüle
- Seldinger-Drahtspirale durch die Kanüle in das Gefäß schieben (Abb. 9-2 a)
- Stahlkanüle entfernen, Kunststoffkanüle belassen
- Führungsdraht durch die Kunststoffkanüle schieben (Abb. 9-2 b)
- Kunststoffkanüle über den Mandrin entfernen (Abb. 9-2 c)
- Katheter über den Führungsdraht schieben
- vor dem Einführen des Katheters evtl. Dilatation der Punktionsstelle, Führungsdraht entfernen

- **Venae sectio**
- wenn eine perkutane Venenpunktion nicht möglich ist
- Venenfreilegung der V. basilica oder V. saphena magna
- freigesetzte Vene punktieren, Katheter einführen, mit einer Hautnaht fixieren

Komplikationen

Die möglichen Früh- und Spätkomplikationen sind in Tabelle 9-1 erfaßt.
Dokumentation: Katheter oder Kanüle, Art, Markierung, Plazierung, Beurteilung der Punktionsstelle, Verbandwechsel und Liegedauer.

9.1.2 Implantierte Dauerkatheter

Hierbei handelt es sich um chirurgisch implantierte zentral liegende Katheter.

Indikation

- absehbare lange Behandlungsdauer, z.B. Chemotherapie

Katheterarten

- **Hickmann-Katheter oder Broviac-Katheter**
- Katheterspitze befindet sich in zentraler Vene
- Haut wird subkutan untertunnelt
- Katheterende liegt außerhalb der Haut
- **Port-System**
- Katheterspitze befindet sich in zentraler Vene
- Haut wird subkutan untertunnelt und mit einer implantierten Injektionskammer verbunden

▶ Besondere Aspekte der Pflege

- alle Manipulationen wie Punktion des Port-Systems, Anschluß einer Infusion an den Broviac-Katheter unter sterilen Kautelen
- langsame Injektion aller Medikamente
- evtl. NaCl 0,9% vor-, zwischen- und nachspritzen
- abgestöpselte Katheter nach ärztlicher Anordnung heparinisieren
- Dokumentation siehe Kapitel 9.1.1

9.1.3 Einschwemmkatheter (Silastikkatheter)

Vorbereiten des Materials

- Kapitel 9.1.1

Tab. 9-1 Früh- und Spätkomplikationen bei zentralen Venenkathetern

Frühkomplikationen	Spätkomplikationen
Fehlpunktion, z.B. arterielle oder erfolglose Gefäßpunktion	Thrombophlebitis
Fehllage	Thrombose
Pneumothorax	Lungenembolie
Hämatothorax	Infektionen
Luftembolie	Endokarditis
Arrhythmien	
Gefäß- und Herzperforation	

- **Zusätzlich**
- – Silastikkatheterset, z.B. Butterfly-Stahlkanüle, Katheter
- – anatomische Pinzette
- – Glukose 5% bei Frühgeborenen

Vorgehen (Abb. 9-3 a bis c)
- – Kapitel 9.1.1
- – Vene stauen, z.B. Oberarm mit Daumen und Zeigefinger leicht komprimieren
- – Arzt punktiert die Vene mit einer großlumigen Butterfly-Kanüle (Abb. 9-3 a) und schwemmt den mit NaCl 0,9% oder Glukose 5% gefüllten Katheter mit Hilfe einer Pinzette durch die Butterfly-Kanüle in die Vene ein

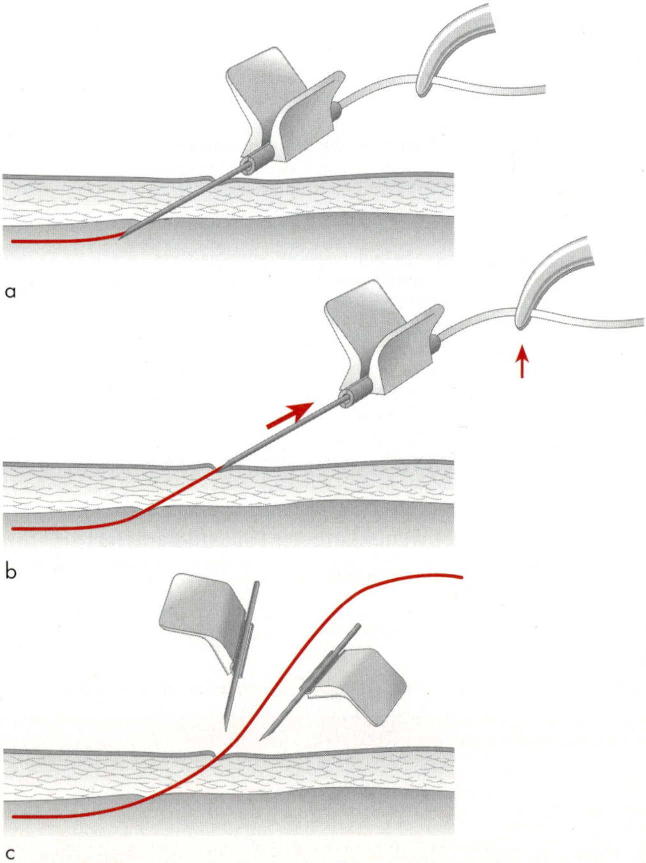

Abb. 9-3 a bis c Legen eines Silastikkatheters **a** Vene punktieren, Katheter einführen **b** Kanüle zurückziehen **c** Kanüle entfernen

Das flexible Kathetermaterial erschwert das Einführen des Katheters, Venenklappen stellen dabei ein häufiges Hindernis dar.

- Butterfly-Kanüle über den liegenden Katheter zurückziehen (Abb. 9-3 b) und entfernen bzw. aufbrechen (Abb. 9-3 c)
- dabei die Punktionsstelle komprimieren, um das Herausrutschen des Katheters zu vermeiden
- Dokumentation siehe Kapitel 9.1.1

9.1.4 Nabelvenenkatheterisierung

Bei der Nabelvenenkatheterisierung wird ein Katheter über den Ductus Arantii bis zur Vena cava inferior in die Nabelvene eingeführt. Das Legen eines Nabelvenenkatheters ist in den ersten Lebenstagen ohne größere Schwierigkeiten möglich. Dies ist unter anderem bei einem Blutaustausch indiziert.

Vorbereiten des Materials
- siehe Kapitel 9.1.1

• **Zusätzlich**
- Nabelvenenkatheter
- steriles Nabelkatheterset: kleine anatomische Pinzetten, chirurgische Pinzetten, Knopfsonde, Schere, Nadelhalter, Leinenbändchen

Vorgehen
- Kind in Rückenlage lagern
- Nabelstumpf desinfizieren

Beim Desinfizieren des Nabelstumpfes besteht bei kleinen Frühgeborenen die Gefahr von Hautschädigungen.

- Nabelregion mit sterilem Lochtuch abdecken
- steriles Nabelbändchen um den Nabelstumpf legen
- Nabelstumpf mit anatomischer Pinzette komprimieren
- Arzt durchtrennt den Nabelschnurrest 0,5 bis 1 cm vor dem Hautansatz
- erneut Nabelstumpf desinfizieren
- zur Gefäßdarstellung Nabelschnurrest mit einer Pinzette spreizen
- Arzt führt Knopfsonde ein, dadurch ist der Venenverlauf darstellbar
- Arzt führt den mit NaCl 0,9% oder Glukose 5% gefüllten Katheter ein
- nach röntgenologischer Lagekontrolle Nabelvenenkatheter mit Leinenband, Pflaster oder Naht fixieren

! Beim Fixieren mit einem Leinenband daran denken, daß der Nabelschnurstumpf in den ersten Lebenstagen schrumpft.

- Verweildauer nach Möglichkeit nur Stunden, maximal drei bis fünf Tage
- Dokumentation siehe Kapitel 9.1.1

Komplikationen
- Fehlsondierung der Nabelarterie
- portale Hypertension
- funktioneller Katheterverschluß
- Fehlposition in der Leberpforte
- Leberzellnekrosen
- Perforation des Leberparenchyms
- Sepsis, Embolie

9.1.5 Besonderheiten beim Umgang mit zentralen Kathetern

▶ **Pflegerische Maßnahmen, Überwachung**

- Verbandwechsel erfolgt alle 24 bis 48 Stunden, dabei Desinfektion und Inspektion der Punktionsstelle
- Verbandwechsel unter sterilen Bedingungen
- Punktionsstelle mit sterilen Tupfern und Hautdesinfektionsmittel von innen nach außen desinfizieren
- Dreiwegehähne oder spezielle Katheterschutzsysteme dienen als Verschluß und gleichzeitig als Gewindeschutz für den Katheteransatz
- bei Verdacht auf Infektion Katheter umgehend ziehen
- Katheter mit Pflaster auf der Haut fixieren, um Dislokationen zu vermeiden

• **Folienverbände**

- ermöglichen eine kontinuierliche Beobachtung der Punktionsstelle
- vor dem Aufkleben der Folie Punktionsstelle reinigen und desinfizieren, anschließend trocknen lassen
- Folie faltenfrei und ohne Zug aufkleben
- Folie in regelmäßigen Abständen, z.B. alle sieben Tage, wechseln
- Katheteransatzstück nicht unter der Folie fixieren

Bei Bildung einer feuchten Kammer Folie entfernen.

• Wechsel der Infusionssysteme

- alle 24 bis 48 Stunden unter sterilen Bedingungen, mit sterilen Handschuhen
- Wischdesinfektion der Diskonnektionsstelle

• **Applikation von intravenösen Medikamenten**

- das Verabreichen der Medikamente erfolgt über Injektionsstopfen, Infusionssystem wird dabei nicht diskonnektiert
- Injektionsstopfen unbedingt wischdesinfizieren
- das Vor-, Zwischen- und/oder Nachspritzen von NaCl 0,9% hängt von der Zusammensetzung der Infusionslösung oder der applizierten Medikamente ab (Inkompatibilität)

• **Blutentnahmen**

- Dreiwegehahn oder Katheterschutzsystem desinfizieren
- Blutentnahme mit Einmalhandschuhen
- anschließend Dreiwegehahn von Blutresten freispülen und mit neuem Verschlußstopfen versehen

Keine Blutentnahmen oder Substitution von Blut über einen Silastikkatheter.

Infektionsquellen (Abb. 9-4)

- hauteigene Mikroflora, hämatogene Streuung
- Fibrinmantel, Punktionsstelle
- kontaminierte Antiseptika, Infusionslösungen oder -zusätze
- Hände des Personals
- Kontamination des Katheters, der Kanüle
- Katheterspülung, Injektionsstellen
- Dreiwegehähne, Verbindungsstellen
- ZVD-Messung (ohne Filter)
- Infusionsflaschenwechsel

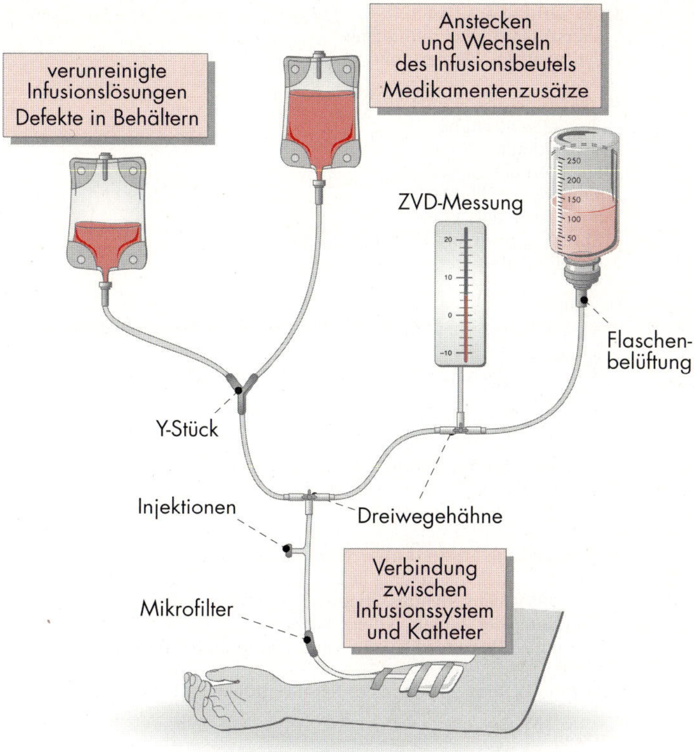

Abb. 9-4 Mögliche Kontaminationsursachen

Entfernen eines zentralen Venenkatheters

- Einmalhandschuhe anziehen
- Verband entfernen, Fixierung lösen
- Katheter ziehen
- Punktionsstelle komprimieren
- Katheterspitze nach Anordnung in einem Nährmedium zur bakteriologischen Untersuchung schicken
- auf Nachblutungen an der Punktionsstelle achten, Gerinnung des Kindes berücksichtigen

9.2 Periphere Verweilkanülen

Hierzu zählen **Kunststoffverweilkanülen, Butterfly-Stahlkanülen.**
Indikationen sind parenterale Ernährung, Zufuhr von Medikamenten, Substitution von Blut und Blutersatzstoffen.
Zugangswege: Venen auf Hand- und Fußrücken, Kopfvenen, Venen an Unterarm und Ellenbeuge.

Vorbereitung des Kindes
- altersentsprechend informieren
- evtl. exogene Wärmezufuhr

Vorbereiten des Materials
- Einmalhandschuhe
- Venenkanüle
- Hautdesinfektionsmittel
- Kompressen, Pflaster
- NaCl 0,9% oder Glukose 5%
- Spritze (2 ml, 5 ml), Verbindungsleitung
- evtl. Einmalrasierer, evtl. Stauschlauch

Vorgehen
- Kind abhängig vom Punktionsort lagern, in der Regel Rücken- oder Seitenlage
- die zu punktierende Vene stauen (z.B. Extremität komprimieren, Stauschlauch)
- Punktionsstelle wischdesinfizieren
- Arzt punktiert die Vene
- Venenkanüle mit Pflaster auf der Haut fixieren, an Infusionssystem anschließen
- Dokumentation siehe Kapitel 9.1.1

▶ Pflegerische Maßnahmen, Überwachung
- Punktionsstelle regelmäßig inspizieren, abhängig von Laufgeschwindigkeit und Venenverhältnis, etwa zwei- bis vierstündlich
- bei Rötung der Punktionsstelle, Venenreizung, Schmerzen bei der Injektion und/oder paravenöser Infusionsflüssigkeit periphere Verweilkanüle ziehen
- langsames Spritzen von in der Regel verdünnten Medikamenten

Komplikationen
- Fehlpunktion
- paravenöse Lage
- Thrombophlebitis, Nekrose

9.3 Arterielle Katheter

9.3.1 Arterielle Verweilkanülen

Arterielle Verweilkanülen sind notwendig zur kontinuierlichen direkten, invasiven Blutdruckmessung und bei häufigen Kontrollen arterieller Blutgase.
Zugangswege: A. radialis, A. dorsalis pedis, A. femoralis.

Vorbereiten des Materials
- Einmalunterlage, Hautdesinfektionsmittel
- sterile Einmalhandschuhe
- Kunststoffverweilkanüle entsprechender Größe mit Verlängerungssystem
- Verbandmaterial wie Pflaster, Kompressen
- Aufkleber „ARTERIE“
- heparinisierte Spülflüssigkeit, z.B. NaCl 0,9%
- evtl. Druckmeßeinheit für invasive Blutdruckmessung

Vorbereitung des Kindes

- altersentsprechend informieren
- evtl. ausreichend sedieren, analgesieren
- evtl. ausreichend exogene Wärmezufuhr
- die betroffene Extremität lagern, Hand- oder Fußgelenk überstrecken
- bei Punktion der A. femoralis Becken erhöht lagern

Vorgehen (Abb. 9-5 a bis c)

- Arzt überprüft vor der Kanülierung evtl. Kollateralkreislauf, z.B. Allan-Test an A. radialis
- Spülflüssigkeit vorbereiten und vorlaufen lassen
- Assistenz bei der Arterienpunktion, Extremität halten (Abb. 9-5 a), Material anreichen, Wischdesinfektion der Punktionsstelle
- Kanüle fixieren (Abb. 9-5 b)
- Druckmodul mit der Spülflüssigkeit anschließen
- deutlich als arteriellen Zugang kennzeichnen (Abb.9-5 c)
- Extremität lagern, evtl. Ruhigstellung

Komplikationen

- Infektionen
- Blutung bei Diskonnektierung

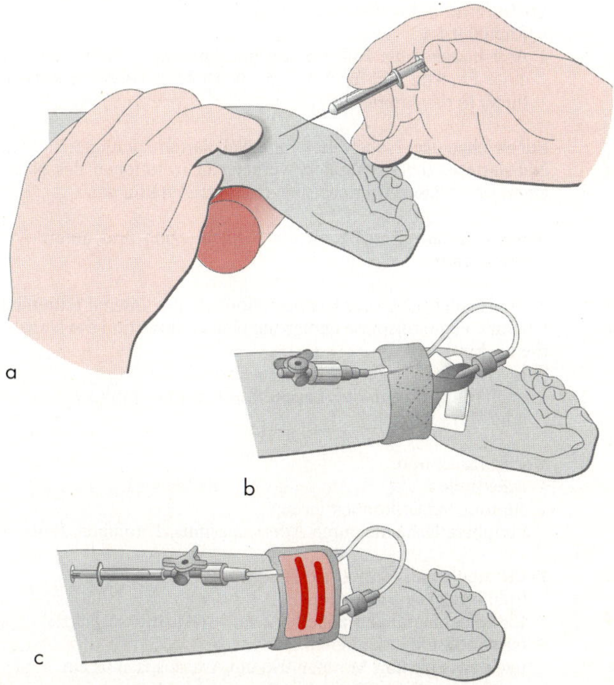

Abb. 9-5 a bis c Legen einer intraarteriellen Kanüle **a** A. radialis punktieren **b** intraarterielle Kanüle fixieren **c** Markierung der Kanüle mit „Arterie"

- Nekrose durch intraarterielle Injektionen
- periphere Ischämie durch Arteriospasmus, Thromben, Embolie

Entfernen einer arteriellen Verweilkanüle
- Kanüle unter Aspiration ziehen, Spüllösung vorher nicht unterbrechen
- Punktionsstelle komprimieren, bis die Blutung stagniert
- Druckverband anlegen
- häufige Pulskontrollen in den ersten 24 Stunden

9.3.2 Nabelarterienkatheterisierung

Bei der Nabelarterienkatheterisierung wird ein zentraler arterieller Katheter über die Nabelarterie bis oberhalb der Aortenbifurkation gelegt. Eine Kanülierung der Nabelarterie ist in den ersten Lebensstunden möglich.

Vorbereiten des Materials
- siehe Kapitel 9.3.1

• **Zusätzlich**
- Nabelarterienkatheter
- steriles Nabelkatheterset: kleine anatomische Pinzetten, chirurgische Pinzetten, Knopfsonde, Schere, Nadelhalter, Leinenbändchen

Vorbereitung des Kindes, Vorgehen
- Kapitel 9.1.4
- Arzt bougiert die Nabelarterie mit einer Knopfsonde oder spreizt mit einer Pinzette und führt den mit NaCl 0,9% gefüllten Nabelarterienkatheter in die Arterie ein

Bei gleichzeitiger Nabelvenen- und Nabelarterienkatheterisierung sollte die Nabelarterie zuerst kanüliert werden, da Irritationen des Nabelstumpfes einen verstärkten Arteriospasmus hervorrufen können.

- nach Einführen des Katheters Glutealregion und untere Extremitäten inspizieren

Zyanose oder Blässe der Glutealregion und der unteren Extremitäten sowie fehlende Femoralispulse deuten auf eine Fehlposition des Nabelarterienkatheters hin.

- nach röntgenologischer Lagekontrolle Katheter mit Leinenband, Pflaster oder Naht fixieren

Komplikationen
- Infektionen
- Blutung bei Diskonnektierung
- periphere Ischämie durch Arteriospasmus, Thromben, Embolie

Entfernen eines Nabelarterienkatheters
- Spülflüssigkeit unterbrechen
- Katheter langsam bis auf etwa 2 cm vor Austritt zurückziehen (an Kathetermarkierung orientieren)
- nach zwei bis fünf Minuten tritt ein Arteriospasmus ein: keine Pulsation im Katheter, kein Blutrückfluß
- Katheter entfernen
- steriles Leinenband um den Nabelstumpf legen und festziehen

- Nabelstumpf steril abdecken
- Dokumentation siehe Kapitel 9.1.1

9.3.3 Besonderheiten beim Umgang mit arteriellen Verweilkanülen

▶ Pflegerische Maßnahmen, Überwachung

- die betroffene Extremität nicht zudecken
- regelmäßiger Verbandwechsel, alle 24 bis 48 Stunden
- korrekte Lage des Arterienkatheters täglich kontrollieren (Position)
- Inspektion von Kanülenumgebung und Extremitätenperipherie: Kontrolle des Hautkolorits, regelmäßige Palpation des Pulses der betroffenen Extremität
- Druckkurve am Monitor beobachten
- bei marmorierter Haut im Bereich der Punktionsstelle und/oder Zeichen der Thrombosierung sofort Katheter oder Kanüle entfernen
- Meßsystem und Spülflüssigkeit alle 24 bis 48 Stunden wechseln
- Dokumentation siehe Kapitel 9.1.1

10 Zugänge zu den Atemwegen

10.1 Intubation

Unter einer endotrachealen Intubation versteht man das Einbringen eines Tubus durch den Kehlkopf in die Trachea.

Arten der Intubation

- orotracheal, durch den Mund
- nasotracheal, durch die Nase
- bei Kindern wird die nasotracheale Intubation bevorzugt

Die Vor- und Nachteile beider Methoden sind in den Tabellen 10-1 und 10-2 dargestellt.

Indikationen

- Herstellen freier Atemwege
- Verhüten von Aspirationen
- Absaugen von Bronchialsekreten
- ausreichende Sauerstoffinsufflation
- kontrollierte bzw. assistierte Beatmung
- Narkose

Eine Intubation sollte nach Möglichkeit geplant verlaufen.

Vorbereiten des Materials

- **Beatmungsbeutel** (Abb. 10-1)
- Beatmungsbeutel mit Reservoir, evtl. mit PEEP-Ventil
- die Größe des Beatmungsbeutels richtet sich nach dem Gewicht des Kindes

Mit Hilfe des Reservoirs kann eine Sauerstoffkonzentration von nahezu 100% erreicht werden, ohne Reservoir eine Konzentration von etwa 40%.

Tab. 10-1 Vor- und Nachteile der orotrachealen Intubation

Vorteile	Nachteile
einfach und schnell vorzunehmen keine nasalen Traumen Tubuslumen wird nicht durch den Nasengang eingeschränkt	unangenehm für aufwachende Kinder Beißschutz erforderlich Mundpflege und orale Stimulation nur eingeschränkt möglich Dislokationsgefahr

Tab. 10-2 Vor- und Nachteile der nasotrachealen Intubation

Vorteile	Nachteile
angenehmer für das Kind uneingeschränkte Mundpflege und orale Stimulation möglich sichere Fixierung des Tubus orale Nahrungsaufnahme möglich	Verletzungsgefahr im Nasenbereich (Druckulzera) Einschränkung in der Auswahl der Tubusgröße

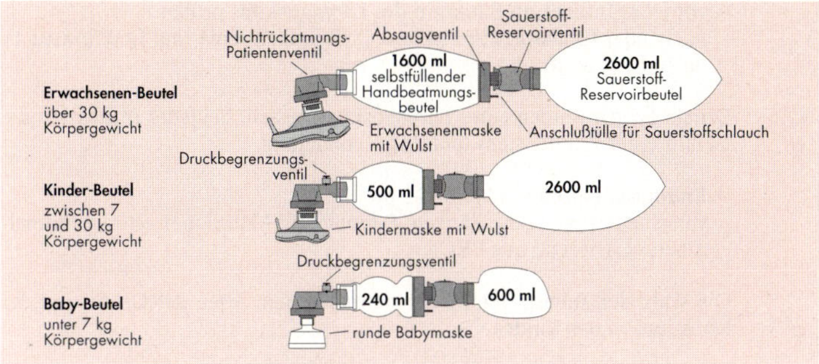

Abb. 10-1 Verschiedene Beatmungsbeutel

- Sauerstoffkonzentration ist abhängig von dem eingestellten Flow und der Beatmungstechnik (Tidalvolumen, Beatmungsfrequenz, Zeitverhältnis zwischen Kompression und Expansion des Beutels)
- Überdruckbegrenzungsventil bei Beatmungsbeutel in der Neonatologie

! Beatmungsbeutel mit Sauerstoffanschluß sind regelmäßig auf ihre Funktion zu überprüfen.

- **Beatmungsmasken**
  - immer zwei Masken unterschiedlicher Größe (je nach Größe des Kindes)
  - dreieckige Masken, z.B. Rendell-Baker, Medic, oder runde Masken, z.B. Laerdal
- **Absaugvorrichtung**
  - vor jedem Absaugen ist ein Sogtest notwendig
  - Sogeinstellung 0,2 bis 0,4 bar

Ein betriebsbereites Absaugsystem ist an jedem Beatmungsplatz und jeder Notfalleinheit selbstverständlich, eine Funktionskontrolle muß regelmäßig erfolgen.

- **Absaugkatheter**
  - sterile Absaugkatheter unterschiedlicher Größe (Ch 6, 8, 10, 12) am Patientenplatz (Vorrat)
  - sterile Einmalhandschuhe
- **Laryngoskop**
  - Instrument zum Einstellen (Sichtbarmachen) des Kehlkopfs
  - besteht aus Spatel, Lichtquelle und Griff mit Batterie oder Akku (Abb. 10-2 a)
  - die Spatel stehen in unterschiedlicher Größe zur Verfügung
  - je nach Spatelform unterscheidet man Laryngoskope mit geradem Spatel, z.B. Miller, Foregger, und Laryngoskope mit gebogenem Spatel, z.B. Macintosh, Salin

! Laryngoskope mit geradem Spatel laden die Epiglottis direkt auf. Sie werden bei Neugeborenen und Säuglingen eingesetzt, da deren Kehldeckel relativ lang und leicht verformbar ist. Gebogene Spatel benutzt man, um den Kehldeckel durch Zug aufzurichten, sie passen sich der Zunge und Rachenform besser an.

- vor jeder Intubation Funktion des Laryngoskops prüfen
- nach jeder Intubation Spatel und Griff desinfizieren und funktionstüchtig aufbewahren

Durch das Anwenden eines Laryngoskops besteht bei jeder Intubation die Gefahr einer Zahnleisten- und Zahnschädigung.

- **Endotrachealtuben** (Abb. 10-2 b)
- verschiedene Größen, Längen, Formen und Materialien (sterile Einmaltuben vorwiegend aus PVC)

Die Wahl der Tubusgröße richtet sich nach dem Alter, der Größe und der Konstitution des Kindes.

- je ein Tubus in vermutlich passender Größe sowie ein nächstgrößerer und ein nächstkleinerer Tubus

Die Tubusgröße wird in der Regel mit mm Innendurchmesser (ID) angegeben. Zur Berechnung gelten folgende Formeln:

bei zwei- bis vierjährigen Kindern $\text{ID} = \frac{\text{Alter in Jahren}}{4} + 4{,}5$

bei älteren Kindern $\text{ID} = \frac{16 + \text{Alter}}{4}$

(der kleine Finger des Kindes bietet ebenfalls einen Anhalt).

- zu große Tuben schädigen Kehlkopf und Trachea, zu kleine Tuben erhöhen den Atemwegswiderstand

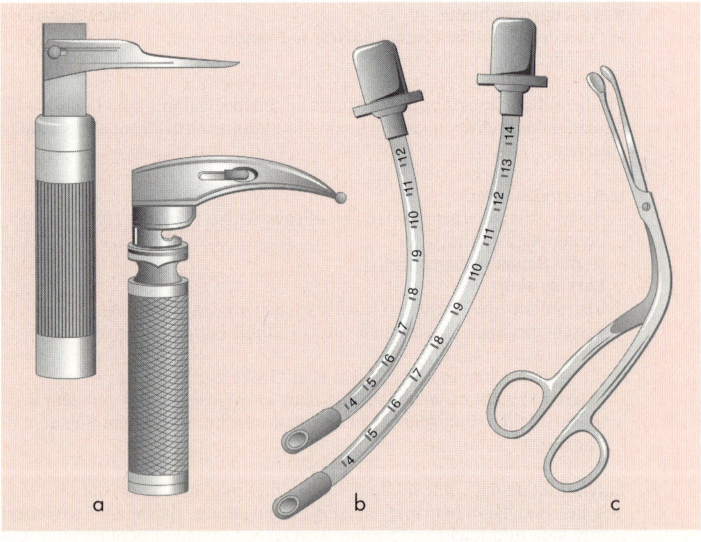

Abb. 10-2 a bis c Intubationszubehör **a** Laryngoskop mit geradem und gebogenem Spatel **b** Tuben in unterschiedlicher Größe **c** Magill-Zange

- ab dem achten Lebensjahr bei Bedarf Tuben mit Cuff (aufblasbare Manschetten zum Abdichten der Trachea) verwenden, um Aspirationen und/oder Tubusleckagen zu vermeiden

Vor dem sechsten bis achten Lebensjahr verzichtet man in der Regel auf geblockte Tuben, da sich die engste Stelle der Atemwege nicht im Bereich der Stimmritze, sondern subglottisch im Bereich des Ringknorpels befindet.

- Cuff gerade so weit blocken, daß keine Nebenluft entweicht
- der Cuffdruck sollte unter dem Perfusionsdruck der Trachealwand liegen, also in der Regel 20 cmH_2O nicht überschreiten (Cuffdruckmesser zur Kontrolle)
- Manschettendruck am Füllungszustand des Ballons am oralen Ende des Tubus einschätzen

• **Magill-Zange** (Abb. 10-2 c)
- Faßzange mit einem S-förmigen Knick
- bei der nasotrachealen Intubation zum Einführen des Tubus in den Larynx
- unterschiedliche Größen für Neugeborene, Säuglinge, Klein- und Schulkinder

• **Hilfsmittel**

Gleitmittel, z.B. Silikonspray (Silikon setzt sich auf der Trachealwand ab) oder Xylocain-Gel (Gefahr der Auskristallisierung), sollten nur in Ausnahmefällen eingesetzt werden.

- bei erschwerter nasaler Intubation evtl. gefäßverengende, schleimhautabschwellende **Nasentropfen** verwenden
- beschichtete und verformbare **Führungsstäbe** können zur Schienung des Tubus bei oraler Intubation notwendig sein, ihr Ende darf nur wenige Millimeter über die Tubusspitze hinausragen (Verletzungsgefahr)
- nach oraler Intubation ist evtl. ein **Guedel-Tubus** notwendig, korrekte Länge (Mundwinkel bis Ohrläppchen) abmessen

• **Zusätzliche Materialien**
- gut klebendes, nicht elastisches Pflaster zur Tubusfixierung
- bei Bedarf eine der Mundgröße angepaßte Mullbinde als Beißschutz nach oraler Intubation
- Stethoskop zur Auskultation der Lunge
- bei Bedarf Einmalspritze (10 ml) zum Blocken des Cuffs mit Luft

• **Medikamente**
- Medikamente zum Sedieren, Relaxieren und/oder zum Dämpfen des Vagusreizes auf Anordnung
- Notfallmedikamente nach Standard der Station

Vorbereitung des Kindes
- altersentsprechend informieren
- für ausreichende exogene Wärmezufuhr sorgen
- Kind an die EKG-Überwachung anschließen (Systolenton)
- Pulsoxymeter zur Kontrolle der Oxygenierung
- nach Möglichkeit venösen Zugang legen zur Injektion von Medikamenten
- Rückenlage mit leicht rekliniertem Hals (große Kinder) oder mit leichter Schulter- und Kopferhöhung (Schnüffelposition bei kleinen Kindern)

Durch diese Lagerung werden Mundhöhle, Larynx und Trachea zu einer gut einsehbaren Längsachse.

- Kind oral und nasal absaugen
- Mageninhalt absaugen als Aspirationsprophylaxe

Vor der Intubation sollte das Kind ausreichend oxygeniert sein.

Vorgehen des Arztes (Abb. 10-3 a und b)
- Mund des Kindes öffnen
- mit dem Laryngoskop weiche Teile des Mundbodens komprimieren, Unterkiefer herunterdrücken und die Zunge zur Seite schieben
- Stimmritze sichtbar machen durch Aufrichten bzw. Aufladen der Epiglottis
- nasalen Tubus mit Magill-Zange in die Trachea einführen, oralen Tubus evtl. mit Führungsdraht

▶ Pflegerische Maßnahmen, Überwachung

● Während der Intubation
- Bereithalten und Anreichen des Materials
- Beobachtung des Kindes: Herzfrequenz, Atmung, Oxygenierung und Hautkolorit

Eine Weitergabe der Überwachungsparameter an den Arzt ermöglicht eine rechtzeitige Unterbrechung der Intubation, um das Kind erneut durch Maskenbeatmung zu oxygenieren.

- ein leichter Druck von außen auf den Kehlkopf kann die Sicht für den Arzt während der Intubation verbessern und den Kehlkopf leicht fixieren
- nach Anordnung des Arztes Kind oral absaugen
- Lagekontrolle des Tubus mit Beatmungsbeutel und Stethoskop
- auf seitengleiche Atemgeräusche und Symmetrie der Thoraxbewegungen achten

● Nach der Intubation
- sichere Fixierung des Tubus, wenn vorhanden Cuff mit 10-ml-Spritze und Luft blocken

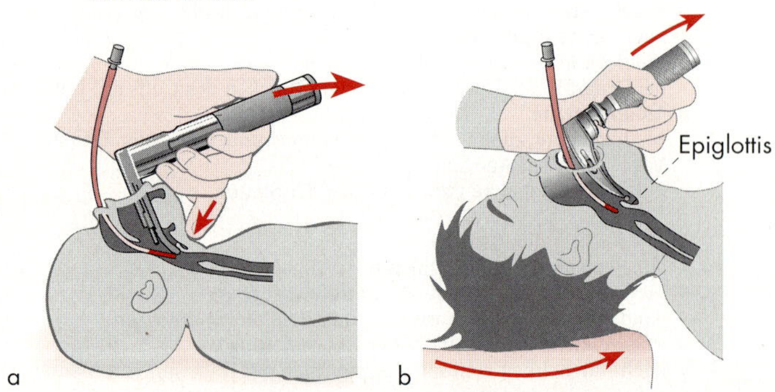

Abb. 10-3 a und b Einführen des Laryngoskops **a** mit geradem Spatel, dabei wird die Spatelspitze hinter die Epiglottis geführt **b** mit gebogenem Spatel, wobei die Spatelspitze vor der Epiglottis liegt

- Assistenz bei der röntgenologischen Lagekontrolle, korrekte Tubuslage: Mitte zwischen Stimmbändern und Carina
- nach oraler Intubation bei Bedarf Beißschutz einlegen
- großlumige Magensonde legen, evtl. als Ablaufsonde mit Auffangbeutel versehen
- Vitalzeichen kontrollieren, Kind beobachten
- Eltern, falls vorher nicht möglich, informieren

Tubusfixierung

Die Tubusfixierung soll Lageveränderungen des Tubus verhindern, die Nase nicht deformieren, keine Druckstellen an Nasenflügel oder Mundwinkel erzeugen, Bewegungen des Beatmungssystems nicht auf die Trachealschleimhaut übertragen und eine versehentliche Extubation verhindern.

- nasotracheale Tuben an zwei Punkten (Nasenrücken, Wange) oder drei Punkten (Nasenrücken, rechte und linke Wange) fixieren
- orotracheale Tuben am rechten oder linken Mundwinkel fixieren
- die Klebefläche des Pflasters am Tubus so breit wählen, daß der Tubus im Pflaster nicht verrutschen kann
- geblockte Tuben und Beißschutz mit Bändchen fixieren

Dokumentation: Zustand des Kindes während der Intubation, Tubusgröße, Tubusart, Markierung der Lagetiefe, Medikation.

10.2 Tracheotomie

Eine Tracheotomie ist eine operative Eröffnung der Trachea im vorderen Halsbereich mit anschließender Kanülierung.

Indikationen

- Fehlbildungen und Tumoren im Bereich von Nase, Larynx und Trachea
- nach prolongierter Intubation, um Schäden im Nasen-Rachen-Raum, der Stimmbänder und des Kehlkopfes zu vermeiden
- Kehlkopfverletzungen
- Epiglottitis, subglottische Stenose
- zur Pflege bewußtloser oder atemgelähmter Kinder mit vorhersehbarem Krankheitsverlauf, z.B. über Monate
- bei längerfristiger Beatmungspflicht

Die Vor- und Nachteile der Tracheotomie sind in Tabelle 10-3 nachzulesen.

Tab. 10-3 Vor- und Nachteile der Tracheotomie

Vorteile	Nachteile
größere Tubuslumina verwendbar, Totraumverkleinerung durch kurze Tuben	komplikationsträchtiger operativer Eingriff
oraler Nahrungsaufbau ist problemloser möglich als bei Intubation	Narbenbildung, Gefahr der Stenose
bessere neurologische und motorische Entwicklung möglich	
verbesserte Förderungsmöglichkeiten (z.B. Kopfbeweglichkeit, Sichtfeld nicht eingeschränkt)	
Stimmbildung und Sprachentwicklung möglich	
keine Larynxschäden	

Vorbereitung des Kindes zur Tracheotomie

- altersentsprechend informieren
- Aufklärung und Einwilligung der Eltern
- Kind sechs bis acht Stunden vor Operation nüchtern lassen
- sichere Fixierung des liegenden venösen Zugangs (Op-Gebiet muß zugänglich sein) oder Legen eines Zugangs
- Überwachung durch Herz-Kreislauf-Monitoring und Pulsoxymeter, evtl. EKG-Elektroden auf den Rücken kleben

Technik der Tracheotomie

- operativer Eingriff unter Vollnarkose
- Operation in Rückenlage, der Hals ist dabei überstreckt
- der Arzt eröffnet bei großen Kindern die Trachea meist in Höhe des dritten oder vierten Trachealringes, bei kleineren Kindern im allgemeinen zwischen zweitem und drittem Trachealsegment
- Kanülenlage durch Auskultation und eine Röntgenaufnahme des Thorax überprüfen
- liegt die Trachealkanüle richtig, Endotrachealtubus ziehen

Trachealkanülen

- verschiedene Arten aus unterschiedlichen Materialien und Größen (Tab. 10-4)

Tab. 10-4 Verschiedene Trachealkanülen und ihre Merkmale

Kanülenart	Merkmale
PVC-Kanüle	• **zweiteiliger PVC-Tubus** anatomisch verformbar mit Tracheostomawinkel zwischen 90 und 110 Grad zur Fixierung variabel einstellbar Befestigungsflansch z.B. Tracheoflex® (Weichplastik mit Metallspirale) • **einteilig** Unterschiede in Material und Form mit und ohne Cuff erhältlich z.B. Shiley®-Kanüle
Sprechkanüle	Sprechventil in Form einer Klappe, die sich beim Einatmen durch die einströmende Luft öffnet und beim Ausatmen durch den Luftstrom passiv schließt im Bereich der stärksten Krümmung der Kanüle befindet sich eine Öffnung, durch die die ausgeatmete Luft entweichen und den Kehlkopf zur Stimmbildung passieren kann siebartige Öffnung (Siebkanüle) große Öffnung (Lochkanüle) aus Silber oder Kunststoff
Silberkanüle	für das spontanatmende Kind bietet Stabilität und Festigkeit Innenkanüle (Inlet)
Montgomery-Kanüle	T-Rohr-Kanüle aus Silikon kurzer und langer Schenkel der kurze Schenkel soll kranial zur Glottis weisen

- je nach Kind individuelle Entscheidung über Größe, Art und Material der Kanüle
- in der Regel PVC-Kanülen

▶ Postoperative Pflege, Überwachung
- Kind engmaschig überwachen
- Wundregion regelmäßig auf Nachblutungen und Bildung eines Hautemphysems inspizieren (Abb. 10-4 a und b)
- auf Schmerzäußerungen des Kindes achten, analgesieren
- Tracheostoma mit einer saugfähigen Schlitzkompresse versorgen
- in den ersten 48 Stunden nach dem Anlegen eines Tracheostomas Trachealkanüle möglichst nicht wechseln
- der erste Kanülenwechsel erfolgt in der Regel durch den Operateur oder einen erfahrenen Arzt

Manipulationen an der Kanüle und am Beatmungssystem sind schmerzhaft.

Komplikationen
- Druckschäden im Bereich der Trachea
- Blutungen durch Arrosion von Gefäßen
- Wundinfektion
- Kanülenfehllage
- Hautemphysem, tracheoösophageale Fistel

10.2.1 Tracheostomapflege

Vorbereiten des Materials
- sterile Handschuhe
- sterile Kompressen
- nichtfasernde Schlitz- oder Metallinekompressen
- Halteband, Schere
- NaCl 0,9%, evtl. Panthenollösung
- evtl. Schleimhautdesinfektionsmittel

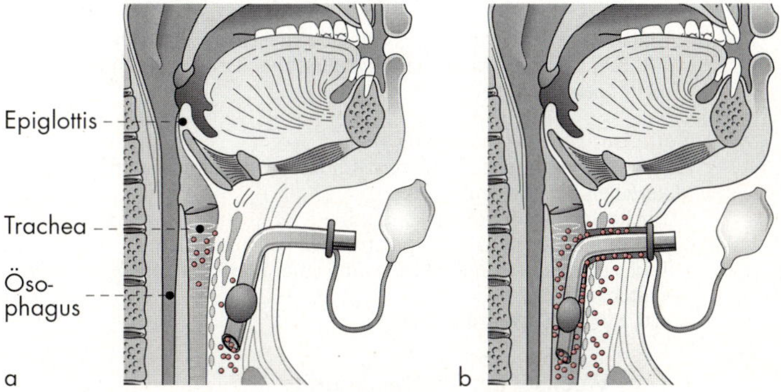

Abb. 10-4 a und b Hautemphysem als Komplikation bei der Tracheotomie **a** Kanüle liegt subkutan **b** die Kanüle ist zu klein, die Luft entweicht an der Seite

Vorgehen

Manipulationen an der Kanüle lösen rasch einen Hustenreiz aus.

- Mithilfe einer zweiten Pflegeperson
- bei Bedarf, mindestens einmal pro Tag, nicht direkt nach einer Mahlzeit
- Kind altersentsprechend informieren
- Rückenlage, Schultern unterpolstern, Hals leicht überstrecken, individuelle Bedürfnisse berücksichtigen
- Tracheostomaverband entfernen
- Tracheostoma auf Blutungen, Infektionszeichen und Hautemphysem inspizieren
- Stomaregion unter sterilen Kautelen (sterile Einmalhandschuhe, Kompressen) mit NaCl 0,9% reinigen
- evtl. bei Rötungen Panthenollösung, bei Infektion Schleimhautdesinfektionsmittel verwenden
- Haut mit sterilem Tupfer trocknen
- neues Haltebändchen einfädeln
- Schlitzkompresse oder Metallinekompresse unterlegen, Bändchen fixieren; zwischen Bändchen und Hals sollten ein bis zwei Finger Platz haben
- bei Kanülen mit Inlet muß dieses herausgenommen, gereinigt und wieder eingesetzt werden
- nach der Tracheostomapflege Lagekontrolle der Kanüle

Solange das Tracheostoma eine Wunde ist, sollte die Wundversorgung steril erfolgen.

▶ Besondere pflegerische Aspekte bei spontan atmenden Kindern

- engmaschige Überwachung von Atemfrequenz, Atemqualität, z.B. Thoraxexkursionen, Hautkolorit, Verhalten
- physikalische Therapie, z.B. Handvibration, Kontaktatmung, Atemübungen, Hustentechnik (Kap. 13.2.8)
- zum Anfeuchten der Atemluft Wärme- und Feuchtigkeitsaustauscher (z.B. künstliche Nase, Kap. 7.7.2) benützen

Ultraschallvernebler sollten nicht zum Anfeuchten der Atemluft benutzt werden, da die Gefahr von Verkeimung und Überwässerung der Lunge besteht.

- Kinder so weit wie möglich vom endotrachealen Absaugen entwöhnen, z.B. in den Schlafphasen Sekretgeräusche tolerieren, wenn sie das Kind nicht beeinträchtigen

Notfallset am Patientenplatz

Am Bett eines tracheotomierten Kindes müssen grundsätzlich folgende Materialien bereitliegen:
- Trachealspreizer (Nasenspekulum)
- passende Trachealkanüle und eine nächstkleinere Größe
- Tubus in entsprechender Größe und einer in nächstkleinerer Größe
- Haltebändchen
- evtl. Silikonführungskatheter

10.2.2 Wechsel der Trachealkanüle

Die Trachealkanüle wird je nach Stationsstandard gewechselt, in der Regel wöchentlich. Auch längere Intervalle sind möglich, abhängig von der Beatmungssituation und der Belastbarkeit des Kindes.

Vorbereiten des Materials (Abb. 10-5)
- sterile Trachealkanüle in korrekter Größe und Länge
- Notfallset
- evtl. Gleitmittel oder Lokalanästhetikum
- Material zur Tracheostomapflege (Kap. 10.2.1)

Vorgehen
Der Trachealkanülenwechsel sollte von zwei Pflegepersonen vorgenommen werden.

! Der Wechsel der Trachealkanüle sollte vor der Mahlzeit erfolgen.

- Kind altersentsprechend informieren
- Rückenlage, Schultern unterpolstern, Hals leicht überstrecken, individuelle Bedürfnisse berücksichtigen
- bei liegender Magensonde Magensaft aspirieren
- Kind endotracheal und evtl. oronasal absaugen (Kap. 13.2.4, 13.2.5)
- eine Pflegeperson fixiert das Kind in der richtigen Position
- die zweite Pflegeperson entfernt den Tracheostomaverband, inspiziert und reinigt das Tracheostoma

! Bei Bedarf Sekret aus dem Tracheostomabereich mit einem sterilen Absaugkatheter absaugen.

- liegende Trachealkanüle ziehen, neue Kanüle sofort einführen
- Trachealkanüle fixieren, Lagekontrolle

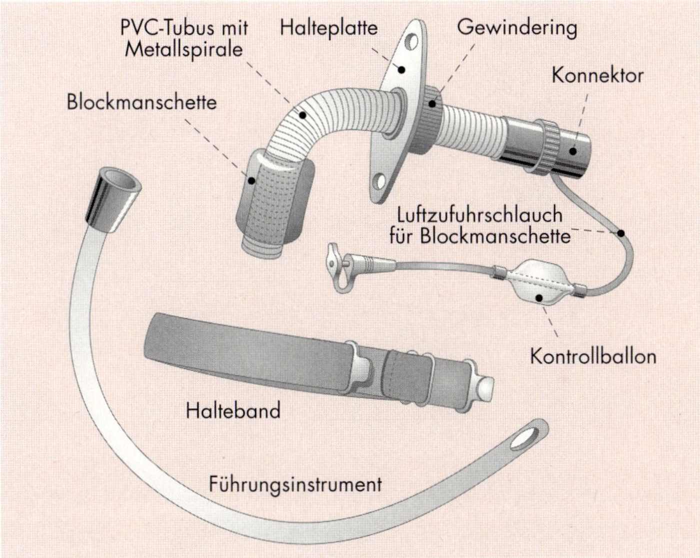

Abb. 10-5 Material zum Wechseln einer Trachealkanüle

Läßt sich die Trachealkanüle nicht einführen, kann ersatzweise ein kleinlumiger Trachealtubus verwendet werden.

Wenn das Tracheostoma nicht zu kanülieren ist und das Kind nicht spontan atmet, Tracheostoma steril abdecken und mit der Maskenbeatmung beginnen, sofern kein Verschluß im Bereich der oberen Luftwege vorliegt.

Dokumentation: Art der Trachealkanüle, Markierung der Lagetiefe, Liegedauer der Trachealkanüle, Pflegebefund, Überwachungsparameter, Art und Häufigkeit der Pflegemaßnahmen.

10.2.3 Koniotomie

Eine Koniotomie ist ein Noteingriff bei akuter Erstickungsgefahr.

Vorgehen

- Punktion des Ligamentum cricothyreoideum (Bandverbindung zwischen Schild- und Ringknorpel) mit Nottracheotomieset

oder

- Punktion mit großlumiger Venenkanüle mit einem Adapter für Beatmungsbeutel

11 Extubation und Atemhilfen

11.1 Extubation

Extubation bedeutet das Entfernen eines Endotrachealtubus aus der Trachea.

Voraussetzungen

Eine Extubation sollte in der Regel geplant erfolgen.

- stabilisierte klinische Gesamtsituation des Kindes
- möglichst geringer Sauerstoffbedarf und ausreichende Spontanatmung
- möglichst wenig Trachealsekret
- organisatorische Gesichtspunkte, z.B. Übergabezeit

Vorbereitung des Kindes

- Kind altersentsprechend informieren
- venösen Zugang überprüfen bzw. Legen eines Zuganges
- nach ärztlicher Anordnung Prämedikation, z.B. Atropin, Kortisonpräparat
- Medikamente zur Atemstimulation bei Früh- und Neugeborenen, z.B. Theophyllin, rechtzeitig applizieren
- das Überwachungsmonitoring sollte verläßliche Werte anzeigen, evtl. Elektroden, Sensoren eichen bzw. neu plazieren
- die letzte Mahlzeit vor der Extubation ausfallen lassen, evtl. Aspiration von Mageninhalt über die liegende Magensonde
- notwendige Pflegemaßnahmen sollten vor der Extubation erfolgen, dem Kind kurze Erholungsphase gewähren

Bei langzeitbeatmeten Kindern sollte vor der Extubation ein ausführliches Gespräch mit den Eltern geführt werden. Die Reintubation nach Extubation ist hier nicht zwingend ein Rückschritt im Behandlungsverlauf.

Vorbereiten des Materials

- Material zur Reintubation (Kap. 10.1)
- Beatmungsbeutel und -maske in entsprechender Größe
- Absauggerät und Materialien zum Absaugen
- Notfallmedikamente nach Standard der Station
- Material zur Sauerstoffapplikation, z.B. Nasensonde, Sauerstoffbrille (Kap. 13.3)
- evtl. Anfeuchtung der Atemluft
- evtl. NaCl 0,9% oder abschwellende Nasentropfen

Eltern sollten, wenn möglich, in den Extubationsprozeß integriert werden. Durch ihre Anwesenheit können sie beruhigend auf Unruhe und Ängste ihrer Kinder einwirken.

Vorgehen

- atemunterstützende Lagerung nach individuellen Bedürfnissen, z.B. Oberkörperhochlagerung
- Kind endotracheal und oronasal absaugen
- evtl. Mageninhalt absaugen
- liegende Magesonde bei Extubation geöffnet lassen
- Tubusfixierung lösen

Durch das Anwenden von Waschbenzin zum Entfernen von Pflasterresten im Bereich der Nase kann es zu akuten Atemstörungen kommen.
- Lunge blähen, Tubus in der Inspiration ziehen
- Kind beginnt mit einer Exspiration, dabei kann ein Hustenreflex ausgelöst werden

Bei Kindern mit geblockten Tuben kann es sinnvoll sein, nach Entblockung des Cuffs unter endotrachealem Absaugen zu extubieren.

- erneutes oronasales Absaugen, ältere Kinder zum Abhusten auffordern
- Auskultation der Lunge
- Kind beruhigen
- evtl. Nasentropfen verabreichen
- bei Bedarf angewärmten und angefeuchteten Sauerstoff anbieten
- sobald das Kind stabilisiert ist, Blutgase kontrollieren

- **Nach der Extubation**
- Ruhe einhalten, wache Kinder nicht alleine lassen
- Vitalparameter engmaschig überwachen
- Kind kontinuierlich auf Zeichen einer Ateminsuffizienz beobachten
- Sauerstoffapplikation bedarfsgerecht steuern
- oronasales Absaugen nach Bedarf
- atemunterstützende Maßnahmen, z.B. Inhalation, Vibration, Kontaktatmung (Kap. 13.2.8) frühzeitig fortführen

Dokumentation: Zustand und Verhalten des Kindes, Vitalparameter, Atemqualität, Sekretverhalten, Sauerstoffapplikation.

Komplikationen
- Laryngospasmus
- Stridor
- Heiserkeit, Aphonie

11.2 Atemhilfen

Unter einer Atemhilfe versteht man die Unterstützung der Atmung durch positiven Druck auf die Atemwege.

Indikationen
- Vermeiden einer Reintubation bzw. Intubation
- Verkürzen einer Beatmungstherapie
- Verhindern von Atelektasen
- exakte Sauerstoffapplikation
- Ateminsuffizienz, z.B. Tachydyspnoe

11.2.1 Atemhilfen für Früh- und Neugeborene

CPAP (Kap. 7.7.1)
- **Rachen-CPAP**
- Tubus durch die Nase bis in den Oropharynx einführen
- Tubus zur Totraumverkleinerung kürzen
- CPAP (Abb. 11-1) am Beatmungsgerät bildet mit eingestelltem PEEP (etwa 3 bis 5 mbar) und eingestelltem Flow (etwa 3 bis 6 Liter/Minute) das Druckniveau
- das positive Druckniveau verhindert das Kollabieren der Lunge
- Atemluft ausreichend anfeuchten und erwärmen

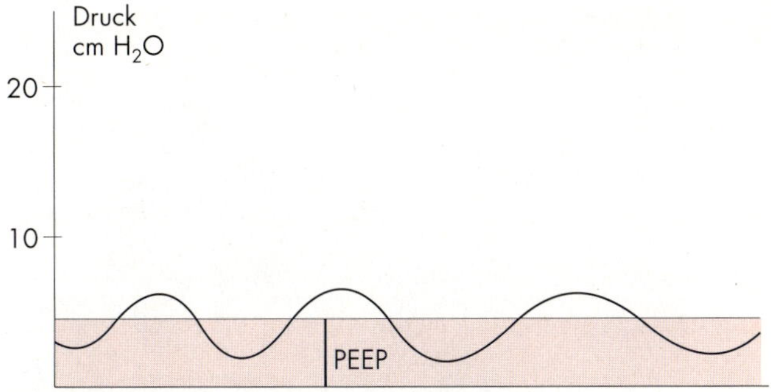

Abb. 11-1 Atemkurve bei Spontanatmung mit CPAP

- **Nasen-CPAP**
- das Prinzip entspricht dem des Rachen-CPAP
- Tubus durch die Nase in den Nasopharynx plazieren
- ein weicherer, großlumiger Absaugkatheter kann schonender für das Kind sein
- **Nasales Flow-CPAP-System**
- spezielle Geräte, z.B. Infant-Flow-System® oder besonders ausgerüstete Beatmungsgeräte sind notwendig
- beim Infant-Flow-System wird in der Inspiration ein kontinuierlicher Flow angeboten, der seine Flußrichtung in der Ausatmung ändert
- das Kind muß nicht gegen einen Flow ausatmen, ein stabiler positiver Atemwegsdruck bleibt erhalten

Dieses Wirkprinzip kann nur über einen speziellen Nasaltubus (Prongs) erreicht werden, der beide Nasenlöcher vollständig abdichtet. Eine optimale Anfeuchtung und Anwärmung des Atemgases ist gewährleistet.

Vorbereiten des Materials

- Endotrachealtubus entsprechender Größe (möglichst kleiner Tubus)
- Tubus zur Totraumverkleinerung kürzen
- Pflasterstreifen zum Fixieren
- Magensonde
- **Infant-Flow-System** (Kap. 7.7.1)
- spezieller Nasentubus, passende Größe
- Halteband, Mütze
- NaCl 0,9%

Vorgehen

- Kontakt zum Kind aufnehmen
- Kind in Rückenlage lagern
- Kopf halten, bei unruhigen Kindern durch eine zweite Pflegeperson
- Mund-Nasen-Rachen-Raum absaugen
- großlumige Magensonde legen, um Luftansammlung im Magen zu vermeiden, evtl. Magensonde geöffnet lassen
- Nasenschleimhaut mit NaCl 0,9% anfeuchten
- gekürzten, passenden Tubus vorsichtig in das vorgesehene Nasenloch einführen

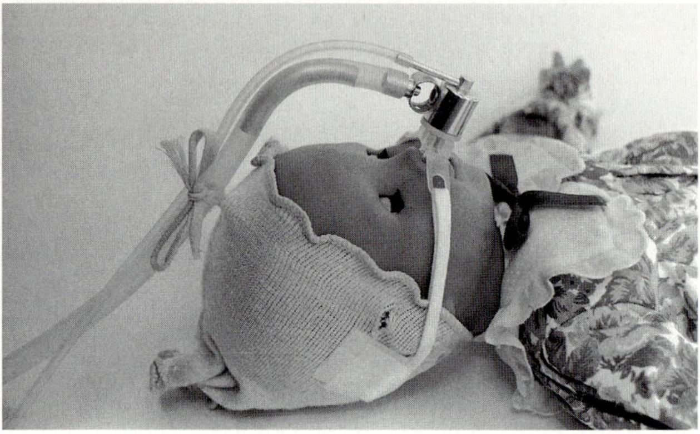

Abb. 11-2 Demonstration der Fixierung des Infant-Flow-Systems anhand einer Puppe

- sichere Zweipunktfixierung mit unelastischem hautfreundlichem Pflaster
- an das Beatmungsgerät anschließen
- Kind beruhigen und in eine bequeme Position bringen

- **Infant-Flow-System**
- nach Vorbereitung des Kindes passenden Nasaltubus in die Nase einführen
- auf einen dichten Abschluß achten
- Mütze aufsetzen und Haltesystem anlegen (Abb. 11-2)
- orale Magensonde legen
- an den Infant-Flow anschließen
- Nasentubus einmal pro Schicht entfernen und reinigen
- Nasenränder auf Druckstellen überprüfen

Vorgehen bei liegender Atemhilfe
- Tubuswechsel nach Bedarf, mindestens einmal in 24 Stunden
- Nasenloch dabei regelmäßig wechseln
- oronasales Absaugen nach Bedarf
- das Absaugen über den Tubus nach Bedarf mit markierten oder graduierten Absaugkathetern, die Katheterspitze sollte die Tubusspitze 0,5 bis 1 cm überragen

Ein zu tiefes Absaugen löst häufig einen Würgereiz aus, die Epiglottis kann verletzt werden.

- Flow am Beatmungsgerät nicht zu hoch wählen, um Turbulenzen des Atemgases und eine Überblähung des Magen-Darmtraktes zu reduzieren

Ein offener Mund kann die Effektivität der Atemhilfe beeinträchtigen, mit Hilfe eines Schnullers ist dieses Leck unter Umständen zu beseitigen.

- bei Positions- und Lagerungswechsel möglichst Tubus vom Beatmungssystem diskonnektieren
- regelmäßige Inspektion der Nase

- Nasenpflege dreimal täglich mit NaCl 0,9% und bei Bedarf mit Panthenolsalbe

Dokumentation: Tubusart, -größe, gekürzte Länge und Markierung am Nasenrand, Verhalten des Kindes, Überwachungsparameter, Atemqualität, Sekretverhalten, Zeichen einer Überblähung des Magen-Darmtraktes, Art und Häufigkeit der Pflegemaßnahmen, Pflegebefund.

Komplikationen
- starke Reizung und Irritation der Nase und Nasenschleimhaut
- Überblähung des Magen-Darmtraktes

Die Nase ist ein empfindliches Organ. Bei dieser Form der Atemhilfe ist die Nasenschleimhaut häufig stark gereizt, Manipulationen an der Nase und in den Nasengängen verursachen Unwohlsein und Schmerzen.

11.2.2 Atemhilfe für ältere Säuglinge, Klein- und Schulkinder

Masken-CPAP
- kontinuierlicher positiver Atemwegsdruck (Beatmungsgerät, CPAP-System) mit Insufflation eines Gasgemisches über eine Maske
- ein positiver Atemwegsdruck ist nur bei dicht abschließender Maske konstant

Auf die passende Größe, den korrekten Sitz der Maske und eine gute Abpolsterung der Ränder ist zu achten.

- entscheidend für das Gelingen des Masken-CPAP ist die Toleranz des Kindes
- der Einsatz des Masken-CPAP kann besonders zu Beginn Unruhe und Angst verursachen, Kinder nicht alleine lassen
- die Hautregion im Nasen- und Mundbereich ist durch die Feuchtigkeit des Atemgases und den Druck der Maske besonders belastet, daher regelmäßige Hautpflege

12 Reanimation

Die häufigste Ursache für einen Herzstillstand im Kindesalter ist eine vorausgehende Ateminsuffizienz. Die zweithäufigste Ursache ist eine Herz-Kreislaufinsuffizienz infolge eines Flüssigkeits- bzw. Blutverlustes oder während einer Sepsis. Primär kardiale Ursachen sind sehr selten, die Asystolie ist die häufigste Rhythmusstörung, die bei Kindern zum Kreislaufstillstand führt.

Organisation einer Reanimation

Da eine Reanimation immer eine Akutsituation darstellt, sollten der stationsinterne Ablauf und die Zuständigkeiten sowie die Ausstattung des Notfallplatzes oder -wagens standardisiert sein.

- Verhalten in Notfallsituationen muß bekannt sein, z.B. Alarmierung, unmißverständliche Weitergabe von Informationen
- Personal: mindestens eine Pflegeperson und ein Arzt beim Kind, eine Pflegeperson als Springer
- koordiniertes Handeln, routinierter Ablauf
- eindeutige Absprachen und Anweisungen während der Reanimation
- Reflexionsgespräch nach jeder Reanimation
- Funktionskontrolle und Auffüllen des Notfallplatzes oder -wagens
- regelmäßiges Reanimationstraining für alle ärztlichen und pflegerischen Mitarbeiter der Intensivstation

ABC-Schema der kardiopulmonalen Reanimation (CPR)

(nach den Richtlinien der American Heart Association, AHA)

A	Atemwege freimachen
B	Beatmung
C	Zirkulation (Circulation)
D	Medikamente (Drugs)
E	Elektrotherapie (Defibrillation)
F	Flüssigkeitstherapie
(G)	Gespräch
(H)	Hypothermie
I	Intensivtherapie

12.1 Basismaßnahmen der kardiopulmonalen Reanimation (CPR)

Patient ansprechbar?
Schmerzreiz

Bewußtlosigkeit
⇓
Alarmierung
⇓
Atemkontrolle
hören, sehen, fühlen
⇓
Atemwege freimachen
Inspektion von Mund und Rachen
Hals leicht überstrecken, Kinn anheben, Unterkiefer vorschieben
⇓
Pulskontrolle
A. carotis, beidseitig je fünf Sekunden
(bis zum ersten Lebensjahr A. brachialis)
⇓
Lagerung des Patienten
flach auf harter Unterlage
⇓
Beatmung
Hals überstrecken, bis zum ersten Lebensjahr Schnüffelposition
initial zwei bis fünf langsame Atemspenden
⇓
Herzdruckmassage
unteres Sternumdrittel
Ein-Helfer-Methode: **15 : 2** (Kompression : Ventilation)
Zwei-Helfer-Methode: **5 : 1** (Kompression : Ventilation)

Grundsätze
- bei Antreffen eines leblosen Kindes zunächst die Bewußtseinslage feststellen und die Atmungs- und Herz-Kreislaufsituation überprüfen

! Ist das Kind noch bei Bewußtsein und ringt nach Luft, nimmt es in der Regel eine atemerleichternde Haltung ein; diese Position zunächst nicht verändern.

- bewußtlose Kinder in flacher Rückenlage auf harte Unterlage legen
- bei Verdacht auf eine Verletzung des Schädels und/oder der Halswirbelsäule das Kind bei der Lagerung in seiner Längsachse nicht verdrehen
- bei Neugeborenen und jungen Säuglingen auf eine ausreichende exogene Wärmezufuhr achten

Die **Notfallcheckliste** (Tab. 12-1) ist eine kurze Übersicht wesentlicher Merkmale zum Überprüfen der Bewußtseinslage, Atmung und Herz-Kreislaufsituation.

12.1.1 Freimachen der Atemwege (A)

Um einen Atemstillstand festzustellen, muß man die **Atembewegungen beobachten,** die **Atemgeräusche hören** und den **Luftstrom fühlen.**

Tab. 12-1 Notfallcheckliste

Bewußtseinslage	Atmung	Herz-Kreislaufsituation
Wachheitsgrad Reaktion auf Ansprache Reaktion auf Schmerzreiz Bewußtlosigkeit, Pupillenreaktion	Atemtätigkeit, z.B. Thoraxbewegungen, Einziehungen Atemfrequenz Atemgeräusch verlegte Atemwege Zyanose	Herzfrequenz Blutdruck periphere Pulse periphere Durchblutung, z.B. Hauttemperatur und -kolorit, Flecken

Die durch Blut, Schleim, Erbrochenes oder die Zunge verlegten engen kindlichen Luftwege müssen unverzüglich freigemacht werden.

Vorgehen

- Hals leicht überstrecken, Kiefer anheben (Abb. 12-1)
- **Esmarch-Handgriff** zum Öffnen des Mundes (Abb. 12-2), dabei mit den Fingern beide Kieferwinkel umgreifen, die Daumen liegen am Kinn. Unterkiefer nach vorne schieben. Der Mund öffnet sich durch das Herabziehen der Unterlippe mit dem Daumen

- **Sekret entfernen**
- bei fehlender Absaugmöglichkeit Mund auswischen
- Sekret mit größtmöglichem Absaugkatheter zuerst oro-, dann nasopharyngeal absaugen (Kap. 13.2.4)

- **Verlegung der Atemwege durch Fremdkörper**
- bei Bedarf (nur als ultima ratio) **Heimlich-Manöver** anwenden
- beim Säugling dosierte Schläge zwischen die Schulterblätter und Thoraxkompression
- bei größeren Kindern Kompression des oberen Abdomens

Einführen eines oropharyngealen Tubus (Guedel-Tubus)

- zum Freihalten der Atemwege
- Mund öffnen
- Tubus mit der Biegung nach oben oberhalb der Zunge vorschieben, dabei um 180 Grad drehen (Größe Kap. 10.1)

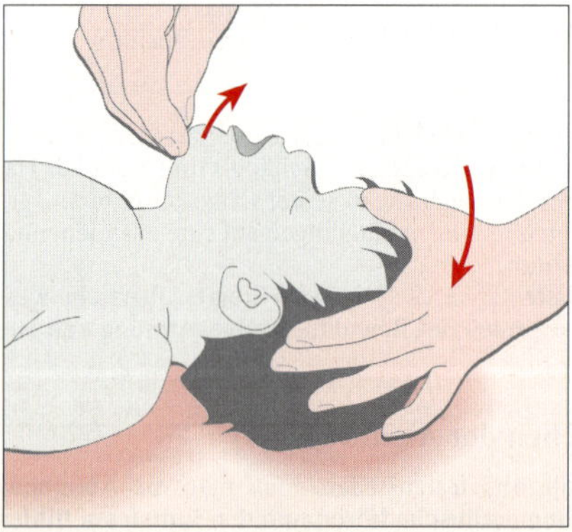

Abb. 12-1 Zum Freimachen der Atemwege Hals vorsichtig überstrecken, Kiefer anheben

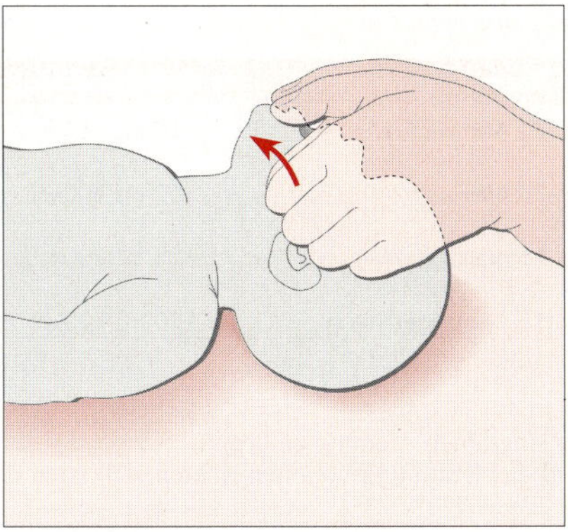

Abb. 12-2
Esmarch-Handgriff

Gefahren und Fehler
- ineffektives Absaugen durch kleinlumigen Absaugkatheter, falsche Sogstärke und/oder zu tiefes bzw. nicht ausreichend tiefes Absaugen
- zu starkes Überstrecken des Halses vor dem Absaugen kann zur Aspiration führen
- zu lang gewählte Guedel-Tuben können vagale Arrhythmien, Laryngospasmen und Brechreiz auslösen
- eine unsachgemäße Anwendung führt zur Traumatisierung, z.B. von Zunge, Gaumen, Kiefer

12.1.2 Beatmung (B)

Stellt man nach dem Freimachen der Atemwege einen Atemstillstand fest, muß unverzüglich mit der Beatmung begonnen werden.

Vorgehen
- Hals überstrecken
- Neugeborene und Säuglinge in Schnüffelposition (Abb. 12-3) bringen, damit prominenten Hinterkopf ausgleichen

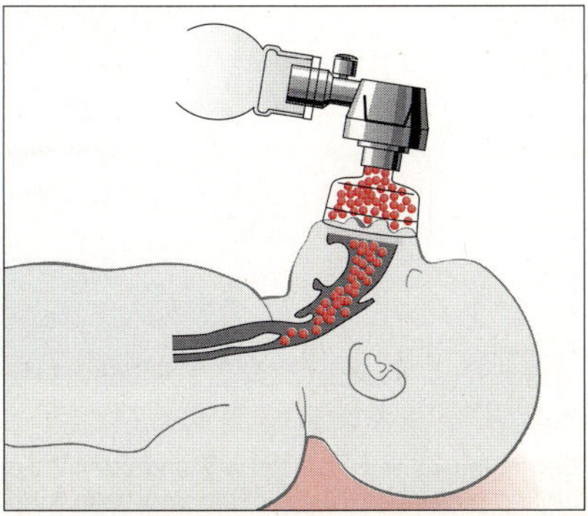

Abb. 12-3
Schnüffelstellung

Tab. 12-2 Beatmungsfrequenz und -volumen

Alter	Beatmungsfrequenz	Beatmungsvolumen
Neugeborenes	40 Atemzüge/Minute	10 bis 30 ml
Säugling	20 Atemzüge/Minute	50 bis 100 ml
Kleinkind	15 Atemzüge/Minute	100 bis 200 ml
Schulkind ab dem achten Lebensjahr	15 Atemzüge/Minute	200 bis 300 ml

- mit zwei bis fünf langsamen Atemhüben beginnen
- die Frequenz und das Beatmungsvolumen richten sich nach dem Alter des Kindes (Tab. 12-2)
- regelrechtes Heben und Senken des Thorax ist ein Indiz für eine ausreichende Beatmung

Stehen keine Hilfsmittel zur Verfügung, bei Säuglingen und Kleinkindern eine Mund-zu-Mund-**und**-Nase-Beatmung (Abb. 12-4 a) mit geringem Atemzugvolumen vornehmen. Bei größeren Kindern ist eine Mund-zu-Mund- bzw. Mund-zu-Nase-Beatmung anzuwenden (Abb. 12-4 b).

Technik der Maskenbeatmung

- Beatmungsmaske und Beatmungsbeutel altersentsprechend wählen (Kap. 10.1)
- Sauerstoffanschluß prüfen
- Maske, beginnend von der Nasenwurzel, aufsetzen

Bei nicht korrektem Sitz der Maske (z.B. undicht) diese abnehmen und neu aufsetzen.

- mit Daumen und Zeigefinger einer Hand Maske dicht über Mund und Nase halten, die übrigen Finger ziehen den Unterkiefer nach vorne bzw. nach oben

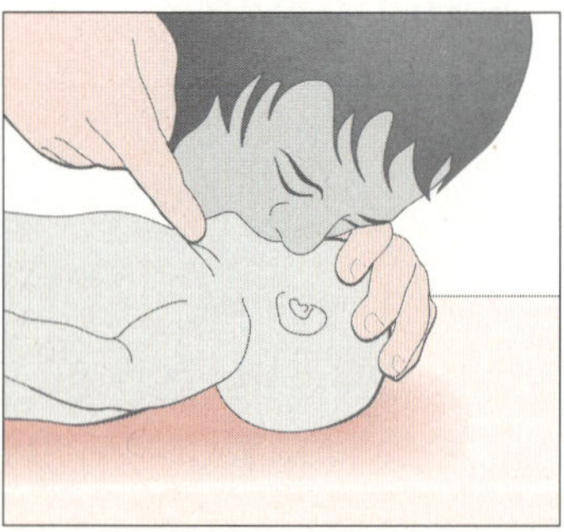

a

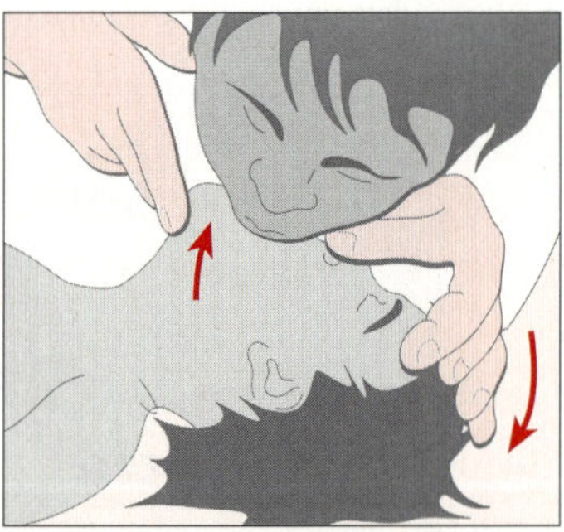

b

Abb. 12-4 a und b Beatmung ohne Hilfsmittel **a** Mund-zu-Mund-und-Nase-Beatmung beim Säugling **b** Mund-zu-Mund-Beatmung beim Kind

- mit der zweiten Hand Beatmungsbeutel langsam komprimieren und entlasten
- ein Sauerstoffreservoir am Beatmungsbeutel macht eine fast 100%ige Konzentration möglich
- Ösophagus kann durch Druck auf den Ringknorpel verschlossen werden, wirkt einer Überblähung des Magens entgegen (Krikoiddruck nach Sellick)

Zur Sicherung der Atmung strebt man in der Regel eine frühzeitig Intubation (Kap. 10.1) an.

Bei Verdacht auf eine Schädelbasisfraktur sollte immer orotracheal intubiert werden, ein nasales Absaugen ist zu unterlassen.

Gefahren und Fehler

- undichte Stelle durch unsachgemäß plazierte Beatmungsmaske
- Gefahr der Bulbusschädigung durch zu festen Maskendruck
- Behinderung der Inspirationsluft durch zu sehr oder nicht ausreichend überstreckten Hals
- Barotrauma durch zu hohen Beatmungsdruck
- Regurgitierung und Aspiration von Mageninhalt durch Überblähung des Magens

12.1.3 Zirkulation (C)

Zum Feststellen des Kreislaufstillstandes tastet man im ersten Lebensjahr den Puls an der **Arteria brachialis** (Abb. 12-5 a), jenseits des ersten Lebensjahres an der **Arteria carotis** (Abb. 12-5 b).

Die Herzdruckmassage wirkt durch eine Herzkompression (Vorwärtsstrom des Blutes) und durch einen Thoraxpumpmechanismus (Druckunterschied zwischen arteriellem und venösem extrathorakalem Gefäßsystem). Dabei wird ein minimaler Kreislauf (etwa ein Drittel des normalen Herzzeitvolumens) aufgebaut.

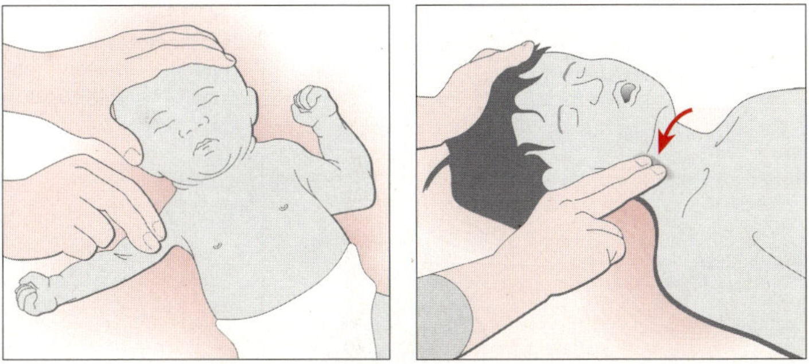

a b

Abb. 12-5 a und b Pulskontrolle **a** Tasten der A. brachialis beim Säugling **b** Tasten der A. carotis beim Kind

Korrekter Druckpunkt

- unteres Sternumdrittel
- bei Neugeborenen, kleinen Säuglingen ein Fingerbreit unterhalb der Intermamillarlinie
- bei größeren Säuglingen, Kleinkindern zwei Querfinger oberhalb des Schwertfortsatzes
- bei Schulkindern ab acht Jahren drei Querfinger oberhalb des Schwertfortsatzes

Herzdruckmassage

- **Neugeborene, kleine Säuglinge**
  - beide Hände des Helfers umfassen den Thorax, die Daumen drücken das Sternum (Daumentechnik) in Richtung Wirbelsäule (Abb. 12-6)
- **Säuglinge**
  - mit zwei Fingern das Sternum in Richtung Wirbelsäule drücken (Zweifingertechnik)
- **Klein- und Schulkinder**
  - Handballen einer Hand im Verlauf der Körperachse auf das Sternum aufsetzen und in Richtung Wirbelsäule drücken, die Finger der Hand dabei anheben (Abb. 12-7)
- **Schulkinder ab dem achten Lebensjahr**
  - entspricht der Herzdruckmassage beim Erwachsenen
  - den Handballen einer Hand im Verlauf der Körperachse auf das Sternum aufsetzen, die zweite Hand darüberlegen und die Finger anheben, das Sternum in Richtung Wirbelsäule drücken

Grundsätze

- in der Druckphase sind die Arme des Helfers durchgestreckt, seine Schultern befinden sich senkrecht über dem Druckpunkt, um das Gewicht des Oberkörpers zu nutzen

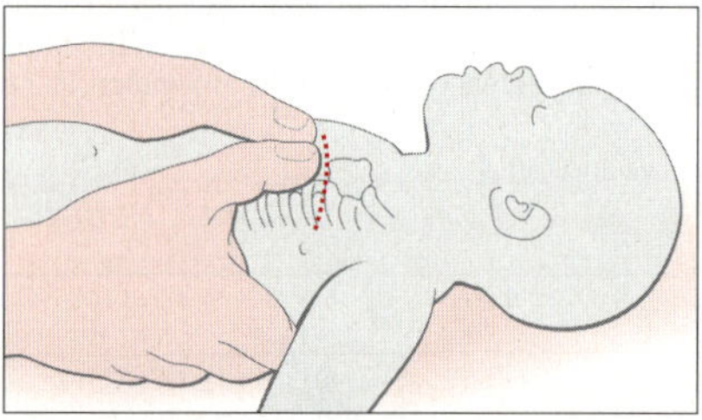

Abb. 12-6 Herzkompression mit beiden Daumen bei einem Neugeborenen

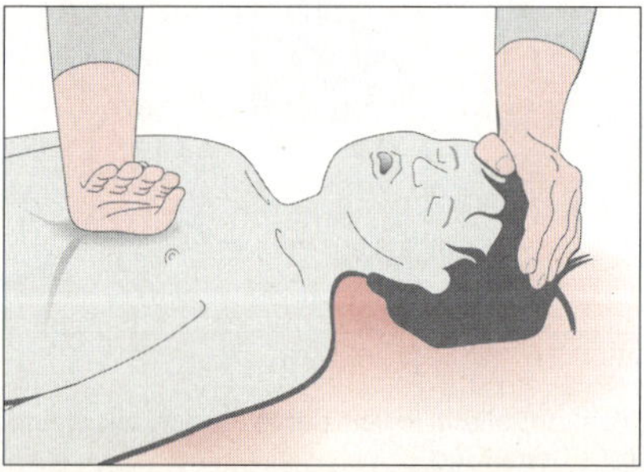

Abb. 12-7 Druckmassage mit einem Handballen bei einem Kind

Tab. 12-3 Altersabhängige Kompressionsfrequenz und -tiefe

Alter	Kompressionsfrequenz	Kompressionstiefe
Neugeborenes	120/Minute	1,0 bis 2,0 Zentimeter
Säugling	100/Minute	1,5 bis 2,5 Zentimeter
Kleinkind	80 bis 100/Minute	2,5 bis 4,0 Zentimeter
Schulkind ab dem achten Lebensjahr	80 bis 100/Minute	3,0 bis 5,0 Zentimeter

- in der Entlastungsphase geht der Thorax in seine Ausgangsstellung zurück, ohne daß die Hand des Helfers den Druckpunkt, verläßt
- Thorax nach jeder Kompression vollständig druckentlasten
- Druck- und Entlastungsphase sind gleich lang
- die Kompressionsfrequenz und -tiefe ist altersabhängig (Tab. 12-3)

Koordination von Beatmung und Herzdruckmassage
- das Kompressions-Ventilations-Verhältnis beträgt bei der Zwei-Helfer-Methode 5 : 1, bei der Einhelfermethode 15 : 2

Überwachung
- nach zehn Kompressions-Ventilations-Zyklen erste Kontrolle der Vitalfunktionen (nach etwa einer Minute)
- weitere Effektivitätskontrollen erfolgen in etwa fünfminütigen Abständen

Gefahren und Fehler
- ineffektive Herzdruckmassage durch unsachgemäße Lagerung
- irreversible Hirnschädigung durch einen verzögerten Beginn der Wiederbelebung
- Schädigung des Schwertfortsatzes und Organverletzungen durch einen zu tief gewählten Druckpunkt oder Verlassen des Druckpunktes bei der CPR
- Organverletzungen oder ineffektive Herzdruckmassage durch eine unsachgemäße Drucktiefe
- Erliegen des Minimalkreislaufes durch eine Unterbrechung der Herzdruckmassage von mehr als fünf Sekunden
- schnelle Ermüdung des Helfers durch unsachgemäße Technik

12.2 Erweiterte Reanimationsmaßnahmen

12.2.1 Medikamente (D)

Medikamente zur Reanimation sind in Tabelle 12-4 dargestellt.

Grundsätze
- nach der Applikation zur besseren Verteilung Glukose 5% oder 0,9%ige Kochsalzlösung nachspritzen
- Atropin, Lidocain oder Calciumglukonat nur bei speziellen Indikationen verabreichen

Tab. 12-4 Medikamente zur Reanimation

Medikament	Applikation	Wirkung
Sauerstoff	Beatmungsbeutel (Maske, Tubus) hoch dosiert (100%)	Versorgen des Körpers mit lebensnotwendigem Sauerstoff
Adrenalin (1 : 1000)	mit NaCl 0,9% 1 : 10 verdünnen (1 : 10 000) intravenös, intraossär, endobronchial	generalisierte Vasokonstriktion Zunahme des koronaren und zerebralen Blutflusses Steigerung der Pumpfunktion des Herzens
Natrium-bikarbonat (8,4%)	mit Aqua injectabila (1 : 1) verdünnen intravenös, intraossär	Ausgleich einer metabolischen Azidose strenge Indikation keine Blindpufferung
Volumen	intravenös, intraossär	Erhöhung des Intravasalvolumens

- **Zentralvenöser Katheter** (Kap. 9.1)
  - notfallmäßig nur dann legen, wenn keine peripheren Venen zu punktieren sind
- **Intraossärer Zugang**
  - bietet sich bei Kindern bis zum sechsten Lebensjahr als Applikationsweg für Infusionslösungen und Medikamente an, schnelle Zugangsmöglichkeit
  - Punktionsstelle ist die Markhöhle der proximalen medialen Tibia
  - zur Punktion spezielle Punktionskanüle verwenden
  - das Bein des Kindes zur Punktion leicht anwinkeln und unterpolstern

12.2.2 Elektrotherapie (E)

Findet bei Kindern während einer Reanimation seltener Anwendung. Voraussetzung ist eine **gute Oxygenierung** des Kindes.

Verfahren

- **Defibrillation**
  - asynchrone Depolarisation von Myokardzellen mit dem Ziel, spontane und organisierte Herzschläge wieder zu etablieren (z.B. Kammerflimmern)
- **Kardioversion**
  - R-Zacken-gesteuerte synchronisierte Depolarisation von Myokardzellen (z.B. bestimmte Formen von tachykarden Rhythmusstörungen)
  - eine EKG-Ableitung (Kap. 7.9) über den Defibrillator ist notwendig

Vorgehen

- altersentsprechende Auswahl der Paddelgröße; Durchmesser für Säuglinge 4,5 cm, für Schulkinder 8 cm
- Elektrodengel auf Paddels auftragen, evtl. mit Kochsalzlösung 0,9% getränkte Tupfer verwenden
- kleine Energiedosis wählen, bei wiederholter Defibrillation steigern (2 bis maximal 4 Joule/kg KG)

- Paddels fest aufsetzen, rechts parasternal unterhalb der Klavikular-, links vordere Axillarlinie in Höhe des Herzspitzenstoßes
- Effektivitätskontrolle über Paddels oder Elektroden

! Bei Energiefreigabe kein Kontakt zum Kind und zu leitfähigen Materialien halten. Gefahr des Stromschlags.

12.2.3 Flüssigkeitstherapie (F), Gespräche (G), Hypothermie (H) und Intensivtherapie (I)

Flüssigkeitstherapie (F)

- Infusionstherapie zum Ausgleich des Volumenmangels
- je nach Zustand des Kindes isotone Infusionslösungen, z.B. NaCl 0,9%, Ringer-Lösung und/oder kolloidale Infusionslösungen, z.B. Human-Albumin 5%, Frischplasma (FFP)
- altersentsprechende Dosierung

Gespräch (G)

- mit allen an der Reanimation beteiligten Personen
- über Grunderkrankung des Kindes, Ursachen des Herz-Kreislaufstillstandes, Aussichten und Erfolg der Reanimation

Hypothermie (H)

- ausreichend exogene Wärme zuführen (Kap. 15.3.1) und Zugluft vermeiden, um einen Wärmeverlust zu reduzieren
- bei Bedarf Kind partiell zudecken

Intensivtherapie (I)

Nach erfolgreicher Reanimation setzt die Überwachung und Therapie auf der Intensivstation ein.

- Vitalfunktionen stabilisieren
- Kind regelmäßig überwachen
- weiterführende Diagnostik einleiten
- spezifische Therapie zum Beseitigen der auslösenden Ursache
- Behandlung von Organschäden
- Folgeschäden verhindern
- Gespräch mit Eltern bzw. Angehörigen

Die Wiederbelebung eines Menschen ist ein **plötzlich eintretendes Ereignis.** Bei einem optimalen standardisierten Reanimationsablauf sollte die Situation des Kindes nicht aus den Augen verloren werden. Die Eltern bzw. Angehörigen befinden sich in einer **Ausnahmesituation.** Sie benötigen viele Informationen und einfühlende Gespräche, um mit der Situation fertig zu werden.

Dokumentation: Zeitpunkt des Herz-Kreislaufstillstandes und/oder Atemstillstandes, Reanimationsverlauf und -dauer, Basismaßnahmen, erweiterte Maßnahmen, z.B. Medikamentenapplikation, Volumensubstitution, Zustand des Kindes.

12.3 Besonderheiten der Neugeborenen-Reanimation

Ziel der Erstversorgung des Neugeborenen ist die **Stabilisierung** der **Herz-Kreislauffunktion** und der **Atmung.** Dem behandelnden Intensivteam sollten vorhersehbare postpartale Probleme bekannt sein (Kap. 24.2).

Grundsätze

- das Team sollte rechtzeitig vor Ort sein, um notwendige Vorbereitungen treffen zu können
- die Erstversorgung ist abhängig vom Zustand des Kindes, sie sollte individuell abgestimmt sein
- das Neugeborene benötigt Zeit, um sich an die neuen, extrauterinen Lebensbedingungen zu gewöhnen
- warmer zugluftfreier Raum, ausreichend warme Tücher
- Neugeborenes abtrocknen, stimulieren und warm halten
- Atemwege oral, dann nasal mit einem großlumigen Absaugkatheter absaugen
- bei Frühgeborenen kann häufig auf das nasale Absaugen verzichtet werden
- Magen einmalig absaugen, um Fruchtwasser zu entfernen, beugt einer Aspiration vor (Gefahr des Vagusreizes)
- bei zögernd beginnender Spontanatmung reicht evtl. eine Sauerstoffvorlage aus
- Indikationen zur Beatmung sind Apnoe, Herzfrequenz unter 100/Minute, persistierende zentrale Zyanose trotz Sauerstoffzufuhr
- Maskenbeatmung bei Neugeborenen mit einer Frequenz von 40/Minute
- steigt die Herzfrequenz nach etwa 30 Sekunden Beatmung über 100/Minute, kann das Neugeborene in der Regel spontan atmen
- liegt die Herzfrequenz nach etwa 30 Sekunden unter 60/Minute, beginnt man trotz schlagendem Herzen mit der externen Herzdruckmassage
- Frequenz der Herzdruckmassage 120/Minute, Kompressions-Ventilations-Verhältnis 5 : 1
- Effektivität der Beatmung und Herzfrequenz regelmäßig kontrollieren

Stabilisiert sich das Neugeborene nicht, muß es intubiert werden (Kap. 10.1).

- Punktion einer peripheren Vene oder Legen eines Nabelvenenkatheters zur Infusionstherapie (Kap. 9.1)
- Blutzuckerkontrolle und Blutgasanalyse

Vor dem Transport muß die kardiorespiratorische Situation des Kindes stabilisiert oder so weit verbessert sein, daß eine Verlegung mit geringstem Risiko möglich ist. Eltern über den Zustand ihres Kindes informieren und ihnen nach Möglichkeit ihr Kind kurz zeigen.

II

Intensivpflege

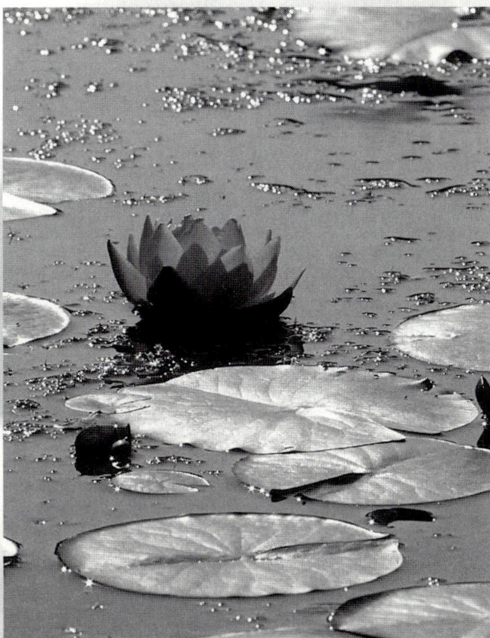

13 Atmung und Herz-Kreislauf regulieren

Die Überwachung von Atmung und Herz-Kreislauf ist eine zentrale Aufgabe in der Intensivpflege. Sie dient der Sicherheit des Kindes und ist die Grundlage vieler therapeutischer Maßnahmen.
Die punktuelle und/oder kontinuierliche klinische und apparative Überwachung registriert die **Änderungen kindlicher Vitalwerte,** sie liefert Daten über den **aktuellen Krankheitszustand** und über die **Auswirkungen der Therapie.**

Die Situation des Kindes bestimmt den Überwachungsbedarf.

13.1 Einschätzen und Überwachen der Atmung

Die Zelle gewinnt Energie durch oxidativen Abbau der Nährstoffe. Die Lunge hat die Aufgabe, dem Körper Sauerstoff zuzuführen und Kohlendioxid abzugeben. Sie ist entscheidend an Stoffwechselvorgängen und der Aufrechterhaltung des Blut-pH-Wertes beteiligt.
Nicht selten treten bei Kindern Störungen der Atemfunktion aufgrund der **anatomischen Besonderheiten** im **Respirationstrakt** und **eingeschränkter Kompensationsmechanismen** auf.

13.1.1 Klinische Atemüberwachung

Beobachtungskriterien (Tab. 13-1)
- Häufigkeit, Art und Umfang der Überwachung dem Bedarf des Kindes anpassen
- Hilfsmittel sind Beobachtung, Auskultation, Palpation und das Auszählen der Atemfrequenz
- Normwerte je nach Alter

Zum Ermitteln der Atemfrequenz ist das Auszählen von Atemzügen über eine Minute die genaueste Methode.

13.1.2 Apparative Atemüberwachung

Die apparative Atemüberwachung ersetzt nicht die klinische Überwachung.

Bei allen apparativen Überwachungsmethoden ist eine **individuelle Interpretation** der Meßwerte und eine **patientenorientierte Einstellung** der Alarmgrenzen unabdingbar.

Atemmonitor
- die Messung erfolgt über integrierte Atemmodule des EKG-Monitors
- EKG-Elektroden (Kap. 13.4.2.1) registrieren die Atembewegungen durch Veränderungen des Widerstands in der Ein- und Ausatmung (Impedanzpneumographie)
- bei Früh- und Neugeborenen sowie Säuglingen grüne bzw. schwarze Elektrode auf den Bauch kleben (Bauchatmung)
- die Atemkurve wird graphisch dargestellt, die Atemfrequenz digital angezeigt

Tab. 13-1 Beobachtungskriterien der Atmung

Atemfrequenz	Eupnoe	normale Ruheatmung
	Tachypnoe	beschleunigte Atmung
	Bradypnoe	verlangsamte, aber reguläre Atmung
	Apnoe	Atempause über 20 Sekunden mit Zyanose und/oder Bradykardie, keine sichtbaren Atemzüge
Atemtiefe	normal	regelmäßige Atemfrequenz, gleich tiefe Atemzüge
	oberflächlich	regelmäßige flache Atmung
	vertieft	regelmäßige tiefe Atmung
Atemrhythmus	regelmäßig	Einatmung, Ausatmung, Pause
	periodisch	Serie kräftiger Atemzüge wechselt mit längeren Atempausen
	Schnappatmung	einzelne, tiefe Atemzüge mit weit geöffnetem Mund nach langer Atempause
Atemtyp	Bauchatmung	abdominelle, überwiegend vom Zwerchfell übernommene Inspiration
	Brustatmung	thorakale, überwiegend von der Interkostalmuskulatur übernommene Inspiration
	paradoxe Atmung	Thoraxhälfte verkleinert sich bei der Einatmung und vergrößert sich bei der Ausatmung
	Schaukelatmung	schaukelnde Atembewegungen zwischen Thorax und Abdomen
Atemqualität	Dyspnoe	erschwerte Atmung mit Beteiligung der Atemhilfsmuskulatur
	Orthopnoe	schwerste Atemnot, Aktivierung aller Hilfsmuskeln
	Nasenflügelatmung	Erweiterung der Nasenflügel während der Inspiration
	Einziehungen	deutliches Einsinken von Körperpartien, epigastrisch, sternal, interkostal, jugulär, klavikulär
	Mundbodenatmung	Senken des Mundbodens während der Inspiration
Atemintensität	Hyperventilation	gesteigertes Atemminutenvolumen über den Bedarf hinaus
	Hypoventilation	vermindertes Atemminutenvolumen im Verhältnis zum Bedarf
Atemgeräusch	Stridor	langgezogenes Pfeifgeräusch in der In- oder Exspiration
	Rasseln	Sekretgeräusch in den Bronchien
	Giemen	Durchtrittsgeräusch von Luft durch verlegte Bronchien
	Husten	plötzliches Ausstoßen von Luft
Hautkolorit	Zyanose	blaß-bläuliche Hautfarbe, Hinweis auf Hypoxie
Haut	Schwitzen, feucht-kalte Extremitäten	Hinweis auf Hypoxie
Verhalten	Angst, Unruhe	Ausdruck von Luftnot

- überwacht werden Atemtiefe, -frequenz und Atempausen
- Meßbereiche, Triggerschwelle und Alarmfunktion exakt einstellen

Die Atemüberwachung ist nur sinnvoll, wenn die Elektroden exakt geklebt und Werte realistisch sind. Die Darstellung der Atemkurve muß den klinischen Beobachtungen entsprechen.

Pulsoxymeter

Die Pulsoxymetrie (Kap. 7.3.3) ist eine **kontinuierliche nichtinvasive** Messung der **arteriellen Sauerstoffsättigung** des Hämoglobins (SaO_2).
- Sensor an Finger, Hand, Großzehe, Vorderfuß oder Ohrläppchen anbringen
- Lichtquelle und Lichtempfänger müssen sich gegenüberliegen
- mit Halteband, Klebestreifen oder Klemmvorrichtung (Clip) fixieren
- Sensor bei gleichzeitiger Verwendung von anderen Lichtquellen durch Zudecken abdunkeln, da grelles Licht die Messung stört
- Meßort regelmäßig alle drei bis vier Stunden und nach Bedarf wechseln (Druckstellen vermeiden)
- **Vorteile:** kurze Stabilisierungszeit nach dem Anlegen, kurze Reaktionszeit auf Änderung, keine thermischen Schädigungen
- **Nachteile:** ungenau bei Hyperoxie und Störung durch Bewegungsartefakte, Irritationen durch Lichteinfall, Gefahr von Druckstellen

Transoxode

Mit einer auf der Haut fixierten Elektrode (Kap. 7.3.4) mißt man dabei transkutan kontinuierlich und nichtinvasiv den Sauerstoffpartialdruck (tc pO_2).
Die transkutane Messung ist in der Neonatologie eine adäquate Überwachungsmöglichkeit bei Sauerstofftherapie. Hautdicke des Kindes, unterschiedliche Meßpunkte, Kreislaufparameter und Ödeme beeinflussen die exakte Wiedergabe des Sauerstoffpartialdrucks.

Der transkutan gemessene pO_2-Wert liegt in der Regel etwas niedriger als der arteriell bestimmte Blutgaswert.

- Gerät kalibrieren
- geeigneten Meßort, z.B. Thoraxbereich unterhalb des Schlüsselbeins oder die Extremitäten, wählen
- evtl. Hautstelle entfetten, Klebering anbringen, Kontaktmittel auftragen und Elektrode aufdrücken bzw. aufdrehen

Durch eine thermische Hyperämisierung können lokale Hautreizungen bis hin zu Verbrennungen entstehen. Ein Wechsel des Meßortes regelmäßig alle zwei bis vier Stunden ist unerläßlich.

- gerötete Hautstellen mit Panthenolsalbe eincremen
- die Verletzungsgefahr der Haut ist beim Entfernen der Kleberinge, besonders bei kleinen Frühgeborenen, hoch
- **Nachteile:** relativ lange Aufheizzeit des Gerätes, lange Stabilisierungszeit nach Wechsel des Meßortes, Ansprechverzögerung bei Änderung des Meßwertes

Transkapnode

Über eine auf der Haut fixierte Elektrode (Kap. 7.3.5) erfolgt die kontinuierliche, **nichtinvasive transkutane** Messung des **Kohlendioxidpartialdrucks** (tc pCO_2).

Der transkutan gemessene pCO_2-Wert liegt in der Regel höher als der arteriell bestimmte Blutgaswert. Der transkutan gemessene Wert kann dem einer aktuellen Blutgasanalyse angepaßt werden.

- die Benutzung der Meßsonde entspricht im wesentlichen dem Umgang mit der Transoxode
- Transkapnoden benötigen eine geringere Heizleistung als Transoxoden, sie können länger am Kind verbleiben
- in der Regel werden Transoxoden und -kapnoden als Kombi-Sonde eingesetzt

Endexspiratorische Messung des CO_2

Diese Meßmethode (Infrarot-Spektroskopie) läßt bei korrektem Vorgehen eine Aussage über die **Ventilation** des Kindes zu.

- Meßeinheit patientennah zwischen Tubus und Beatmungssystem anbringen
- **Nachteile:** großer Totraum, Gewicht der Meßeinheit, verfälschte Werte durch Kondenswasser im Beatmungssystem

13.1.3 Überwachung der Beatmung

Vor dem Einsatz muß jedes Beatmungsgerät auf Dichtigkeit und Funktion überprüft werden. Durch das Einstellen von gerätspezifischen Alarmgrenzen lassen sich Veränderungen rasch feststellen.

Nach jeder Lageveränderung des Kindes und nach Manipulation am Respirator bzw. Beatmungssystem sind alle Beatmungsparameter zu überprüfen.

Überwachungsparameter

- Beatmungsform (Kap. 7.7.1), Beatmungsfrequenz, Volumen
- Flow, Sauerstoffkonzentration
- Beatmungsdruck
- positiver endexspiratorischer Druck (PEEP)
- Atemzeitverhältnis (I : E), Inspirations-, Exspirationsdauer
- Trigger
- Atemgastemperatur

Bei Dienstbeginn sind die Beatmungseinstellung und Alarmgrenzen zu überprüfen und zu dokumentieren. Weitere Kontrollen erfolgen regelmäßig nach Standard der Station, z.B. drei- bis vierstündlich.

Anfeuchten und Anwärmen des Atemgases (Kap. 7.7.2)

- die oberen Luftwege dienen als Wärme- und Feuchtigkeitsaustauscher, in der Inspiration erfolgt eine Wärme- und Feuchtigkeitsabgabe an die Einatemluft, in der Exspiration die Wasser- und Wärmerückgewinnung
- die Inspirationsluft hat unter Körpertemperatur in Höhe der Bifurkation eine Wasserdampfsättigung von 100%

Bei einer Beatmung überbrückt der Endotrachealtubus die oberen Luftwege funktionell, das Erwärmen und Anfeuchten ist nicht gewährleistet.

- am Beatmungsgerät sind Durchströmungsanfeuchter, Oberflächenverdampfer oder spezielle Filter um Anfeuchten und Erwärmen von Atemgas installiert
- eine Atemgastemperatur von 34 bis 37 °C gewährleistet eine ausreichende Erwärmung und Wasserdampfsättigung von 90 bis 100%

Eine ungenügende Sättigung der Inspirationsluft mit Wasserdampf führt zur Beeinträchtigung der Zilienfunktion mit der Folge von Sekreteindickung, Sekretstau, Bildung von Mikroatelektasen, Schädigung der Schleimhautoberfläche und Elastizitätsverlust der Bronchiolen.

- regelmäßig die Einstellung der Atemgastemperatur und den Wasserstand des Befeuchters kontrollieren

Kondenswasser beeinflußt den Gasfluß im Beatmungssystem und muß deshalb regelmäßig entfernt werden.

- Kondenswasser aus dem Beatmungsschlauchsystem darf nicht in den Befeuchtertopf zurückgeführt werden
- das feucht-warme Milieu im Schlauchsystem begünstigt ein Bakterienwachstum, deshalb ist ein regelmäßiger Wechsel erforderlich

Dokumentation: klinische und apparative Überwachungsparameter, Zustand und Reaktionen des Kindes, Wechsel der Elektroden, Sensoren, Pflegemaßnahmen (evtl. Hautbefund, Hautläsionen), Änderungen der Beatmungseinstellung.

13.2 Pflegerische Besonderheiten beim beatmeten Kind

Beeinträchtigungen durch die Beatmungstherapie
- die unbewußte Atmumg wird durch die Beatmung zu einem bewußten und bei vielen Kindern unangenehmen Bestandteil ihrer Lebenssituation
- Angst durch Abhängigkeit vom Beatmungsgerät
- der Tubus als Fremdkörper in der Trachea wird als unangenehm erlebt und führt zu vermehrtem Hustenreiz
- die Bewegungsfreiheit des Kopfes ist stark eingeschränkt, das Gesichtsfeld reduziert, die Wahrnehmung gestört
- Erstickungsangst durch Manipulationen am Tubus und Beatmungsgerät
- eingeschränkte Kommunikationsmöglichkeiten
- Willensäußerungen und Wünsche des Kindes werden wenig berücksichtigt
- eingeschränkte Ruhe- und Schlafphasen
- Alveolarschädigung (Barotrauma) durch unphysiologischen Überdruck in der Lunge
- eine Steigerung des interpleuralen und intrathorakalen Drucks vermindert den venösen Rückstrom zum Herzen, der Kreislauf des Kindes ist stark belastet

Eine suffiziente Beatmungstherapie reduziert Angstzustände und Unruhe des Kindes auf ein Minimum.

13.2.1 Kommunikation mit intubierten Kindern

Durch die Beatmung ist das Kind in einem hohen Maß von medizinisch-technischen Geräten **abhängig.** Diese Abhängigkeit wird bei größeren Kindern noch durch den Sprachverlust aufgrund der Intubation verstärkt.

Regeln im Umgang mit beatmeten Kindern
- Kind mit seinem Namen ansprechen, Kosenamen und Rituale bleiben den Eltern vorbehalten

- sich im therapeutischen Team auf eine Form der Ansprache einigen
- alle Pflegemaßnahmen altersentsprechend und rechtzeitig erklären
- klare, verständliche und kurze Sätze formulieren
- Fragen an das Kind müssen mit Ja (Kopfnicken) oder Nein (Kopfschütteln) zu beantworten sein
- Lärmbelästigung auf ein Minimum reduzieren
- vertraute Umgebung schaffen, z.B. Kuscheltiere, Poster, Lieblingsspielzeug
- Orientierung schaffen durch regelmäßigen Tagesablauf und ausgewogenes Maß an Aktivität und Ruhe
- Regeln für professionelles Berühren siehe Kapitel 21.1.1

Kommunikation und Umgang mit Eltern beatmeter Kinder

- Eltern erleben die Abhängigkeit ihres Kindes von einem Beatmungsgerät oft als Bedrohung, die mit Angst und Unsicherheit im Umgang mit dem Kind einhergeht
- nicht nur die Trennung von ihrem Kind, sondern auch die Situation, nicht helfen zu können, ist für Eltern häufig belastend
- Ängste von Eltern und die situationsabhängigen Reaktionen sollten vom therapeutischen Team registriert und angemessen bearbeitet werden
- das Pflegepersonal sollte Eltern Hilfestellung geben, ihren Blick auf ihr Kind und nicht auf die Überwachungsgeräte zu richten

Die Angst der Eltern überträgt sich immer auf das Kind.

- der Aufbau eines Vertrauensverhältnisses ist unerläßlich für eine gute Therapie und Pflege

Das Pflegepersonal sollte Möglichkeiten erkennen und nutzen, die sich in der Pflege und Betreuung der Kinder ergeben, damit Eltern eine Beziehung zu ihrem Kind aufbauen oder erhalten können.

- Eltern umfassend informieren
- alle Pflegemaßnahmen erklären
- Gewohnheiten des Kindes erfragen und in die Pflege integrieren
- Eltern in die Pflege einbeziehen, Beatmung ist kein Hinderungsgrund
- Wäsche des Kindes und Pflegeutensilien mitbringen lassen
- Eltern zum Hautkontakt ermuntern
- Kinder im stabilen Zustand auf den Arm der Eltern geben, Känguruh-Methode (Kap. 21.1.4)
- Gesprächsbereitschaft signalisieren
- Privatheit zwischen Eltern und Kind ermöglichen

13.2.2 Nasenpflege bei nasal liegendem Tubus, Magensonde

Durch einen nasal liegenden Tubus und eine nasal liegende Magensonde wird die **Nasenschleimhaut gereizt,** vermehrte **Sekretbildung** und **Sekretstau** können die Folge sein.
Durch eine adäquate Nasenpflege wird die **Nasenschleimhaut gereinigt** und **angefeuchtet, Druckulzera** werden vermieden und das **Wohlbefinden** gefördert. Gleichzeitig dient sie der **Infektionsprophylaxe.**
Beatmete Kinder werden in der Regel parenteral und/oder über eine Magensonde ernährt. Sie benötigen eine großlumig Magensonde, damit Luftansammlungen im Magen durch regelmäßiges Abziehen oder Öffnen entweichen können.

Vorgehen
- einmal täglich Nase inspizieren und befunden
- dreimal täglich und bei Bedarf die Nasengänge reinigen mit isotonischer Kochsalzlösung und Watteträgern
- gereizte Nasenschleimhaut evtl. mit Panthenollösung oder -salbe pflegen
- Kopf des Kindes während der Nasenpflege sicher fixieren
- das Absaugen von Nasensekret ist keine Routinemaßnahme
- ein am Naseneingang angesetzter Absaugkatheter entfernt in vielen Fällen das Nasensekret
- im Bedarfsfall einen dünnlumigen Absaugkatheter verwenden, da sonst eine Verletzungsgefahr für die Nasenschleimhaut besteht

Tubusfixierung (Kap. 10.1)
- Tubus und Magensonde dürfen keinen Druck und Zug auf die Nasenwand und das Septum ausüben, sie werden als Verlängerung des Nasenbeins fixiert (Kap. 17.4.2)
- bedarfsgerechter Wechsel der Tubusfixierung durch zwei Pflegepersonen
- Pflaster lösen, Pflasterreste auf Haut und Tubus mit Waschbenzin entfernen

Das Verwenden von Waschbenzin sollte auf ein Minimum reduziert und bei Frühgeborenen wenn möglich vermieden werden, da ihre Haut leicht austrocknet.

- Tubus nach Lagekontrolle (Auskultation) fixieren
- Hydrokolloidalstreifen unter der Pflasterfixierung schonen die Haut der Nasenumgebung erheblich

Manipulationen an der Nase, besonders im Bereich der Nasenscheidewand, sind schmerzhaft.

Umgang mit dem Beatmungssystem
- das Beatmungssystem darf keinen Druck oder Zug auf den Tubus und die Nase ausüben
- das Gewicht des Beatmungssystems darf keine Hebelwirkung auf den Tubus ausüben, daher dieses aufhängen oder auf Nasenniveau lagern
- minimale Kopfbewegungen des Kindes ermöglichen
- auf freies Sichtfeld achten
- Tubuslage nach jeder Manipulation überprüfen, der Tubus darf nicht abknicken

13.2.3 Mundpflege bei oral liegendem Tubus

Der Selbstreinigungsmechanismus von Mund und Rachen ist durch die fehlende orale Nahrungsaufnahme und durch den liegenden Tubus gestört.

Vorgehen
- Mundschleimhaut mindestens einmal täglich und nach Bedarf inspizieren und befunden
- Mundpflege alle sechs Stunden und nach Bedarf
- Tubusfixierung lösen
- Lippen z.B. mit Tee, Mineralwasser reinigen und bei Bedarf eincremen
- Mund mit Watteträger oder Tupfer mit z.B. Tee, Mineralwasser reinigen
- bei beatmeten, kooperativen Kindern Zähne zweimal täglich putzen (Kap. 14.3.8)

- evtl. Beißschutz, z.B. tee- oder mineralwassergetränkte Mullbinde einführen
- Tubusfixierung erneuern

Kinder mit eingeschränktem Schluckreflex und starker Sekretproduktion vor der Mundpflege oral absaugen.

13.2.4 Orales Absaugen

Bei der Entscheidung, ob ein orales Absaugen notwendig ist, muß folgendes gegeneinander abgewägt werden: Der **unangenehmen Pflegehandlung** mit Angst, Würgereiz, negativer Munderfahrung steht die Gefahr der **Keimverschleppung** durch Mikroaspiration in die Trachea gegenüber.
Ein beträchtlicher Teil des Speichels kann bei **seitlicher Kopflagerung** in einem Tupfer aufgefangen werden.
Besteht ein guter **Schluckreflex**, das Kind auffordern, das Sekret gezielt zu schlucken.

Das orale Absaugen ist keine Routinehandlung, sondern wird immer bedarfsangepaßt und nach altersentsprechender Information des Kindes vorgenommen.

Vorbereiten des Materials

- Absaugkatheter mit möglichst großem Lumen (8 bis 10 Ch), ermöglicht zügiges Absaugen von Sekret
- funktionstüchtige Absauganlage
- Einmalhandschuhe

Vorgehen

- vorsichtig den Mund des Kindes öffnen
- Katheter ohne Sog maximal in den Rachen einführen
- intermittierenden Sog ausüben, Katheter zurückziehen
- an Wangentaschen, Zahnleisten entlang saugen
- der Absaugkatheter darf sich nicht an der Mundschleimhaut festsaugen
- für jeden Vorgang einen neuen Absaugkatheter verwenden

Beim Absaugen des Nasen-Rachen-Raums wird primär oral, dann nasal abgesaugt. Dieses Vorgehen verhindert, daß das Kind das im Mund und Rachen befindliche Sekret aspiriert.

13.2.5 Endotracheales Absaugen

Die Ziele des endotrachealen Absaugens sind das **Freimachen der Atemwege** von Sekreten, das **Vermeiden von Atelektasen** und die **Infektionsprophylaxe.**
Das endotracheale Absaugen muß **sicher, hygienisch** einwandfrei und **atraumatisch** für das Kind vorgenommen werden.
Eine Standardisierung dieser Pflegehandlung ist ein wesentlicher Bestandteil der **Qualitätssicherung.**

Viele Kinder erleben das Absaugen als einen besonders quälenden Teil ihres Intensivaufenthaltes.

Häufigkeit und Bedarfserfassung

- nach Bedarf, nie routinemäßig, so oft wie nötig, so wenig wie möglich

Absaugen zur diagnostischen Trachealsekretgewinnung in den Tagesablauf integrieren.

- mindestens einmal pro Schicht Lunge auskultieren
- Thoraxexkursionen beobachten
- Sekret am Thorax palpieren
- Kind beobachten
- Wunsch des Kindes berücksichtigen
- Werte der Überwachungsgeräte interpretieren

Der ideale Zeitpunkt des endotrachealen Absaugens besteht nach Vibrationsmassage und Atemführung, nach der Inhalation mit NaCl 0,9%, vor einer Inhalation mit Medikamenten und vor dem Umlagern des Kindes.

Vorbereiten des Materials
- sterile Handschuhe
- Beatmungsbeutel am Beatmungsplatz
- Spülflüssigkeit, in der Regel körperwarmes NaCl 0,9%

• **Absauganlage am Patientenplatz**
- Absaugsysteme müssen nach jedem Zusammenbau oder Behälteraustausch und vor jedem Benützen auf ihre Funktion geprüft werden

• **Absaugkatheter** (Abb. 13-1)
- Köcher mit Absaugkathetern am Patientenplatz (unterschiedliche Kathetergrößen, nicht überfüllen, Standardsortiment)
- Absaugkathetergröße beträgt nicht mehr als ein Drittel des inneren Tubusdurchmessers, im Zweifelsfall eher einen kleineren Katheter verwenden

Ein zu groß gewählter Absaugkatheter führt neben Erstickungsängsten durch vollständige Blockade der Einatmung auch zu Atelektasenbildung oder zum Kollaps der Bronchiolen. Gleichzeitig kann es durch Adhäsionskräfte zum erschwerten Vorschieben des Katheters kommen.

- die zu verwendende Kathetergröße festlegen und dokumentieren
- die üblicherweise verwendeten **Mülly-Katheter** erweisen sich beim

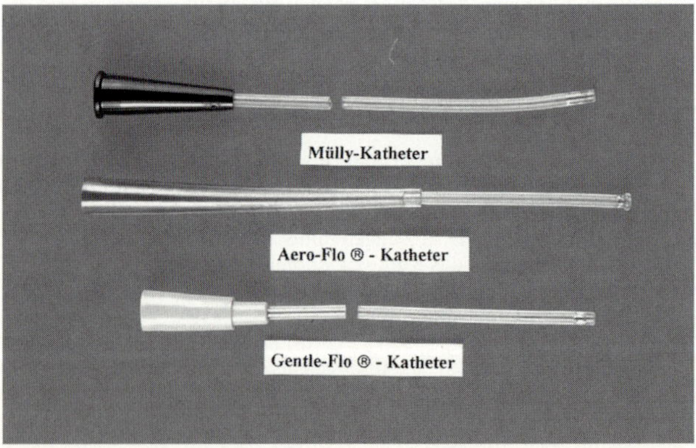

Abb. 13-1 Absaugkatheter

konventionellen Absaugen (Katheter bis zum Widerstand einführen, dann zurückziehen) als problematisch, die Carina kann dabei verletzt werden
- **Luftkissenkatheter** (Gentle-Flo-Katheter®, Aero-Flo-Katheter®) lassen durch eine spezielle Größe und Anordnung der Öffnungen (Augen) an der Katheterspitze unter Sog ein Luftpolster entstehen, das den Kontakt zur Schleimhaut deutlich reduziert

• **Geschlossenes Absaugsystem** (Abb. 13-2)
- bei Patienten mit hoher PEEP-Beatmung, Hochfrequenzbeatmung, hohem Sauerstoffbedarf bzw. sehr raschem pO_2-Abfall bei Diskonnektion
- das geschlossene System fest in das Beatmungsschlauchsystem integrieren, um Diskonnektionen zu vermeiden
- ein graduierter Katheter in einer transparenten Hülle kann jederzeit in den Tubus vorgeschoben werden, am Beatmungskonnektor befindet sich ein Spülansatz
- System nach 24 Stunden wechseln

Vorbereitung des Kindes
- Kontakt zum Kind aufnehmen, altersentsprechend informieren
- evtl. Magensonde öffnen, Auffangbeutel anschließen
- evtl. präoxygenieren

Vorgehen
Jedes Absaugen belastet den Kreislauf des ohnehin vital gefährdeten Kindes erheblich.

- Hände möglichst zeitnah zum Absaugen desinfizieren
- immer zwei Pflegepersonen, das verkürzt den Vorgang, schont das Kind und ist sicherer
- Absauganlage und Sogbegrenzung (0,2 bis 0,4 bar) prüfen
- Diskonnektionsalarm des Beatmungsgerätes unmittelbar vor dem Absaugen abstellen
- sterilen Handschuh an der katheterführenden Hand anziehen
- Katheter kontaminationsfrei aus der Verpackung nehmen
- Beatmungssystem steril ablegen, z.B. auf die Papierinnenseite des Handschuhs
- Tubus evtl. anspülen

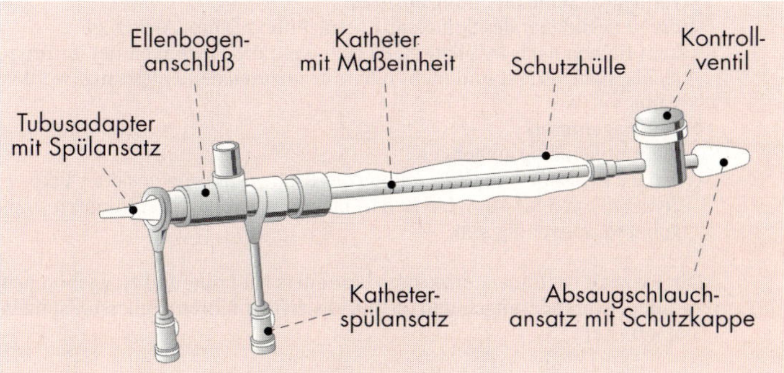

Abb. 13-2 Geschlossenes Absaugsystem

- ein Absaugmuster (Länge des Tubus von der Spitze bis zum Konnektorrand + 0,5 cm) oder graduierte Katheter verwenden
- Katheter mit (Luftkissenkatheter) oder ohne (Mülly-Katheter) Sog, bis zum Luftkissenwiderstand oder bis zur Absaugkathetermarkierung einführen
- Katheter unter Sog mit Drehbewegung zurückziehen

Ein Absaugvorgang dauert maximal 10 bis 15 Sekunden.

- Kind an den Respirator anschließen, Beatmungssystem zugfrei lagern
- falls sich noch Sekret im Bronchialsystem befindet, Absaugvorgang wiederholen
- Katheter in den benutzten Handschuh ziehen und entsorgen, Absaugschlauch durchspülen
- für jeden Absaugvorgang neuen sterilen Katheter und sterilen Handschuh verwenden

Eine Pause zwischen den Absaugvorgängen von mindestens zehn Atemzügen zum Stabilisieren des Kindes ist notwendig.

- falls vor dem Absaugen Beatmungsparameter (Sauerstoffkonzentration, PEEP) verändert wurden, wieder auf die ursprünglichen Werte zurückstellen
- Sekretmenge und -aussehen, Besonderheiten bei der Technik und Reaktionen des Kindes dokumentieren

! Das Absaugen des Mund-Rachen-Raumes ist nach dem endotrachealen Absaugen nicht zwingend notwendig.

Besonderheiten

- **Tubus anspülen**
- das Anspülen des Tubus mit NaCl 0,9% reduziert die Adhäsionskräfte zwischen Tubus und Absaugkatheter, es sollte **keine** Routinemaßnahme sein
- sterile Spüllösung körperwarm applizieren, um einen Bronchospasmus zu vermeiden
- bedarfsangepaßte Menge zwischen 0,5 und 5 ml
- die Spülflüssigkeit kann Erstickungsängste, einen Hustenreflex und eine vermehrte Schleimbildung auslösen
- die Verweildauer der Spüllösung beträgt drei bis fünf Atemzüge
- kein Blähen nach Instillation, da sich dann die Flüssigkeit tief im Bronchialsystem verteilt und nicht oder nur unzureichend abgesaugt werden kann
- **Präoxygenieren**
- nie routinemäßig anwenden
- je nach Reaktion oder Erkrankung des Kindes kann ein dosiertes Präoxygenieren um 5 bis 10%, bei Bedarf mehr, für zwei bis drei Minuten sinnvoll und notwendig sein

Die Toxizität des Sauerstoffes kann besonders bei Früh- und Neugeborenen zu Lungenveränderungen und zu Augenschäden führen (Sauerstoffspitzen und -abfälle).

- **Blähen mit dem Beatmungsbeutel**
- ein hoher Beatmungsdruck ist die Hauptursache für Lungenschädigungen

- besonders bei Kindern mit einem ARDS oder IRDS besteht die Gefahr der Alveolarschädigung
- **keine Atelektaseprophylaxe**

Aufgetretene Beatmungsdefizite nach dem Absaugen werden mit dem Beatmungsgerät durch kurzfristiges Anbieten von mehr Atemhüben ausgeglichen.

- das Blähen mit dem Beatmungsbeutel kann bei einem Bronchospasmus sinnvoll sein, wenn sich das Kind am Respirator nicht erholt oder bei bekannten Zwischenfällen
- ist ein Blähen mit dem Beatmungsbeutel notwendig, dem Atemrhythmus des spontan atmenden Kindes anpassen, eine Hyperventilation führt zu einem verminderten Atemantrieb
- Richtwert für die Sauerstoffzufuhr ist die Einstellung am Respirator

- **Gezieltes seitliches Absaugen**
  - das Drehen des Kopfes zum gezielten Absaugen im rechten oder linken Hauptbronchus führt kaum zum Erfolg
  - das Absaugen einer Seite durch Kopfdrehen ist ein Zufallsbefund
- **Absaugen bei hohem PEEP**
  - der Verlust des PEEP kann zur akuten Hypoxie durch das Kollabieren der Lunge und zur Mikroatelektasenbildung führen
  - bei einem notwendigen PEEP über 4 mbar den PEEP evtl. vor der Diskonnektion schrittweise auf Null reduzieren, nach dem Absaugen wieder auf den Ausgangswert zurückstellen

Kinder, die mit einem sehr hohen PEEP beatmet werden, benötigen an ihrem Patientenplatz einen Beatmungsbeutel mit PEEP-Ventil.

- **Sekret gewinnen**
  - Sekretfalle nach ärztlicher Anordnung zwischen Absaugkatheter und Absauggerät anbringen
  - Sekretfalle nach Sekretgewinnung steril verschließen
- **Atemluft befeuchten und erwärmen**
  - wichtiges Element für ein atraumatisches Absaugen
  - verflüssigt das Trachealsekret, ist dann besser abzusaugen

Gefahren beim endotrachealen Absaugen

- Sauerstoffzufuhr wird mehr oder weniger lange unterbrochen oder eingeschränkt
- plötzlicher PEEP-Verlust
- Vagusreiz, Bradykardiegefahr
- vermehrte Schleimproduktion
- Keimverschleppung

Das endotracheale Absaugen besteht aus vielen kleinen wohldurchdachten und geplanten Schritten, die eingeübt sein müssen. Qualifiziertes Pflegepersonal gibt dem Kind und den Eltern die Sicherheit, diese notwendige und unangenehme Pflegemaßnahme zu tolerieren.

Überlegungen, den Absaugvorgang zu optimieren, die Häufigkeit bedarfsgerecht anzupassen und die Gefahren auf ein Minimum zu reduzieren, zeichnen eine kompetente Pflegeperson aus.

13.2.6 Lagerung des beatmeten Kindes

Ziele der Lagerung sind eine **erleichterte Atemarbeit** und eine **verbesserte Lungenventilation und -perfusion.** Lagerung (Kap. 16.2.1) und Lagewechsel sind entscheidende Pflegemaßnahmen zum Vermeiden von respiratorischen Störungen.

Besonderheiten bei der Lagerung

Die Erkrankung des Kindes und seine momentane Befindlichkeit limitieren Lagerung und Lagewechsel.

- **wechselnd** in Rücken-, rechter und linker Seiten- und in Bauchlage
- ein häufiger Lagewechsel bewirkt eine bessere Verteilung der Atemluft in der Lunge und unterstützt die Lungenperfusion
- **bedarfsangepaßter Lage- und Positionswechsel** bei einem immobilen Kind zwei- bis vierstündlich nach Lagerungsplan
- häufig bessere Oxygenierung des Kindes in **135-Grad-Bauchlagerung** (Kap. 16.1.1)
- **30-Grad- oder 45-Grad-Oberkörperhochlagerung** fördert die Sekretdrainage der oberen Lungenabschnitte, durch die Schwerkraft vergrößert sich der Thoraxraum, dadurch bessere Lungenentfaltung
- zur optimalen Lungenentfaltung und unbehinderten Luftstrom kann in Rückenlage zeitlich begrenzt eine **Schulterrolle** eingesetzt werden
- Schultern und Arme unterpolstern, um das Gewicht über die knöchernen Strukturen auf die Matratze abzugeben und optimale Atembewegungen zu ermöglichen
- **A- und T-Lagerung** (Kap. 16.2.2) eignen sich als Dehnungslagen bei Schulkindern für einen kurzen Zeitraum, z.B. 30 Minuten
- die A-Lagerung unterstützt die Belüftung der oberen Lungenpartien, die T-Lagerung dehnt den gesamten Thorax und unterstützt die Belüftung der gesamten Lunge
- Spezialbetten zur **kinetische Therapie** (Kap. 7.12.3), die sich um ihre Längsachse drehen; die kontinuierliche Bewegung unterstützt die Belüftung und Durchblutung der Lunge und mobilisiert Sekrete

Die Auswirkungen einer Weichlagerung auf die Atmung sind zu berücksichtigen. Eine weiche Unterlage erschwert die Eigenbewegungen des Kindes, somit die aktive Atmung.

- **Frühmobilisation** wirkt atemunterstützend, z.B. Aufsetzen (Kap. 16.2.1), das Kind auf dem Arm halten und hoch nehmen, Bewegungsübungen und Unterstützung der Eigenbewegungen sind möglich

Ein strukturiertes, schrittweises, geplantes Vorgehen sichert die Kontinuität der Maßnahmen und den Erfolg.

13.2.7 Hochfrequenzbeatmung

Die Hochfrequenzbeatmung ist eine Beatmungsform, die sich in ihrer Wirkungsweise grundlegend von der konventionellen Beatmung unterscheidet und das Kind auf besondere Weise beeinträchtigt.
Die **Lunge** wird **kontinuierlich** auf ein bestimmtes Niveau **gebläht** (mittlerer Atemwegsdruck, MAP). Der Flow wird in Schwingungen um den mittleren Atemwegsdruck herum (Amplitude) versetzt.
Bei jeder **Oszillation** bewegen sich nur kleinste Tidalvolumina (Abb. 13-3).

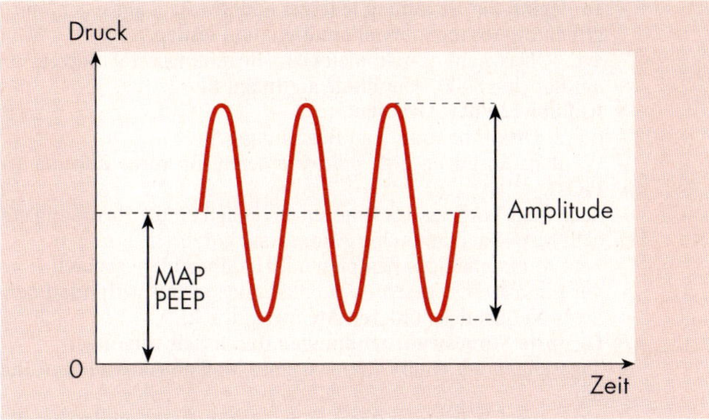

Abb. 13-3 Atemkurve bei der Hochfrequenzbeatmung

Die Häufigkeit der Schwingungen ist die Oszillationsfrequenz (in Hz gemessen, 1 Hz: 60 Schwingungen/Minute, Kap. 7.7.1)

▶ Pflegerische Maßnahmen bei speziellen Problemen

- **Hämodynamik des Herz-Kreislaufsystems**

(verminderter venöser Rückstrom zum Herzen, reduzierte kardiale Auswurfleistung)

- beeinträchtigt durch konstante, unphysiologische intrathorakale Druckerhöhung
- regelmäßige Blutdruckkontrollen, evtl. ZVD messen
- auf Ödeme achten
- Rekapillarisierungszeit messen, periphere Durchblutung beurteilen
- Herzfrequenz engmaschig überwachen, auf Tachykardien achten

- **Störanfällige EKG-Ableitung**
  - Extremitätenableitung oder Pulsfrequenz über Pulsoxymeter messen
- **Sekret und vermehrte Sekretbildung**
  - beeinträchtigte Effektivität der Hochfrequenzbeatmung schon durch kleine Sekretmengen
  - Sauerstoffsättigung und transkutanen pCO_2 kontinuierlich überwachen
  - auf sichtbares Sekret im Tubus achten
  - endotracheales Absaugen bei Bedarf
- **Beeinträchtigte Effektivität durch Beatmungsschläuche**
  - starres, kurzes Schlauchsystem ohne Faltenschläuche verwenden
- **Kondenswasser in den Beatmungsschläuchen**
  - führt zur Volumendämpfung der Oszillationen
  - Atemgas optimal anfeuchten und anwärmen, Kondenswasser regelmäßig entleeren
  - Anfeuchtungssystem regelmäßig kontrollieren z.B. Wasserstand, Temperatur
- **Nicht zählbare Atemfrequenz**
  - Thoraxvibrationen beobachten
  - Aussehen und Verhalten des Kindes regelmäßig beurteilen
  - Grenzwerte der kontinuierlichen Überwachungsgeräte, z.B. Pulsoxymetrie, Transkapnode, eng einstellen
- **Auskultation oder Fühlen von Endobronchialsekret nicht möglich**

- zu Beginn der Beatmung häufiger endotracheal absaugen, nach Befunderhebung Absaugintervall ermitteln und festlegen
- evtl. Überwachungsparameter am Beatmungsgerät nutzen, z.B. DCO_2 am Babylog 8000, Amplitude am Infant Star

- **Kollabieren der Alveolen**
- durch Diskonnektion vom Beatmungsgerät
- vor dem Absaugen evtl. präoxygenieren für kurze Zeit um 10 bis 20% FiO_2
- nach dem Vorgang das Kind unverzüglich an die Beatmung anschließen
- evtl. MAP nach ärztlicher Anordnung kurzfristig erhöhen
- kein routinemäßiges Beatmen mit Handbeatmungsbeutel
- der Einsatz eines geschlossenen Absaugsystems verhindert den vollständigen Verlust des mittleren Atemwegsdrucks

- **Gestörte Sinneswahrnehmungen durch Schwingungen**
- Tagesablauf mit einem ausgewogenes Maß an Aktivität und Ruhe gestalten
- eindeutige Wahrnehmungssignale geben, z.B. eindeutige Berührung, klare Informationen vermitteln
- Überstimulation vermeiden

- **Gestörte Ruhe- und Schlafphasen**
- durch laute Geräuschkulisse (gerätespezifisch)
- Ohrstöpsel verwenden bei lauten Geräuschen

- **Erschwertes Umlagern des Kindes durch starre, kurze Beatmungsschläuche**
- wechselnde Rücken-, Seiten- und Bauchlage nach Zustand des Kindes ermöglichen, immer mit zwei Pflegepersonen umlagern

- **Gefahr einer Extubation**
- durch Bewegungen des Kindes am kurzen, starren Schlauchsystem
- sichere Dreipunktfixerung des Endotrachealtubus eng an der Nase

! Das unnatürliche Bild ihres Kindes (Vibration und keine eindeutigen Atembewegungen) ist für Eltern befremdend und hat Einfluß auf den Umgang mit ihrem Kind. Daher Eltern ausführlich informieren und in die Pflege integrieren, ein Vertrauensverhältnis aufbauen und auf bestehende Ängste eingehen.

13.2.8 Sekretmobilisation, Pneumonieprophylaxe

Das vorhandene Sekret wird mobilisiert, indem die Einatemluft hinter das Sekret gelangen kann und so beim Ausatmen abtransportiert wird. Die betroffenen Lungenabschnitte werden so besser belüftet.

Drainagelagerung

- das Prinzip der Drainagelagerung ist eine gezielte Sekretmobilisation aus peripheren Lungenabschnitten durch Ausnutzen der Schwerkraft
- bei Atelektasen Lagerung gezielt für einen kurzen Zeitraum nach ärztlicher Anordnung einsetzen
- nach Röntgen- und/oder Auskultationsbefund die einzelnen Positionen wählen
- durch Knie-, Hüft-, Schulter- oder Rückenrollen knöcherne Strukturen unterstützen, um Entspannung in diesen Positionen zu ermöglichen
- die Anwendung der Drainagelagerung richtet sich immer nach dem Zustand des Kindes
- Drainagelagerungen und Wirkungsort sind in Tabelle 13-2 dargestellt

Tab. 13-2 Drainagelagerungen und Wirkungsort

Position	Lage	Wirkungsort
Rückenlage	Oberkörperhochlage Flachlage Kopftieflage	vordere obere Segmente mittlere Segmente vordere untere Segmente
Bauchlage	Oberkörperhochlage Flachlage Kopftieflage	hintere obere Segmente hintere mittlere Segmente hintere untere Segmente
Kopftieflage	Seitenlage rechts Seitenlage links	seitliche Segmente rechts seitliche Segmente links

Handvibration

- Ziel ist es, Sekret zu lösen
- Fingerspitzen am Rippenverlauf anlegen, basal beginnen
- kurzen Druck ausüben, sofort wieder lösen
- die Effektivität der Vibration richtet sich nicht nach der Geschwindigkeit zwischen Druck und Lösen der Fingerspitzen

! Die Vibration wirkt auf die Kinder häufig beruhigend (vestibulärer Reiz) und wird in der Regel gut toleriert.

Atemführung

- eine vertiefte Atmung führt zu Volumenschwankungen der Alveolen, das Sekret wird gelockert und in Bronchien und Trachea mitgeführt
- die Atembewegung aller Kinder ab dem siebten Lebensmonat wird durch diese Maßnahme vertieft
- Finger und Handfläche am Rippenverlauf anlegen
- Atmung erfühlen
- die Finger gehen ohne Druck in der Ein- und Ausatmung mit und können die Atmung dann mit zunehmender Auflagekraft vertiefen
- die Atemführung ist in Rücken-, Bauch- oder Seitenlage möglich
- während der Ausatemphase kann ein leichter Druck erhalten bleiben
- evtl. Atemführung durch Vibrationen ergänzen

Inhalationen

Eine Inhalation ist das Einatmen von Dämpfen, Stäuben, Gasen oder Aerosolen.

- Aerosole sind feinst zerstäubte Flüssigkeitströpfchen, die je nach Teilchengröße in die verschiedenen Abschnitte der Atemwege (Bronchialsystem bis in die Alveolen) eingeatmet werden
- Inhalieren unterstützt den Selbstreinigungsmechanismus der Lunge und bringt Wirkstoffe und Medikamente ohne Umgehung an ihren Wirkungsort
- Medikamente wie Sympathomimetika, Parasympatholytika, Sekretolytika, Mukolytika erweitern die Bronchien, verflüssigen und/oder vermindern das Bronchialsekret

Um Reaktionen wie Tachykardien, Bronchospasmen und/oder Atemnot rechtzeitig zu registrieren, wird ein inhalierendes Kind kontinuierlich überwacht.

- Kinder nicht direkt nach einer Mahlzeit inhalieren lassen
- mit den Materialien zur Inhalation hygienisch einwandfrei umgehen
- spontan atmende Kinder inhalieren über eine Maske und/oder Mundstück mit elektrisch betriebenen Geräten (z.B. Pari boy®) oder druckluftbetriebenen Mikroverneblern
- Dosieraerosole (druckluftgefüllte Metallbehälter) ermöglichen das exakte Inhalieren von Medikamenten über einzelne Dosierhübe (Abb. 13-4)
- Säuglinge und Kleinkinder benötigen Inhalationshilfen, sogenannte Spacer, über die ein Medikamentenhub in eine Kammer zerstäubt und vom Kind eingeatmet wird
- Funktionsprinzip gilt auch bei beatmeten Kindern, Inhalationshilfe (z.B. Aerochamber) oder spezielle Konnektoren zwischen Tubus und Beatmungsbeutel plazieren, um so einen Medikamentenhub zu verabreichen (Abb. 13-5)

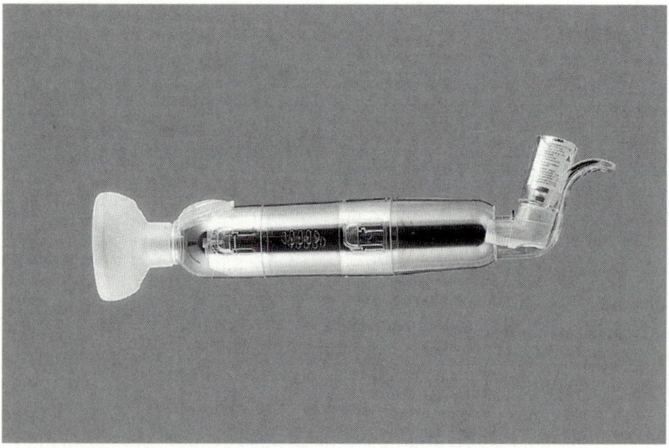

Abb. 13-4 Inhalationsgerät für Dosieraerosole

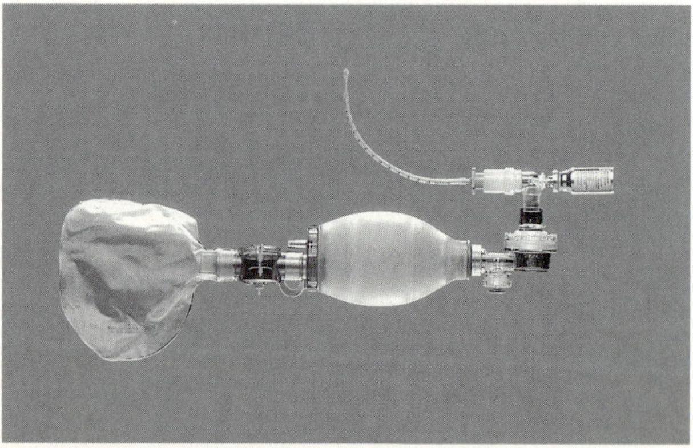

Abb. 13-5 Druckgesteuertes Inhaliergerät

- ein druckluftgesteuertes Inhaliergerät im Beatmungssystem ermöglicht das Inhalieren unter Beatmung
- Beatmungseinstellungen (z.B. Flow, FiO_2) werden, abhängig vom Gerätetyp, für die Dauer der Inhalation verändert

Atemfördernde Maßnahmen

- **Abhust-Training**
- spontan atmende Kinder spielerisch zum regelmäßigem effektiven Räuspern und Husten anhalten
- eine sitzende Position (Oberkörperhochlage, Kind sitzt auf seinen Sitzbeinhöckern) mit leicht vorgebeugtem Kopf erleichtert das Räuspern und Husten
- ein Gegendruck auf Operationswunden kann Schmerzen reduzieren
- zum Unterstützen der Exspiration sind z.B. Lippenbremse (Ausatmung durch schmale Lippenöffnung gebremst), Watte pusten oder durch Strohhalm blasen nützlich
- eine vertiefte Einatmung z.B. durch einen Triflow® trainieren lassen
- das Waschen der Brust oder des Rückens mit kaltem Wasser verstärkt kurzfristig die Einatmung
- **Atemstimulierende Einreibungen (ASE)**
- zur Optimierung der Atemfrequenz
- an der Schulter beginnen, Kontakt nicht mehr unterbrechen
- die Hände bewegen sich mit leichtem Druck in gleichmäßig kreisenden Bewegungen an der Wirbelsäule entlang
- Ruhe und Zeit sind notwendig

! Das Umsetzen der ASE erfordert differenzierte Kenntnisse und ein Training.

13.3 Sauerstofftherapie

Sauerstoff diffundiert über die Alveolen ins Blut, wird an das Hämoglobin der Erythrozyten gebunden, zu den Zellen transportiert und ist für den Zellstoffwechsel unerläßlich. **Oxygenierungsstörungen** haben ihre Ursache in einer **gestörten Ventilation, Diffusion** oder **Perfusion.**

Sauerstoff ist ein Medikament mit Nebenwirkungen. Es bedarf wie bei allen Medikamenten einer ärztlichen Verordnung über die Dosierung und Anwendung.

Umgang bei Sauerstofftherapie

- Sauerstoff stets anfeuchten (Ausnahme in Notfallsituationen)
- Sauerstoff angewärmt verabreichen
- Sauerstoffkonzentration regelmäßig kontrollieren, jede Änderung dokumentieren
- das Schlauchsystem zur Sauerstoffverabreichung einmal pro Schicht auf Lecks überprüfen
- das Kind kontinuierlich und engmaschig überwachen mit transkutaner pO_2-Messung oder Pulsoxymetrie, regelmäßigen Blutgasanalysen und klinischer Beobachtung

Verabreichen von Sauerstoff

- **Nasensonden**
- dünnlumige Sonde, das gebogene Ende vor der Spitze in ein Nasenloch einführen

- größere Kinder erhalten Nasensonden mit Schaumstoffansatz zum Polstern und Abdichten
- weicher, dünnlumiger Absaugkatheter als Alternative

- **Sauerstoffbrille**
- doppelläufiger Kunststoffschlauch mit oder ohne Schaumstoffansatz für beide Nasenlöcher
- wirkungsvoller als die Nasensonde, da der Sauerstoff durch beide Nasenlöcher verabreicht wird
- Schaumstoffkissen dichtet die Nase gut ab und hilft beim Anfeuchten der Inspirationsluft
- das Atemminutenvolumen des Kindes beeinflußt die inspiratorische Sauerstoffkonzentration
- Nachteile: die maximal zu erreichende Sauerstoffkonzentration beträgt 30 bis 50%, gereizte und trockene Nasenschleimhaut, Luftansammlung im Magen-Darmtrakt

- **Sauerstoffmaske**
- umschließt Nase und Mund des Patienten dicht
- es sind höhere Sauerstoffkonzentrationen zu erreichen als mit Nasensonden
- das feste Anliegen der Maske über Nase und Mund kann beim Kind ein Gefühl der Atemnot auslösen

- **Sauerstofftrichter**
- Trichter oder Maske mit Sauerstoffanschluß vor das Gesicht des Kindes legen
- die Kinder atmen die mit Sauerstoff angereicherte Luft ein
- durch die Vorlage von Trichter oder Maske ist das Gesichtsfeld des Kindes stark eingeschränkt

- **Geräte zur Sauerstoffinsufflation**
- Beatmungsgerät (CPAP) mit Befeuchtung und Heizung
- Flowmeter mit Befeuchtung und Heizung
- evtl. Sauerstoffanschluß mit Befeuchtung

- **Sauerstoffglocke, Sauerstoffzelt**
- Plexiglashaube oder Sauerstoffzelt
- Kind atmet angefeuchteten und erwärmten Sauerstoff ein

- **Inkubator**
- über das Belüftungssystem wird dem Inkubator Sauerstoff zugeleitet
- Sauerstoffkonzentrationen bis etwa 60% sind möglich

▶ Pflegerische Maßnahmen, Überwachung

- **Sauerstoffsonde**
- Kontaktaufnahme, Kind altersentsprechend informieren
- Nase reinigen und befeuchten
- Sonde in die Nase einführen und sicher fixieren
- zu verabreichende Sauerstoffkonzentration kontrollieren
- Sauerstoffsonde einmal täglich und nach Bedarf wechseln
- regelmäßige Nasenpflege, dreimal täglich und bei Bedarf
- korrekten Sitz der Sauerstoffsonde, Aussehen und Verhalten des Kindes kontrollieren

! Das Manipulieren an der Sonde bedeutet immer eine unangenehme Reizung der Nasenschleimhaut.

- **Sauerstoffmaske**
- Sitz der Maske regelmäßig prüfen
- Nasenpflege, Mundpflege

- auf Druckstellen im Bereich des Maskenrandes achten
- **Sauerstoffvorlage mit Trichter**
- die Sauerstoffkonzentration des Atemgases dicht vor der Nase des Kindes messen
- Nasenpflege, Mundpflege
- **Sauerstoffglocke, Sauerstoffzelt**
- besondere Hautpflege (feuchtes Mileu)
- bedarfsgerechter Kleidungs- und Bettwäschewechsel, die Luft ist feucht durch den angefeuchteten Sauerstoff
- rapides Absinken der Sauerstoffkonzentration bei Öffnung möglich
- Angst durch Enge

Gefahren der Sauerstofftherapie
- **Dämpfung der Spontanatmung**
- bei zu hohem Sauerstoffangebot deckt das Kind seinen Bedarf ohne Anstrengung
- die Atmung wird oberflächlicher, ein Anstieg des pCO_2 ist möglich
- plötzliche Gaben von hochkonzentriertem Sauerstoff können bei älteren reifen Neugeborenen eine minutenlange Atemhemmung auslösen
- **Toxische Schädigung**
- Schädigung der Alveolen bei Hyperoxie durch Sauerstoffradikale
- durch hohe Sauerstoffkonzentrationen kann es zur Überfüllung der Lungenkapillaren, zum Verdicken der Alveolarmembran oder zum interstitiellen oder intraalveolären Ödem kommen
- Gefahr der bronchopulmonalen Dysplasie und Retinopathie beim Frühgeborenen

13.4 Einschätzen und Überwachen der Herz-Kreislauffunktion

Die Blutgefäße bilden ein geschlossenes System, in dem das Blut, angetrieben vom Herzen, kontinuierlich zirkuliert. Der Kreislauf des Blutes versorgt die Körperzellen mit Sauerstoff und Nährstoffen und ermöglicht den Abtransport von Stoffwechselendprodukten.
Anpassungsprozesse (z.B. Geburt, Wachstum), **pathologische Veränderungen** (z.B. Herzfehler, Gefäßanomalien), sowie **eingeschränkte Kompensationsmöglichkeiten** erfordern eine engmaschige Überwachung des intensivpflichtigen Kindes.

13.4.1 Klinische Überwachung der Herz-Kreislauffunktion

Puls
- die vom Herzen erzeugte Druckwelle, die an oberflächlich verlaufenden Gefäßen in der Peripherie tastbar ist, z.B. A. carotis, A. radialis, A. femoralis, A. dorsalis pedis, A. brachialis
- das Palpieren des Pulses gibt Auskunft über die Herzfrequenz, Herzrhythmus und Blutdruck
- **Herzfrequenz:** normfrequent, bradykard, tachykard
- **Herzrhythmus:** regelmäßig, unregelmäßig
- **Blutdruck:** kräftiger oder fadenförmiger Puls
- **Pulsdefizit:** Differenz zwischen auskultierten Herzschlägen (Herzfrequenz) am EKG-Monitor und in der Peripherie tastbaren Pulswellen (z.B. Vorhofflimmern)
- **Pulslosigkeit:** nicht tastbarer Puls an der A. carotis, A. femoralis, A. brachialis (Kap. 12.3.1), klinisches Zeichen für einen Herzstillstand

Haut und Schleimhäute

Die **Rekapillarisationszeit** im Fingernagelbett dient zur Beurteilung der peripheren Durchblutung. Eine Fingerkuppe wird ausgedrückt, bis das Nagelbett weiß ist. Die Zeit bis zur Rosafärbung beträgt bei normaler Durchblutung maximal eine Sekunde.
- gute Durchblutung: warme, rosige Haut
- Zentralisation: blasse, kalte, kaltschweißige Haut
- eingeschränkte Mikrozirkulation: marmorierte Haut
- Rechtsherzbelastung: ödematöse Haut, Venenzeichnung

13.4.2 Apparative Überwachung der Herz-Kreislauffunktion

Dokumentation und Überwachung

- **Dokumentation**
- klinische Überwachungsparameter regelmäßig und situationsangepaßt
- kontinuierliche Messungen stündlich und nach Bedarf
- nicht kontinuierliche apparative Überwachungsparameter zeitnah
- **Klinische Überwachungsparameter**
- Zeichen der venösen Stauung, z.B. periphere Ödeme, Gewichtszunahme, Venenzeichnung
- Puls, z.B. Qualität, Rhythmus, Frequenz
- Haut, z.B. Kolorit, Temperatur, Perspiratio
- Urinausscheidung
- Verhalten, z.B. Zeichen der eingeschränkten Leistungsfähigkeit und Ermüdung
- **Apparative Überwachungsparameter**
- EKG, z.B. Herzfrequenz, -rhythmus, EKG-Bild
- nichtinvasiver Blutdruck
- invasive Druckmessungen, z.B. arterielle Druckmessung, zentraler Venendruck
- Sauerstoffsättigung, Transoxode, Transkapnode

! Faktoren wie Körpertemperatur, Atmung, Ausscheidung und Bewußtseinslage können die Herz-Kreislauffunktion beeinflussen und sind bei der Überwachung zu berücksichtigen.

13.4.2.1 EKG-Monitor

Ein EKG stellt die über Elektroden aufgezeichnete elektrische Aktivität des Herzens auf einem Monitor bildhaft dar (Kap. 7.3.1). Das EKG-Bild erlaubt nur dann Aussagen über die elektrische Herzaktivität, wenn die Elektroden zur Messung korrekt plaziert sind (Lage der elektrischen Herzachse).

Plazierung der Elektroden

- **rote** Elektrode im Bereich der rechten Klavikula, **gelbe** Elektrode oberhalb des linken Rippenbogens in der mittleren Axillarlinie, **grüne bzw. schwarze** Elektrode an beliebigem Applikationsort
- die Elektroden müssen so plaziert sein, daß der QRS-Komplex vom Monitor erkannt wird; Bewegungen des Kindes sollten elektrische Impulse nicht stören

Anforderung an eine EKG-Elektrode: hautfreundliches Produkt, gute Haftung, geringer Übergangswiderstand, Möglichkeit einer Umpositionierung.

Umgang mit der EKG-Überwachung

- Kind altersentsprechend informieren
- kindgerechte Elektrodengröße wählen

- Haut evtl. entfetten
- Elektroden regelmäßig alle drei bis sieben Tage wechseln
- bei Läsionen der Haut evtl. Panthenolsalbe benutzen
- Elektroden so plazieren, daß keine Druckstellen entstehen

EKG-Ableitung
- **Herzfrequenz,** z.B. normfrequent, bradykard, tachykard, asystolisch
- **Herzrhythmus,** z.B. Sinusrhythmus, Extrasystolen, AV-Block
- **EKG-Bild,** z.B. Hyperkaliämie, Myokardinfarkt, Kammerflattern

! Ein Monitor läßt die Einstellung individueller Alarmgrenzen zu und kann das EKG-Bild durch einen Systolenton (R-Zacke) akustisch unterstützen.

EKG-Bild (Abb. 13-6)
- **P-Zacke** entsteht durch elektrische Erregung der Vorhöfe
- **PQ-Intervall** entspricht der atrioventrikulären Übergangszeit
- **QRS-Komplex** entsteht durch die elektrische Erregung der Ventrikel
- **ST-Strecke,** in diesem Zeitraum sind beide Ventrikel vollständig depolarisiert
- **T-Welle** entspricht der Erregungsrückbildung in den Ventrikeln (Repolarisation)
- **U-Welle** folgt der T-Welle

13.4.2.2 Nichtinvasive Blutdruckmessung

Als **Blutdruck** wird die Kraft bezeichnet, die das Blut von einem Ort **höheren Druckes** (linker Ventrikel) entlang einem **Druckgefälle** (großer Kreislauf) zu einem Ort **niedrigeren Druckes** (rechter Vorhof) auf die Gefäßwände ausübt.

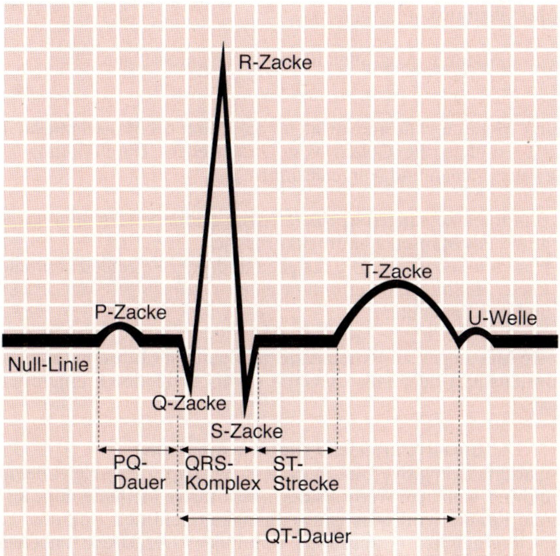

Abb. 13-6 EKG-Bild

Der Blutdruck wird durch die **Auswurfleistung** des Herzens, den **Widerstand** und das **Speichervermögen** des Gefäßsystems bestimmt.

Parameter
- **systolischer Druck**: Maximum der Druckpulskurve während der Ventrikelsystole
- **diastolischer Druck:** Minimum der Druckpulskurve während der Ventrikeldiastole
- **mittlerer arterieller Druck** (MAD): entspricht etwa dem diastolischen Druck plus einem Drittel der Blutdruckamplitude

Der MAD ist ein wichtiger Parameter zum Beurteilen der Vitalfunktionen, ist für einen konstanten kapillaren Blutfluß verantwortlich und entspricht dem Perfusionsdruck der Organe.

Oszillatorische Meßmethode (Kap. 7.4.1)
- zuverlässige standardisierte Meßmethode
- ein Gerät (z.B. Dinamap®, Druckmodul am EKG-Monitor) pumpt eine Blutdruckmanschette auf und erkennt die Amplituden pulsatorischer Druckschwankungen im Gefäßsystem
- registriert werden der systolische, diastolische und mittlere arterielle Druck sowie die Herzfrequenz des Kindes
- das Gerät ermöglicht punktuelle Blutdruckkontrollen in gewählten Intervallen sowie individuelle Alarmgrenzwerteinstellungen und Alarmfunktion
- Nachteil sind mögliche Fehlmessungen, die durch falsch hohe systolische Druckwerte das Erkennen einer Hypotonie evtl. verhindern

Umgang mit Oszillatoren
- kindgerechte Manschettengröße wählen, die Manschette bedeckt ca. 2/3 des Oberarms

Falsche Manschettengrößen führen zu Fehlmessungen.

Kurze Meßintervalle und zu lange Liegedauer der Manschette an der Extremität erhöhen die Gefahr von Druckstellen, Durchblutungsstörungen, Gewebeschäden und Nervenläsionen.

- Blutdruckmessungen in einem engen Zeitintervall stören das Kind aufgrund des Manschettendrucks erheblich
- Haut auf Schwitzen, Druckstellen und/oder Petechien beurteilen
- kurze Meßintervalle erfordern einen regelmäßigen Meßortwechsel zur anderen Extremität

Keine Messungen an Extremitäten mit laufender Infusion (unterbrochener Infusionsfluß) oder Pulsoxymetrie (Manschettendruck unterbricht Pulsation).

13.4.2.3 Invasive arterielle Blutdruckmessung

Die arterielle invasive Blutdruckmessung (Kap. 7.4.2) bietet bei niedrigem Blutdruck genauere Werte als die nichtinvasive Methode. Eine arteriell liegende Kanüle wird über einen **flüssigkeitsgefüllten Katheter** mit einem **Druckaufnehmer** (Transducer) verbunden. Der Druck im Gefäßsystem überträgt sich, wird in elektrische Signale umgewandelt und auf einem Monitor bildhaft dargestellt.

Vorgehen

- Voraussetzung ist ein arterieller Zugang (Kap. 9.3)
- Schlauchsystem und Druckaufnehmer steril und luftleer füllen (Luftblasen dämpfen die Ausschläge der Druckkurve)
- Druckaufnehmer mit Verbindungskabel an Monitor anschließen
- Schlauchsystem bzw. Druckaufnehmer mit arteriellem Katheter verbinden
- auf korrekten Verschluß von Dreiwegehähnen, Katheter-Kanülenansatz, und Druckaufnehmer achten, System zugfrei lagern
- Druckaufnehmer in Herzhöhe (etwa Thoraxmitte) bzw. in Höhe der Kanülen-Katheterspitze befestigen (Referenz- oder Nullpunkt)
- evtl. Warmlaufzeit des Druckaufnehmers beachten
- Druckaufnehmer zum Gefäßsystem verschließen, zur Atmosphäre öffnen
- Nullabgleichtaste des Monitors betätigen, Atmosphärendruck wird zum Nulldruck
- Druckaufnehmer steril verschließen und zum Gefäßsystem öffnen
- am Monitor kalibrieren, um einen Meßbereich festzulegen, der eine optimale bildhafte arterielle Druckkurve darstellt

! Um Gerinnsel an der Katheterspitze bzw. im Meßsystem zu vermeiden, verwendet man heparinisierte Spülflüssigkeit (NaCl 0,9%).

13.4.2.4 Zentraler Venendruck

Der zentrale Venendruck (ZVD, Kap. 7.4.3) ist der **herznahe Druck** in den **Hohlvenen**. Er ist abhängig von der Funktion des rechten Herzens, dem intravasalen Volumen, dem intrathorakalen Druck und dem Venentonus. Voraussetzung ist ein zentral liegender Venenkatheter (Kap. 9.1).
Mit dem ZVD überwacht man in der Regel die **Funktion** des **rechten Herzens.** Gleichzeitig dient er der **Steuerung** einer **Volumen- und/oder Flüssigkeitstherapie.**
Die Meßmethode über einen Druckaufnehmer entspricht der arteriellen Druckmessung. Normwerte sind der Tabelle 13-3 zu entnehmen. Abweichungen des ZVD sind in Tabelle 13-4 zu finden. Eine zentrale Venendruckkurve ist in Abbildung 13-7 dargestellt.

Vorgehen

- Schlauchsystem mit heparinisierter Spülflüssigkeit an zentralen Venenkatheter anschließen, bei Multilumenkathetern distalen Schenkel benutzen
- das Kind flach lagern, Lagerung beeinflußt den ZVD
- Druckaufnehmer in Herzhöhe (etwa Thoraxmitte) befestigen (Referenzpunkt)

Tab. 13-3 Altersabhängige Normwerte des zentralen Venendrucks

Alter	Normwert in mmHg (1 mmHg = 1,36 cm H_2O)
Neugeborene	0 bis 3 mmHg
Säuglinge	1 bis 5 mmHg
Schulkinder	1 bis 5 mmHg

Tab. 13-4 Abweichungen des zentralvenösen Drucks

Abweichung	Ursachen
erhöhter ZVD	Hypervolämie Rechtsherzinsuffizienz intrathorakale Drucksteigerung (z.B. Beatmung) intraabdominelle Drucksteigerung (z.B. Obstruktion der Vena cava) medikamentöse Gefäßkonstriktion
erniedrigter ZVD	Hypovolämie medikamentöse Gefäßdilatation

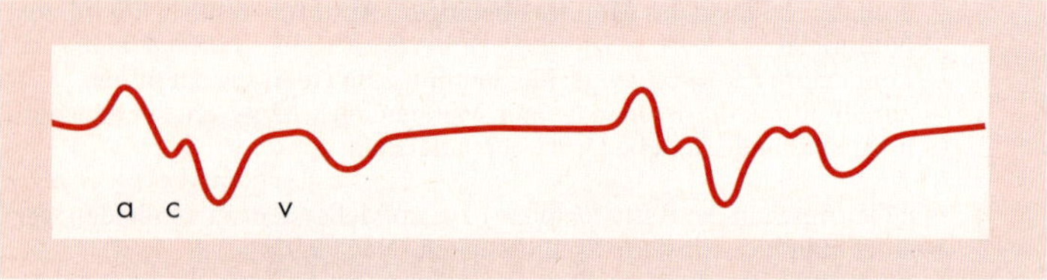

Abb. 13-7 Zentrale Venendruckkurve. a-Welle: Vorhofsystole, c-Welle: Verschluß der Trikuspidalklappe, v-Welle: Ventrikelsystole

- Nullabgleich und Kalibrieren am Monitor (Kap. 13.4.2.4)
- beatmete Kinder evtl. vom Beatmungssystem diskonnektieren, da der Beatmungsdruck/PEEP den intrathorakalen Druck beeinflußt

ZVD-Messung über eine Flüssigkeitssäule

- Messung über einen Nabelvenenkatheter, z.B. Erstversorgung im Kreißsaal
- Katheter offen senkrecht halten
- Niveauänderung des Flüssigkeitsspiegels mit einem Lineal abmessen (cmH_2O)

Bei schwerem Schock und/oder negativem ZVD besteht bei der offenen Meßmethode die Gefahr einer Luftembolie, da Luft angezogen werden kann.

13.4.2.5 Pulmonalarterieller Druck

Der pulmonalarterielle Druck (PAP, Kap. 7.4.4) ist der Druck in der Lungenarterie und läßt Beurteilungen der Herz-Kreislauf- und Lungenfunktion zu.

Vorgehen

- erfolgt unter strenger Indikation
- in der Regel nur nach kardiochirurgischen Eingriffen
- ergänzendes Kreislaufmonitoring bei z.B. Linksherz- oder Lungenversagen, Schockzuständen oder einer Kreislauftherapie mit Vasodilatatoren
- Voraussetzung ist ein Pulmonaliskatheter, dessen Spitze in einem Ast der Pulmonalarterie liegt

- der Pulmonalisdruck wird über den distalen Schenkel des Katheters gemessen
- Druckmessung wie in Kapitel 13.4.2.4 beschrieben
- auf Rhythmusstörungen achten
- mit dem Katheter läßt sich zusätzlich das Herzzeitvolumen errechnen und der Lungenkapillarverschlußdruck (Wedge-Druck) messen (ärztliche Tätigkeit)
- Normwerte in Tabelle 13-5

13.4.2.6 Linksatrialer Druck

Der linksatriale Druck (LAP) wird ausschließlich zur Überwachung der Funktion des linken Herzens bei Kindern nach kardiochirurgischen Eingriffen eingesetzt.

Tab. 13-5 Normwerte des pulmonalarteriellen Drucks

Druckart	Normwerte
systolischer Druck	15 bis 30 mmHg
diastolischer Druck	5 bis 19 mmHg
mittlerer Druck	10 bis 20 mmHg

Tab. 13-6 Störungen und Fehlerquellen bei der invasiven Druckmessung

Störungen	Mögliche Fehlerquellen
gedämpfte Kurve (Abb. 13-8)	Luftblasen in der Spülflüssigkeit Blut, Blutgerinnsel in Kanüle oder Meßsystem Abknicken des Gefäßzugangs unsachgemäß gelagerte Extremität Katheter oder Kanüle liegt an der Gefäßwand falsche Verbindungsleitung System ist undicht
Schleuderzacke (Abb. 13-8)	überlange Infusionszuleitung
fehlende Druckkurve	Dreiwegehähne in falscher Position Gefäßzugang knickt ab fehlerhafter Druckaufnehmer defekte Kabel
zu hohe Meßwerte	Druckaufnehmer unterhalb des Referenzpunktes falscher Nullabgleich
zu niedrige Meßwerte	Druckaufnehmer oberhalb des Referenzpunktes falscher Nullabgleich falsche Zuleitung Meßsystem ist undicht
Nullabgleich nicht möglich	Dreiwegehähne in falscher Position fehlerhafter Druckaufnehmer defekte Kabel

Vorgehen
- intraoperativ gelegter Katheter durch den Herzmuskel in den linken Vorhof
- Druckmessung wie in Kapitel 13.4.2.4 beschrieben
- bei Diskonnektion besteht die Gefahr einer Luftembolie
- der Katheter wird erst bei stabilen Gerinnungsverhältnissen gezogen
- Normalwert: 4 bis 10 mmHg

Störungen und Fehlerquellen bei invasiver Druckmessung sind in Tabelle 13-6 (s. auch Abb. 13-8) zu finden.

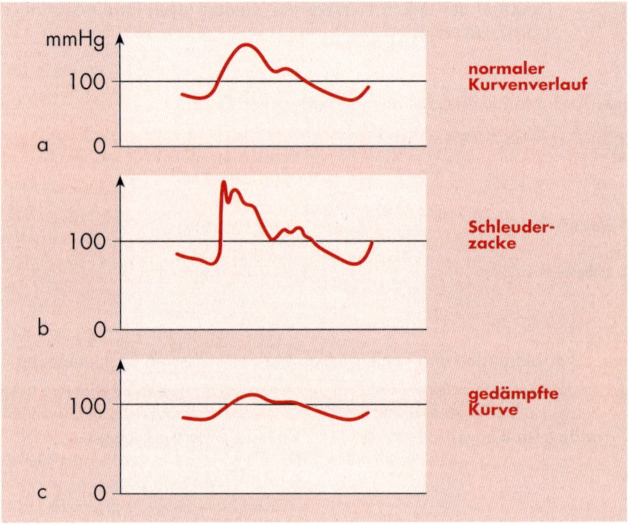

Abb. 13-8 Störungen bei der invasiven Druckmessung

14 Waschen und Kleiden

14.1 Die Haut

Die Haut stellt das **größte Sinnesorgan** des Menschen dar. Sie gliedert sich in **Oberhaut** (Epidermis), **Lederhaut** (Kutis) und **Unterhaut** (Subkutis) (Abb. 14-1).
Bei der **embryonalen Entwicklung** entstehen aus dem **Ektoderm** die spätere Haut, das gesamte Nervengewebe sowie die Sinnesorgane. Das **Endoderm** liefert das Zellmaterial für die Entstehung der Verdauungsorgane, das Mesoderm bildet die Grundlage für die Skelettmuskulatur und die Unterhaut.

Jede Berührung der Haut ist also auch immer eine Information nach „innen“.

Schutzfunktionen der Haut (Tab. 14-1)
- Talgdrüsen in der Haut bilden eine Substanz aus Fett, Wasser, Salz, Eiweißbausteinen und Harnstoff
- der Talg bildet einen Hydrolipidmantel, der die Haut vor Austrocknung schützt, wärmeregulierend wirkt und mikrobielle Schädigungen verhindert
- die Hautoberfläche ist ein Ökosystem aus Feuchtigkeitsfaktoren, Hydrolipidfilm, Säuremantel und Hautflora
- die Haut schirmt den Körper gegen Hitze und Kälte, Gifte und Strahlung, Mikroorganismen und Schmutz ab, reguliert die Körpertemperatur und gemeinsam mit den Nieren den Wasser- und Elektrolythaushalt
- eine Reihe unterschiedlichster Sensoren und Rezeptoren registriert Druck und Berührung und leitet diese Informationen weiter

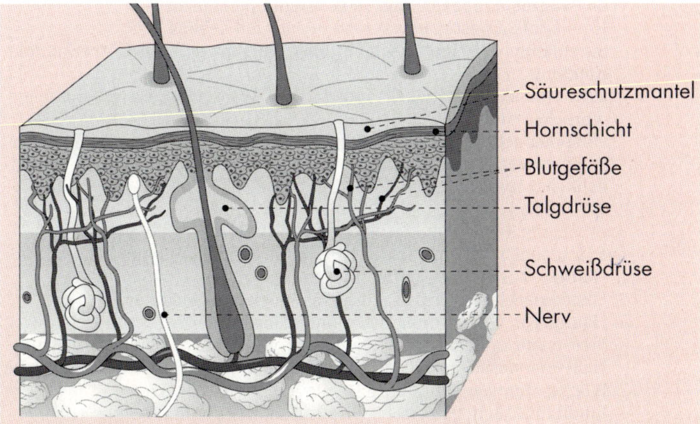

Abb. 14-1 Aufbau der Haut

Tab. 14-1 Schutzfunktionen der Haut

Einwirkungsart	Schutzfunktion
mechanisch, z.B. Druck, Stoß	Elastizität, vorhandene Fettpolster
chemisch, z.B. Säuren, Laugen	Pufferkapazität
physikalisch, z.B. UV-Licht	Hautpigment, Reflexion, Verdickung der Hornschicht
thermisch, z.B. Kälte, Wärme	Gefäßverengung und -erweiterung, Schweiß
mikrobiell, z.B. Bakterien, Viren	Hautflora, pH-Wert der Haut

Für die Hautpflege gilt: die Pufferkapazität der Haut bedarfsgerecht zu unterstützen, einen angemessenen Fett- und Wasserhaushalt zu erhalten, den Hydrolipidfilm nicht zu zerstören bzw. zur Regeneration beizutragen und eine Keimbesiedlung der Haut zu vermeiden.

Besonderheit der Babyhaut

- dünnere Haut und Hornschicht
- verminderte funktionelle Aktivität der Hautdrüsen, da der Hydrolipidfilm weniger fett, der Säuremantel weniger sauer ist
- geringeres Neutralisationsvermögen
- symbiotische Hautflora ist noch nicht aufgebaut
- empfindlich gegen chemische, physikalische und mikrobielle Noxen

Zwischen dem vierten und zwölften Lebensjahr entwickelt sich die Haut erst vollständig.

Haut als Kontaktmittel

- als Sinnesorgan ein wichtiger Wahrnehmungskanal zur Aufnahme und Aufrechterhaltung von Beziehungen
- die Wahrnehmung über die Haut verläuft permanent
- Kommunikationsorgan während des ganzen Lebens
- Stimulation der Haut geschieht über die Umwelt, z.B. Körperkontakt, Kleidung
- jeder Mensch entwickelt individuelle Wahrnehmungsgewohnheiten, -vorlieben und -abneigungen
- vorsprachliche Kommunikationsvorgänge, z.B. Berührung und Bewegung, entwickeln und erhalten das Körper-Ich und tragen zur Persönlichkeitsentwicklung bei

Analyse der Haut

Die Hautanalyse ist ein wichtiger Bestandteil der Körper- und Hautpflege.

- Hauttyp, z.B. normal, fettig, trocken
- Hautverfärbung, z.B. blaß, rosig, marmoriert, pigmentiert
- Hautturgor, z.B. eutroph, dystroph, ödematös, teigig
- Schweißabsonderung, z.B. kleinperlig, großperlig, klebrig, warm, kalt
- Hautveränderungen, z.B. Rötung, Blasenbildung, Hämatome, Petechien
- Wärme-/Kälteempfindung, z.B. intakt, frieren, schwitzen
- Empfindlichkeit, allergische Disposition, z.B. gerötet, fleckig
- Sensibilität, z.B. berührungsempfindlich

Die Haut ist an den einzelnen Körperstellen unterschiedlich geartet.

14.2 Hautpflege

Zur Hautpflege benötigt man vor allem Wasser.

Eigenschaften des Wassers
- idealer Wärmeleiter und -speicher
- kühles oder kaltes Wasser (10 bis 34 °C) löst den Hauttalg am wenigsten, führt zur Hypoämisierung, die Muskulatur spannt durch die Kälteeinwirkung an, Gefäße stellen sich eng, der Blutdruck steigt
- Wassertemperaturen zwischen 34 bis 37 °C empfinden die meisten Menschen als angenehm, sie steigern den Stoffwechsel durch verstärkte periphere Durchblutung
- ab 37 °C empfinden Menschen das Wasser eher als warm oder heiß, der Hauttalg löst sich schnell, es kommt zur Hyperämisierung und zur Entspannung der Muskulatur, der Blutdruck sinkt, Atmung und Herzfrequenz können beschleunigt sein, der Stoffwechsel ist gesteigert

Jeder Mensch hat sein individuelles Temperaturempfinden.

- schon ein Kontakt der Haut mit Wasser greift den Hydrolipidfilm an
- die Hornzellen der Haut quellen und weichen auf
- Substanzen, die für die Wasserbindung in der Haut zuständig sind, werden bei längerem Wasserkontakt ausgeschwemmt, Wasser verdunstet schneller, die Haut trocknet aus

Baden (Kap. 16.2.3)
- frühe positive Erfahrungen des Embryos im Fruchtwasser des Uterus
- dient der Körperwahrnehmung
- die Wassertemperatur beim Wannenbad sollte die Körpertemperatur des Kindes nicht überschreiten
- die Waschrichtung sollte vom Körperstamm ausgehen
- Badezeit so gering wie möglich wählen, etwa zehn Minuten
- ein Vollbad erleichtert die Bewegung und entspannt die Muskulatur, beeinflußt aber durch den hydrostatischen Druck bei Kindern mit Herz-Lungenerkrankungen das Wohlbefinden und kann zu Angstzuständen führen
- Badezusätze wirken auf eine große Körperoberfläche

Duschen
- das Duschen ist dem langen Baden vorzuziehen, da die Haut beim Bad stark Wasser einlagert, was den Zellzusammenhalt der Lederhaut gefährdet
- Wassertemperatur, -menge und -strahl stimulieren die Haut
- in warmer Raumluft
- zunächst mit körperwarmem Wasser von den Füßen aufwärts beginnen, bis das Kind vollständig naß ist
- um die Körperform zu betonen, duscht man das Kind zentral vom Körperstamm bis zu Händen und Füßen

14.2.1 Waschzusätze, Badezusätze

Waschzusätze **reduzieren** die **Oberflächenspannung** des Wassers und werden nur zur Reinigung der nicht wasserlöslichen Schmutzbestandteile benötigt. Sie ermöglichen einen ausreichenden Kontakt des Wassers mit der Haut.

Seifen

- enthalten Natrium- und Kaliumsalze organischer Fettsäuren, rückfettende Substanzen (z.B. Lanolin) und Zusatzstoffe (z.B. Duft- und Farbstoffe)
- sind primär alkalisch, reduzieren den Hydrolipidfilm und fördern den Flüssigkeitsverlust der Haut
- können unter die Hornhaut gelangen, sie aufquellen und austrocknen
- Haut benötigt nach einem Seifenkontakt etwa zwei Stunden, um den natürlichen Säuregrad wiederherzustellen

Die gesunde Hautoberfläche hat einen pH-Wert von 5 bis 6, ist also leicht sauer.

- Seife kann bei empfindlicher oder vorgeschädigter Haut zu Reizung und Juckreiz führen
- Kinderseifen sind häufig pH-neutral und enthalten mehr Rückfetter als normale Körperseifen

Syndets

- synthetisch hergestellte feste und flüssige Körperreinigungsmittel mit waschaktiven Substanzen, z.B. Flüssigseife, Duschgel, Badezusätze
- verringern die Oberflächenspannung des Wassers
- entfetten die Haut
- der Grad der Hautentfettung richtet sich nach der Art, dem pH-Wert sowie der Konzentration der verwendeten Substanz
- ist die Barrierefunktion der Haut geschädigt, können Allergene oder andere schädliche Substanzen leicht in die Haut eindringen
- Allergien entstehen meistens durch Zusatzstoffe wie Parfüm, Deowirk- oder Konservierungsstoffe

Fehler bei der Anwendung von Seifen und Syndets sind zu häufiges Waschen, unzureichendes Abspülen, übermäßiger Seifenkonsum (falsche Konzentration)

Schaumbäder

- hoher Anteil an Syndets, belasten die Haut
- sparsam (nach Herstellerangaben) dosieren
- Kinder brauchen keine synthetischen Schaumberge

Ölbäder

- belasten die Haut weniger als Schaumbäder
- in der Regel nicht häufiger als zweimal wöchentlich einsetzen, sparsam (nach Herstellerangaben) dosieren
- reines Öl in Wasser hat keinen hautpflegenden Effekt, da ohne Emulgatoren keine Feinverteilung mit Wasser stattfindet
- medizinische Badezusätze müssen unter exakter Dosierung, in der Regel zehn Minuten, auf die Haut einwirken

14.2.2 Hautpflegemittel

Der Hauttalg des Menschen ist ein physiologisches Pflegemittel. Jeder Mensch produziert seine spezielle Rezeptur mit der für ihn idealen Zusammensetzung. Eine synthetische Imitation kann sich niemals so gut an die Haut adaptieren.

Hautpflegemittel sollen den Hydrolipidfilm der Haut regulieren und stabilisieren. Bei der Anwendung gilt der Grundsatz: „so viel wie nötig, so wenig wie möglich".

Je mehr ein Pflegepräparat der natürlichen Hautoberfläche entspricht, desto besser ist die Verträglichkeit.

Pflegemittel (Tab. 14-2)
- normale Haut pflegt bzw. regeneriert sich selbst
- durch falschen Einsatz von Pflegemitteln kann diese Funktion unterdrückt werden

Das B-Vitamin Dexpanthenol ist Bestandteil der Haut, ein Einsatz von Panthenolsalbe kann die Bildung des natürlichen Stoffes beeinflussen.

- pflanzliche Zusatzstoffe haben ein hohes Allergiepotential, deshalb indikationsgerechte Anwendung
- Konservierungsstoffe zur verlängerten Haltbarkeit von Pflegemitteln können auf der Haut Reizungen und Allergien auslösen

Anwendung von Pflegemitteln
- die Haut in der Regel mit klarem Wasser waschen
- auf Körperpflegemittel nach Möglichkeit verzichten
- Cremes und Lotionen können bei prophylaktischer Anwendung mehr schaden als nützen
- Eltern nach den Gewohnheiten zur Körperpflege befragen
- patienteneigene Waschzusätze und Körperpflegemittel anwenden

• **Normale Haut**
- Wasser, keine Körperpflegemittel notwendig

• **Fettende Haut**
- Wasser und schwach sauere oder pH-neutrale und reizarme Syndets
- mit klarem Wasser nachwaschen
- keine Salben verwenden, da Abdichtungseffekt

• **Trockene Haut**
- Wasser, W/O-Lotionen
- Ölbad nach Indikation

• **Schuppige Haut**
- muß nicht trocken sein, da bei immobilen Patienten durch Bewegungsmangel das Abschilfern von Hautschuppen fehlt

• **Stark verschmutzte Haut**
- Wasser und Syndets
- mit klarem Wasser nachwaschen
- bei häufigem Waschen Körperlotion anwenden

Benötigt das Kind Präparate zur Hautpflege, muß auf Kontinuität in der Anwendung geachtet werden. Falsches, übertriebenes bzw. unkritisches Anwenden von Pflegeprodukten führt zu Hautschäden.

Tab. 14-2 Pflegemittel und ihre Eigenschaften

Hautpflegemittel	Eigenschaften
Wasser-in-Öl-Emulsionen (W/O) z.B. Lotionen, Salben (Abb. 14-2)	überziehen die Haut mit einem Fettfilm luftdurchlässig durch Wasseranteil Wärmeaustausch ist möglich Ölanteil hält Hautfeuchtigkeit zurück enthalten Emulgatoren
Öl-in-Wasser-Emulsionen (O/W) z.B. Lotionen, Cremes (Abb. 14-2)	Wasser dringt in obere Hornschicht ein Haut quillt auf vergrößerte Hautoberfläche Feuchtigkeit verdunstet rasche Austrocknung der Haut kühlender Effekt enthalten Emulgatoren
Körperöle	aus natürlichen Ölen hergestellt enthalten keine Emulgatoren fetten die Haut ein verbesserte Elastizität der Deckhaut
Fettsalben	dichten die Hautporen ab verhindern den Wärmeaustausch zweimal täglich entfernen nur lokal anwenden
Pasten	guter Hautschutz je fester sie sind, desto mehr trocknen sie aus
Lösungen	enthalten keine Feststoffe kühlen häufig Alkoholzusatz (austrocknend)
Puder	entziehen der Haut Wasser und Fett trocknen die Haut aus Gefahr des Krümelns in feuchtem Milieu beim Auftragen evtl. Einatmen von Puderpartikeln
Babyöle	enthalten in der Regel Mineralöl allergische Reaktionen durch parfümierte Öle eignen sich nicht zur Babymassage

14.3 Körperpflege des intensivpflichtigen Kindes

14.3.1 Ganzkörperwäsche

Informationen aus der Pflegeplanung, z.B. Befund der Hautanalyse, Art und Häufigkeit der Waschung, evtl. Gebrauch von Pflegemitteln oder Zusätzen, entnehmen.

▶ **Pflegerische Aspekte**

- spezielle Bedürfnisse des Kindes berücksichtigen
- Ressourcen des Kindes nutzen

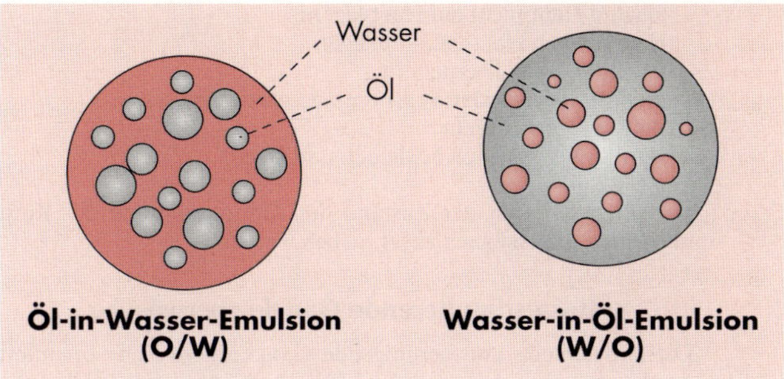

Abb. 14-2 Öl-in-Wasser- und Wasser-in-Öl-Emulsionen

- altersentsprechende Information
- Eltern in die Körperpflege einbeziehen, informieren und anleiten
- Tag-Nachtrhythmus und Ruhephasen des Kindes berücksichtigen
- Intimsphäre des Kindes wahren
- Regeln der Hygiene beachten, Infektionsrisiko vermindern
- Haut inspizieren
- Körper-, Sinneswahrnehmung und Wohlbefinden fördern
- für ausreichende Raumtemperatur und Zeit sorgen
- kontinuierliche Beobachtung bei der Körperpflege von Vitalparameter, Verhalten, Mimik, Gestik, Haut

Vorbereiten des Materials

- Waschschüssel mit Wasser
- Waschlappen, Handtücher
- evtl. Pflegemittel, evtl. Badezusatz
- Mullkompressen
- evtl. Meßelektroden, z.B. EKG-Elektroden
- Bettwäsche, Lagerungshilfsmittel

Vorgehen

Nicht alle Maßnahmen zur Körperpflege müssen zwingend zum gleichen Zeitpunkt erfolgen. Eine Teilkörperwäsche ist nicht so belastend für das Kind.

- Ganzkörperwäsche richtet sich nach dem Bedarf des Kindes
- Kontakt zum Kind aufnehmen
- Tubus und Beatmungssystem sowie Zugänge, Sonden und Drainagen sichern
- Lagerungshilfsmittel je nach Situation ganz oder teilweise entfernen
- Körpertemperatur ermitteln
- Kind zur Körperpflege auf einer sauberen Unterlage lagern, in eine bequeme Position bringen
- stark verunreinigte Haut vor der Körperpflege reinigen
- Kind während der Körperpflege nur bedarfsgerecht aufdecken
- punktuelles, oberflächliches Berühren vermeiden, Hautkontakt halten
- mit flacher Hand ruhige, deutlich beginnende und endende Berührungen
- eine Waschrichtung einhalten
- Haut und Hautfalten gut abtrocknen, nicht rubbeln

- feuchte Haut nicht auf Haut lagern
- Haut je nach Hautbefund pflegen
- feuchte Verbände erneuern
- Meßelektroden oder -sensoren neu plazieren
- Bettwäsche wechseln
- Kind soweit möglich bekleiden und lagern

Verschlechtert sich der Zustand des Kindes während der Körperpflege, muß diese unverzüglich abgebrochen werden.

14.3.2 Basalstimulierende Ganzkörperwäsche

Die aktivierende und beruhigende Ganzkörperwäsche orientiert sich an der Haarwuchsrichtung. Jedes Körperhaar ist an seiner Wurzel von Nervengeflechten umgeben, die Berührung registrieren und diese Informationen weiterleiten. Berührungen gegen die Haarwuchsrichtung werden intensiver wahrgenommen als Berührungen mit der Haarwuchsrichtung.

▶ Pflegerische Aspekte

- Ziel ist es, daß das Kind seinen Körper erfährt und ein Kommunikationsangebot erhält
- gezielte Förderung des Kindes
- eine feste Bezugsperson übernimmt die Pflegehandlung
- es ist sinnvoll, die Eltern einzuweisen

Die Pflegeperson schätzt das Ausgangsbefinden ein. Orientierungen bieten hierzu z.B. das Verhalten, die Vitalzeichen und der Blutdruck des Kindes.

- Pflegehandlung genau planen und vorbereiten
- individuelle Berührungsvorlieben herausfinden und dokumentieren
- die Hand der Pflegenden berührt das Kind großflächig und paßt sich der Körperform an
- durch einen Waschlappen kann das Kind leichter zwischen der Hand der Pflegeperson und dem eigenen Körper unterscheiden
- Hautkontakt nie unterbrechen
- das Kind muß die sichere Hand der Bezugsperson spüren
- der Genitalbereich wird bei der Ganzkörperwäsche ausgespart (außer bei Kindern im Windelalter)
- das sehr sensible Gesicht separat waschen
- das Waschwasser enthält in der Regel keine Zusätze
- wenn notwendig, vermitteln patienteneigene Pflegemittel Sicherheit durch vertraute Gerüche
- Ritualisieren einer Initialberührung (z.B. Schulter, Fuß) die dann zur Kontaktaufnahme immer angewendet wird
- zur Orientierung müssen Beginn und Ende der Maßnahme für das Kind einzuordnen sein
- die Ganzkörperwäsche sollte nicht länger als 20 Minuten dauern

Aktivierende Ganzkörperwäsche

- Berührungen gegen die Haarwuchsrichtung stimulieren und intensivieren Wahrnehmung
- z.B. bei bewußtlosen, somnolenten, hypotonen, wahrnehmungsgestörten oder desorientierten Kindern
- Waschwassertemperatur liegt unter der Körpertemperatur

- Waschlappen darf nicht zu weich sein, muß sich der Körperform anpassen und gut durchnäßt sein
- die Ganzkörperwäsche beginnt nach der Kontaktaufnahme am Körperstamm
- Waschrichtung immer gegen die Haarwuchsrichtung
- mit einem rauhen Handtuch gegen die Haarwuchsrichtung abtrocknen
- Waschwasserzusätze, z.B. Rosmarin, können die belebende Wirkung unterstützen

Beruhigende Ganzkörperwäsche
- Berührungen mit der Haarwuchsrichtung geben Informationen über die Körperform, sie wirken beruhigend
- z.B. bei hyperaktiven Kindern, bei Kindern mit zentralen Unruhezuständen, Schmerzen oder Unruhe
- für eine ruhige Atmosphäre sorgen, möglichst keine Störungen
- Aufmerksamkeit des Kindes nicht durch häufiges Ansprechen wecken
- Waschwassertemperatur entspricht der normalen Körpertemperatur
- der Waschlappen ist weich und gut ausgewrungen, paßt sich der Körperform an
- Waschrichtung immer mit der Haarwuchsrichtung
- Kind mit einem weichen Handtuch mit der Haarwuchsrichtung abtrocknen
- Waschwasserzusätze, z.B. Lavendel, können die beruhigende Wirkung unterstützen

Dokumentation: Hautbefund, Wirkung der Pflegemaßnahme, Reaktionen des Kindes.

14.3.3 Haarpflege

Tägliche Haarpflege
- Haare mindestens zweimal täglich und nach Bedarf kämmen und/oder bürsten
- Handtuch unter den Kopf legen
- patienteneigenen Kamm oder Bürste verwenden
- Haare von der Haarspitze zum -schaft kämmen
- bei Bedarf Verfilzungen entfernen
- mindestens einmal täglich die Kopfhaut inspizieren
- lange Haare seitlich zusammenbinden

Haarwäsche
- belastet das Kind
- zwei Pflegepersonen erforderlich, eine Person hält den Kopf des Kindes, die zweite Person wäscht die Haare
- Kindershampoo oder patienteneigenes Haarshampoo verwenden
- Kind altersentsprechend informieren
- Tubus und Beatmungssystem, Sonden, Katheter und Drainageschläuche sichern
- Kind flach auf dem Rücken lagern
- zur Wäsche entweder den Kopf-Schulterbereich erhöhen oder über das Kopfende des Bettes hinausragen lassen
- Nässeschutz unterlegen
- Augen und Ohren des Kindes vor Wasser schützen, z.B. mit Ohrstöpsel, Watte, Waschlappen
- Haare über spezieller Haarwaschvorrichtung oder Waschschüssel waschen

Basalstimulierende Haarwäsche
- Orientierungshilfe ist die Haarwuchsrichtung
- patienteneigenes Haarwaschmittel benutzen (vertrauter Geruch)
- Haare nicht rubbeln, da undifferenzierte Information
- das Fönen der Haare ermöglicht einen gezielten Temperaturwechsel, wirkt belebend
- Fönen mit einem warmen Luftstrom belebt

! Viele Kinder akzeptieren das Fönen der Haare nicht.

- die belebende und die beruhigende Haarwäsche entsprechen den Prinzipien der basalstimulierenden Ganzkörperwäsche

Dokumentation: Zustand der Kopfhaut, Wirkung der Pflegemaßnahme, Reaktionen des Kindes.

14.3.4 Nagelpflege

Vorgehen
- Kind altersentsprechend informieren
- Empfindlichkeiten erfragen und berücksichtigen
- Nagelschere mit abgerundeter Spitze verwenden
- evtl. vorher Hand- bzw. Fußbad
- Handtuch unterlegen
- Fingernägel kurz und rund schneiden bzw. feilen, Zehennägel gerade schneiden bzw. feilen
- Nagelhaut nicht entfernen, da Verletzungsgefahr
- Fingernägel von Neugeborenen werden nur dann geschnitten, wenn sich das Kind selbst kratzt und damit verletzt

Nägel von Neugeborenen und kleinen Säuglingen sind sehr weich, beim Schneiden kann ein Umbiegen der Nägel zur Nagelbettverletzung führen.

Dokumentation: Zustand der Nägel und des Nagelbetts.

14.3.5 Nasenpflege

Eine intakte Nasenschleimhaut bedarf keiner besonderen Pflege. Verletzungen, z.B. Schleimhautläsionen oder -blutungen, können durch Manipulationen in der Nase entstehen.

Vorgehen
- bei trockener Umgebungsluft evtl. Nasenschleimhaut mit NaCl 0,9%-Nasentropfen anfeuchten
- Borken und Krusten in der Nase mit NaCl 0,9% oder Nasensalbe und Watteträger benetzen und vorsichtig lösen
- evtl. nasales Absaugen (Kap. 13.2.2), wenn die Nasenatmung durch Sekret stark behindert ist
- medikamentenhaltige Nasentropfen nur nach ärztlicher Anordnung
- Nasenpflege bei nasal intubierten Kindern in Kapitel 13.2.2

Dokumentation: Zustand von Nasenschleimhaut und Nase, Sekretbildung, Wirkung der Pflegemaßnahme, Reaktion des Kindes.

14.3.6 Ohrenpflege

Vorgehen
- Ohrmuschel einmal täglich inspizieren, bei immobilen Kindern nach jedem Umlagern (Druckstellen)
- Ohrmuschel und äußeren Gehörgang nach Bedarf mit Waschlappen bzw. Watteträger reinigen, bei starker Verunreinigung evtl. Hautpflegeöl benutzen
- für jedes Ohr separate Watteträger benutzen
- Hautdefekte mit Panthenolsalbe eincremen, Druckstellen bei Bedarf mit Hydrokolloidverband abdecken

Dokumentation: Zustand der Ohrmuschel und des äußeren Gehörgangs.

14.3.7 Augenpflege

Bei gesunden Menschen werden der Bindehautsack und die Hornhaut der Augen mechanisch gereinigt. Die Tränenflüssigkeit verteilt sich durch den Lidschlag und benetzt die Hornhaut. Der Kornealreflex schützt das Auge vor Fremdkörpern.

Vorbereiten des Materials
- sterile Kompressen
- zimmerwarme physiologische Kochsalzlösung
- evtl. Augensalbe, Augentropfen
- evtl. Einmalunterlage zur Augenspülung
- Einmalspritze zur Spülung (5 bis 10 ml)
- Abwurfschale

▶ Pflegerische Aspekte

Bei Erkrankungen oder Verletzungen des Auges ist für die Pflege eine ärztliche Anordnung erforderlich.

- Augen einmal täglich und bei Bedarf inspizieren
- bei bewußtseinsgestörten, relaxierten und/oder analgosedierten Kindern einmal pro Schicht und bei Bedarf eine Augenpflege vornehmen
- Auge bei vollständigem Lidschluß mit NaCl 0,9% reinigen und anfeuchten
- bei inkomplettem Lidschluß zum Schutz vor Austrocknung alle sechs Stunden Augensalbe auftragen, evtl. stündlich künstliche Tränenflüssigkeit einbringen
- Arzt bei Auffälligkeiten des Auges informieren

Augen reinigen, Augensalbe verabreichen
- Kind altersentsprechend informieren
- bei beatmeten Kindern Tubus und Beatmungssystem sichern
- Kind in Rückenlage lagern, den Kopf sicher fixieren, evtl. durch eine zweite Pflegeperson
- Verklebungen der Augenlider von außen nach innen mit NaCl 0,9% und sterilen Kompressen reinigen
- für jedes Auge neue Kompressen verwenden
- zum Spreizen der Augenlider Mullkompressen verwenden
- Augensalbe oder -tropfen ohne Berührung des Auges in den unteren Bindehautsack geben
- zum besseren Verteilen Augenlider bei Bedarf einige Male passiv bewegen

! Für wache Kinder ist die Applikation von Augensalbe beunruhigend

- Augensalbe erst nach Beurteilung der Pupillenreaktion verabreichen
- bei Verwenden von Augensalbe sind regelmäßige Augenspülungen notwendig

Augen spülen
- zusätzliche Indikation ist ein Fremdkörper
- Kopf zur Seite des betreffenden Auges drehen
- Augenlider mit Mullkompressen spreizen
- Einmalspitze mit NaCl 0,9% am inneren Augenwinkel plazieren
- mit Flüssigkeit von innen nach außen spülen
- Spülvorgang bei klarer Spülflüssigkeit beenden

Dokumentation: Zustand der Augen, z.B. Skleren, Lider, Schleimhaut, Wirkung der Pflegemaßnahme, Reaktionen des Kindes.

14.3.8 Mundpflege

Die Mundpflege umfaßt das Reinigen, Anfeuchten und Inspizieren des Zahnfleisches, der Zähne und Lippen.

Vorbereiten des Materials
- Stieltupfer in altersentsprechender Größe, z.B. Watteträger
- Mullkompressen
- Einmalhandschuhe
- evtl. Mundpflegeset mit Péan-Klemme, Tupfer, Abwurfschale
- Mundpflegemittel, z.B. Tee, Mineralwasser
- evtl. patienteneigene Zahn- und Mundpflegeutensilien
- Mundspatel
- Absaugvorrichtung, Absaugkatheter
- evtl. Mundkeil als Beißschutz
- zur Mundspülung: Einmalspritze (maximal 10 ml), Spüllösung, Handtuch

▶ Pflegerische Aspekte
- Kind altersentsprechend informieren
- Gewohnheiten und Bedürfnisse des Kindes berücksichtigen
- Kind in einer bequemen Position lagern
- Mundschleimhaut und Zahnfleisch bei nicht oral ernährten Kindern drei- bis sechsmal täglich reinigen und anfeuchten
- einmal täglich und nach Bedarf Mundhöhle inspizieren
- Lippen nach Bedarf reinigen, bei Trockenheit mit Panthenolsalbe eincremen oder den patienteneigenen Lippenfettstift einsetzen

! Mund unabhängig vom Sondiervorgang inspizieren und reinigen, um negative Munderfahrungen nicht mit der Nahrungsaufnahme in Verbindung zu bringen.

- Manipulationen im Mundbereich können Übelkeit oder Erbrechen auslösen

! Die orale Stimulation und auch das Kau- und Schlucktraining mit dem Sondiervorgang verbinden (Kap. 17.4).

- eine speziell angeordnete Mundpflege nach ärztlicher Anordnung und/ oder Standardplänen vornehmen
- die Eigenständigkeit des Kindes nutzen
- Mundpflege bei oral intubierten Kindern in Kapitel 13.2.3

Vorgehen
- bei beatmeten Kindern Tubus, Beatmungssystem sichern und evtl. den Cuffdruck überprüfen
- Einmalhandschuh anziehen
- trockene Lippen eincremen
- bei Bedarf orales Sekret absaugen
- Mundhöhle mit Spatel bzw. Stieltupfer und Lichtquelle inspizieren
- Mundboden, Wangentaschen, Zahnleiste, Zunge, Gaumen von hinten nach vorn auswischen
- Stieltupfer oder Tupfer nach jedem Wischvorgang verwerfen

! Um die Mundpflege besonders schonend vornehmen zu können, umwickelt man den Finger mit einer Kompresse und wischt damit die Mundhöhle aus.

- Beläge evtl. mit Butter lösen
- evtl. Mundschleimhaut und Zahnfleisch mit ärztlich angeordneten Mundtherapeutika pinseln

Mundspülung
- möglichst Oberkörperhochlagerung, Kopf seitlich drehen
- Oberkörper abdecken, z.B. mit Handtuch
- Mundhöhle und Zähne mit einer Einmalspritze spülen, die eingespritzte Spüllösung gleichzeitig mit einem großlumigen Katheter absaugen
- bei Bedarf Lippenpflege

Zahnpflege
- Zähne und Zahnfleisch mindestens zweimal täglich mit patienteneigener weicher Zahnbürste und evtl. Zahnpasta reinigen
- Zähne von hinten nach vorne und von „rot“ nach „weiß“ bürsten
- Zähne mit festsitzenden Zahnspangen mit spezieller Bürste reinigen, keine Watteträger oder Tupfer verwenden
- bei vermehrter Blutungsneigung weiche Watteträger, evtl. Mundddusche verwenden, keine Zahnbürste

Mundpflegemittel sind in Tabelle 14-3 dargestellt.
Dokumentation: Zustand der Mundhöhle, Speichel- und Sekretbildung, Wirkung der Pflegemaßnahme, Reaktionen des Kindes.

Eine regelmäßige, sorgfältige Mundpflege ist die beste Soorprophylaxe.

14.4 Kleiden

Kleidung umhüllt den Körper und vermittelt ein Körpergefühl, Geborgenheit und Sicherheit.

▶ Pflegerische Aspekte
- Stoffe werden über die Haut unterschiedlich wahrgenommen, z.B. Baumwolle, Leinen, Seide

Tab. 14-3 Mundpflegemittel

Mundpflegemittel	Wirkung und Besonderheiten
Tee, unterschiedliche Geschmacksrichtungen	zum Anfeuchten der Mundschleimhaut patientenorientiert einsetzbar
Kamillentee (kein Beuteltee)	entzündungshemmend beruhigt die Mundschleimhaut unterstützt den Aufbau der natürlichen Mundflora
Salbeitee (kein Beuteltee)	entzündungshemmend entschleimend schmerzlindernd
Mineralwasser	zum Anfeuchten der Mundschleimhaut geschmacksneutral enthält Wasser und Elektrolyte
Butter	löst Beläge und Borken macht die Schleimhaut geschmeidig
physiologische Kochsalzlösung	regt den Speichelfluß an entschleimend

- die Bewegung des Kindes stimuliert die Haut durch unterschiedlichen Sitz der Kleidung (z.B. eng, locker)
- die Haut wird taktil auch über Zudecken, Kuscheltiere und/oder Lagerungshilfsmittel stimuliert
- Kleidung muß bequem, ausreichend groß und zweckmäßig sein
- der wechselnde Einsatz von Frottee, Molton, glatter Baumwolle, Fell etc. als Unterlage erzeugt unterschiedliche Wahrnehmungen
- Kleidung kann Körpergrenzen spürbar machen, z.B. Söckchen, Kopfbedeckung bei Frühgeborenen
- patienteneigene Kleidung schafft einen Bezugspunkt zu Bekanntem
- hautfreundliche Kleidung bevorzugen, z.B. aus Baumwolle
- bei stark schwitzenden Kindern Kleidung nach Bedarf wechseln
- das Kind entsprechend der Umgebungs- bzw. Körpertemperatur anziehen, persönliches Temperaturempfinden berücksichtigen
- Kleidung trägt zur Wahrung des Schamgefühls bei (Kap. 23)

15 Regulieren der Körpertemperatur

Grundlagen

- der Organismus reguliert die Körpertemperatur über Wärmeproduktion oder Wärmeabgabe in engen Grenzen
- das Regulationszentrum im Hypothalamus (Solltemperaturwert) reagiert auf Temperaturschwankungen im Blut und Impulse von Rezeptoren in Haut und Muskeln
- ein vom Hypothalamus gesteuerter Regelkreis sorgt für einen Ausgleich zwischen erzeugter und verlorengegangener Wärme
- die physiologische Körperkerntemperatur beträgt 36,2 bis 37,5 °C (Normothermie)
- die Körpertemperatur steigt im Tagesverlauf um ca. 1 °C an

Der Erhalt der Körpertemperatur ist für einen geregelten Ablauf sämtlicher Körperfunktionen entscheidend. Effektive Kreislaufverhältnisse sind nur bei normaler Körpertemperatur zu erreichen.

- die Mechanismen der Wärmeregulation sind in Tabelle 15-1 zu finden
- bei hohen Temperaturen reguliert der Körper die Wärmeabgabe vor allem durch Wasserverdunstung über die Haut (Hautfeuchtigkeit, Schweißbildung) und über eine gesteigerte Atmung
- der Körper ist gegenüber äußerer Kälteeinwirkung widerstandsfähiger als gegenüber Hitze
- Temperaturgefälle zwischen wärmeproduzierenden Organen und dem Ort der Wärmeabgabe (Haut)
- die Temperatur im Körperinneren ist unterschiedlich, da die Organe verschieden temperiert sind
- Faktoren wie körperliche Aktivität, Ernährung, Alter, emotionale Stimuli, Umgebungstemperatur beeinflussen die Temperaturregulation

• **Besonderheiten bei kleineren Kindern**

- ungenügend ausgeprägte Regulationsmechanismen erschweren die Anpassung an die Außentemperatur
- eine relativ große Körperoberfläche im Verhältnis zur Körpermasse begünstigt die Wärmeabgabe
- Früh- und Neugeborene verfügen über besondere Mechanismen der Wärmeproduktion, z.B. Wärmebildung durch Lipolyse des braunen Fettgewebes (Kap. 24.1)

Tab. 15-1 Mechanismen der Wärmeregulation

Wärmeproduktion	Verringern der Wärmeabgabe	Steigern der Wärmeabgabe
Muskelaktivität, z.B. Kältezittern	enggestellte Gefäße verkleinerte Hautoberfläche (Gänsehaut) reduzierte Wasserverdunstung	erhöhte Wasserverdunstung und Schweißproduktion gesteigerte Atmung weitgestellte Gefäße eingeschränkte Muskelaktivität

15.1 Temperaturregulation

Der Organismus reagiert auf unterschiedliche Ursachen mit Unterkühlung, Überwärmung bzw. Fieber (Abb. 15-1). Zum Beurteilen und/oder zur Therapie ist eine Differenzierung zwischen **Hypothermie, Hyperthermie** oder **Fieber** erforderlich.

Viele äußere Einflüsse, z.B. Infektion, Beatmung, Katecholamintherapie, erschweren die Beurteilung von Hypothermie, Hyperthermie oder Fieber sowie Fieberverläufen bei intensivpflichtigen Kindern.

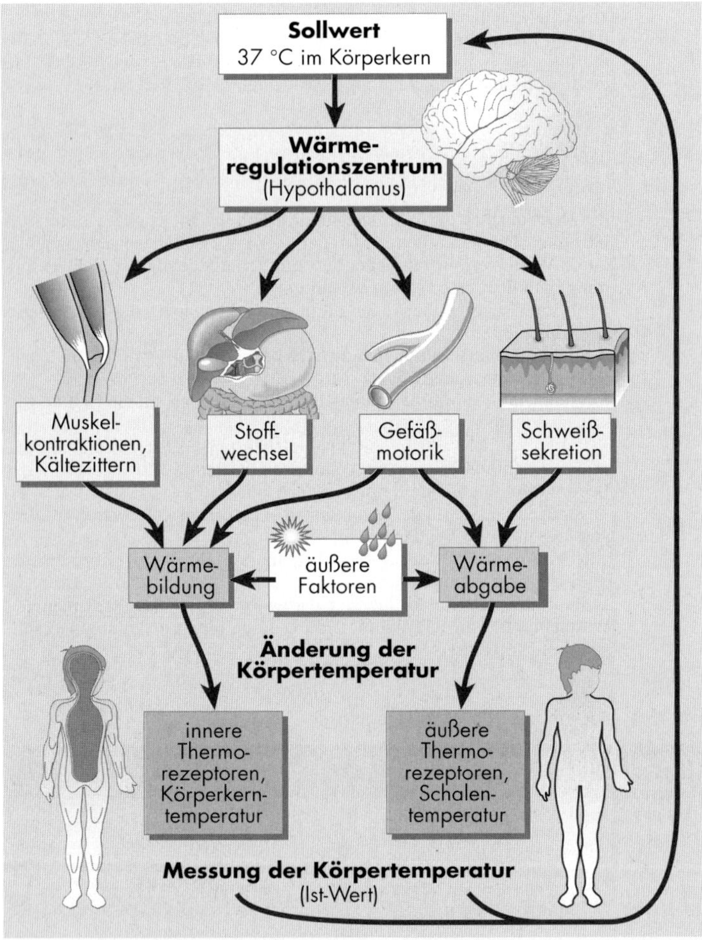

Abb. 15-1 Temperaturregulierung

15.1.1 Hypothermie

Hypothermie bezeichnet einen Zustand **überhöhter Wärmeabgabe** bzw. **mangelnder Wärmeproduktion.** Sie entspricht einer Körperkerntemperatur unter 36,0 °C.

Ursachen

- Frühgeburtlichkeit, Asphyxie
- Schock, Blutverlust, Sepsis
- Ertrinkungsunfall in kaltem Wasser
- therapeutische Hypothermie (Hibernation) bei kardiochirurgischen Eingriffen mit der Herz-Lungen-Maschine
- kalte Umgebungstemperatur, besonders bei jungen Kindern

Die Stadien der Hypothermie und deren Symptome sind in Tabelle 15-2 dargestellt.

15.1.2 Hyperthermie

Eine **Dysfunktion** der Thermoregulation erhöht die Körpertemperatur (Hyperthermie). Die physiologischen Mechanismen der Wärmeabgabe versagen, eine kompensatorische Kühlung des Körpers bleibt aus.

In der Regel übersteigt die Wärmezufuhr die Wärmeabgabe des Körpers, oder es liegt eine Schädigung des Regulationszentrums vor.

Ursachen

- übermäßige Wärmezufuhr, Wärmestau
- tiefe Analgosedierung, Tumoren
- Durstfieber (Wärmeabgabe infolge eines Flüssigkeitsmangels)

15.1.3 Fieber

Bei Fieber liegt die Körperkerntemperatur **über 38 °C.** Die Thermoregulation ist primär intakt, sie wird auf einem höheren Niveau gesteuert.

Tab. 15-2 Stadien und Symptome der Hypothermie

Stadien der Hypothermie	Symptome
leichte Hypothermie 32 bis 35,0 °C	blasse kalte Haut Kältezittern Unwohlsein leichte Ataxie, verwaschene Sprache
mittelschwere Hypothermie 28 bis 32 °C	zunehmende Bewußtseinseintrübung Atemdepression, Zyanose Bradyarrhythmien kein Kältezittern
schwere Hypothermie unter 28 °C	Koma, weite und lichtstarre Pupillen Atemstillstand ventrikuläre Dysrhythmien, Gefahr des Kammerflimmerns
unter 22 °C	Gefahr einer Asystolie

Tab. 15-3 Einteilung von Fieber

Bezeichnung	Körpertemperatur
subfebriles Fieber	37,5 bis 38,0 °C
leichtes Fieber	38,1 bis 38,5 °C
mäßiges Fieber	38,6 bis 39,0 °C
hohes Fieber	39,1 bis 41,0 °C
hyperpyretisches Fieber	über 41,0 °C

Der Solltemperaturwert im Hypothalmus ist erhöht, der Organismus produziert Wärme, um diesen Wert zu erreichen.

Einteilung von Fieber siehe Tabelle 15-3.

Ursachen

- systemische Entzündungsreaktionen, z.B. Sepsis, Gewebeschaden, ARDS, Tumorzerfall, Verbrennungskrankheit
- Infektionen, z.B. Pneumonien, Harnwegs-, abdominelle und katheterinduzierte Infektionen
- andere Ursachen, z.B. postoperatives und zentrales Fieber, Hämatome, Entzugssyndrome, Drug-Fever

Fieberverlauf

- **Fieberanstieg**
  - Kältegefühl, Frösteln, Unwohlsein, blasse Haut
  - Tachykardie, Tachypnoe
  - Mundtrockenheit, Durst
  - bei hohem Fieber Schüttelfrost, verursacht durch starke Reizung des Regulationszentrums, mit schnellem Temperaturanstieg

Im Säuglings- und Kleinkindalter besteht bei raschem Temperaturanstieg die Gefahr eines Fieberkrampfes.

- **Fieberhöhe**
  - die Wärmeproduktion des Körpers erreicht die Solltemperatur
  - Hitzegefühl, Schwitzen
  - Unruhe
- **Fieberabfall**
  - lytischer Fieberabfall, langsamer Temperaturabfall, evtl. über Tage
  - kritischer Fieberabfall, rascher Temperaturabfall innerhalb von Stunden, führt zu erheblicher Kreislaufbelastung
- **Phase der Erschöpfung**
  - z.B. Müdigkeit, Schwäche

Der Fieberverlauf kann **gleichbleibend** (kontinuierliches Fieber), **auf- und absteigend** mit immer erhöhten Werten (remittierendes Fieber) sein oder zwischendurch in den **Normalbereich** zurückkehren (intermittierendes Fieber).

15.2 Einschätzen und Überwachen der Körpertemperatur

Kinder unterliegen aufgrund ihrer anatomischen und physiologischen Verhältnisse häufig Temperaturschwankungen. Möglichkeiten zum Einschätzen der Körpertemperatur sind die **Beobachtung** des Kindes, das **Fühlen**

der Hauttemperatur sowie das **Messen** der Körpertemperatur mit entsprechenden Instrumenten.
Ziel des Überwachens ist das rechtzeitige Erkennen von Temperaturschwankungen.

Die Häufigkeit der Kontrollen ist individuell auf das Kind abzustimmen.

Man unterscheidet die **Kerntemperatur** (Körperstamm) von der **Schalentemperatur** (Haut, Extremitäten). Die Körpertemperatur kann **manuell-intermittierend** (z.B. Digitalthermometer) oder **kontinuierlich** (z.B. Temperatursonde) gemessen werden. Regelmäßige Vergleichsmessungen sind erforderlich.

! Eine genaue Aussage über die Körpertemperatur ist nur dann möglich, wenn immer der gleiche Meßort gewählt wird.

Art der Temperatursonden

- **Temperatursonden zur kontinuierlichen Messung**
  - der Temperaturverlauf des Kindes wird auf dem Monitor angezeigt
  - Messungen über Blasen-, Venen- oder Pulmonaliskatheter stellen keine zusätzliche Belastungen für das Kind dar
- **Rektale, nasopharyngeale, ösophageale Temperatursonden**
  - belasten das Kind erheblich
  - müssen in einwandfreiem Zustand sein (Isolationsschicht)
  - in den Meßort einführen und fixieren
  - regelmäßig entfernen, Gefahr von Drucknekrosen
  - **nicht bei Blutungsneigung** anwenden

Dokumentation: Zustand des Kindes, Art und Ort der Messung, Meßergebnis, bei kontinuierlichen Messungen stündlich, notwendige Pflegemaßnahmen.

Messen der Körperkerntemperatur

- **Äußerer Gehörgang**
  - Infrarotmessung am Trommelfell (intermittierende Messung)
  - mißt Kerntemperatur am genauesten
  - bei nicht korrekter Positionierung beeinflussen Umgebungsfaktoren das Meßergebnis
  - Gefahr von Gehörgangsentzündungen, evtl. Trommelfellperforation
- **Mundhöhle**
  - Digitalthermometer (sublingual, intermittierende Messung)
  - reale Meßwerte bei geschlossenem Mund
  - für kleine Kinder nicht geeignet
  - Temperatur von Nahrungsmitteln kann das Meßergebnis verfälschen
- **Nasopharynx**
  - Temperatursonde (kontinuierliche Messung)
  - Einführtiefe entspricht Distanz zwischen Nase und Gehörgang
  - für wache Kinder nicht geeignet
  - verfälschte Meßwerte durch Umgebungsfaktoren
- **Ösophagus**
  - Temperatursonde (kontinuierliche Messung)
  - Sonde in unterem Drittel des Ösophagus plazieren
  - Temperatur entspricht der Körperkerntemperatur (herznahe Messung)
  - die Atemgastemperatur bei beatmeten Kindern kann das Meßergebnis beeinflussen

- **Harnblase**
- Blasenverweilkatheter mit integriertem Thermosensor (vesikal, kontinuierliche Messung)
- keine zusätzliche Belastung für das Kind
- verzögerte Wiedergabe von Änderungen der Körpertemperatur
- die Urinproduktion kann die Messung beeinflussen
- **Vena cava, Arteria pulmonalis**
- zentraler Katheter mit integrierter Temperatursonde (kontinuierliche Messung)
- exakte Messung der Körperkerntemperatur

Messen der Schalentemperatur

- die Schalentemperatur ist in der Regel 0,5 °C niedriger als die Körperkerntemperatur
- die Differenz zwischen Kern- und Schalentemperatur bezeichnet man als Delta-T
- Parameter bei der Überwachung der peripheren Durchblutung
- **Rektum**
- Digitalthermometer (intermittierende Messung)
- Temperatursonde (kontinuierliche Messung)
- Wert abhängig von Meßtiefe und regionalem Blutfluß
- verzögerte Wiedergabe von Körpertemperaturänderungen
- Eingriff in die Intimsphäre des Kindes
- Salben als Gleitmittel führen zur Meßungenauigkeit
- Gefahr der Schleimhautverletzung und Keimverschleppung
- **Achselhöhle, Leiste**
- Digitalthermometer (intermittierende Messung)
- bei axillarer Messung Arm fest an den Oberkörper anlegen
- für kleine Kinder nicht geeignet
- lange Meßzeit notwendig
- nichtinvasiv, geringe Belastung
- **Hautoberfläche**
- Hauttemperatursonde (kontinuierliche Messung)
- geringe Belastung für das Kind
- Sonde auf der Haut fixieren
- Umgebungstemperatur kann Meßwert beeinflussen
- Meßfehler durch Schweißbildung

15.3 Pflege bei Temperaturregulationsstörungen

Mechanismen des Wärmeverlustes (Abb. 15-2 a bis d)

- **Luftstrom (Konvektion)**
- Wärmeabgabe durch einen kalten Luftstrom, z.B. Zugluft (Abb. 15-2 a)
- **Leitung (Konduktion)**
- Wärmeabgabe in eine kalte Unterlage, z.B. Gelmatte (Abb. 15-2 b)
- **Strahlung (Radiation)**
- Wärmeabstrahlung an kalte Objekte in der Umgebung, z.B. Plexiglasumrandung eines Wärmebettes (Abb. 15-2 c)
- **Verdunstung (Evaporation)**
- Wärmeabgabe über feuchte Haut, z.B. nach einer Ganzkörperwäsche (Abb. 15-2 d)

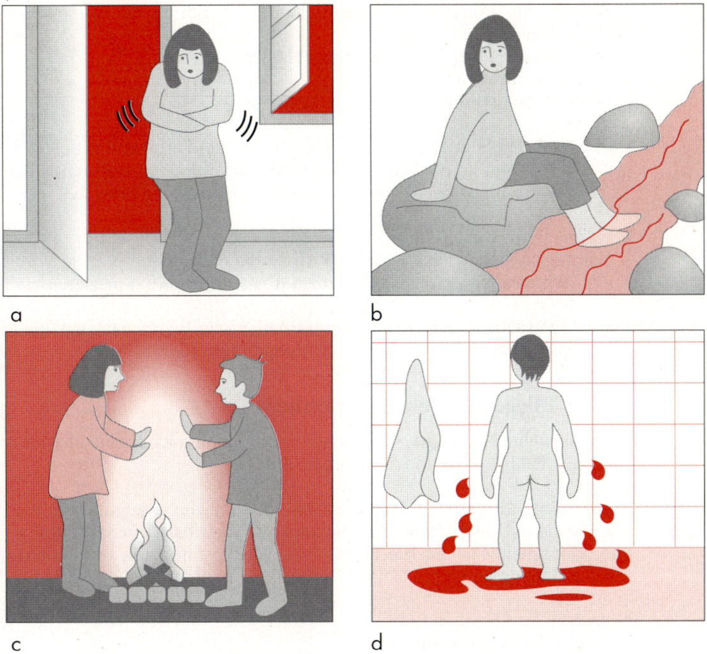

Abb. 15-2 a bis d Mechanismen des Wärmeverlustes **a** Luftzug **b** Wärmeleitung **c** Strahlung **d** Verdunstung

15.3.1 Pflege bei Hypothermie

Bei Hypothermie besteht eine Dekubitusgefährdung durch eine gestörte Mikrozirkulation. Der Sauerstoffverbrauch ist vermindert, der Stoffwechsel reduziert. Jede Erwärmung ist eine Kreislaufbelastung, das Erwärmen des Kindes muß deshalb gesteuert werden.

Vorgehen

- das Kind langsam um 0,5 bis 1 °C pro Stunde aufwärmen
- bei Wärmeanwendung ausgeglichene Volumensituation anstreben, da der Erwärmungsprozeß zur peripheren Vasodilatation und damit zum Blutdruckabfall führen kann
- Patientenzimmer in der Regel nicht aufheizen, da diese Maßnahme oft nicht steuerbar ist
- um einer Überhitzung entgegenzuwirken, beendet man bei einer Körperkerntemperatur von etwa 34 °C das Aufwärmen
- Körpertemperatur kontinuierlich überwachen
- Mikrozirkulation regelmäßig beurteilen
- Vitalparameter engmaschig kontrollieren, Herz-Kreislaufmonitoring
- Pflege- und Therapiemaßnahmen koordinieren

● **Internes Aufwärmen**

- bei Kerntemperaturen unter 30 bis 32 °C
- warme Infusionslösungen (38 °C) applizieren

- Atemgas erwärmen, Anhaltswert 1 bis 2 °C höher als die Körperkerntemperatur
- evtl. Blut extrakorporal aufwärmen (Hämofiltration)

- **Externes Aufwärmen**
- bei Kerntemperaturen über 30 bis 32 °C

Eine externe Wärmezufuhr kann kaltes Blut aus der Peripherie in den Körperkern reperfundieren lassen. Dies führt bei Kerntemperaturen unter 32 °C zum Absinken der Temperatur in lebensbedrohliche Bereiche.

- warme Bettwäsche, Wärmematten
- Wärmepackung in ausreichendem Abstand zum Kind legen
- evtl. Wärmestrahler in ausreichendem Abstand zum Kind plazieren

Externe Wärmezufuhr, z.B. mit Wärmestrahler oder Wärmepackung, kann bei unsachgemäßer Anwendung zu Verbrennungen führen.

15.3.2 Pflege bei Fieber, Hyperthermie

Fieber ist keine Krankheit, sondern ein Symptom und kann eine physiologisch notwendige Reaktion des Körpers sein.

Eine erhöhte Körpertemperatur (38,0 bis 38,5 °C) wird gesenkt bei kardiologischen und/oder pulmonalen Risikofaktoren, gesteigertem Sauerstoffbedarf, klinischen Zeichen wie Tachykardie, Hyperventilation, verminderter Mikrozirkulation oder bei Gefahr von Fieberkrämpfen.

Vorgehen

- Kind vor Zugluft schützen
- während des Fieberanstiegs (Frösteln, Schüttelfrost) Wärme zuführen
- ausreichend Flüssigkeit anbieten
- bei Erreichen der Fieberhöhe Bettdecke gegen Laken austauschen
- Körperhygiene beachten, z.B. Schweiß abwischen, Bettwäsche wechseln, Teilkörperwäsche
- evtl. Raumtemperatur senken
- dem Kind eine Ruhephase ermöglichen

Physikalische Maßnahmen

Voraussetzung für die Anwendung physikalischer Maßnahmen ist eine warme, gut durchblutete Haut des Kindes.

- **Wadenwickel**
- Kind altersentsprechend informieren
- Wassertemperatur maximal 10 °C unter der gemessenen Körpertemperatur
- Wickeltücher gut auswringen und faltenfrei an beiden Waden anlegen
- Woll- oder Frottiertuch darüber legen, das erzeugt eine hohe Feuchtigkeitswiedergabe
- keine Einmalunterlagen verwenden, sie behindern die Wärmeabstrahlung
- feuchte Wickeltücher alle zehn Minuten wechseln
- Behandlungsdauer 30 bis maximal 60 Minuten
- bei Kleinkindern nach zehn Minuten Körpertemperatur kontrollieren, bei großen Kindern nach dem dritten Anlegen
- Körpertemperatur in der Regel nicht mehr als um 1 °C senken

- die Anwendung sofort unterbrechen, wenn die Füße des Kindes kalt werden
- Wasserzusätze wie z.B. Zitrone, Pfefferminze unterstützen den kühlenden Effekt
- **Kalte Wickel**
- Teile des Körpers, z.B. Oberarme, Abdomen, mit kalten, feuchten Tüchern bedecken (Technik siehe Wadenwickel)
- **Kühlende Ganzkörperwäsche**
- Wassertemperatur maximal 10 °C unter der gemessenen Körpertemperatur
- Kind nach Waschung nicht abtrocknen
- **Kühlelemente**
- z.B. Cold-Pack, Kühlakku
- möglichst an Körperstellen plazieren, an denen große Arterien direkt unter der Haut verlaufen, um den Blutstrom zu kühlen, z.B. Leisten, Kniekehlen, Achselhöhlen, Hals
- Kühlelemente mit einem Tuch abdecken und nicht direkt auf die Haut legen
- bei nachlassendem Kälteeffekt Kühlelemente wechseln
- **Kühlmatten**
- regulierbare Kälteanwendung
- Matte mit einem Tuch abdecken
- **Hämofiltration** (Kap. 27.3.2)
- extrakorporales Senken der Bluttemperatur

Jeder Mensch hat sein persönliches Temperaturempfinden, was bei jeder Kältezufuhr zu berücksichtigen ist.

Medikamentöse Maßnahmen

Nach ärztlicher Anordnung.

- **Antipyretika**
- z.B. Acetylsalicylsäure (Aspirin®), Paracetamol (ben-u-ron®), Metamizol (Novalgin®)
- bedürfen einer strengen Indikation aufgrund der möglichen Nebenwirkungen
- **Lytischer Cocktail**
- aus Dolantin®, Atosil® und Hydergin®
- senkt in der Regel hohe Körpertemperaturen
- kann die endogene Gegenregulation hemmen
- Dolantin® hemmt die zentrale Temperaturregulation, spasmolytischer Effekt auf die glatte Muskulatur
- Atosil® dämpft das vegetative Nervensystem, hemmt die zentrale Temperaturregulation
- Hydergin® wirkt vasodilatierend
- es besteht die Gefahr einer Kreislaufinsuffizienz

Alle Verfahren der Oberflächenkühlung können eine Gegenregulation des Körpers (Vasokonstriktion) mit dem Ziel, den Wärmeverlust der Körperschale auszugleichen, bewirken.

Überwachung, Dokumentation

- Körpertemperatur kontinuierlich und engmaschig überwachen
- Mikrozirkulation regelmäßig beurteilen
- Vitalparameter engmaschig kontrollieren, Herz-Kreislaufmonitoring
- Urinausscheidung beurteilen
- Pflege- und Therapiemaßnahmen koordinieren

16 Bewegen

Durch die Bewegung erfährt der Mensch seinen Körper (kinästhetischer Sinn). Für die Entwicklung ist Bewegung ein wesentlicher Baustein, den es zu erhalten gilt.
Interaktionen durch **Bewegen und Berühren** (z.B. Uteruswand) erfährt bereits ein ungeborenes Kind. Es ist das früheste Mittel menschlicher Beziehung. Ein Kind sendet und empfängt Botschaften durch Bewegung (Interaktion zur Umwelt).

Lagern und Umlagern von Kindern ist eine Form von Bewegung.

Jeder gesunde Mensch hat bzw. entwickelt durch seinen kinästhetischen Sinn ein **Körperschema.** Rezeptoren und Sensoren ermöglichen, daß der Mensch sich in jeder Lage selbst spürt und somit über seinen Körper im Raum orientiert ist. Das Gehirn erhält durch Reize unzählige Informationen. Die Sensoren sprechen auf diese Reize an, z.B. Bewegung, Temperatur, Druck, Zug.

Ein mangelndes Reizangebot, z.B. Immobilität durch Erkrankungen, führt zum Wahrnehmungsverlust, das Kind reduziert die Eigenbewegung.

16.1 Lagerung

Ziele der Lagerung sind: Wohlbefinden, Bewegungen und Wahrnehmung des Kindes zu fördern, seine Atmung und Körperwahrnehmung (Körperschema, -selbstbild), sowie motorische Entwicklung zu unterstützen, die Sekretmobilisation, Lungenperfusion und -ventilation zu optimieren, Körperfunktionen wie Hautstoffwechsel und Magen-Darm-Aktivität zu erhalten, Druckstellen zu vermeiden (Dekubitusprophylaxe), Kreislauf- und Muskulaturtraining, Sinne nutzbar zu machen und normale Bewegung anzubahnen.

Das primäre Ziel der Lagerung muß exakt definiert sein, die Maßnahmen sind daraufhin abzustimmen und auf Wirkung und Nebenwirkung zu überprüfen.

▶ Pflegerische Aspekte
- die Lagerung richtet sich nach dem Allgemeinzustand des Kindes
- Wünsche und Bedürfnisse sowie Gewohnheiten berücksichtigen
- Bewegungsmuster des Kindes beobachten und analysieren
- Neugeborene in physiologischer Beugehaltung lagern
- eine für das Kind bequeme und sichere Lage anstreben
- fragen, ob das Kind nach einem Lagerungswechsel bequem liegt bzw. Mimik, Gestik und Körperhaltung beobachten und interpretieren
- jedes Kind braucht seine individuelle Zeit, um sich an eine andere Position zu gewöhnen
- die Lagerung so oft wie möglich wechseln, mindestens alle zwei bis vier Stunden
- unterschiedliche Lagerungen (Druckpunkte) unterstützen die Körperwahrnehmung

Lagern, Umlagern und Mobilisieren unterstützen das Kind in seinem Entwicklungsprozeß.

16.1.1 Lagerungsarten

Eine regelmäßig wechselnde Lagerung (Seiten-, Rücken-, Bauchlage) ist anzustreben. Je mehr Körperoberfläche aufliegt, desto größer ist die Druckverteilung. Die Restmobilität des Kindes muß gefördert werden.

Rückenlage

- Flachlagerung oder 30- bis 45-Grad-Oberkörperhochlagerung (Abb. 16-1)
- Kopf in Mittelstellung, evtl. dezente Kopfseitenlage, durch Lagerungshilfsmittel unterstützen
- Kopf, Nackenbereich und evtl. Schultergürtel auf ein Kissen lagern (Ausnahme Früh-, Neugeborene und Säuglinge)
- Oberarme 30 Grad abduzieren
- Unterarme leicht zum Körper anwinkeln und 30 Grad erhöhen
- Ellenbogen frei oder weich lagern
- Hände in Pronationsstellung, also zum Körper hin geöffnet, Handgelenke leicht überstrecken
- Finger wechselnd strecken und abspreizen oder leicht beugen (Schalenhaltung)
- Hüfte gerade, gestreckt in Mittelstellung
- „Froschhaltung“ der Beine durch seitliches Abstützen der Oberschenkel vermeiden
- Kniegelenke wechselnd strecken und leicht anwinkeln, bei Bedarf leicht unterpolstern
- Unterschenkel leicht erhöhen
- Fersen frei oder weich lagern
- Füße in gerader Stellung im 90-Grad-Winkel
- durch eine steile Oberkörperhochlagerung erhöht sich der Druck im Gesäßbereich
- in Oberkörperhochlagerung befindet sich das Becken an der Knickstelle des Bettes

Darauf achten, daß das Gewicht auf dem Becken (knöcherne Struktur) liegt und nicht auf der Muskulatur, da sonst die Atmung beeinträchtigt ist.

Seitenlage

- Kopfteil flach oder leicht erhöht (Abb. 16-2)
- der Kopf bildet immer die Verlängerung zur Wirbelsäule (achsengerechte Seitenlage)
- die unter dem Körper liegende Schulter nach vorne bewegen, leicht nach unten ziehen

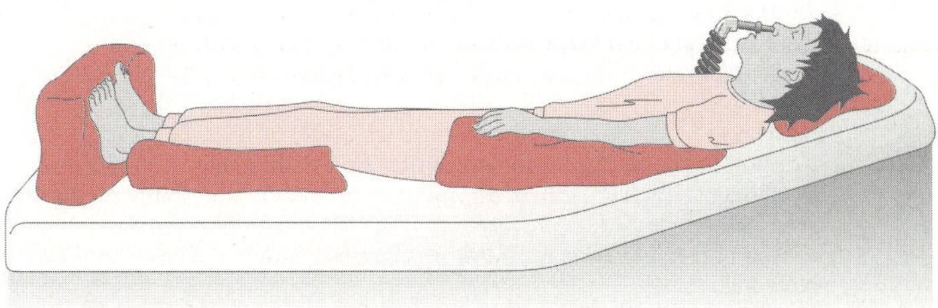

Abb. 16-1 Rückenlage

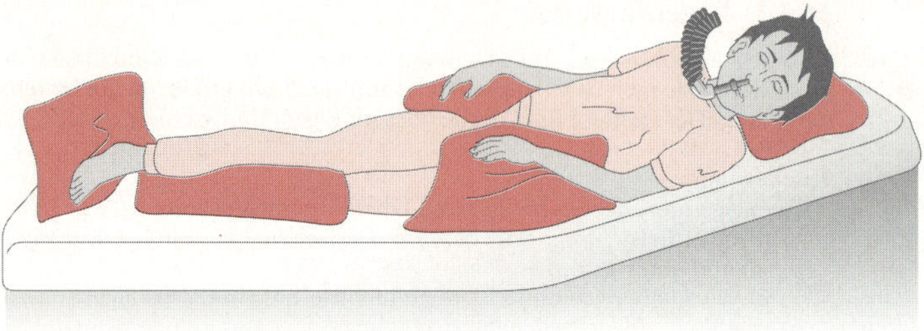

Abb. 16-2 Seitenlage

- Oberarm etwa 30 Grad abduzieren, Unterarm zum Körper hin anwinkeln und leicht erhöhen
- Schulter des frei liegenden Armes leicht zurücknehmen, Unterarm leicht zum Körper hin anwinkeln und auf einem Kissen lagern
- Ellenbogen frei oder weich lagern
- Hände in Pronationsstellung
- Finger wechselnd strecken und abspreizen oder leicht beugen (Schalenhaltung)
- unten liegende Hüfte leicht nach vorn bewegen und gestreckt lagern
- das unten liegende Bein strecken oder dezent beugen, leicht nach hinten neigen
- das obere Bein gebeugt nach vorn geneigt auf einem Kissen in Hüfthöhe lagern
- Fußknöchel frei oder weich lagern, Füße mit Kissen abstützen
- das unten liegende Bein darf nicht durch das andere Bein belastet werden
- Seitenlage ist von 30 bis 90 Grad möglich
- steile 90-Grad-Seitenlage nur gezielt einsetzen, da Knochenvorsprünge und die gesamte unten liegende Körperhälfte stark belastet werden (geringe Auflagefläche)
- Rücken des Kindes, bei steilerer Seitenlage auch Brust- und Beckenbereich, durch Lagerungshilfsmittel abstützen

Eine 30- bis 45-Grad-Seitenlage ist für das Kind bequem, der Auflagedruck verlagert sich von empfindlichen Körperstellen auf weiche, weniger drucksensible Bereiche.

Lagerung in schiefer Ebene

- 15- bis 20-Grad-Lagerung in schiefer Ebene
- das Körpergewicht verlagert sich auf tiefer liegende Körperteile
- bessere Durchblutung der entlasteten Auflageflächen

Bauchlage

- Kopfteil flach, bei Atemproblemen 30-Grad-Schräglage (Abb. 16-3)
- Kopf liegt seitlich auf einem dünnen Kissen (Ausnahme Früh-/Neugeborene, Säuglinge)
- Kissen unter dem Brustkorb und Becken ermöglichen eine leichte Hüftbeugung
- Unterschenkel mit einem Kissen unterpolstern
- Arme gebeugt neben dem Kopf lagern
- sog. Hängebauchlagerung in Kapitel 24.8.1

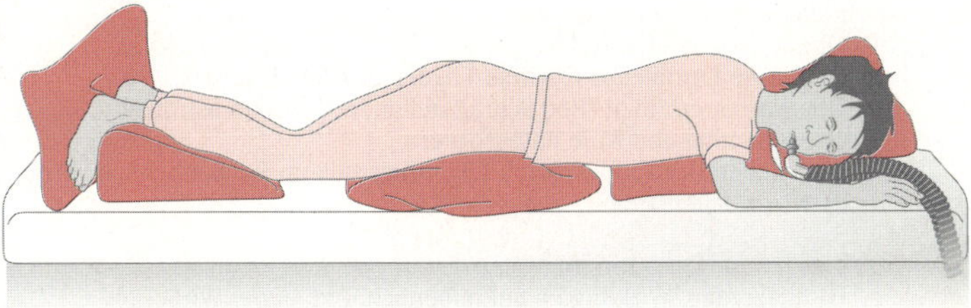

Abb. 16-3 Bauchlage

135-Grad-Bauchlage

- Flachlagerung
- Bauchlage mit Kissen längs der Körperachse unter Brustkorb und Becken
- Rolle setzt unterhalb des Schultergürtels an, wird durch die Beine geführt und unterstützt das oben liegende Bein
- durch das Kissen unter dem Oberkörper liegt der vordere Beckenkamm nur leicht auf
- das oben liegende Bein leicht anwinkeln
- den oben liegenden Arm leicht gebeugt neben den Kopf legen, den unten liegenden Arm parallel zum Körperstamm

Cardiac-Lage

- Lagerung bei Kindern mit Herzinsuffizienz und/oder nach kardiochirurgischen Eingriffen (Abb. 16-4)
- strenge Indikation
- Rückenlage, Oberkörper 30 bis 45 Grad erhöhen
- Kopf durch Kissen stützen
- Bett im Mittelteil (Gesäß-Oberschenkelbereich) hochstellen
- Körpergewicht über die Knochen leiten, nicht über die Muskulatur

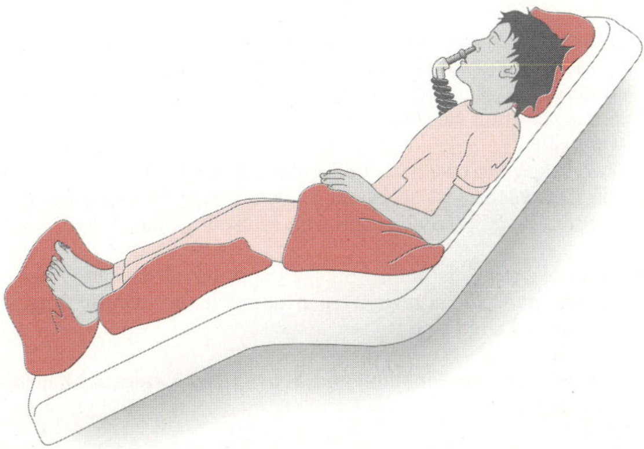

Abb. 16-4 Cardiac-Lage

- Fußteil des Bettes absenken
- Oberkörper seitlich stützen
- **Bett ohne Option zur Cardiac-Lage, z.B. Kleinkindbett**
- Oberkörper erhöhen (Bett schräg stellen, evtl. Schaumstoffkeil)
- Oberschenkel und Knie unterpolstern
- Abrutschen des Kindes durch Lagerungsrolle im Beckenbereich verhindern

A-Lagerung (Kap. 13.2.6)
- Hohllagerung, Wirkung im Sakralbereich und an der Wirbelsäule
- wirkt atemunterstützend
- vermittelt dem atembeeinträchtigten Kind Stabilität und Sicherheit
- zwei Kissen (nicht prall gefüllt) länglich falten („Schiffchen") und A-förmig übereinanderlegen
- der Körper des Kindes liegt ab dem Halsbereich auf den A-förmigen Kissen, die Arme des Kindes können mit den Enden der Kissen gelagert werden
- der Kopf benötigt ein separates Kissen

T-Lagerung (nach Risse, Kap. 13.2.6**)**
- Prinzip der Hohllagerung
- entlastet Schulterspitzen und den unteren Rippenrand in Rückenlage
- wirkt atemunterstützend
- zwei Kissen (nicht prall gefüllt) länglich falten („Schiffchen") und T-förmig übereinanderlegen
- das Kind liegt mit der Wirbelsäule auf dem längs liegenden Kissen, das quer liegende Kissen befindet sich unter dem Schultergürtel
- der Kopf benötigt ein separates Kissen

Fehler und Folgen bei Lagerungspositionen in Tabelle 16-1.

16.1.2 Umlagern

Das Umlagern bewirkt eine ausreichende Hautdurchblutung und hält Atmung, Kreislauf, Ausscheidungen und den Bewegungsapparat in Gang.

▶ Pflegerische Aspekte
- Umlagern reduziert die Nebenwirkungen einer Weichlagerung
- setzt Reize und gibt Orientierung
- Lagerung regelmäßig, zweistündlich bzw. individuell angepaßt wechseln
- Scherkräfte auf die Haut durch Ziehen und Schieben bei der Umlagerung vermeiden
- Lagerungsplan erstellen, um Kontinuität zu gewährleisten (Abb. 16-5)
- ein Lagewechsel ist belastend, es bedeutet nicht zwingend, die Position vollständig zu verändern, z.B. von Rücken- in Bauchlage

! In das zwei- bis vierstündliche Lagerungsintervall kleinere Positionswechsel integrieren. Die Kinder werden dadurch schrittweise umgelagert, die Belastung reduziert sich.

- bei zunehmender Mobilität und Aktivität des Kindes das Lagerungsintervall verlängern
- dem Kind die Lageveränderung anzeigen
- Lagerungshilfsmittel entsprechend der gewünschten Lagerung vorbereiten

Tab. 16-1 Fehler und ihre Folgen bei Lagerungspositionen

Lagerungsposition	Fehler	Folgen
Rückenlage	Kopf liegt extrem seitlich	Stauung der Jugularvenen venöser Abfluß behindert
	Kopf liegt überstreckt, Druck auf dem Hinterkopf	erhöhter Muskeltonus
	Unterarme, Unterschenkel flach gelagert	venöser Rückfluß behindert, Ödeme
	Außenrotation und Abduktion der Oberschenkel (Froschhaltung)	Hüftluxation
	dauerhaft überstreckte oder stark gebeugte Gelenke	Kontrakturen
	Hinterkopf, Schulterblätter, Dornfortsätze, Steiß, Ferse nicht druckentlastet	Druckstellen, Dekubitus
Seitenlage	Kopf nicht unterstützt	erhöhter Muskeltonus im Schulterbereich
	unten liegende Schulter durch obere Körperhälfte belastet	Druckstellen, Durchblutungsstörungen des unten liegenden Arms
	untere Körperhälfte durch das Gewicht der oberen belastet	Atemprobleme, Durchblutungsstörungen
	oben liegender Arm auf Thorax gelagert	Atembehinderung
	dauerhaft überstreckte oder stark gebeugte Gelenke	Kontrakturen
	Ohrmuschel, Schulter, Rippen, Beckenkamm, Oberschenkelkopf, Knie, Fußknöchel nicht druckentlastet	Druckstellen, Dekubitus
	Knie auf Knie bzw. Fußknöchel auf Fußknöchel gelagert	Druckstellen, Nervenschädigungen, Dekubitus
Bauchlage	Abdomen nicht druckentlastet	Bauchorgane drücken auf das Zwerchfell, Atembehinderung
	Oberarme unterlagert	Spannungen im Schultergelenk
	Ohrmuschel, Schultergelenk, Rippen, Beckenknochen, Knie, Schienbein, Zehen nicht druckentlastet	Druckstellen, Dekubitus

- Zugänge, Ableitungen, Beatmungsschläuche etc. sichern, vorausschauend lagern
- Lagerung und Reaktionen des Kindes dokumentieren

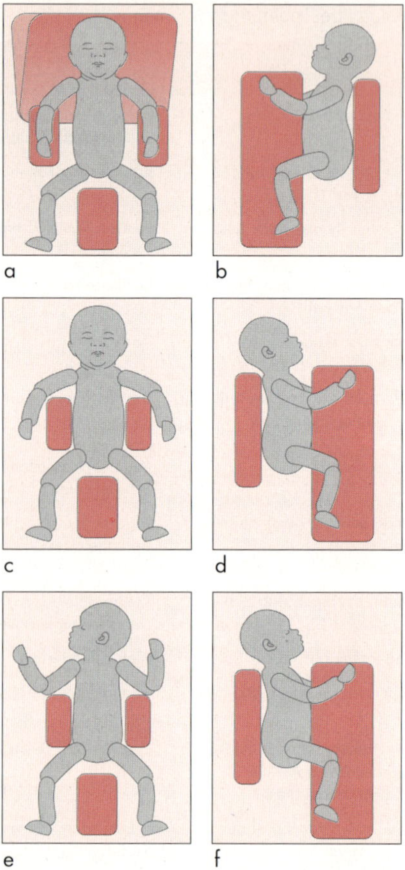

Abb. 16-5 Lagerungsplan

Verschlechtert sich während des Umlagerns der klinische Zustand des Kindes, ist der Vorgang unverzüglich abzubrechen.

Umlagern von Rückenlage, Oberkörper erhöht, in rechte Seitenlage

- Kopfteil des Bettes flach stellen
- Lagerungshilfsmittel teilweise oder ganz entfernen
- evtl. zunächst den Kopf, dann den Brustkorb und das Becken an den linken äußeren Bettrand bewegen
- Kopf in leichte rechte Seitenlage bringen, durch Kissen unterstützen, evtl. rechten Oberarm abduzieren, etwa 30 Grad
- linken Arm auf den Körperstamm legen
- linkes Bein aufstellen, das Bein sollte dabei so lange wie möglich nicht den Kontakt zur Matratze verlieren
- Bein am Knie zur rechten Seite drehen
- Becken und Oberkörper folgen langsam dieser Bewegung

- Kind immer zu sich hin drehen
- Lagerung siehe Seitenlage (Kap. 16.1.1)

Umlagern von rechter Seitenlage in 135-Grad-Bauchlage
- evtl. Kopfteil des Bettes flach stellen
- Lagerungshilfsmittel teilweise entfernen
- evtl. zunächst den Kopf, dann den Brustkorb und das Becken an den linken äußeren Bettrand bewegen
- rechten Arm nach oben neben den Kopf lagern, Kopf auf den rechten Oberarm oder rechte Hand unter das Becken legen
- Lagerungsrolle rechts neben das Kind unterhalb des Schultergürtels plazieren
- oben liegenden Arm auf die Lagerungsrolle legen
- linkes Bein anwinkeln
- das Kind über das Becken auf den Bauch drehen, dabei mit einer Hand im Brustbereich unterstützen
- Lagerung siehe 135-Grad-Bauchlage (Kap. 16.1.1)

Umlagern von 135-Grad-Bauchlage in Rückenlage
- unten liegenden Arm neben den Kopf lagern (Kopf auf den Oberarm legen)
- oben liegende Hüfte zu sich hinziehen, gleichzeitig unten liegende Schulter am Schulterblatt etwas von sich weg drücken und beugen (bei kleineren Kindern durch die Beine greifen, den Beckenbereich stützen)
- durch diese Abfolge dreht sich der Oberkörper, die Extremitäten folgen den Bewegungen
- Lagerung siehe Rückenlage (Kap. 16.1.1)

16.1.3 Weichlagerung

Je größer und weicher die Auflagefläche, desto geringer ist der Auflagedruck.

▶ Pflegerische Aspekte
- Weichlagerung, z.B. auf Watte oder einer Würfelmatratze, vermindert die Bewegungsfähigkeit des Kindes, da jede Bewegung einen erhöhten Kraftaufwand erfordert
- reduziert die Körperorientierung und schränkt die Wahrnehmungsfähigkeit ein
- Maßnahmen, die die Bewegungsfunktion unterstützen, z.B. Umlagern, Bewegungsübungen, gezielte Wahrnehmung, begrenzen die Aus- und Nebenwirkungen der Weichlagerung
- bei einer Mobilisation Weichlagerung reduzieren bzw. aufheben
- Weichlagerung dokumentieren

Superweichlagerung nicht unreflektiert einsetzen, ohne den Bewegungsaspekt und seine Auswirkungen auf die Gesamtsituation des Kindes zu berücksichtigen.

16.1.4 Lagerungshilfsmittel

Lagerungshilfsmittel so wenig wie nötig einsetzen.

Kissen, Decken, Windelrollen, Handtuchrollen etc. eignen sich gut zum Unterstützen des Kindes in unterschiedlichen Lagen.

Hohllagerungen mit z.B. Watte- oder Gummiringen sind kontraindiziert, da der zu entlastende Bereich durch zirkuläre Kompression minderdurchblutet ist.

Wirkung und Nebenwirkung von Lagerungshilfsmitteln müssen bekannt sein und sind gegen den Nutzen abzuwägen.

Ein Bettlaken auf einem Lagerungshilfsmittel ist teils kontraindiziert (z.B. Fell) oder darf nur locker aufgelegt werden. Fest gespannte Bettlaken und Unterlagen hemmen die Wirkung der Hilfsmittel. Weitere Tücher oder Gummilaken neben einem Laken steigern den Auflagedruck in unbekannter Größe.

Wassermaterialien

Wasserkissen werden nicht mehr angewendet, da sie den Auflagedruck nur unzureichend reduzieren und die Eigenbewegungen des Kindes stark erschweren.

- Einmalhandschuh mit Wasser füllen
- kann gezielt zur vestibulären Stimulation durch die Eigenbewegungen des Kindes eingesetzt werden
- beruhigender Effekt
- das eingefüllte Wasser der Körpertemperatur des Kindes anpassen
- Handschuh nicht prall mit Wasser füllen
- regelmäßig Dichtigkeit prüfen

Wassergefüllte Handschuhe sind ein Hilfsmittel, keine Unterlage.

Gelkissen

- enthalten Substanzen mit einer ähnlichen Konsistenz wie menschliches Fettgewebe
- die Gelmasse modelliert sich um den Körper, der Druck verteilt sich bei Gewichtsverlagerung ungleichmäßig
- Druckentlastung durch Eigenbewegungen
- bei geringer Spontanmotorik geeignetes Lagerungshilfsmittel

Felle

Felle reduzieren nicht den Auflagedruck.

- reduzieren die Scherkräfte, sofern sie flauschig sind
- geringe Reibung, Felle knittern nicht
- gute Luftzirkulation, dadurch bleibt die Haut trocken

• **Synthetische Schafsfellimitationen**
- durch den Flor entstehen viele kleine Auflageflächen
- Feuchtigkeit wird weniger aufgesaugt
- der Flor des Felles verklumpt durch häufiges Waschen und verliert somit seine Wirkung

• **Schafsfell**
- die Wirkung ist auf die physiologischen Eigenschaften der Wollfaser zurückzuführen
- durch den mehrschichtigen Aufbau der Wollfaser entsteht eine hohe Elastizität
- Wollfasern binden einen hohen Anteil an Flüssigkeit (33% des Eigengewichtes) und geben diese langsam an die Luft ab
- Wollvlies sorgt für eine gute Isolation (Luftpolsterung)

Wollfasern können sich lösen und vom Kind eingeatmet werden. Das Fell kann Rückstände, z.B. verunreinigtes Wollfett (Lanolin), enthalten.

Schaumstoff

- in unterschiedlichen Größen, Stärken und Dichten
- zur Weichlagerung geeignet
- wirkt durch seine chemische Struktur bakteriostatisch
- relativ preisgünstig
- ersetzt nicht die regelmäßige Umlagerung
- nach regelmäßiger Hautbeobachtung kann das Lagerungsintervall verlängert werden

- **Wabenmatratzen (Würfelmatratzen)**

- Schaumstoff in Quaderform
- wabenförmige Oberfläche reduziert Reibung und Druck, da alle aufliegenden Körperregionen Kontakt mit der Liegefläche haben
- Druckverteilung auf eine große Fläche
- antiallergisch, antistatisch, feuchtigkeitsabsorbierend, relativ reißfest
- Reduktion der Eigenbewegungen

Synthetische Watte

- Einsinken in das Gewebe führt zur Vergrößerung der Aufliegefläche
- zur Weichlagerung bei geringem Körpergewicht oder von Körperteilen geeignet
- der synthetische Anteil bewirkt eine gewisse Elastizität der Watte

Halbmondförmige Lagerungskissen

- mit kleinsten luftgefüllten Polystyrolkügelchen gefüllt
- luftdurchlässig, nehmen Feuchtigkeit auf
- passen sich der Körperform gut an
- Druckentlastung, das Gewicht verteilt sich auf viele kleine Einheiten
- Eigenbewegungen des Kindes bringen die Kügelchen ins Rollen, das fördert die Wahrnehmung
- unterstützen die Lagerung des Kindes
- bei 60 °C waschbar, verlieren nach häufigem Waschen evtl. die Luftfüllung
- spezielle Bezüge sind notwendig

Luftmatratzen

- **Wechseldruckmatratze**

- Pumpaggregate füllen wechselweise bestimmte Kammern mit Luft und entlasten gleichzeitig andere
- je nach Hersteller sind Anordnung, Größe, Form und Anzahl der Luftkammern unterschiedlich
- wechselnde Luftfüllung (Druck) der einzelnen Kammern be- oder entlastet die Haut

! Großzellige Wechseldruckmatratzen sind zur Dekubitusprophylaxe geeignet, da pro Zyklus eine Druckentlastung erreicht wird.

- **Luftgefüllte Matratzen**

- mit einem Spezialgebläse Matratzen mit Luft füllen
- die Luftfüllung dem Gewicht des Kindes anpassen
- reduziert den Auflagedruck durch großen Oberflächenkontakt des Körpers, gute Druckverteilung
- relativ gute Anpassung an verschiedene Lagerungsarten

- luftleer innerhalb weniger Sekunden
- Luftmatratzen mit Perkussion zur kinetischen Therapie, die nach dem Prinzip eines Luftkissenbettes arbeiten (Kap. 7.12.3), können in ein Intensivbett gelegt werden

Gefahr der schnellen Perforation durch spitze Gegenstände.

16.1.5 Spezialbetten

Jede Pflegeperson, die mit Spezialbetten arbeitet, muß eingewiesen werden, das Medizinproduktegesetz (Kap.7.12) und Herstellerangaben beachten.

Die Bettarten sind ausführlich in Kapitel 7.12.3 beschrieben.

▶ Pflegerische Aspekte
- Laken nur lose einspannen
- keine zusätzlichen Unterlagen zwischen das Laken und die Bettoberfläche legen
- Bettenzubehör rechtzeitig bestellen
- eingestellte Parameter für das Bett exakt dokumentieren

16.2 Bewegungs- und Mobilisationskonzepte

16.2.1 Frühmobilisation

Durch die Frühmobilisation soll die Muskulatur erhalten und gestärkt, eine ausreichende Gelenkdurchblutung erreicht, der Kreislauf aktiviert und das Selbstwertgefühl des Kindes unterstützt werden.

▶ Pflegerische Aspekte
- Ressourcen des Kindes ermitteln und nutzen
- Gewohnheiten des Kindes in die Mobilisation integrieren
- Ziele setzen, evtl. in Absprache mit den Physiotherapeuten
- schrittweises, geplantes kontinuierliches Vorgehen
- Möglichkeiten: Physiotherapie, passive und aktive Bewegungsübungen, Lagerungen, die die Eigenbewegungen des Kindes unterstützen, Mobilisation

Passive Bewegungsübungen
- Bewegen ohne Eigenaktivität des Kindes
- passive Bewegungsübungen aktiv gestalten, z.B. Bein nicht hochheben, sondern seinem normalen Bewegungsspielraum folgend über die Matratze bewegen
- Ziel ist es, die Gelenkbeweglichkeit zu erhalten und Kontrakturen zu vermeiden
- Einweisung bzw. Absprache mit den Physiotherapeuten
- Gelenke entsprechend ihrer Funktion bewegen (Gelenkachsen), Voraussetzung hierfür sind Kenntnisse über Bewegungsmöglichkeiten der Gelenke
- die Lagerung ist die Ausgangsposition für die Bewegung der Extremität, z.B. die Lage des Oberschenkels bzw. Oberarmes bestimmt die Bewegung des Knie- bzw. Ellenbogengelenks, die Lage des Unterarms bzw. -schenkels bestimmt die Bewegung des Hand- bzw. Fußgelenks
- das proximale Gelenk fixieren

- das Eigengewicht des distalen Extremitätenabschnittes unterstützen
- langsame physiologische Bewegungsführung
- von den kleinen Gelenken ausgehend die gesamte Extremität bewegen, z.B. Fingergelenke, Mittelhand-, Hand- , Ellenbogen-, Schultergelenke
- nie gegen einen Widerstand bewegen
- befindet sich der Kopf des Kindes in Flexion oder Extension, hat dieses häufig Einfluß auf den Muskeltonus des gesamten Körpers
- Druck auf den Hinterkopf unterstützt spastische Tonusverhältnisse
- das Kind bei den Bewegungen kontinuierlich beobachten, z.B. Vitalzeichen, Schmerzen, Mimik, Hautfarbe

Unterstützendes Durchbewegen

- die Pflegeperson gibt Hilfestellung, das Kind führt die Bewegung unter Mithilfe aus
- aktives Bewegen ist dem passiven immer vorzuziehen
- Ziel ist, die Eigenbewegungen des Kindes zu unterstützen
- Bewegungen mit spielerischen Anteilen verbinden oder in Pflegehandlungen integrieren

Mobilisation

- dazu gehören das Aufsetzen, auf den Arm der Eltern geben, auf die Bettkante setzen, auf den Stuhl setzen
- Art und Zeitpunkt der Maßnahme in Pflegeplan integrieren
- Ängsten und Unsicherheiten durch genaue Information des Kindes entgegenwirken
- während der Mobilisation Sichtkontakt zum Kind halten
- Überforderung des Kindes vermeiden
- Zugänge, Ableitungen, Beatmungsschläuche etc. sichern
- evtl. Schmerzmittel kurz vor Beginn der Mobilisation verabreichen

16.2.2 Bobath-Konzept

Das Bobath-Konzept ist ein **Pflege- und Therapiekonzept** zur Rehabilitation von Patienten mit Erkrankungen des ZNS. Die Ziele sind: **Spastiken** zu **beeinflussen,** die **Körperwahrnehmung** zu **verbessern** und **normale Bewegungen anzubahnen.**

Eingabe-, Verarbeitungs- und Ausgabeprinzip des Gehirns

- Eingabe über die Sinne, hier spielt das Fühlen eine übergeordnete Rolle
- die Eingabe kann nicht abgeschaltet werden
- alle Informationen werden kontinuierlich verarbeitet
- Bewegungen werden neu entworfen oder bestehende Bewegungsprogramme gesucht und abgerufen, die Muskulatur erhält Steuerimpulse
- die Ausgabe ist die Reaktion der Muskulatur und Gelenke des Körpers auf die Steuerimpulse des Gehirns

Das Gehirn differenziert nicht, ob falsche oder richtige Eingaben erfolgt sind. Falsche Inputs können unphysiologische Bewegungsmuster erzeugen.

Konzeptinhalte

- das Neugeborene entwickelt sich von gering koordinierten, zufälligen, wenig selektiven Bewegungen und Reflexen hin zu willkürlichen, selektiven, harmonischen Bewegungen, in denen Reflexe zentral gehemmt werden
- das Bobath-Konzept geht davon aus, daß das Gehirn lebenslang lern-

fähig ist, ungenutzte funktionsfähige Neurone aktivieren Lernprozesse und werden in motorische Funktionen einbezogen
- über die Propriozeptoren erhält das Gehirn ständig Informationen über die Lage und Stellung des Körpers und der Extremitäten, jede Bewegung ergibt ein „inneres Abbild" des aktuellen Lage- und Bewegungsstandes
- Lernangebote sind Handling zur Bewegungsanbahnung, Anbahnung der Selbsthilfe, tonusregulierende Lagerung
- frühzeitige Lernangebote auf der Intensivstation können unphysiologischen Entwicklungen entgegenwirken und sie vermindern
- das berufsübergreifende Prinzip des Bobath-Konzeptes ermöglicht bei Kindern entwicklungsfördernde Pflege

Erscheinungsbild einer zentralen Bewegungsstörung nach Bobath
- abnormer Haltetonus, Muskelspannung niedrig, erhöht oder wechselnd
- keine koordinierten Bewegungen möglich
- Bewegungsunfähigkeit oder unangepaßte Bewegungen
- pathologische Bewegungsmuster
- Körperneigung beim Sitzen zur gelähmten Seite

Anwendungsbeispiel bei Hemiplegie (Halbseitenlähmung)
- Patient immer von der gelähmten Seite aus ansprechen und agieren, um die betroffene Seite aktiv einzubeziehen
- Waschen von der gesunden zur betroffenen Seite
- zum Umlagern nicht in Gelenkinnenflächen oder Innenseiten der Extremitäten fassen
- Finger gestreckt und abgespreizt lagern
- Knöchelturnschuhe nur beim Sitzen, nicht im Liegen anziehen (fördern Spastik)
- Kontrakturenprophylaxe in Form von Bewegungsübungen
- Wahrnehmung für die betroffene Seite durch entsprechende Reize erhöhen
- aktiver Lagewechsel zum Regulieren des Muskeltonus
- Lagerung zur gezielten Wahrnehmung des Körpers einsetzen
- physiologische Bewegungsabläufe führen

! Lagerung und Umlagern als Lernangebot zum Anbahnen von physiologischen Bewegungen gestalten.

16.2.3 Entwicklungsförderndes Handling

Zur Förderung physiologischer Bewegungsabläufe. Ausgangspunkt ist der aktuelle Entwicklungsstand des Kindes.

Das Handling ersetzt keine physiotherapeutische Behandlung.

▶ Pflegerische Aspekte
- Kenntnisse über die normale kindliche Entwicklung sind notwendig
- Ziele bei Bedarf mit Physiotherapeuten absprechen
- mit Initialberührung Kontakt zum Kind aufnehmen
- ruhige, für das Kind nachvollziehbare Bewegungsabläufe ausführen
- Bewegungseinleitung von Schlüsselpunkten aus, z.B. Schultergürtel, Oberkörper, Becken, Hand, Fuß, bzw. Bewegungsrichtung erkennen und das Kind darin unterstützen
- nach Bewegungsimpuls Eigenaktivität des Kindes abwarten
- so viel manuelle Hilfe wie nötig, so wenig wie möglich

Kinder mit erhöhtem Muskeltonus, z.B. nach Langzeitbeatmung
- Beugehaltung unterstützen
- Kind vom Becken aus in die Seitenlage bringen, vom Becken aus das Zurückdrehen langsam einleiten
- in Seitenlage auf Mittelstellung bzw. Beugehaltung des Kopfes achten

Kinder mit vermindertem Muskeltonus, z.B. Frühgeborene (Kap. 24.8.2)
- Extremitäten dicht am Oberkörper halten
- den gesamten Körper des Kindes auf die Seite drehen bzw. Bewegungsablauf aktiv gestalten
- nimmt das Kind den Kopf nicht aktiv nach vorne, das Kind vor dem Hochnehmen in Bauchlage drehen, dann nach vorn geneigt hochnehmen
- Tragen vor dem Bauch in Beugehaltung
- das Hinlegen erfolgt über die Seite, langsame Rückführung des Körpers
- auf dem Schoß in Mittelstellung füttern, fördert die Entwicklung, Kind auf den etwas hochgestellten Oberschenkeln mit Blickrichtung zur Pflegeperson lagern

Beim Hochnehmen den Fußkontakt zur Unterlage möglichst lange erhalten (Orientierung), beim Hinlegen des Kindes zuerst Fußkontakt zur Unterlage herstellen.

Baden (Kap. 14.2)
- Kind sitzend, nach vorn geneigt im Brust- und Beckenbereich unterstützt, mit den Beinen zuerst in das Badewasser einlassen (Abb. 16-6)
- wenn das Kind sich in der sitzenden Position wohl fühlt, langsam in die liegende Position bringen
- berührt das Kind mit den Beinen den unteren Badewannenteil, und hat es mit dem Becken Kontakt zum Wannenboden, kommt es nicht in Streckung
- Kind am Kopf, evtl. am Oberarm, im Badewasser unterstützen, Auftrieb des Wassers nutzen
- freie Bewegungsentfaltung ermöglichen, Wasser erleichtert die Eigenmotorik, die Pflegekraft muß den Bewegungen des Kindes folgen
- beim Herausnehmen aus der Badewanne Kind zuerst wieder in die sitzende Position bringen

16.2.4 Kinästhetik in der Pflege, Kinästhetik Infant Handling

Das **Bewegungs- und Interaktionskonzept** Kinästhetik entwickelten Frank Hatch und Lenny Maietta in den 80er Jahren. Kinästhesie ist die Lehre der Bewegungswahrnehmung und -empfindung. **Kinästhetik** heißt wörtlich übersetzt Bewegung in Harmonie. Pflegende lernen in Trainingsprogrammen, durch Selbsterfahrung Gefühl für Bewegung zu entwickeln, diese zu analysieren, sich ökonomisch zu bewegen und Bewegung als Interaktion zu nutzen.
Die Grundlagen der menschlichen Interaktion und Bewegung werden mit dem Patienten umgesetzt, wobei dessen Ressourcen genutzt werden.
Kinästhetik Infant Handling bezieht sich auf **dieselben Bewegungsanalysen wie die Kinästhetik.** Erwachsene tauschen mit Kindern Bewegungssignale aus, die diese annehmen und lernen. Nur wenn der Erwachsene seine eigene Bewegung analysieren kann, wird er sich so bewegen, daß das Kind bei seiner Bewegung unterstützt wird.

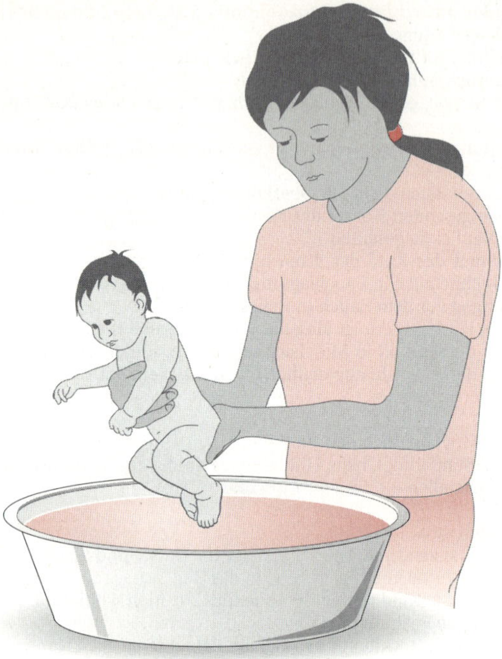

Abb. 16-6 Halten beim Einbringen in die Badewanne

Kinästhetik als Handlungsorientierung
ermöglicht
- Beziehungen zu gestalten
- Ressourcen des Gegenübers einzusetzen (aktivierend zu pflegen), Eigenständigkeit des Kindes zu fördern
- gegenseitigen Respekt
- vertrauensvolle, reichhaltige Interaktion herzustellen
- effektive Bewegungen mit weniger Anstrengung für alle Beteiligten

Kinästhetik Infant Handling als Handlungskonzept
- unterstützt die sensorische Interaktionsfähigkeit von Frühgeborenen, Neugeborenen, Säuglingen, Kleinkindern und Kindern mit Mehrfachbehinderungen
- hier geht es vor allem um eine entwicklungsfördernde Interaktion und das Fördern von Gesundheit
- neben den kinästhetischen Konzepten bilden die kindliche Entwicklung, das Bewegungsverhalten, die Interaktion von Kindern in verschiedenen Altersstufen und die Eltern-Kind-Beziehung die Grundlage
- das Kind muß nach der Geburt lernen, seine Bewegungen eigenständig zu kontrollieren, um sich gegen die Schwerkraft zu bewegen und in einfacher Weise mit seiner personellen und physikalischen Umgebung zu interagieren

- von Geburt an ist das Kind ein Individuum, das mit all seinen Sinnen nach angemessenen, strukturierten Anregungen sucht, es beeinflußt mit seinem Verhalten die Bezugsperson
- ein Kind ist ein lernbereites, soziales Wesen, seine Kommunikationsfähigkeit ist sehr hoch und muß beachtet und beantwortet werden, damit es sich entwickeln kann
- Kinder bewegen sich spiralig im Gegensatz zu den überwiegend parallelen Bewegungen von Erwachsenen; dieses Muster muß von der Bezugsperson neu entdeckt und in das eigene Bewegungsverhalten integriert werden
- über gemeinsame Bewegungsprozesse treten die Interaktionspartner in eine vertrauensvolle Beziehung
- die natürliche Zugehörigkeit der Eltern zu ihrem Kind muß beachtet und respektiert werden, sie hilft den Pflegenden im Umgang mit dem Kind

Pflegende müssen lernen, die Bewegungsinformationen des Kindes zu analysieren, zu reflektieren und zu nutzen.
Nicht der Pflegende bewegt das Kind, sondern das Kind erhält einen Impuls zur Bewegung.

Die folgende Kurzdarstellung zeigt die Komplexität der Kinästhetik, die nur durch **Selbsterfahrung** zu lernen ist.

Interaktion

- aufeinanderbezogenes Handeln durch Austausch von Informationen, Reizen und Signalen
- über die **Sinne** (Sehen, Hören, Tasten, Riechen und Schmecken) tauschen Menschen Informationen aus und geben Rückmeldungen
- die Berührung hat hier einen besonderen Stellenwert
- die fünf beschriebenen Sinne funktionieren nur, wenn der Mensch durch den **kinästhetischen Sinn** (Körperwahrnehmung) ein Körperbewußtsein entwickelt

• **Bewegungselemente**
- jede Bewegung benötigt einen bestimmten **Raum,** sie findet innerhalb einer bestimmten **Zeit** mit einer gewissen **Anstrengung** statt; fehlt eines dieser Elemente, gibt es keine Bewegung
- in der Pflege können diese Bewegungselemente variabel, patientenorientiert angewandt werden
- je kleiner ein Kind ist, desto größer ist seine Oberfläche im Verhältnis zu seinem Körper, desto mehr Raum benötigt es z.B. bei der Bewegung, desto mehr Zeit benötigt die Pflegeperson für die Bewegung

• **Interaktionsformen**
- die Art der Interaktion, also ob sie einseitig, schrittweise oder gleichzeitig-gemeinsam stattfindet, ist bedeutsam
- gleichzeitig-gemeinsame Bewegungsinteraktionen sind nur über Berührung möglich
- das Kind erhält eine direkte Information vom Pflegenden und umgekehrt
- alle Alltagsaktivitäten, z.B. Nahrungsaufnahme, Körperpflege, Lagerung und Spielaktivitäten können als gleichzeitig-gemeinsamer Informationsaustausch gestaltet werden

Funktionale Anatomie

- der Mensch wird von der funktionalen Ebene aus betrachtet
- Knochen tragen das Gewicht des Körpers und geben dieses an die Unterstützungsfläche ab

- Muskeln bewegen die Knochen
- das Kind muß so bewegt werden, daß es sein Gewicht über die Knochen abgeben kann und nicht der Pflegende das Gewicht trägt

- **Massen und Zwischenräume** (Abb. 16-7 a und b)
- Massen (Kopf, Brustkorb, Becken, Beine, Arme) sind stabil und das Hauptgewicht des Körpers
- Massen können einzeln bewegt werden
- Zwischenräume (Hals, Achseln, Taille, Leisten) sind eher weich, flexibel, verbinden die Massen
- sie ermöglichen die Bewegung der einzelnen Massen und leiten das Gewicht von einer Masse zur anderen
- bewegt man eine Masse, so folgen über die Zwischenräume die anderen Massen nach; dies erleichtert die Bewegung und ist für das Kind besser nachvollziehbar (Körperschema)
- Massen sind Kontaktzonen, während sich Zwischenräume nicht zum Kontakt eignen
- soll ein Kind sich gut bewegen können, müssen seine Massen unterstützt werden
- soll ein Kind sich nicht bewegen, dann kann man seine Zwischenräume blockieren (z.B. Lagerungshilfsmittel)

- **Orientierung**
- der Mensch kann sich im Raum orientieren (oben, unten, vorne, hinten)

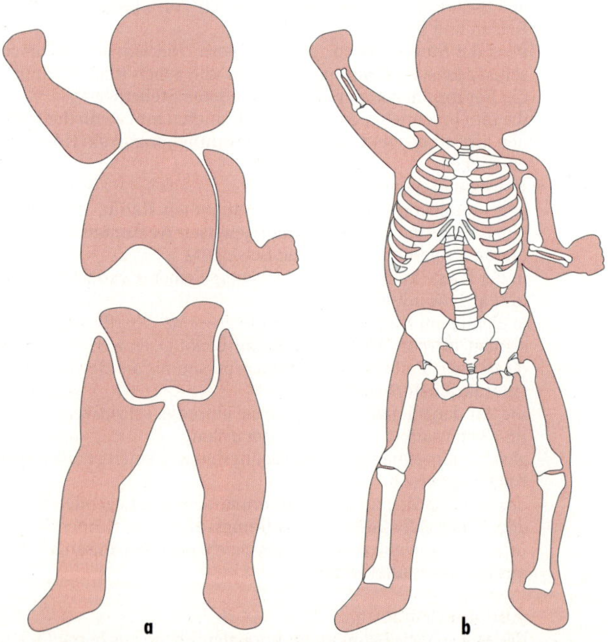

Abb. 16-7 a und b Der kindliche Körper **a** Massen und Zwischenräume **b** Skelettstruktur

- um einen Menschen bewegen zu können, muß man sich an seinem Körper orientieren
- von der funktionalen Sichtweise aus ist **oben** im Körper eines Menschen der Kopf, **unten** der Zeh, der sich zuletzt beim Gehen vom Boden löst
- **vorne** am Körper ist da, wo er eher weich und beweglich und vorwiegend Beugemuskulatur ist (z.B. Gesicht, Brust, Bauch, Innenseite der Oberschenkel, Waden, Fußsohlen), **hinten** ist, wo er eher knöchern, stabil ist und sich Streckmuskulatur befindet (Hinterkopf, Rücken, Steiß, Außenseiten der Oberschenkel, Schienbein, Fußrücken)
- dies kann man z.B. beim Waschen berücksichtigen, wenn man eindeutig eine Orientierung von vorne und hinten geben möchte

Menschliche Bewegung

- Gelenke ermöglichen unterschiedliche Bewegungen mit verschiedenen Bewegungsabläufen

• **Bewegungsmuster**

- **paralleles** Bewegen geschieht durch **Beugen und Strecken** einer Masse
- zweidimensional, beide Körperseiten tragen gleichzeitig Gewicht
- **spiraliges Bewegen** geschieht durch **Beugen und Drehen** (z.B. von Bauch- zu Rückenlage) oder **Strecken und Drehen** (z.B. von Rücken- zu Bauchlage)
- dreidimensional, eine Körperseite trägt Gewicht, die andere paßt sich an

! Spiralige Bewegungen benötigen weniger Kraft, da sich die Bewegungen einer Masse auf die anderen übertragen, das Körperschema ist leichter nachvollziehbar.

Menschliche Funktionen

- spiralige Bewegungen bringen den Menschen in verschiedene Positionen
- die menschliche Bewegungsentwicklung verläuft in sieben **Grundpositionen** (Abb. 16-8): Rückenlage, Bauchlage mit Ellbogenstütz, Sitzen, Vierfüßlerstand, Einbein-Kniestand, Einbeinstand und Zweibeinstand
- von der Rückenlage (stabile Position) entwickelt sich die Bewegung zum Zweibeinstand (instabilere Position, die mehr Koordination zum Ausgleich benötigt)
- in der Rückenlage gibt der Körper über alle Massen Gewicht an den Boden ab
- je höher ein Mensch im Raum kommt, desto weiter wird sein Gewicht nach unten in den Körper abgegeben, desto kleiner wird die Unterstützungsfläche für sein Gewicht, z.B. im Stehen nur über die Füße
- Pflegende müssen darauf achten, daß das Gewicht des Kindes entsprechend geführt und unterstützt wird
- Fortbewegung entsteht durch Gewichtsverlagerung
- jeder Positionswechsel kann als Fortbewegung durch die Grundpositionen initiiert werden

Anstrengung als Kommunikationsmittel

- Anstrengung kann sinnvoll in der Interaktion genutzt werden
- die Partner tauschen gegenseitige Bewegungssignale aus

• **Druck**

- Gewicht beider Beteiligten läuft auf den Kontaktpunkt zu (besonders geeignet dafür sind Brustkorb und Becken)
- Druck bedeutet meist Sicherheit, Neugeborene können darüber gut kommunizieren

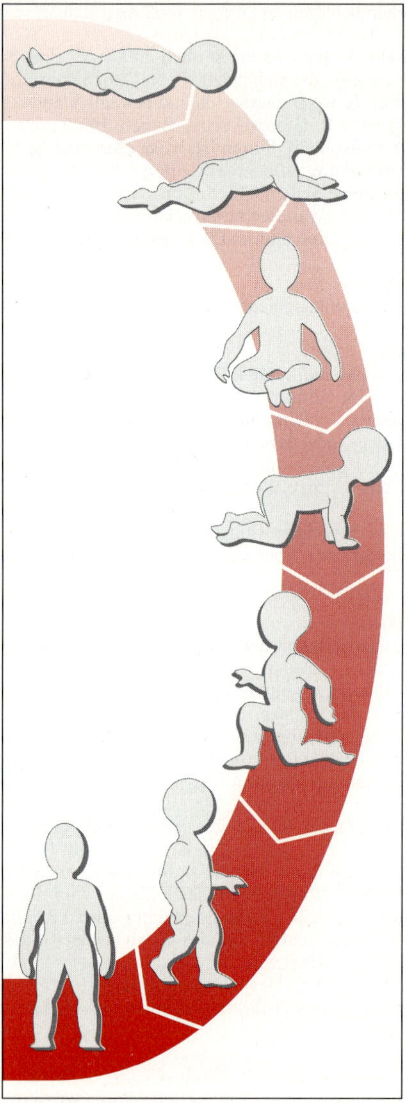

Abb. 16-8 Grundpositionen

- **Zug**
  - das Gewicht läuft vom Kontaktpunkt weg (besonders gut geeignet an den Armen)

! Zug und Druck gleichzeitig an unterschiedlichen Massen eingesetzt, bringen das Kind in Bewegung.

Gestaltung der Umgebung
- der Mensch befindet sich in ständigem Interaktionsprozeß mit seiner Umwelt
- die Umgebung in der sich ein Mensch befindet, sollte so aussehen, daß sie ihn in seiner Bewegung unterstützt und nicht behindert
- unterstützt man ein Kind beim Sitzen mit einem kleinen Kissen am unteren Brustkorb und unter dem Steiß, kann es sich besser aufrichten
- ein langes Kissen zwischen den Schulterblättern nach unten, die Schulterblätter sind frei, macht eine Bewegung der Arme möglich; liegt das Kissen quer über den Schulterblättern, ist keine Bewegung von den Armen aus möglich
- je tiefer die Unterstützung durch Kissen am Körper ist, desto leichter ist die Bewegung höher im Raum
- das Unterstützen der Vorderseiten der Extremitäten (weich) ermöglicht Ruhe, das der Hinterseiten (hart) unterstützt Bewegung

17 Essen und Trinken

Der Verdauungsprozeß umfaßt Aufnahme und Zerkleinerung von Nahrung, Abbau von Nährstoffen sowie Resorption und Ausscheidung. Die Nahrung wird durch Beißen, Kauen, Schlucken und Saugen aufgenommen und transportiert.
Ein differenziertes **Stoffwechselsystem** baut die aufgenommene Nahrung durch physiologische Prozesse in geeignete Bestandteile ab.

Maßnahmen der Intensivtherapie, z.B. Sedierung oder Intubation, stören den physiologischen Prozeß der Nahrungsaufnahme und -verwertung erheblich.

Für den menschlichen Organismus ist **Wasser** ein **unverzichtbarer** Stoff. Ohne Flüssigkeit überlebt der Mensch nur wenige Tage. Die **Flüssigkeitsräume** stehen bei Kindern in anderen Relationen zueinander als bei Erwachsenen. Je **jünger** die Kinder, desto **größer** ist der Anteil des **Extrazellularraumes.**

Nahrungsbedarf und -zufuhr

- der Energie- und Flüssigkeitsbedarf ist von unterschiedlichen Faktoren abhängig, z.B. Alter, Geschlecht, Stoffwechsellage, Wachstumsphase und Mobilität
- das Erscheinungsbild, z.B. Körpergröße und -gewicht, Hautzustand, Eßgewohnheiten sowie die Stuhl- und Urinausscheidung geben Auskunft über den Ernährungszustand des Kindes
- die **Nahrungszufuhr** richtet sich nach dem **Energiebedarf**
- Nährstoffe enthalten Energie in Form von Kohlenhydraten, Fetten, Eiweißen sowie Vitaminen, Mineralstoffen, Ballaststoffen und Wasser
- eine kalorisch ausreichende Ernährung bedeutet ein Gleichgewicht zwischen Kalorienzufuhr und -verbrauch
- das Verhältnis der Nährstoffe zueinander:
  etwa 55% **Kohlenhydrate** als **Energielieferanten**
  etwa 15% **Eiweiß** (Aminosäuren) als **Aufbaustoff**
  etwa 30% **Fett** (Lipid) als **Energiespender** (Reserven)
- **Kohlenhydrate** sind primär **Energielieferanten**

Eiweiß wird nur zur Energiegewinnung herangezogen, wenn ein Mangel an Kohlenhydraten und Fetten besteht (Abbau von Muskeleiweißstoffen).

Der **Grundumsatz** ist die Energiemenge, die in körperlicher Ruhe verbraucht wird.
Der **Leistungsumsatz** ist die Energiemenge, die bei körperlicher Belastung zusätzlich verbraucht wird.
Der **Gesamtumsatz** ist der Gesamtenergiebedarf zum Aufrechterhalten aller Körperfunktionen.

- intensivpflichtige Kinder haben in der Regel einen erhöhten Energiebedarf, z.B. durch Fieber, Schmerzen, chirurgische Eingriffe, Grunderkrankung, Sepsis, Streß, Beatmung

Die Ernährung muß in der Intensivtherapie zielgerichtet optimiert bzw. als therapiebegleitende Maßnahme verstanden werden. Die Flüssigkeitszufuhr ist exakt zu bilanzieren.

17.1 Orale Ernährung

Essen und Trinken versorgt den Körper mit Nahrung und Energie, die zum Sicherstellen lebenswichtiger Funktionen, zur ständigen Erneuerung der Zellen und zum Wachstum benötigt wird. Essen und Trinken bedeutet: Genuß, Appetit, Befriedigung, Wohlbefinden, soziale Interaktion, orale Entwicklung und das Erlernen von Selbständigkeit.

Verzicht auf orale Nahrungsaufnahme
bewirkt:
- mangelnde orale Befriedigung, reduziertes Wohlbefinden, Verlust von Lebensqualität
- gestörte kindliche Entwicklung, das Erkunden der Umwelt mit dem Mund ist beeinträchtigt, mangelndes Training bzw. Verlust des Saug- und Schluckreflexes
- ungenügende hormonelle Anregung des Verdauungssystems, z.B. über Geruch, Geschmack
- reduzierte Wahrnehmung im Mund
- fehlende oder unzureichende physiologische Prozesse, Reinigung der Mundhöhle
- gestörte Funktion der Muskeln und Gelenke durch die fehlende motorische Aktivität des Kauens und Schluckens

17.2 Parenterale Ernährung

Viele Kinder auf der Intensivstation können oder dürfen ihren Nährstoffbedarf nicht über eine orale Nahrungsaufnahme decken. Das Kind muß ganz oder teilweise künstlich ernährt werden.

Anzustreben ist eine frühzeitige enterale Ernährung, da hier deutlich weniger Komplikationen auftreten.

Unter **parenteraler Ernährung** versteht man die intravenöse Zufuhr von Kohlenhydraten, Eiweiß, Fett, Elektrolyten, Vitaminen und Spurenelementen, die für die Stoffwechselprozesse und für das Wachstum erforderlich sind.
Man unterscheidet zwischen **totaler parenteraler Ernährung** (vollständig intravenös) und **additiver parenteraler Ernährung** (intravenös, enteral).

Indikationen
- Nährstoffzufuhr
- Flüssigkeitszufuhr
- Verabreichen von Medikamenten

▶ Pflegerische Aspekte
- die Infusionstherapie bedarf der ärztlichen Anordnung
- Flüssigkeitsmenge und Energiebedarf richten sich nach Lebensalter (Körpergewicht) und Erkrankung
- der Bedarf wird für 24 Stunden pro Tag berechnet
- Infusions- und/oder Spritzenpumpen ermöglichen eine gleichmäßige kontinuierliche Applikation von Infusionsflüssigkeiten
- die parenterale Ernährung erfolgt über eine periphere Verweilkanüle oder einen zentralen Venenkatheter (Kap. 9)

Infusionslösungen

- **Ernährungslösungen**
- Kohlenhydrate, Aminosäuren, Fette
- Kohlenhydratlösungen enthalten in der Regel Glukose in unterschiedlicher Konzentration, z.B. 5, 10, 20 oder 40%
- Lösungen mit einer Konzentration **bis maximal 12,5%** können über eine **periphere Venenkanüle** infundiert werden
- Lösungen **über 12,5%** sollten **zentralvenös** verabreicht werden, hohe Glukosekonzentrationen schädigen die Venen
- hochprozentige Glukoselösungen (saurer pH-Wert) inaktivieren und fällen evtl. Medikamente aus (Kap. 8.3)
- Glukose 5% dient häufig als Trägerlösung oder zum Verdünnen von Medikamenten
- Aminosäurelösungen nur in Kombination mit Kohlenhydratlösungen infundieren, da Aminosäuren sonst vom Körper als Energieträger benutzt werden
- zu rasch infundierte Aminosäuren werden unzureichend verwertet (renaler Verlust)
- Fettlösungen sind instabil, möglichst nicht mit anderen Medikamenten mischen
- Fettlösungen nicht mit Elektrolytkonzentraten oder Medikamenten mischen
- **Elektrolytlösungen**
- korrigieren die ermittelten Serumelektrolyte
- **Vitaminzusätze**
- bei totaler parenteraler Ernährung
- es gibt fett- und wasserlösliche Vitamine
- wasserlösliche Vitamine nach Möglichkeit unter Lichtausschluß infundieren (Oxidation durch Licht)
- **Spurenelemente**
- bei totaler parenteraler Ernährung

Umgang mit Infusionen (Kap. 8.4)

- Infusionslösungen beschriften (Aufkleber mit Inhaltsstoffen)
- Infusionsgeschwindigkeit errechnen, einstellen und mehrmals pro Schicht überwachen
- Infusionslösungen regelmäßig auf Trübung, Ausflockung und/oder Farbveränderungen kontrollieren
- Infusionen steril handhaben (z.B. aufziehen, anschließen, Infusionssystemwechsel, Medikamentenverabreichung)
- Infusionen (Medikamente) nur bei gesicherter Verträglichkeit mischen
- extreme Unterschiede beim pH-Wert der Lösungen vermeiden (Inkompatibilitäten)
- beim Verabreichen von Medikamenten und Kurzinfusionen Kompatibilität beachten
- das Verwenden von Y-Stücken verkürzt die Kontaktzeit verschiedener Lösungen

17.3 Künstliche enterale Ernährung

17.3.1 Ernährungssonden

Indikationen

- Zufuhr von Nahrung, Flüssigkeit und Medikamenten

- Ableitung von Sekreten (diagnostisch, therapeutisch)
- Gewinnung von Sekreten (diagnostisch)

Je nach Zugang zum Magen-Darmtrakt unterscheidet man **nasal, oral** und **perkutan** liegende Sonden

Bei der Sondenlage unterscheidet man **gastrale, duodenale** und **jejunale** Lage.

Magensonden

- zum Ableiten von Magensaft, enterale Ernährung, Applikation von Medikamenten
- setzt als Ernährungssonde eine normale Magenentleerung und Resorptionsleistung voraus
- die Bolusgabe von Nahrung simuliert die natürliche Magenperistaltik
- Magensaft ist sauer

Duodenale, jejunale Sonden

- enterale Ernährung, Diagnostik
- Nahrung muß kontinuierlich appliziert werden, da der Dünndarm nur eine geringe Volumenkapazität hat
- Sondenlage wird ärztlich kontrolliert, z.B. röntgenologisch, endoskopisch
- Dünndarmsaft ist alkalisch

Sondenarten

- Sonden sind für den Organismus ein Fremdkörper, sie müssen gut gewebeverträglich sein
- je nach Indikation unterscheidet man Ernährungssonden zur kurzen und langen Verweildauer

• **Sonden für eine absehbar kurze Liegedauer**
- PVC-Kunststoffsonden (Polyvinylchlorid)
- enthalten sog. Weichmacher, die nach 24 Stunden aus dem Material diffundieren
- die Sonden werden nach wenigen Tagen hart und brüchig, es besteht eine erhöhte Verletzungsgefahr

• **Sonden für eine lange Liegedauer**
- aus säurebeständigem Kunststoff (Polyurethan: PU) oder aus Silikon
- enthalten keine Weichmacher und behalten ihre weiche flexible Beschaffenheit
- werden von Kindern in der Regel besser toleriert und als angenehmer empfunden

• **Einlumige und mehrlumige Sonden**
- einlumige Sonden: in der Regel als Ernährungssonden oder zum Ableiten von Magensekreten
- doppellumige Sonden: zweites Lumen, um den Magen zu belüften oder für Spülungen

17.3.2 Magensonden

Magensonden können **transnasal** (durch die Nase) oder **oral** (durch den Mund) gelegt werden.

Kriterien zur Auswahl von Sonden in Tabelle 17-1.

Vorbereiten des Materials

- Sonde nach Art der Anwendung und Liegedauer
- Einmalspritze

Tab. 17-1 Kriterien zur Auswahl von Sonden

Kleinlumige Sonden	Großlumige Sonden	Doppellumige Sonden
als Ernährungssonde geeignet	als Ernährungs- oder Magenablaufsonde geeignet	als Ernährungs- oder Magenablaufsonde geeignet
geringe Atemwegsverlegung	behindern die Atmung	behindern die Atmung
Aspiration von Magensaft problemlos möglich Aspiration von Luft erschwert als Ablaufsonde ungeeignet	Magensekret und/oder Luft kann gut entweichen	relativ dick (ab CH 8 erhältlich) das zweite Lumen belüftet den Magen; verhindert Festsaugen an der Magenschleimhaut
Indikationen: unmittelbar nach Extubation spontan atmende Frühgeborene	**Indikationen:** Störungen des Magen-Darm-Traktes Beatmung postoperativ	**Indikationen:** Störungen des Magen-Darm-Traktes Magenspülung

- Einmalhandschuhe
- evtl. anästhesierendes Gleitmittel (z.B. Xylocain®-Gel)
- Pflaster zum Fixieren
- Stethoskop, Stift zur Lagemarkierung
- Indikatorpapier
- evtl. Sekretauffangbeutel, evtl. Nierenschale

Vorbereitung des Kindes

- das Kind altersentsprechend informieren
- nach Möglichkeit in Rückenlage, Oberkörper 45 Grad hoch lagern
- zum Legen der Sonde sollte der Magen leer sein

Vorgehen

- Hände desinfizieren, Handschuhe anziehen
- Kopf des Kindes in Mittelstellung
- Sonde **abmessen**, bei **nasalen** Sonden bildet die Entfernung zwischen Ohrläppchen, Nasen- und Sternumspitze die korrekte Länge (Abb. 17-1), bei **oralen** Sonden mißt man die Distanz vom Mundwinkel zum Ohrläppchen bis zur Sternumspitze (Abb. 17-2)
- abgemessene Länge mit einem Fettstift markieren bzw. Graduierungszahl merken
- evtl. Nase reinigen, Nasengang auswählen bzw. Mundpflege vornehmen
- Gleitmittel auf Sonde auftragen oder Nasenschleimhaut mit NaCl 0,9% anfeuchten
- Sonde öffnen
- Sondenspitze durch unteren Nasengang bis zur hinteren Rachenwand einführen, größere Kinder dabei zum tiefen Durchatmen auffordern
- Kopf des Kindes beugen, dadurch gleitet die Sonde an der Rachenhinterwand entlang, der Sondenkopf behält so leichter die Richtung zum Ösophaguseingang, größere Kinder zum Schlucken auffordern
- Sonde bis zur Markierung vorschieben, evtl. Mandrin entfernen
- Sondenspitze liegt im oberen Magendrittel

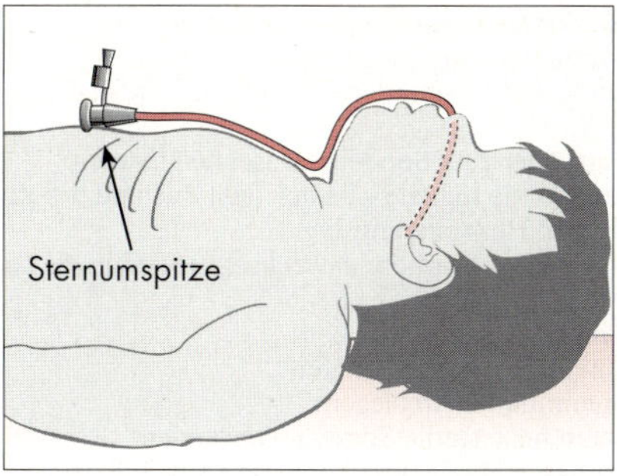

Abb. 17-1 Abmessen der Sondenlänge bei einer transnasalen Magensonde

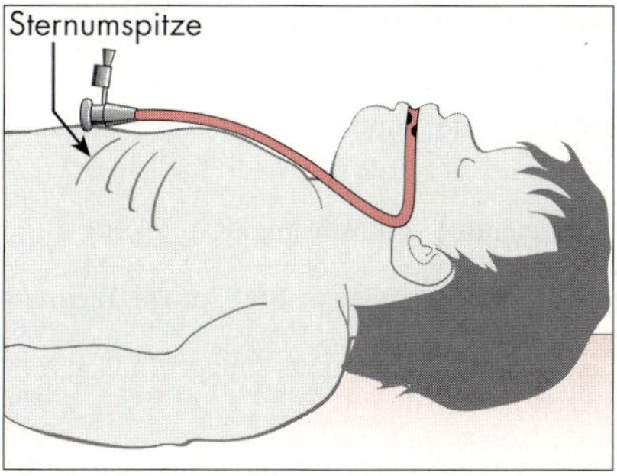

Abb. 17-2 Abmessen der Sondenlänge bei einer oralen Magensonde

- **Sondenlage prüfen,** dafür Magensaft aspirieren, sauren pH-Wert mit Indikatorpapier kontrollieren
- oder Luft insufflieren, gleichzeitig mit Stethoskop Geräusch über dem Magen auskultieren

! Diese Methode ist keine Garantie für eine korrekte Sondenlage, da auch oberhalb des Magens insufflierte Luft als fortgeleitetes Geräusch über dem Magen hörbar ist.

- ist keine eindeutige Aussage über die korrekte Sondenlage möglich, darf keinesfalls Nahrung sondiert werden
- Sonde entweder im Verlauf des Nasenrückens oder unterhalb der Nase mit Pflaster fixieren
- oral liegende Sonden im Bereich des Mundwinkels fixieren
- Gesichtsfeld durch die Fixierung möglichst wenig einschränken
- die Fixierungspunkte bei jeder Neufixierung wechseln
- Sonde verschließen oder Ablaufbeutel anschließen

Husten des Kindes und/oder eine beschlagene Sondeninnenfläche in der Ausatmung sind mögliche Hinweise auf eine Fehllage.

Dokumentation: Sondenart, Sondengröße, Sondenlage, Zugangsweg, Ergebnis der Lagekontrolle, Verhalten des Kindes.

▶ Pflegerische Maßnahmen bei liegender Sonde
- einmal täglich Mund und Nase inspizieren
- regelmäßige Mund- und Nasenpflege, mindestens dreimal täglich (Kap. 13.2.2, 14.3.8)
- Sonde nach Bedarf oder zum Sondenwechsel neu fixieren
- die Liegedauer der Sonde richtet sich nach dem Zustand des Kindes und der Verweildauer laut Herstellerangaben
- Sonde zum Ziehen, z.B. beim Sondenwechsel, schließen, da sonst Aspirationsgefahr

- **Hygienischer Umgang**
  - vor Manipulationen Hände desinfizieren
  - Sondenende kontaminationsfrei lagern
  - zu jedem Sondieren neue sterile Spritzen verwenden
  - nach jeder Nahrungsverabreichung Sonde mit z.B. Tee oder Luft (Frühgeborene) durchspülen
  - Sonden als Ablauf mit Auffangbeutel versehen, bei kleinen Kindern Urinbeutel verwenden

Gezogene bzw. lageveränderte Sonden dürfen nicht wieder eingeführt werden.

- **Während der Verabreichung von Nahrung** (Kap. 24.10)
  - Sondenlage überprüfen
  - Magensaft aspirieren; Frühgeborene mit 2-ml-Spritze, Klein- und Schulkinder mit 5- bis 10-ml-Spritze
  - Magenrest langsam resondieren, nur unter strenger Indikation verwerfen
  - Nahrung langsam sondieren

! Anhaltswert ist etwa der Zeitraum der Nahrungsaufnahme: bei älteren Kindern etwa 10 ml pro Minute, bei Neugeborenen etwa 1 ml in ein bis zwei Minuten.

- auf Zeichen der Unverträglichkeit, z.B. Unruhe, Würgen achten
- Reflux vermeiden durch Oberkörperhochlagerung (bis 30 Minuten nach der Mahlzeit), Rechtsseitenlage und/oder langsames Sondieren einer angepaßten Nahrungsmenge
- zum Sondieren Kind je nach Zustand hoch nehmen bzw. auf den Arm nehmen
- orale Stimulation erfolgt patientenorientiert während des Sondierens (Kap. 17.4)

Schnelles Sondieren erzeugt Unbehagen und erhöht die Aspirationsgefahr.

Komplikationen

- **Beim Legen einer Magensonde**
  - Schleimhautverletzungen an Nase, Rachen, Ösophagus, Magen
  - Magenperforation
  - Vagusreflex, z.B. Bradykardie, Apnoe, Würgereiz
  - Dislokation in Trachea, Ösophagus, aufgerollt im Rachen
- **Bei liegender Nahrungssonde**
  - Reflux bzw. Refluxösophagitis bei nicht verschlossener Kardia
  - Regurgitation von Nahrung durch geöffnete Kardia und/oder ständiger Fremdkörperreiz durch die Sonde
  - Sonde als Keimschiene
  - Gefahr der Mikroaspiration

- Druckstellen an Nasen-, Ösophagus-, Magenschleimhaut
- Dislokation in der Fixierung (z.B. duodenal, ösophageal)

17.3.3 Perkutane Sonden

Indikationen

- Sondieren durch orale oder nasale Ernährungssonde unmöglich, z.B. Ösophagusatresie
- mittel- oder langfristige Sondenernährung

Vorteile

- das Kind kann unbeeinträchtigt schlucken
- keine Irritationen und Fremdkörpergefühl im Nasen-Rachenraum
- keine Einschränkung des Gesichtsfeldes
- geringere Gefahr einer Dislokation
- keine optische Entstellung im Gesicht

Perkutan-endoskopische Gastrostomie (PEG)

- endoskopisches Legen einer Sonde (Abb. 17-3) nach Punktion des Magens
- Katheter wird mit zwei Halteplatten an der Innenseite des Magens und an der Bauchdecke fixiert

Witzel-Fistel, Gastrostoma

- operatives Einbringen eines geblockten Katheters ins Mageninnere (Abb. 17-4)
- postoperativ muß immer eine Lagekontrolle erfolgen, Katheter an der Austrittsstelle markieren

▶ Pflege des Stomas

- einmal täglich steriler Verbandwechsel bei Anlegen der PEG
- bei reizfreiem trockenem Stoma alle 48 Stunden hygienischer Verbandwechsel
- umliegende Bauchhaut mit Wasser und milder Seife reinigen

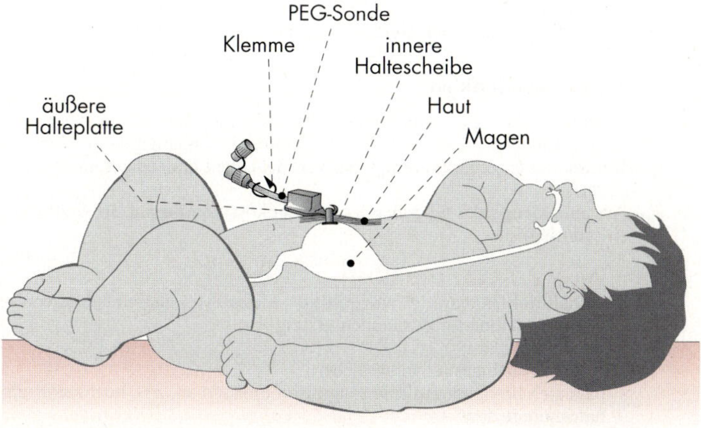

Abb. 17-3 Gastrostomie, PEG-Sonde

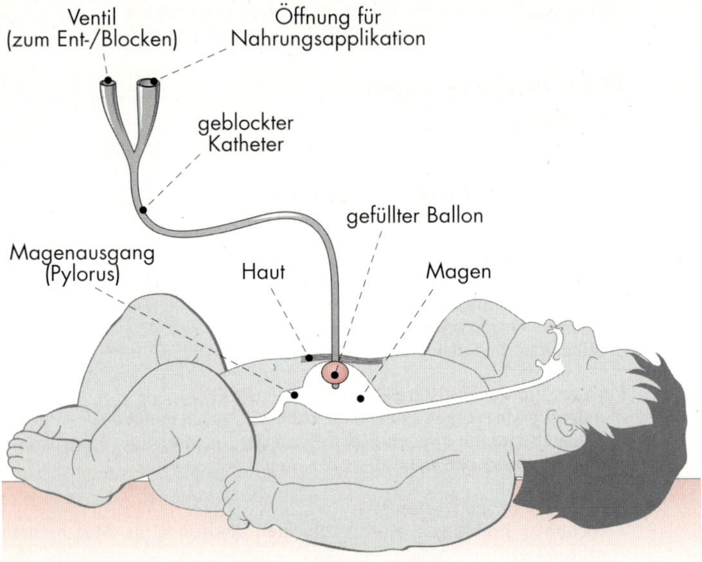

Abb. 17-4 Gastrostomie, Witzel-Fistel mit geblocktem Katheter

! Alkoholische Präparate zur Desinfektion sind kontraindiziert, da sie zu Austrocknung und Irritation der Haut führen.

- Druckstellen auf der Bauchdecke durch Abpolstern der Halteplatte verhindern
- Katheterwechsel nach Herstellerangaben oder ärztlicher Anordnung

17.3.4 Sondenkost

Sondenernährung ist eine weitgehend physiologische Form der Nährstoffverabreichung. Die Art der Sondenkost ist abhängig vom Alter des Kindes, der Grunderkrankung, der Verträglichkeit und/oder dem Energiebedarf.
Art und Menge der zu gebenden Sondenkost unterliegen der ärztlichen Anordnung.

Nährstoffdefinierte Diät (NDD)
- enthält Kohlenhydrate, Fette, Eiweiße, Elektrolyte, Vitamine, Spurenelemente in definierter Zusammensetzung
- hochmolekular
- ausschließlich gastral verabreichen
- paßt sich bestimmten Ernährungserfordernissen an, z.B. hochkalorisch, natriumreduziert
- Voraussetzung ist eine intakte Verdauungs- und Resorptionsleistung des Magen-Darmtraktes

Chemisch definierte Diät (CDD)
- enthält Ernährungsbestandteile in niedermolekularer Form (Oligopeptiddiät)
- die Nährstoffe sind in bereits resorptionsfähige Bestandteile aufgespalten
- erfordern kaum Verdauungsleistung vom Darm
- eingesetzt bei Verdauungs- und Resorptionsstörungen des Magen-Darmtraktes, z.B. Kurzdarmsyndrom, Pankreasinsuffizienz
- ballaststofffrei

Sondenkost
- flüssig oder pulverisiert
- hygienisch zubereiten und verabreichen
- Zimmertemperatur
- einige Kinder vertragen die Kost aufgrund der Osmolarität schlecht
- kann Durchfall, Obstipation, Völlegefühl und Erbrechen hervorrufen
- bei jeder Sondenernährung auf eine bilanzierte Flüssigkeitszufuhr achten
- weicht in den ersten neun Lebensmonaten in der Regel nicht von der üblichen Säuglingsernährung ab
- Früh-/Neugeborene und Säuglinge bekommen Muttermilch, Frühgeborenenformula-, Säuglingsanfangs- bzw. -folgenahrung
- Milchnahrung und Sondenkost als Ulkusprophylaxe möglich
- Langzeitpatienten erhalten evtl. hygienisch einwandfreie passierte Kost
- individuelle Wünsche des Kindes berücksichtigen

Passierte Kost entspricht nur selten den speziellen medizinischen Erfordernissen. Bei der Zubereitung besteht die Gefahr einer bakteriellen Kontamination.

17.3.5 Nahrungsapplikation

Applikationsarten

- **Manuell**
  - Nahrung per Einmalspritze (2 bis 20 ml) aufziehen und langsam sondieren
  - Häufigkeit der Mahlzeiten individuell auf das Kind abstimmen
- **Per Schwerkraft**
  - über Spritzenzylinder oder Einlaufbeutel
  - die Einlaufgeschwindigkeit richtet sich nach der Höhe des Spritzenzylinders bzw. Beutels, nach Gegendruck im Magen sowie nach dem Sondenlumen
  - die Einlaufgeschwindigkeit reguliert sich über die Höhe des Spritzenzylinders bzw. Beutels
  - nach Einlauf der Nahrung Sonde schließen
  - Häufigkeit der Mahlzeiten individuell auf das Kind abstimmen
- **Kontinuierlich**
  - kontinuierliche Nahrungszufuhr mit Ernährungspumpen, in ml pro Stunde programmiert
  - ungekühlte Nahrung spätestens nach sechs Stunden verwerfen

Bei der kontinuierlichen Applikation verliert das Kind das Gefühl für Anfang und Ende einer Mahlzeit.

17.4 Orale Stimulation

Der Mundbereich gehört zu den sensibelsten, wahrnehmungsstärksten und intimsten Körperzonen des Menschen. Mit dem Mund drücken Menschen verbal und nonverbal Gefühle aus. Die **Auswirkungen der Intensivpflege** auf den kindlichen Mund sind in Tabelle 17-2 beschrieben.
Fällt die orale Nahrungsaufnahme aus, hat dies große Einschränkungen zur Folge (Kap. 17.1). Die Ziele der oralen Stimulation basieren auf diesen Einschränkungen.

Saugen als multisensorischer Integrationsprozeß des Neugeborenen und Säuglings trainiert das vestibuläre (z.B. Kopfkontrolle), propriozeptive (z.B. Eigenwahrnehmung) und taktile System (z.B. berührt und gehalten werden).

▶ Pflegerische Aspekte
- die orale Phase ist ein entscheidender Entwicklungsprozeß im Leben des Kindes
- die orale Stimulation unterstützt und fördert die orale Wahrnehmung und erhält die Saug-, Kau- und Schluckfunktion

Ein gezieltes Kautraining, das den Speichelfluß fördert, ist die beste Parotitisprophylaxe.

Tab. 17-2 Auswirkungen der Intensivpflege auf den Mund

Pflegerische Maßnahmen	Auswirkungen
Nahrungskarenz	Kau-, Saug-, Schluckakt ist beeinträchtigt, keine Geschmackswahrnehmung, keine orale Befriedigung
gleichzeitige Sonden- und orale Ernährung	Zeitpunkt der oralen Aufnahme fremdbestimmt
orales und nasales Absaugen	Fremdkörperreiz, Unwohlsein, evtl. Schmerzen, Würgreiz
Mundpflege, orale Inspektion, Pflegemittel	Fremdkörperreiz, unbekannter Geschmack, Unwohlsein
Zähneputzen	im Liegen, unbekannte Zahnpasta, nicht selbständig, Fremdkörperreiz
nasaler Endotrachealtubus, Magensonde	eingeschränktes Riechvermögen, Unwohlsein, Schmerzen bei Manipulation, Schluckbehinderung, keine verbale Äußerung
Sauerstoffvorlage	trockene Schleimhaut, Durstgefühl
Hände fixiert	Hand-Mund-Kontakt verwehrt
Lippen eincremen, ständiges Speichelabwischen	unbekannter Geschmack, häufige periorale Reize

- ohne eine gemeinsame Strategie entstehen viele Einzelaktionen, die als punktuelles Angebot keine Förderung des Kindes darstellen

Nur ein gemeinsam umgesetztes Konzept optimiert die Förderung des Kindes.

- individuelle Häufigkeit der oral stimulierenden Maßnahmen festlegen
- Hilfsmittel gezielt einsetzen
- oral stimulierende Maßnahmen vom Pflegepersonal für das Kind gleichartig gestalten (Kontinuität)
- Angebote zeitlich begrenzen, da sie nur so als Reize wirken
- Eßgewohnheiten und Vorlieben von den Eltern erfragen und integrieren

Negative Mundreize reduzieren, z.B. Absaugverhalten reflektieren, kein ständiges Abwischen von Speichel.

- bei auftretenden Problemen sofort professionelle Hilfe durch Logopäden einfordern

Die orale Stimulation ist nicht mit der Mundpflege zu verwechseln (Kap. 14.3.8).

17.4.1 Orale Stimulation bei Früh-, Neugeborenen, Säuglingen und Kleinkindern

Vorgehen

- das Kind entwicklungsfördernd lagern, um den Hand-Mund-Kontakt zu unterstützen (Kap. 24.8.1)
- die Hand des Kindes bei der Nahrungsaufnahme halten oder massieren (unterstützt die Hand-Mund-Koordination)
- die orale Stimulation mit der Nahrungsaufnahme kombinieren, damit das Kind die Magenfüllung und das Sättigungsgefühl mit dem angenehmen Mundreiz in Verbindung bringt
- die orale Stimulation zeitlich sinnvoll strukturiert, möglichst beim wachen Kind vornehmen
- sedierten Kindern regelmäßig oral stimulierende Maßnahmen anbieten
- durch eine Initialberührung beim Kind die Aufmerksamkeit wecken
- die periorale Zone vorsichtig, aber eindeutig berühren, Reaktion des Kindes beachten
- auf einen positiven Reiz, z.B. Nahrung auf den Lippen, öffnet das Kind den Mund häufig selbständig
- um den Reiz als positiv zu erkennen, benötigt das Kind eine angemessene Zeit
- bei Bedarf, so selten wie möglich, Mund des Kindes passiv öffnen, dabei Unterkiefer leicht nach unten drücken (direkte Stimulation in der Mundhöhle)
- Hilfsmittel zur oralen Stimulation sind z.B. Watteträger, Sauger, Schnuller, entsprechend große Löffel, Finger oder die Hand des Kindes
- Muttermilch ist bei Früh-, Neugeborenen und Säuglingen das Mittel der Wahl, da sie gut schmeckt und bakterizid wirkt
- Tee und Mineralwasser eignen sich ebenfalls

Auf Milchnahrung (Ausnahme Muttermilch) sollte bei Kindern, die nicht schlucken, verzichtet werden, da die Gefahr der Keimbesiedlung im Mund-Rachenraum besteht.

- wenn das Kind nicht saugt, Zunge und Wangentaschen stimulieren
- ist die Saug-Schluck-Koordination gut trainiert, tropfenweise Nahrung anbieten
- das Sondieren bzw. ein Fütterungsversuch nutzen, um Kopfkontrolle, Gleichgewicht und Körperwahrnehmung zu fördern und zu trainieren

Das Sondieren und die orale Stimulation kann für Eltern eine geeignete Möglichkeit sein, im Rahmen der Intensivpflege für ihr Kind zu sorgen.

- Eltern in diese Maßnahmen einweisen; sie müssen deren Bedeutung kennen und angstfrei damit umgehen können
- die Folgen mangelnder oraler Stimulation, negativer Munderfahrungen und/oder Überstimulation bei Früh-, Neugeborenen und Säuglingen sind vielseitig, z.B. Überempfindlichkeit im perioralen Bereich, im vorderen Mund- und Rachenbereich, sowie Unterempfindlichkeit im Rachenbereich, fehlender Hand-Mund-Kontakt und Saugreflex

Nach dem achten Lebensmonat kann der Saugreflex reflektorisch nicht mehr ausgelöst werden.

17.4.2 Orale Stimulation und Eßtraining bei Klein- und Schulkindern

Eine stark belegte Zunge oder Verunreinigungen durch Sekret schränken die orale Wahrnehmung ein.

Orale Stimulation

- dem Kind alle Maßnahmen zur oralen Stimulation erklären
- zu Beginn eine gezielte Kontaktaufnahme und die Stimulation des äußeren Mundbereiches
- periorale Zone stimulieren heißt: an Wangen, Kinn und Lippen mit leichtem Druck entlangfahren (von mundfern zu mundnah)
- bekannte Gerüche, Geschmacksrichtungen sowie besondere Eßgewohnheiten sind ideal zur Stimulation
- Flüssigkeiten, z.B. Säfte, Suppen, Kakao, mit dem Finger, evtl. mit Watteträgern auf die Zunge bringen
- gutschmeckende Lebensmittel, z.B. Apfel, Gummibärchen in Mullkompresse einwickeln und das Kind zum Kauen animieren
- Temperaturdifferenzen und Hilfsmittel (z.B. Watteträger, Zahnbürste) bieten unterschiedlichste Wahrnehmungen
- Massage und Vibration der Wangen- und Mundmuskulatur wirken tonusregulierend
- die äußere Wangen- und Mundstruktur kann mit Zeige- und Mittelfinger ausgestrichen und/oder mit den Fingerspitzen beklopft werden
- zur Stimulation des Mundinnenraumes mit dem Finger am Zahnfleisch des Ober- und Unterkiefers von vorn nach hinten entlangstreichen
- Schluckreflex durch Druck mit der Zahnbürste auf den oberen Gaumen und die Zunge auslösen
- auf einen guten Mundschluß achten

Eßtraining

- Gewohnheiten und Wünsche des Kindes integrieren
- zum Kau- und Schlucktraining das Kind aufsetzen, Kopf in Mittelstellung und leicht nach vorn gebeugt
- mit sehr kleinen Nahrungsmengen beginnen

- das Kind kann festere Nahrung im Mund besser kontrollieren
- Nahrung mit einem Löffel in die Mitte der Zunge bringen
- Streichbewegungen am Mundboden nach hinten können den Transport der Nahrung in den Rachen unterstützen
- auf einen guten Mundschluß achten
- der Mund sollte leer sein, bevor die nächste Nahrungsportion verabreicht wird
- Getränke in kleinen Schlucken aus dem Becher (Strohhalm) oder vom Löffel anbieten, zu Beginn dickflüssige Getränke
- keine kohlensäurehaltigen Getränke
- die Temperatur der Speisen und Getränke muß für das Kind angenehm sein

Voraussetzungen für die Lust auf Essen
- aufrechte, sichere, bequeme Körperhaltung
- Essen muß für das Kind sichtbar und gut erreichbar sein
- nicht zum Essen zwingen
- Ruhe, Zeit und Aufmerksamkeit
- Essen in kleinen Portionen ansprechend servieren, „das Auge ißt mit"
- Wunschkost anbieten

18 Ausscheiden

18.1 Urinentleerung

Der Urin wird in der Niere gebildet und enthält Wasser, Stoffwechselabbauprodukte, Mineralsalze und abgestoßene Zellen aus den ableitenden Harnwegen. Die Urinausscheidung erfolgt in der Regel **willkürlich.** Kinder erlernen dies in den ersten drei Lebensjahren.

Die willkürliche Kontrolle der Urinausscheidung ist bei intensivpflichtigen Kindern häufig beeinträchtigt, z.B. durch Sedierung, Schmerz- und Infusionstherapie.

Der Urin muß auf Menge, Farbe, Aussehen, Geruch, pH-Wert und spezifisches Gewicht beurteilt werden.

Kinder haben wie Erwachsene ein Schamgefühl, das in der Intensivpflege Berücksichtigung finden muß (Kap. 23).

In der Intensivpflege muß häufig aufgrund der genannten Beeinträchtigungen Urin künstlich abgeleitet werden.

Indikationen (Tab. 18-1)
- Urin zur Diagnostik gewinnen
- Verhüten von Komplikationen bei Harnverhalt
- exakte Flüssigkeitbilanzierung

Ein künstliches harnableitendes System ist eines der häufigsten Risikofaktoren für eine nosokomiale Infektion. Die Katheterisierung der Harnblase unterliegt daher einer strengen Indikation.

Methoden der Harnableitung (Tab. 18-2) sind transurethral (durch die Harnröhre) oder suprapubisch (durch perkutane Punktion der Blase).

18.1.1 Transurethraler Blasenkatheter

Vorbereiten des Materials
- **Steriles Katheterset**
- Einmalhandschuhe, Kompressen, Pinzette
- Schleimhautdesinfektionsmittel

Tab. 18-1 Indikationen zur Blasenkatheterisierung

Dauer	Indikationen
einmalig	mikrobiologische Diagnostik Miktionszystourethrogramm
kurzfristig	akutes Nierenversagen postoperativ, z.B. kardiochirurgischer Eingriff Unfall, z.B. Verbrennung Relaxierung
längerfristig	Fehlbildungen im Bereich der ableitenden Harnwege

Tab. 18-2 Methoden der Harnableitung

Harnableitung	Vorteile	Nachteile
transurethraler Blasenverweilkatheter	von geschultem Personal relativ einfach zu legen (bei kleinen Kindern durch den Arzt) keine Gefahr von abdominellen Verletzungen	hohes Risiko für aufsteigende Infektionen Schleimhautläsionen der Urethra
suprapubischer Zystostomiekatheter	geringes Infektionsrisiko, der Punktionskanal ist leichter keimfrei zu halten keine Gefahr einer Harnröhrenstriktur	schwieriger zu legen Gefahr von intraperitonealer Verletzung und Blutung

- wasserundurchlässige Unterlage, Schlitztuch
- Spritze mit Aqua dest., Gleitmittel

- **Blasenverweilkatheter**
  je nach Indikation und Größe des Kindes
  - Vollsilikonkatheter, polymerbeschichtete Katheter sind am gewebeverträglichsten, Liegedauer bis zu mehreren Wochen
  - Latexkatheter, mit und ohne Silikonbeschichtung, eingeschränkt gewebeverträglich, Liegedauer mehrere Tage
  - Magensonden, für Frühgeborene und kleine Neugeborene, können Weichmacher enthalten, die innerhalb weniger Tage entweichen und die Sonde hart und brüchig machen
- **Geschlossenes Urinableitungssystem**

Vorbereitung des Kindes

- Kind altersentsprechend informieren
- Intimsphäre wahren
- nach Möglichkeit flach auf dem Rücken lagern, Beine spreizen, Unterschenkel beugen

Vorgehen

- Kontakt zum Kind aufnehmen
- wasserundurchlässige Unterlage unter das Gesäß legen
- sterile Handschuhe anziehen
- über die desinfizierende Hand einen weiteren sterilen Handschuh anziehen
- Urogenitalbereich mit Schlitztuch abdecken
- Desinfektion
  Mädchen: äußere Labien, innere Labien, Urethraeingang
  Junge: Vorhaut zurückschieben (erst ab dem vollendeten ersten Lebensjahr), Urethraeingang spreizen, Glans vom Urethraeingang weg nach außen desinfizieren
- Katheter mit Gleitmittel einstreichen
- zweiten Handschuh ausziehen
- Einführen des Katheters, evtl. mit Pinzette, bis Urin fließt
- Katheter etwas vorschieben, nach Herstellerangaben mit Aqua dest. blocken

! Kein NaCl 0,9% verwenden, es besteht die Gefahr der Auskristallisation.

- Katheter vorsichtig bis zum Widerstand zurückziehen
- an ein geschlossenes Urinableitungssystem anschließen
- Blasenverweilkatheter sicher und zugfrei an der Oberschenkelinnenseite mit Pflaster (Steg) fixieren
- ungeblockte Blasenverweilkatheter im Genitalbereich und an der Oberschenkelinnenseite fixieren
- Blasenverweilkatheter vor Entfernen vollständig entblocken

▶ **Pflegerische Maßnahmen, Überwachung**
- Körperhygiene im Genitalbereich beachten
- Urethraeingang und Katheteransatz einmal täglich und nach Bedarf mit NaCl 0,9% und sterilen Kompressen reinigen
- bei Verdacht oder bei bestehender Infektion einmal täglich Urethraeingang und Katheteransatz mit Schleimhautdesinfektionsmittel desinfizieren
- regelmäßig Urin beurteilen auf Menge, Aussehen, spezifisches Gewicht
- Schlauchsystem auf bzw. unter Blasenniveau lagern, verhindert den Rückfluß von Urin in die Harnblase
- evtl. Blasenspülung mit körperwarmem NaCl 0,9% bei Urinabflußbehinderung, z.B. Blutkoagel
- nach ärztlicher Anordnung mikrobiologische Untersuchung des Urins, evtl. Blasenverweilkatheterspitze einschicken

Dokumentation: Kathetermaterial, -größe, Liegedauer, evtl. Menge der verwendeten Blockfüssigkeit, Pflegemaßnahmen.

18.1.2 Suprapubischer Zystostomiekatheter

Vorbereiten des Materials
- Hautdesinfektionsmittel
- **Steriles Material**
- Abdecktuch, Kompressen, anatomische Pinzette
- Schutzkittel, Mundschutz, Haube, Handschuhe
- evtl. Stichskalpell
- Material für die Hautnaht und zur Lokalanästhesie
- Einmalpunktionsset: Punktionstrokar, Katheter, Fixierplatte
- geschlossenes Urinableitungssystem

Vorbereitung des Kindes
- Kind altersentsprechend informieren
- in Rückenlage lagern
- die Harnblase über entsprechende Flüssigkeitszufuhr oder über einen transurethralen Katheter mit steriler Kochsalzlösung füllen

Vorgehen (Abb. 18-1 a und b)
- Hautareal oberhalb der Symphyse desinfizieren
- Arzt injiziert Lokalanästhetikum
- Arzt punktiert die Blase mit einer großlumigen speziellen Kanüle, führt den Katheter über die Kanüle ein und entfernt die Kanüle über den liegenden Katheter (Abb. 18-1 a)
- Katheter mit einer Naht oder sterilem Pflaster fixieren (Abb. 18-1 b), Abknicken vermeiden
- Punktionsstelle mit sterilem Pflaster abdecken
- geschlossenes Urinableitungssystem anschließen

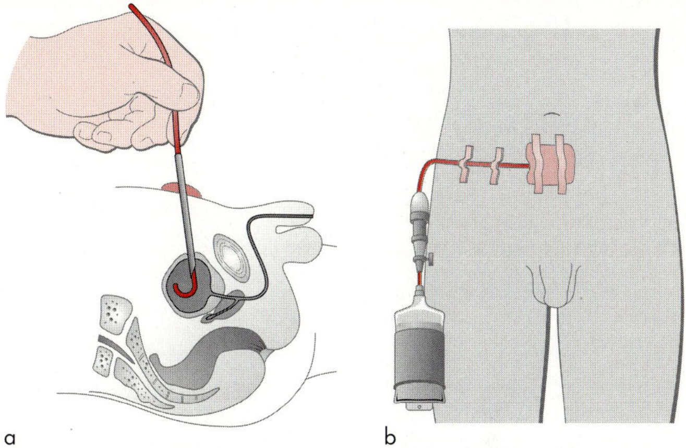

Abb. 18-1 a und b Suprapubische Katheterisierung der Harnblase **a** Einführen des Katheters durch die Punktionskanüle **b** Fixieren des Katheters

▶ Pflegerische Maßnahmen, Überwachung
- einmal täglich Punktionsstelle inspizieren und aseptischen Verbandwechsel vornehmen
- Punktionsstelle reinigen und desinfizieren mit sterilen Kompressen und NaCl 0,9% bzw. Hautdesinfektionsmittel
- regelmäßig Urin beurteilen

Dokumentation: Kathetergröße, Befund der Einstichstelle, pflegerische Maßnahmen, Besonderheiten.

Umgang mit einem geschlossenen Urinableitungssystem
- Ableitungssystem unter Blasenniveau hängen
- Ableitungssystem darf keinen Zug auf den Blasenkatheter ausüben
- bei versehentlicher Diskonnektion Verbindungsstück des Katheters desinfizieren und ein neues Urinableitungssystem anbringen
- Urinproben an den dafür vorgesehenen patientennahen desinfizierten Entnahmestellen abnehmen (Kap. 6.1.1)
- das Ableitungssystem einmal wöchentlich und nach Bedarf wechseln

18.1.3 Unterstützen der Blasenentleerung

Klopfmassage der Blase
- kontinuierlich die Bauchdecke leicht mit den Fingerspitzen zwischen Nabel und Symphyse beklopfen (Abb. 18-2)
- dies führt bei gefüllter Blase häufig zur reflektorischen Entleerung
- Klopfmassage fünf bis zehn Minuten

Ausstreichen der Blase
- nur nach strenger Indikation anwenden
- Blase nur in gefülltem Zustand ausstreichen

Unsachgemäßes Vorgehen birgt ein hohes Verletzungsrisiko der Blasenschleimhaut sowie von Bauchorganen und kann einen Vagusreiz oder den Reflux von Urin ins Nierenbecken verursachen.

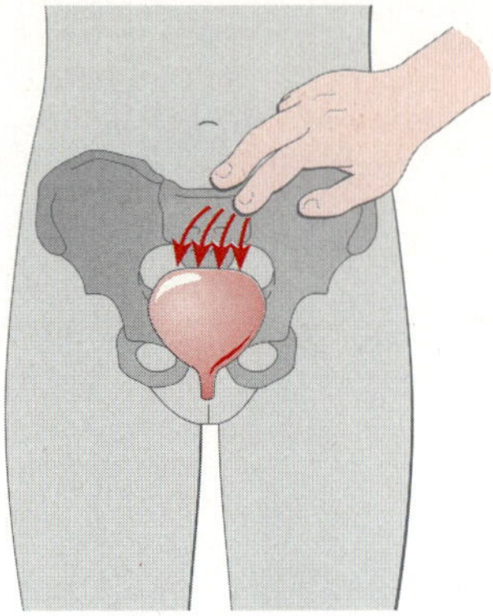

Abb. 18-2 Blasenklopftraining

- ein leichter Druck auf die Bauchdecke am oberen Harnblasenrand und das Anheben der Beine des Kindes zum Abdomen führen zur Blasenentleerung

Die Harnblase darf keinesfalls ausgedrückt werden.

Physikalische Reize
- bei gefüllter Blase feucht-kühle Kompresse für kurze Zeit auf die Bauchdecke legen
- Hand des Kindes für zehn Minuten in lauwarmes Wasser halten
- Geräusch von fließendem Wasser regt die Blasenentleerung an

18.2 Flüssigkeitsbilanz

Die Flüssigkeitsbilanz ist die genaue Messung von **Flüssigkeitszufuhr und -ausfuhr** in einem **festgelegten Zeitraum** (z.B. ein-, sechs-, zwölf-, 24 stündlich).
Das Körpergewicht gibt Aufschluß über die Flüssigkeitsbilanz (z.B. Gewichtszunahme bei Ödemen).
Neben der Bilanzierung ist auch die klinische Beurteilung von Hautturgor (Ödeme), Feuchtigkeit von Haut und Schleimhäuten, Messung von Vitalparametern und Blutdruck erforderlich.

Beispiele für Indikationen
- Durchfall, Erbrechen, hoher Flüssigkeitsverlust
- Nierenfunktionsstörungen, z.B. Oligurie, Anurie, Polyurie
- medikamentös forcierte Diurese
- Entwässerung

Zufuhr und Ausfuhr sind exakt zu protokollieren. Man unterscheidet Wasser von Volumen (Tab. 18-3).

Wasserverlust über Haut und Schleimhaut
- die Perspiratio insensibilis bezeichnet den unsichtbaren Flüssigkeitsverlust über Haut und Atmung
- die Perspiratio sensibilis bezeichnet den Schweiß

Tab. 18-3 Ein- und Ausfuhr

Kriterium	Wasser (blaue Bilanz)	Volumen (rote Bilanz)
Einfuhr	enterale Ernährung Infusionslösungen Spülflüssigkeiten von Kathetern flüssige Medikamente	Blut Plasma Plasmaersatzstoffe
Ausfuhr	Urin Stuhl Erbrochenes Magensekret Perspiratio Sekrete, z.B. Speichel, Trachealsekret	Drainagesekret Wundsekret Blutverlust

Positive Bilanz: Einfuhr ist höher als die Ausfuhr.
Ausgeglichene Bilanz: Einfuhr entspricht Ausfuhr.
Negative Bilanz: Einfuhr ist geringer als die Ausfuhr.

Messen der Urinmenge

- exaktes Messen der Urinmenge über einen Blasenverweilkatheter
- Gewicht einer Windel vor und nach Benutzung ermitteln, Differenz ergibt die Menge der Ausscheidung
- Messung über geschlechtsspezifische Urinauffangsysteme für Klein- und Schulkinder (Beutel mit Klebefläche, kombinierbar mit geschlossenem Urinablaufsystem)

Urinauffangbeutel für Früh- und Neugeborene bedürfen einer strengen Indikation, da sie bei häufigerem Wechsel die Haut im Genitalbereich reizen und verletzen.

18.3 Stuhlentleerung

Stuhl besteht aus Abfallprodukten von Nahrung, Wasser, Darmepithelien, Salzen, Schleim und Bakterien. Normalerweise ist eine regelmäßige Darmentleerung schmerzlos. Kinder erlernen die willkürliche Entleerung bis zum dritten Lebensjahr.

Beobachtungen

- Stuhlmenge, Beschaffenheit, Farbe, Beimengungen, Geruch und pH-Wert
- die Häufigkeit der Darmentleerung ist individuell verschieden

Auch ohne Nahrungsaufnahme ist Stuhlgang zu erwarten.

18.3.1 Bauchmassage

Indikationen

- Blähungen, Bauchkrämpfe
- Obstipation, reduzierte Darmperistaltik

▶ Pflegerische Aspekte

- lindert Blähungen, regt die Verdauungsfunktion an und fördert die Peristaltik des Darms

- es muß ausreichend Zeit zur Verfügung stehen
- eine bequeme Lage in ruhiger sicherer Atmosphäre unterstützt die Wirkung der Bauchmassage

Vorgehen
- immer mit den Fingerspitzen beider Hände
- Ausgangsposition: Hände liegen rechts und links vom Nabel
- Hände im Uhrzeigersinn, entsprechend dem Dickdarmverlauf, um den Nabel kreisen
- linke Hand beschreibt einen vollständigen Kreis, die rechte Hand beschreibt als Gegenüber einen Halbkreis vom linken Beckenkamm bis zur Schambeinmitte
- bei einer Bauchmassage mit einer Hand beschreibt die Hand kreisende Bewegungen im Uhrzeigersinn um den Bauchnabel

Über dem Sonnengeflecht (vegetatives Nervengeflecht, Fasern des N. vagus), also im Bereich der Magengrube, jeglichen Druck vermeiden.

- die Hände bewegen sich langsam in Kreisen ohne Druck, die Bauchhaut darf sich nicht in Falten verschieben

Der Kontakt zum Ort der Massage darf nicht verlorengehen, „lösen ohne zu verlassen“.

- die Wirkung der Massage kann durch unterschiedliche Öle, z.B. Kümmelöl, unterstützt werden
- die Massage sollte etwa zehn Minuten dauern
- Beobachtungen des Kindes geben Aufschluß über die Befindlichkeit

! Eine regelmäßige Integration der Bauchmassage in die tägliche Pflege unterstützt die Darmentleerung bei intensivpflichtigen Kindern.

18.3.2 Unterstützung bei der Stuhlentleerung

Darmrohr legen
- entlastet den Enddarm von Stuhl und Darmgasen
- Darmrohre müssen weich und flexibel sein
- die Größe des Darmrohres richtet sich nach Größe des Kindes und Indikation
- Darmrohr einfetten, z.B. mit Vaseline, die Öffnungen des Darmrohres bleiben frei
- Kind altersentsprechend informieren
- Einmalhandschuhe anziehen, um Kontamination zu vermeiden
- gewogene Einmalunterlage zum Schutz des Bettes unterlegen
- Kind in Seitenlage lagern
- Darmrohr unter leichten Drehbewegungen je nach Größe des Kindes zwei bis zehn Zentimeter tief einführen

Das Darmrohr nie gegen einen Widerstand einführen.

Darm anspülen
- zur Entleerung des Enddarms
- Druck, Menge, Temperatur und Reizwirkung der verabreichten Flüssigkeit regen die Darmperistaltik an

- als Flüssigkeiten eignen sich NaCl 0,9%, Tee, bei größeren Kindern evtl. Glycerinzugabe
- Flüssigkeit körperwarm (37 °C) applizieren
- Kind vorbereiten und Darmrohr einführen
- nach Applikation der Flüssigkeit Gesäßfalten zusammendrücken, um eine kurze Verweildauer der Flüssigkeit zu ermöglichen
- nach Stuhlentleerung Gesäß reinigen
- die entleerte Menge wiegen und das Gewicht der applizierten Flüssigkeit abziehen

Klistier, Mikroklistier verabreichen
- zur Entleerung des Enddarms
- Klistiere , z.B. Practo-Clyss®, enthalten eine Flüssigkeit, die den Stuhl aufweicht und gleitfähig macht
- Mikroklistiere, z.B. Babylax®, enthalten eine kleine Menge abführender Flüssigkeit
- Klistiere und Mikroklistiere körperwarm (37 °C) applizieren
- nach Applikation Gesäßfalten zusammendrücken, um Wirkung zu gewährleisten

Schamgefühl des Kindes berücksichtigen.

Unterstützende Maßnahmen
- Eigenaktivitäten des Kindes unterstützen und fördern die Darmtätigkeit, z.B. eine frühe Mobilisation
- ausreichende Flüssigkeitszufuhr
- Gabe von Laxanzien, Wirkung z.B. durch Volumenvergrößerung des Darms (Wanddehnungsreflex), direkte Darmstimulation oder Anregung der Peristaltik

Laxanzien sollten nur kurzfristig eingesetzt werden, da sich der Darm rasch an verdauungsfördernde Medikamente gewöhnt.

- eine intravenöse Unterstützung der Darmtätigkeit, z.B. Bepanthen®, kann zu Bauchschmerzen, Übelkeit, Erbrechen und Schweißausbrüchen führen

Stuhlentleerungsstörungen sind für intensivpflichtige Kinder häufig kreislaufbelastend, unterstützende Maßnahmen und notwendige Hilfestellung steigern das Wohlbefinden.

Dokumentation: Stuhl, Stuhlentleerung, pflegerische Maßnahmen, Besonderheiten.

18.4 Magenentleerung

18.4.1 Erbrechen

Beim Erbrechen befördert das Kind Magen- bzw. Dünndarminhalt durch den Mund.
Erbrechen ist ein **Reflex,** der durch das Brechzentrum im verlängerten Mark gesteuert wird. Es ist ein **Symptom** mit unterschiedlichsten Ursachen, z.B. Schutzreflex vor unverträglichen Nahrungsmitteln, Magen-Darm-störungen, Abflußbehinderung, Hirndrucksteigerung.

Beobachtungen

- Häufigkeit, Zeitpunkt
- Farbe, Menge, Beimengungen und Geruch
- Beispiele für das Aussehen von Erbrochenem:
  hämatinhaltig (braun-schwarz): z.B. verschlucktes Blut
  frischbluthaltig: z.B. Verletzungen im Ösophagus
  weißlich-hell: Farbe des Magensaftes
  grünlich: z.B. Abflußbehinderung im Dünndarm
- Vorboten und Begleitsymptome des Erbrechens sind Übelkeit, Blässe, Schweißausbruch, Bauchschmerzen, Würgen, vermehrter Speichelfluß, Tachykardie oder Bradykardie
- Formen des Erbrechens in Tabelle 18-4

Erbrechen belastet den Kreislauf erheblich.

Unterstützung des Kindes beim und nach dem Erbrechen

- Kind benötigt Beistand und Zuwendung
- wenn möglich, Oberkörperhochlage oder Seitenlage
- für ungehinderten Abfluß des Erbrochenen sorgen
- Nierenschale, Tücher bereitstellen
- falls das Kind sondiert wird, Vorgang abbrechen
- liegende Magensonde unverzüglich öffnen
- bei intubierten Kindern evtl. Cuffdruck kontrollieren
- bei Verdacht auf Aspiration endotracheal absaugen
- evtl. Gegendruck auf abdominelle Op-Wunde ausüben
- nach Erbrechen Mundpflege, evtl. Mund ausspülen lassen, Wäschewechsel nach Bedarf
- Erbrochenes evtl. zur Untersuchung aufbewahren
- Arzt informieren
- Erbrechen und Aussehen des Erbrochenen dokumentieren

Erbrochenes ist Ausfuhr und wird evtl. in der Flüssigkeitsbilanz berechnet. Menge bei plötzlichem Erbrechen schätzen und auffangen oder wiegen.

Tab. 18-4 Formen des Erbrechens

Form des Erbrechens	Symptomatik
atonisches Erbrechen	Erbrochenes fließt ohne erkennbare Muskelkontraktion aus dem Mund
spastisches Erbrechen	Magen entleert sich explosionsartig, häufig aus Nase und Mund
Speien	bei Säuglingen gelangt mit dem Entfernen von Luft Mageninhalt nach außen
Regurgitation	unwillkürliches Zurückfließen von Nahrung in Rachen und Mund
Rumination	willkürliches Regurgitieren von Mageninhalt, wird zum Teil wieder heruntergeschluckt

18.4.2 Magenablaufsonden

Magenablaufsonden sind bei Passageschwierigkeiten im Magen-Darmtrakt oder nach gastrointestinalen Eingriffen indiziert.

▶ Pflegerische Maßnahmen
- großlumige oder doppellumige Magensonde verwenden
- Sonde öffnen und mit einem Ablaufbeutel versehen
- Beutel unter Kopfniveau hängen
- Sondenlage mindestens einmal pro Schicht und nach Bedarf kontrollieren
- Ablaufbeutel regelmäßig entleeren und/oder alle 24 Stunden wechseln
- mit Indikatorpapier regelmäßig pH-Wert messen
- vor Applikation von Medikamenten, z.B. zur Ulkusprophylaxe, Magensaft über die Sonde aspirieren
- nach Applikation von Medikamenten Sonde etwa eine Stunde über Kopfniveau hochhängen oder verschließen
- Lagern und Umlagern des Kindes nur mit offener, unter Kopfniveau befindlicher Ablaufsonde
- bei Früh-, Neugeborenen und kleinen Säuglingen evtl. Urinbeutel als Ablaufbeutel verwenden, mindestens einmal täglich Konus der Magensonde säubern
- beim Umgang mit Magensekret Handschuhe anziehen

18.5 Drainagen

Drainagen leiten Luft und/oder Sekrete aus Wunden und Körperhöhlen ab. Funktionsprinzipien sind Unterdruck, Schwerkraft oder Ableitung durch Kapillarwirkung (Dochtprinzip).

18.5.1 Pleuradrainage (Thoraxdrainage)

Eine Thoraxdrainage ist eine in den Pleuraspalt eingelegte Drainage, die an einen **Dauersog** angeschlossen wird und Luft und/oder Flüssigkeiten aus dem Pleuraspalt ableitet. Der so erzeugte **negative Druck** im Pleuraspalt entfaltet die kollabierte Lunge.

Drainagearten
- **Pneumothorax**
  - zum Ableiten von Luft wird die Pleura in der Regel zwischen dem zweiten bis dritten Interkostalraum (ICR) in der Medioklavikularlinie punktiert (Monaldi-Drainage)
- **Pleuraerguß**
  - zum Ableiten von Sekreten wird die Pleura in der Regel zwischen dem vierten und sechsten Interkostalraum (ICR) in der mittleren Axillarlinie punktiert (Bülau-Drainage)

Intraoperativ eingelegte Thoraxdrainagen nach kardiochirurgischen Eingriffen liegen außer im Pleuraspalt z.B. substernal oder retrokardial.

Prinzip des Saugdrainagesystems
- eine Saugvorrichtung erzeugt Unterdruck
- die Sogstärke reguliert sich durch die Höhe der Wassersäule im geschlossenen System (Abb. 18-3)

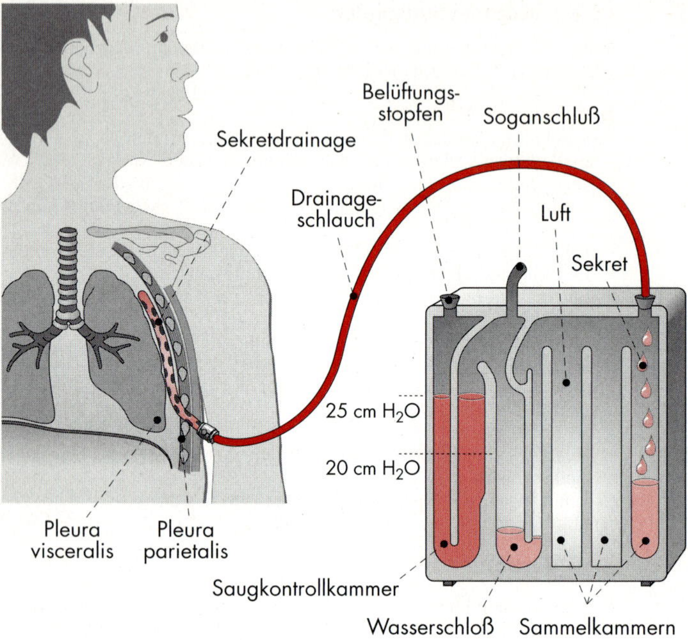

Abb. 18-3 Prinzip der Pleuradrainage

- **Drei-Flaschen-Saugsystem**
  - erste Flasche: Sammelkammer für Sekret, in der Regel mit Überlaufventil
  - zweite Flasche: Wasserverschlußkammer (Wasserschloß) verhindert Rückstrom von Luft in den Pleuraspalt
  - dritte Flasche: Saugkontrollkammer sorgt für den konstanten Sog (eingestellt in cm H_2O)
- **Geschlossenes Einmalsaugsystem**
  - Drei-Flaschen-Prinzip, z.B. Pleur-evac-System®
  - Sog bleibt nach Entfernen von der Saugvorrichtung für ein bis zwei Stunden erhalten, das Wasserschloß bleibt wirksam
  - geringe Kontaminationsgefahr

Vorbereiten des Materials

- Hautdesinfektionsmittel, sterile Kompressen, steriles Abdeck- oder Lochtuch
- steriler Kittel, Mundschutz, Haube, sterile Handschuhe
- Material zur Lokalanästhesie
- Skalpell, Präparierschere, Trokar Ch 8 bis 24, Thoraxklemmen
- Nahtmaterial, Pflaster zum Fixieren
- Abwurfschale
- Saugdrainagesystem
- Notfallmedikamente

Vorbereitung des Kindes

- Kind altersentsprechend informieren
- rechtzeitig und ausreichend sedieren
- Kind in Rückenlage lagern, den Arm der zur drainierenden Seite über den Kopf legen (Interkostalräume gedehnt)
- ältere Kinder mit stabilen Kreislaufverhältnissen im Sitzen oder Oberkörperhochlage drainieren

Vorgehen

- Saugdrainagesystem mit Aqua dest. nach Herstellerangaben füllen, unter Patientenniveau anbringen und an Saugvorrichtung anschließen
- Sogstärke nach ärztlicher Anordnung
- Kontakt zum Kind aufnehmen
- Arzt bestimmt den Punktionsort und punktiert
- evtl. Probepunktion mit kleinlumiger Venenverweilkanüle und Einmalspritze mit NaCl 0,9%
- Punktionsstelle desinfizieren, Lokalanästhetikum injizieren, mit Lochtuch abdecken und desinfizieren
- Hautinzision
- Trokar oberhalb der Rippen in die Pleura einführen, Gegendruck an der gegenüberliegenden Thoraxhälfte stabilisiert die Punktionsstelle
- Mandrin entfernen, Thoraxkatheter vorschieben
- Saugdrainagesystem anschließen, Drainage fixieren
- Punktionsstelle mit steriler Schlitzkompresse und Pflasterverband abdecken
- Verbindung zwischen Thoraxkatheter und Drainageschlauch mit Pflaster sichern
- Drainageschläuche lagern und das Saugdrainagesystem überprüfen
- Vital- und Kreislaufparameter kontinuierlich überwachen

▶ Pflegerische Maßnahmen, Überwachung

- Drainageschläuche sichern

! Überlange Schläuche vermeiden, da der eingestellte Sog durch Flüssigkeit in durchhängenden Schläuchen ineffektiv wird.

- Drainageschlauch am Bett fixieren, z.B. mit Pflastersteg und Klemme am Bettlaken
- dem Kind Bewegungsfreiheit lassen
- beim Umlagern der Kindes Abknicken und Spannungen der Schläuche vermeiden
- das Kind so lagern, daß Sekret oder Luft gut abfließen bzw. entweichen kann
- Pleuraerguß: bei Bedarf auf die betroffene Seite legen
- Pneumothorax: bei Bedarf auf die gesunde Seite legen
- zur Atemunterstützung Oberkörperhochlage
- engmaschige Kontrolle der Vital- und Kreislaufparameter
- auf Durchgängigkeit der Drainageschläuche achten, Schläuche regelmäßig ausstreichen, ausrollen oder „melken“

Beim Pneumothorax ist Ausstreichen, Ausrollen oder „Melken“ der Drainageschläuche kontraindiziert.

- die Durchgängigkeit der Schläuche ist an atemsynchronen Bewegungen des Wasserschlosses erkennbar

Luftblasen im Wasserschloß sind in der Regel ein sichtbares Zeichen für einen bestehenden Pneumothorax.

- bei Manipulationen an der Thoraxdrainage auf Schmerzäußerungen des Kindes achten, ausreichende Analgesierung gewährleisten

• **Verbandwechsel**
- einmal täglich und nach Bedarf
- Punktionsstelle auf Entzündungszeichen, Sekretfluß, Hautemphysem inspizieren
- mit NaCl 0,9% reinigen, evtl. Schleimhautdesinfektionsmittel einsetzen
- steril abdecken

Diskonnektion vom Saugsystem: Bei beatmeten Kindern die Drainage nicht abklemmen, bei spontan atmenden Kindern die Drainage abklemmen.

Entfernen einer Pleuradrainage
- abhängig vom klinischen Zustand des Kindes und von der Fördermenge an Luft bzw. Sekret
- Thoraxkatheter für einen definierten Zeitraum abklemmen und nach Röntgenkontrolle in der Exspiration ziehen
- zum Ziehen des Thoraxkatheters Kind gut analgesieren
- Punktionsstelle mit Folienverband luftdicht steril verbinden

Dokumentation: Vital- und Kreislaufparameter, Sekret-, Luftmenge, Sogregulierung, pflegerische Maßnahmen, Besonderheiten.

Komplikationen
- Verschluß der Drainage, Fehllage, Luftleckage
- Verletzungen von Interkostalgefäßen, Nerven, Lunge, Leber, Milz
- Chylothorax, Infektionen

18.5.2 Wunddrainagen

Nach operativen Eingriffen wird Blut, Sekret, Luft per Schwerkraft oder Kapillarwirkung abgeleitet. Die Ableitung nach außen kann offen oder geschlossen erfolgen (Abb. 18-4 a bis c).

Geschlossenes Drainagesystem (Robinson-Drainage)
- nach abdominellen Eingriffen
- ein Drainagerohr aus Silikon ermöglicht einen kontinuierlichen Sekretabfluß aus dem Operationsgebiet
- das Drainagerohr ist mit einem graduierten Auffangbeutel verbunden
- Sekret wird durch Schwerkraft abgeleitet

Offene Drainagesysteme
- leiten das Sekret nach außen offen ab
- selbstklebender Ablaufbeutel bzw. Wundauflage fängt Sekret auf

• **Easy-Flow-Drainage**
- flacher Rillendrain aus Kunststoff oder Silikon
- Sekret wird durch Kapillarwirkung abgeleitet

• **Penrose-Drainage**
- ein mit Kunststoff ummantelter Mulldocht
- Sekret wird durch Kapillarwirkung abgeleitet

• **T-Drainage**
- T-förmiger Drain

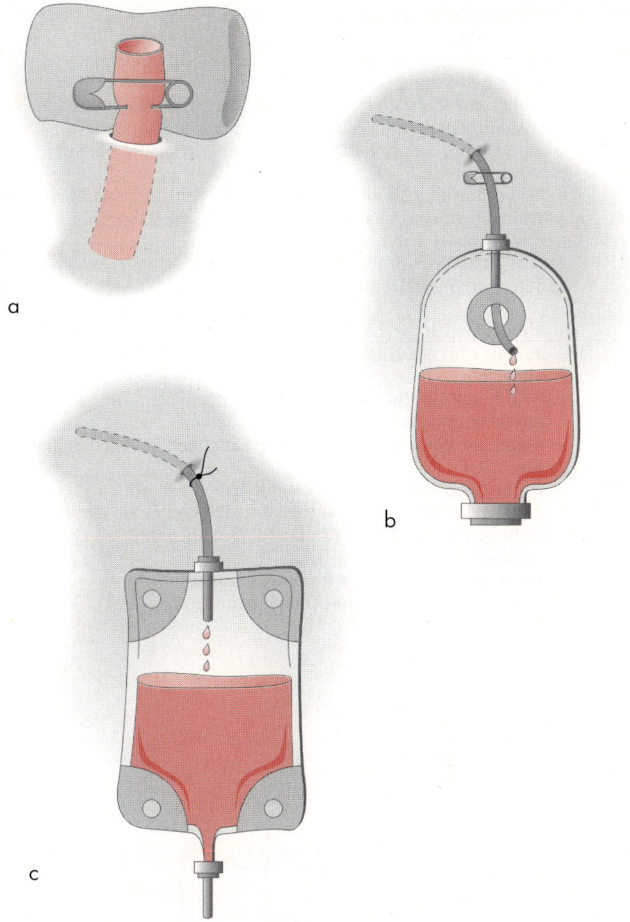

Abb. 18-4 a bis c Sekretableitungen **a** Offene Sekretableitung **b** Halboffene Sekreatableitung **c** Geschlossene Sekretableitung

- zur Ableitung von Gallensekret
- Sekret wird durch Schwerkraft abgeleitet

Redon-Drainage
- geschlossene Weichteildrainage
- Sekret wird durch unkontrollierten Sog oder Schwerkraft abgeleitet
- wirkt Hämatomen und Seromen entgegen, unterstützt die Adaptation der Wundränder

▶ **Pflegerische Maßnahmen, Überwachung**
- auf korrekte Position und Durchgängigkeit achten
- die Drainageschläuche nie ausrollen bzw. ausstreichen
- sichere Fixierung gewährleisten
- Ableitungsschlauch mit Steg fixieren, um Drainage gegen Zug zu sichern
- Auffangbeutel unter Patientenniveau anbringen (Abb. 18-5)
- zum Lagern des Kindes Auffangbeutel evtl. leeren, um Sekretrücklauf zu vermeiden
- Bewegungsfreiheit durch Sicherung der Schläuche nicht einschränken
- Abknicken, Durchhängen oder Zug am Schlauchsystem vermeiden

! Bei aggressiven Körpersekreten guten Hautschutz gewährleisten, Hautschutzplatten und Hautschutzpaste verwenden.

- einmal täglich und bei Bedarf Verbandwechsel, Drainaustrittsstelle inspizieren, evtl. mit NaCl 0,9% reinigen und mit steriler Schlitzkompresse abdecken
- Sekret nur mit Einmalhandschuhen entsorgen
- auf Schmerzäußerungen des Kindes achten
- Sekret auf Menge, Aussehen, Beschaffenheit beobachten, evtl. bilanzieren
- Auffangbeutel bei Bedarf entleeren bzw. wechseln
- abhängig von Wundverhältnissen und Sekret Drainage ziehen, Einstichstelle steril abdecken, Verband auf Durchfeuchtung bzw. Blutung beobachten

● **Besonderheiten bei der Redon-Drainage**
- mit steigender Sekrethöhe nimmt der Sog ab

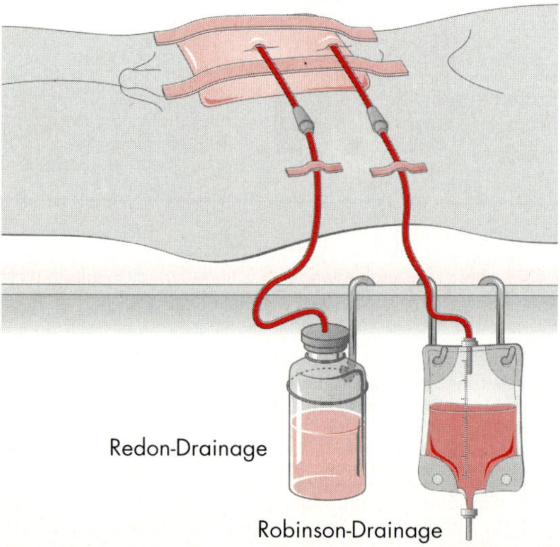

Abb. 18-5 Fixation einer Redon- und einer Robinson-Drainage

! Bei einer Füllmenge über 300 ml kommt es zum Sogverlust.

- Flaschenwechsel unter sterilen Kautelen
- Drainageschlauch zum Flaschenwechsel doppelt abklemmen, Redon-Flasche wechseln, Klemmen lösen, Sogwirkung kontrollieren

Dokumentation: Art der Drainage, Sekret, pflegerische Maßnahmen, Besonderheiten.

Komplikationen

- Verschluß der Drainage, Fehllage, mangelnde Sekretableitung
- Verletzungen von inneren Organen, Schleimhäuten, Blutgefäßen
- Infektionen

19 Wachsein und Schlafen

19.1 Schlaf

Der Schlaf ist eine physiologische **Bewußtseinsveränderung** mit **verminderter Spontanaktivität,** die Reaktion auf äußere Reize ist herabgesetzt, das Gehör bleibt funktionsfähig.
Der Schlaf ist ein aktiver Prozeß, der von speziellen Regionen des Gehirns gesteuert wird. **Schlafbedürfnis** und der **Schlafrhythmus** sind **individuell.** Das Schlafbedürfnis wird durch eine innere Uhr **(zirkadianer Rhythmus)** bestimmt.
Der Schlaf ist ein Teil des 24-Stunden-Schlaf-Wach-Zyklus.

Die Qualität des Nachtschlafs bestimmt das Maß des Wohlbefindens. Tätigkeiten am Tage haben Einfluß auf die Schlafqualität.

Schlafmuster

- die Schlaftiefe schwankt während der Schlafdauer in den verschiedenen Schlafstadien

• **Non-rapid-eye-movement-Schlafphase**

- Non-REM-Phase, keine Augenbewegungen
- setzt sich aus vier Phasen zusammen: Halbschlaf, Beginn der Schlafphase, Schlafvertiefung, Tiefschlaf
- die Hirnstromaktivitäten sind niedrig
- Herz- und Atemfrequenz sinken, sind regelmäßig, die Muskelspannung sinkt auf ein bestimmtes Niveau
- die meisten Tiefschlafphasen treten im ersten Nachtdrittel auf

• **Rapid-eye-movement-Schlafphase**

- REM-Phase
- Leichtschlafphase, in dieser Phase träumt der Mensch
- die Hirnstromaktivitäten sind ähnlich dem Wachzustand
- geht mit Salven von Augenbewegungen und einer Schlafparalyse als biologischem Schutz vor Verletzungen einher
- Herz-, Atemfrequenz und Blutdruck schwanken stark
- der Kontrollmechanismus der Körpertemperatur versagt
- REM-Perioden treten vermehrt im letzten Drittel der Nacht auf

Der REM- und der Non-REM-Schlaf sind für eine erholsame Nachtruhe gleichermaßen wichtig.

- ab der 36. Schwangerschaftswoche sind regelmäßige Schlaf-Wach-Phasen nachweisbar
- Neugeborene schlafen fast ausschließlich im aktiven REM- oder ruhigen Non-REM-Schlaf
- ab dem sechsten Lebensmonat: ausgeprägtere Schlaf-Wach-Zyklen, das Schlafmuster paßt sich dem Licht-Dunkel-Zyklus an, Schlafgewohnheiten und Vorlieben bilden sich aus, es entwickeln sich die verschiedenen Phasen des Non-REM-Schlafs
- im Verlauf der kindlichen Entwicklung nehmen Schlafbedürfnis und -tiefe kontinuierlich ab

Beeinflussung des Schlafs

- das Schlafbedürfnis erhöht sich durch Krankheit
- Medikamente, z.B. Bronchodilatatoren, ZNS-Stimulanzien (Koffein,

Theophyllin), Herz-Kreislauf-Medikamente, Furosemid, beeinflussen den Schlaf
- Schlafmittel und Sedativa beeinflussen den REM-Schlaf, der für die Erholung des Kindes wichtig ist
- Analgetika verhelfen dem Kind zu einer zeitlich begrenzten Schmerzfreiheit und somit zur Entspannung

Das Ruhen steht zwischen Aktivität und Schlaf und dient der Erholung.

Förderung des Schlafs

Schlaf fördern bedeutet, einen kindorientierten Tagesablauf unter Berücksichtigung seiner Gewohnheiten sowie pflegerischer und therapeutischer Maßnahmen zu organisieren.

- Bettenplatz individuell auswählen
- unnötige Alarme vermeiden bzw. Alarme frühzeitig unterbrechen
- Liegesysteme, Matratzen, Betten etc. nach Bedürfnissen des Kindes auswählen
- für eine bequeme Lage sorgen, z.B. Einschlafposition integrieren
- regelmäßigen Tagesablauf strukturieren (Orientierung), Reizüberflutung vermeiden
- Tag-Nacht-Rhythmus gewährleisten bzw. anstreben
- angenehme Schlafatmosphäre schaffen, Lieblingsspielzeug in greifbarer Nähe
- Ruhephasen durch koordinierte Therapie und Pflege gewährleisten, Absprachen
- individuelle Schlafzyklen beachten und ermöglichen
- Raum oder Bett während der Schlafphasen abdunkeln
- Ursachen für Unruhephasen, z.B. Schmerzen, Angst, unbequeme Lage, herausfinden und Abhilfe schaffen, Kind und Eltern einbeziehen
- schlafunterstützende Maßnahmen, z.B. Basale Stimulation® gezielt einsetzen
- Schlafrituale und -gewohnheiten von den Eltern erfragen und integrieren

19.2 Bewußtsein

Bewußtsein ist die Gesamtheit und der Ausdruck aller empfundenen psychischen Vorgänge. Dazu zählen auch Ich-Bewußtsein, Wachheit, Wahrnehmung, Orientierung und kognitive Funktionen.

Ein klares Bewußtsein bedeutet, altersentsprechend auf äußere Reize zu reagieren sowie zeitlich, örtlich und über sich selbst orientiert zu sein.

19.2.1 Bewußtseinsstadien

Apathie
- Benommenheit
- leichter Grad der Bewußtseinseintrübung mit erhöhter Müdigkeit, erschwerter Orientierung
- jederzeit Reaktion auf Ansprache

Somnolenz
- Bewußtseinseintrübung
- starke Benommenheit, desorientiert

- Kind schläft sofort wieder ein, Reaktion auf Ansprache stark verlangsamt, ungezielte Reaktionen

Sopor
- schwere Bewußtseinseintrübung
- Kind ist völlig desorientiert, keine Reaktion auf Ansprache, erweckbar für kurze Perioden durch starke Schmerzreize

Koma
- Bewußtlosigkeit
- stärkste Bewußtseinsstörung
- Kind nicht erweckbar durch grobe Schmerzreize, reagiert evtl. darauf mit undifferenzierten motorischen Reaktionen

19.2.2 Überwachen der Bewußtseinslage

Das Überprüfen der Bewußtseinslage beeinflußt das Kind, es ist eine permanente Störung.

▶ Pflegerische Aspekte
- das Kind über alle Maßnahmen altersentsprechend informieren
- Kontakt durch Initialberührung aufnehmen
- Anfang und Ende von Maßnahmen signalisieren
- Bezugsperson vermittelt Sicherheit und Vertrauen, z.B. durch vertraute Stimme, bekannten Geruch
- keine Gespräche über Prognosen am Bett des Kindes
- äußere Reize reduzieren, z.B. laute Geräusche und Gespräche, grelles Licht
- vegetative Reaktionen, z.B. erhöhte Herzfrequenz, Schwitzen, erkennen und dokumentieren
- Bewußtseinsveränderungen registrieren, dokumentieren und an den Arzt weitergeben
- ab dem Kindergartenalter namentlich vorstellen, immer wieder örtliche und zeitliche Angaben machen

Einschätzung der Bewußtseinslage (Tab. 19-1)
- Bewußtseinslage und Vitalparameter regelmäßig kontrollieren
- Bewußtseinskontrolle immer durch die gleichen Personen, um kleinste Veränderungen wahrzunehmen
- die Einteilung in die Bewußtseinsstadien gibt einen groben Anhalt, die Übergänge sind fließend
- sedierende Medikamente beeinflussen die Bewußtseinslage

• **Anamnese**
- Entwicklungsstand, z.B. Sprachentwicklung, motorische, geistige Entwicklung
- Beeinträchtigungen, z.B. Seh-, Hörbehinderung, Sensibilitätsstörungen
- Vorerkrankungen, z.B. zentrale Koordinationsstörungen, Stoffwechselerkrankungen, Meningomyelozele

Negative Reize zum Überprüfen des Bewußtseins, z.B. regelmäßige Schmerzreize, fördern den Rückzug des Kindes von seiner Außenwelt und sind deshalb kritisch zu betrachten.

Glasgow-Koma-Scale (Tab. 19-2)
- dient der groben Einschätzung der Bewußtseinslage
- gibt Aufschluß über den neurologischen Verlauf, erfaßt Veränderungen der Bewußtseinslage

Tab. 19-1 Kriterien zum Einschätzen der Bewußtseinslage

Beobachtungskriterium	Beobachtung
beobachten, beurteilen	Augenbewegungen, Augen öffnen, fixieren Motorik: aktive Bewegungen, Bewegungsmuster Koordination von Bewegungen Krampfanfälle Atemfunktion, Herzfrequenz, arterieller Blutdruck/MAD
ansprechen	Reaktion auf Ansprache Antworten auf Fragen Sprache, Artikulation Bewegungsreaktion nach Aufforderung
Reize setzen	Reaktion auf Berühren, Sensibilität Reaktion auf Geruch Reaktion auf Schmerzen
Reflexe prüfen	Saug-, Schluckreflex Hustenreflex Pupillenreaktion Pupillenweite, -form und -position

- regelmäßig nach Anordnung des Arztes
- Häufigkeit ist individuell auf das Kind abzustimmen

Pupillenkontrolle
- Beurteilungskriterien sind Weite, Form, Reaktion auf Licht (Abb. 19-1) und Bulbusstellung (Abb. 19-2)
- Seitendifferenz, z.B. einseitig erweiterte Pupille, gibt Hinweis auf Läsion des N. oculomotorius und Kompression durch intrazerebrale Blutung (Ausdruck erhöhten Hirndrucks)

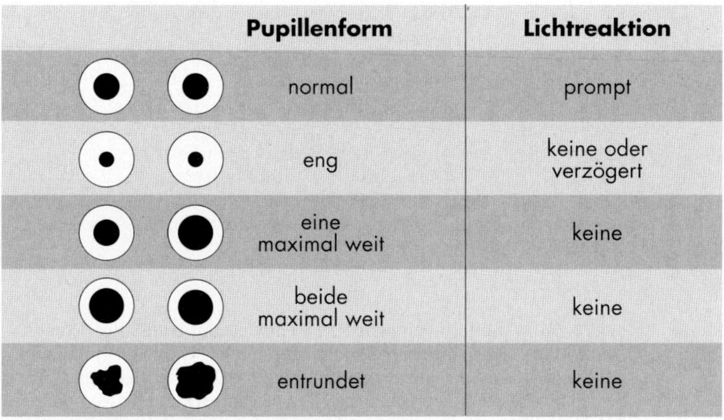

Abb. 19-1 Pupillenreaktion auf Lichtreize

Tab. 19-2 Glasgow Coma Scale, modifiziert nach RITZ et al.

Parameter	Beobachtung	Bewertung in Punkten
beste verbale Antwort: Kinder über 24 Monate	verständliche Laute, volle Orientierung	5
	unverständliche Sprache, Verwirrtheit	4
	inadäquate Antworten, Wortsalat	3
	unverständliche Laute	2
	keine verbale Äußerung	1
beste verbale Antwort: Kinder unter 24 Monaten	fixiert, erkennt, verfolgt, lacht	5
	fixiert kurz, inkonstant, erkennt nicht sicher	4
	zeitweise erweckbar, trinkt und ißt nicht mehr	3
	motorische Unruhe, nicht erweckbar	2
	keine Antwort auf visuelle, akustische, sensorische Reize	1
motorische Antwort	gezieltes Greifen nach Aufforderung	6
	gezielte Abwehr auf Schmerzreize	5
	ungezielte Beugebewegungen auf Schmerzreize	4
	ungezielte Armbeugung, Beinstreckung auf Schmerzreize	3
	Streckung aller Extremitäten	2
	keine motorische Antwort auf Schmerzreize	1
Augen öffnen	spontanes Augenöffnen	4
	Augenöffnen auf Zuruf	3
	Augenöffnen auf Schmerzreize	2
	kein Augenöffnen auf jegliche Reize	1
Okulomotorik	konjugierte Augenbewegungen, Pupillenreaktion auf Licht beidseits erhalten	4
	konjugierte tonische Augenbewegungen bei der Prüfung der Augenmotilität (okulozephaler Reflex)	3
	Divergenzstellung beider Bulbi bei der Prüfung der Augenmotilität (okulozephaler Reflex)	2
	keinerlei Reaktion bei der Prüfung der Augenmotilität (okulozephaler Reflex), Pupillenreaktion auf Licht erloschen	1

Die Summe der ermittelten Punkte, bezogen auf die Gesamtpunktzahl, gibt Aufschluß über den Grad der Bewußtseinslage.

- beidseitige weite Pupillen geben z.B. Hinweis auf beidseitige Kompression, lokale Mittelhirnschädigung, zerebrale Hypoxie, Intoxikation, hochdosierte Zufuhr von Betasympathomimetika, Mydriatikumgabe
- beidseitig enge Pupillen geben z.B. Hinweis auf sekundäre Kompression des Hirnstamms bei intrakraniellem Druckanstieg, Mittelhirnsyndrom, Opiatwirkung

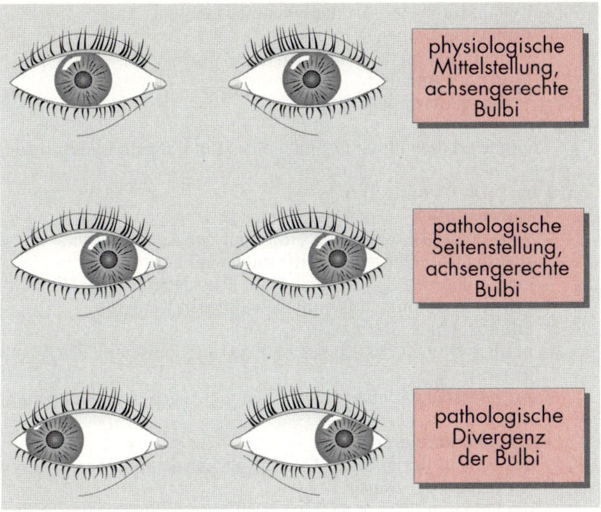

Abb. 19-2 Bulbusstellung

- weite, reaktionslose und entrundete Pupillen geben z.B. Hinweis auf irreversiblen Ausfall der Hirnstammfunktion, Hirntod

Überprüfen der Motorik und Sensibilität

- die Tiefen- und Oberflächensensibilität wird anhand von Reaktionen auf Druck, Berührung, Schmerz und Temperatur überprüft

- **Motorische Reaktion**
- gezielte, ungezielte Bewegungen?
- Massenbewegungen?
- Streck- oder Beugemechanismen?
- keine Bewegung?

- **Schmerzreize**
- das Setzen von Schmerzreizen kann Hinweis auf die Lokalisation und den Schweregrad der zerebralen Schädigung geben
- Beugemechanismen: Verdacht auf Schädigung der Großhirnhemisphären, stoffwechselbedingte Dämpfung der Hirnfunktion
- Streckmechanismen: Verdacht auf Schädigung im Mittelhirn und des Pons, ischämische Hirnschädigung, auch auftretend bei Coma hepaticum
- keine motorische Reaktion: schlaffer Muskeltonus und fehlende Reflexe bei Verdacht auf schwere Hirnstammschädigung und Hirntod

Beobachten von Krampfanfällen (Kap. 33.1)

- zerebrale Erregungsstörungen (unkontrollierte elektrische Entladungen des Gehirns) führen zu abnormen motorischen Abläufen mit Bewußtseinsveränderungen bzw. -verlust, unwillkürlichen Zuckungen und Verhaltensänderungen

- **Beobachtungen**
- Ausgangssituation, z.B. Bewußtseinszustand

- Lokalisation, evtl. Art der Krampfausbreitung
- Bewegungsformen, z.B. tonisch
- vegetative Begleiterscheinungen, z.B. Speichelfluß
- Dauer des Anfalls
- Verhalten nach dem Anfall

! Krämpfe können durch Festhalten des Kindes nicht unterbrochen werden.

Überprüfen von Reflexen

- **Kornealreflex**
  - vorsichtiges Berühren der Hornhaut des Auges löst einen raschen Lidschluß aus (Schutzreflex, Hirnstammreaktion)
  - ein Fehlen des Reflexes hat keine Aussagekraft über die Schwere und Prognose bei traumatisierten bewußtlosen Kindern
- **Okulozephaler Reflex**
  - rasches Drehen des Kopfes bewirkt eine Bewegung der Augen zur Gegenseite
  - bei Hirnstammschädigung bleiben die Augen starr (Puppenkopfphänomen)
- **Okulovestibulärer Reflex**
  - das Spülen des äußeren Gehörgangs mit kaltem Wasser bewirkt einen Nystagmus der Augen
  - die Reaktion läßt mit zunehmender Hirnstammschädigung nach

19.3 Intrakranieller Druck

Der intrakranielle Druck ist der Druck, der durch den Liquor im Schädel entsteht.

Abhängigkeit von der Hirndurchblutung

- das Gehirn steuert seine Durchblutung selbst, unabhängig von Perfusionsdruck, arteriellem Mitteldruck und Herzzeitvolumen
- die Autoregulation sichert eine konstante Durchblutung und Sauerstoffversorgung des Gehirns
- ändert sich der zerebrale Perfusionsdruck, verändern die Hirnarteriolen ihren Durchmesser
- der zerebrale Perfusionsdruck (CPP) entspricht dem mittleren arteriellen Druck (MAP) minus dem intrakraniellen Druck (ICP), gemessen in mmHg
- eine adäquate Hirnperfusion ist erreicht, wenn der zerebrale Perfusionsdruck über 40 bis 50 mmHg (je nach Alter auch höher) liegt
- arterieller pCO_2, arterieller pO_2, Körpertemperatur, Blutviskosität, Schmerzen, Angst und der Hirnstoffwechsel beeinflussen die Hirndurchblutung innerhalb der Autoregulationsgrenzen
- bei Verlust der Autoregulation durch zerebrale Schädigungen folgt die Hirndurchblutung passiv dem zerebralen Perfusionsdruck

Hirndruck

- der normale intrakranielle Druck beträgt 0 bis 15 mmHg
- Schwankungen des ICP, z.B. durch arterielle Druckwelle, Atmung, Husten, Pressen sowie durch Lagewechsel sind physiologisch
- arterieller pCO_2, arterieller pO_2, Blutdruck, zentraler Venendruck und Körpertemperatur beeinflussen den Hirndruck
- Anhaltswerte in Tabelle 19-3

Tab. 19-3 Anhaltswerte für den Hirndruck

Bewertung	Anhaltswert
normaler Hirndruck	0 bis 10 mmHg
leicht erhöhter Hirndruck	11 bis 20 mmHg
stark erhöhter Hirndruck	21 bis 40 mmHg
sehr stark erhöhter Hirndruck	über 40 mmHg

19.3.1 Erhöhter Hirndruck

Hirndruckanstieg (Kap. 30.5.3)
durch:
- raumfordernde Prozesse, z.B. Hirntumor, Hirnabszeß
- Hirnödem
- intrakranielle Blutungen
- Störungen der Liquorbildung, -absorption oder -zirkulation

Hauptgefahren
- Durchblutungsstörungen (zerebrale Ischämie)
- Einklemmung von Hirnanteilen

Pathomechanismus der intrazerebralen Schädigung (Kap. 30.5.2)
- Ischämie
  - führt bei Kindern häufig zur Zunahme des zerebralen Blutflusses
- **Zytotoxisches Hirnödem**
  - Hypoxie und Substratmangel führen zum Ausfall der energieabhängigen Membranpumpen, Natrium und Wasser strömen in die Zelle
  - Arteriolen sind durch Hypoxie, Azidose und Hyperkapnie maximal weit gestellt, die zerebralen Gefäße reagieren druckpassiv, der intrazerebrale Druck steigt linear mit dem systemarteriellen Blutdruck (defekte Autoregulation)
- **Vasogenes Hirnödem**
  - Störungen der Blut-Hirn-Schranke führen zum Gefäßleck mit Flüssigkeitsaustritt ins Interstitium
  - behinderter venöser Rückstrom, der intrazerebrale Druck steigt an, behinderte Durchblutung, vorgeschädigtes Parenchym wird ischämisch

Klinische Zeichen eines erhöhten Hirndrucks
- Erbrechen, Kopfschmerzen, Sehstörungen
- Bewußtseinseintrübung, Nackensteife
- Bradykardie, Hypertonie
- bei Kindern, bei denen die Schädelnähte noch nicht verknöchert sind, folgt auf einen erhöhten Hirndruck zunächst Kopfwachstum

Bei sedierten und beatmeten Kindern sind Hirndruckzeichen oft nicht feststellbar.

- **Raumfordernde Prozesse**
  - evtl. Massenverschiebungen mit Verlagerung von Hirngewebe
  - bei oberer Einklemmung (Mittelhirnsyndrom) kommt es zusätzlich zu Strecksynergismen und zur Pupillendifferenz

- bei unterer Einklemmung (Bulbärhirnsyndrom) kommt es zusätzlich zum Ausfall der Spontanmotorik, zu weiten lichtstarren Pupillen, fehlendem Kornealreflex, schlaffem Muskeltonus

Unsachgemäße Pflegemaßnahmen, z.B. venöse Abflußbehinderung durch falsche Kopflagerung, ausgeprägtes Husten bei endotrachealem Absaugen, führen zu Hirndrucksteigerung.

19.3.2 Hirndruckmessung

Die Hirndruckmessung ist die kontinuierliche intrakranielle Druckmessung mit einer Hirndrucksonde. Der Druck kann **ventrikulär, subarachnoidal**, **epidural** oder im Parenchym bestimmt werden (Abb. 19-3, Kap. 7.6).

Ventrikuläre Druckmessung

- ein Katheter wird operativ in das Vorderhorn eines Seitenventrikels eingeführt; mit Bohrloch, wenn der knöcherne Schädel verschlossen ist
- eine Ventrikelpunktion kann bei Vorliegen einer ausgeprägten Hirnschwellung schwierig sein, Gefahr der Hirngewebeläsion
- Druckaufnehmer in Höhe des Seitenventrikels fixieren
- der angeschlossene Transducer zeigt die im Ventrikelsystem gemessenen Liquordruckwerte an
- Möglichkeit, Liquor abzulassen oder für diagnostische Zwecke zu entnehmen
- erhöhte Infektionsgefahr

Subarachnoidale Druckmessung

- Druckaufnehmer (Subarachnoidalschraube) wird über ein Bohrloch in den Subarachnoidalraum vorgeschoben
- nicht für Kinder unter sechs Jahren geeignet, da der Schädelknochen eine gewisse Stärke haben muß

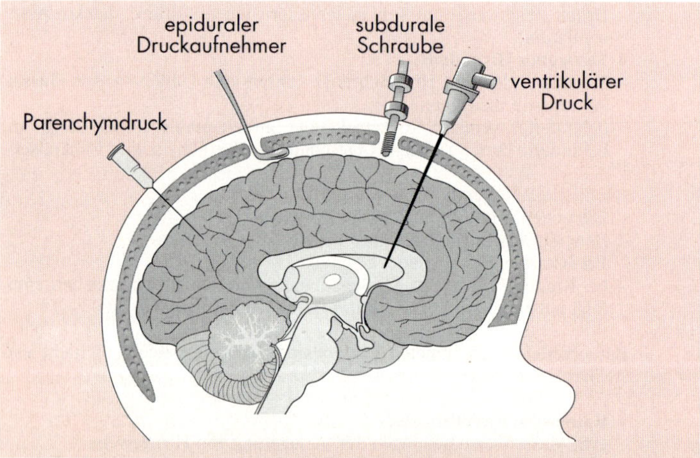

Abb. 19-3 Methoden der Hirndruckmessung

- direkte Messung des Liquordrucks ohne Punktion des Ventrikelsystems
- erhöhte Infektionsgefahr

Epidurale Druckmessung
- über ein frontales Bohrloch wird ein Transducer direkt zwischen Dura und Schädelknochen vorgeschoben
- wenig invasiv, geringes Infektionsrisiko, häufigste Meßmethode
- der epidurale Druck liegt bei hohem intrakraniellem Druck teilweise erheblich über dem Ventrikeldruck

▶ Pflegerische Maßnahmen, Überwachung
- kontinuierlich die Form der Hirndruckkurve beobachten, Hirndruckwerte regelmäßig dokumentieren
- Blutdruck und Atmung beeinflussen die Hirndruckkurve
- Druckspitzen bei pflegerischen Maßnahmen registrieren, adäquat reagieren, z.B. Maßnahme unterbrechen
- Manipulation am Katheter vermeiden
- Kathetereintrittsstelle regelmäßig inspizieren
- Verbandwechsel unter sterilen Bedingungen (sterile Handschuhe, steriles Verbandmaterial)
- evtl. einmal täglich mikrobiologische Kontrolle des Liquors

19.3.3 Externe Ventrikeldrainagen

Indikationen
- raumfordernde Prozesse, z.B. Hirntumor, Hirnabszeß
- Hirnödem, intrakranielle Blutungen
- Fehlbildungen, Entzündungen

Umgang mit externen Ventrikeldrainagen (Kap. 34.6)
- der Arzt schließt die externe Liquorableitung und die Druckmeßeinheit steril an
- den Transducer in Höhe des Foramen Monroi plazieren (Ohrspitze), Nullabgleich gegen Atmosphärendruck
- kontinuierlich Hirndruckkurve beobachten, Alarmgrenzwerte am Monitor einstellen
- die Durchgängigkeit der Drainage dreimal täglich und nach Bedarf kontrollieren

! Zeichen für die Durchgängigkeit der Drainage sind atemsynchrone Liquorspiegelschwankungen.

- Tropfkammer immer in verordnetem Niveau belassen, nie unter Ventrikelniveau hängen
- Punktionsstelle regelmäßig inspizieren, auf Liquorkissen, Liquorfluß neben der Drainage achten
- alle ein bis zwei Tage Verbandwechsel unter sterilen Bedingungen
- jegliche Veränderungen, z.B. Punktionsstelle, veränderte Druckwerte, unverzüglich dem Arzt mitteilen
- notwendige Diskonnektion des Systems nur unter sterilen Bedingungen mit anschließendem Systemwechsel
- zum Transport eines Kindes darf die Position der Tropfkammer (verordnetes Niveau) und des Ablaufbeutels (unterhalb der Tropfkammer) nicht verändert werden
- Kinder dürfen nur nach ärztlicher Rücksprache in ihrer Position verän-

dert werden, z.B. auf den Arm nehmen, Gewichtsermittlung außerhalb des Bettes, da es zu unkontrolliertem Liquorfluß bzw. einer Abflußbehinderung kommen kann
- bei welchen Druckwerten die Drainage zu öffnen oder abzuklemmen ist, bedarf der ärztlichen Anordnung
- Liquormenge regelmäßig bilanzieren und auf Farbe und Konsistenz beurteilen
- Arzt entfernt Drainage steril in flacher Kopflage

Dokumentation: Höhe der Tropfkammer, stündlich Hirndruckwerte, Verhalten des Kindes, Öffnen und Schließen der Drainage mit Zeitpunkt, Hirndruckwerte, Liquorbeurteilung, pflegerische Maßnahmen, Besonderheiten.

20 Für Sicherheit sorgen

20.1 Wundpflege

Eine Wunde ist voneinander getrenntes und/oder zerstörtes Gewebe mit mehr oder weniger großem Substanzverlust sowie einer eingeschränkten Funktion.

20.1.1 Wunden und Wundheilung

Einteilung von Wunden

- **Nach Ursachen**
  - **traumatische Wunden** (unfallbedingte Wunden):
    mechanisch, z.B. Schürf-, Quetschwunde
    thermisch, z.B. Verbrennungswunde, Erfrierung
    elektrischer Strom, z.B. Blitzschlagverletzung
    chemisch, z.B. Verätzung durch Laugen, Säuren
    Strahlenschäden, z.B. durch Röntgenstrahlen
  - **iatrogene Wunden** (ärztlich gesetzte Wunden):
    Inzision: Schnittwunde
    Punktion: Stichwunde
    Laser: scharf begrenzte Verbrennungswunde
  - **chronische Wunden** (mangelhafte Gewebeversorgung):
    Dekubitus, Ulzera
- **Nach Aussehen**
  - **offene Wunden,** die Haut oder Schleimhautoberfläche ist zerstört
  - **geschlossene Wunden,** die Wunde befindet sich unterhalb der intakten Haut- und Schleimhautoberfläche
- **Nach Wundpflege**
  - **aseptische Wunden,** durch eine Naht verschlossene Operationswunden, die keine Zeichen einer Infektion aufweisen, z.B. Wundverschluß nach Duktusligatur
  - **bedingt aseptische Wunden,** die aufgrund der operativen Öffnung von keimhaltigen Höhlen infektionsgefährdet sind, z.B. Duodenalatresie
  - **kontaminierte Wunden,** offen behandelte Wunden, z.B. Verbrennungswunden
  - **septische Wunden,** eröffnete Eiterherde, z.B. Abszeß, oder wiedereröffnete infizierte Operationswunden

Mechanismen der Wundheilung

- Regeneration: gewebespezifischer Ersatz eines Körperteils, z.B. Epithelien
- Reparation: Ersatz durch unspezifisches, vernarbendes Bindegewebe

Wundheilungsphasen

- **Reinigungsphase**
  - Gefäßreaktion: Blutung, Kontraktion, Gerinnselbildung, Wundödem
  - Blutgerinnung: Gerinnungskaskade, Schorfbildung
  - Entzündungsphase: Entzündungsreaktion, Wundreinigung, Immunabwehr
- **Granulationsphase**
  - Vaskularisation: Gefäßeinsprossung
  - Neubildung von Bindegewebe
  - Granulation: Bildung von Granulationsgewebe

- Fibrinolyse: Abbau des Fibringerüstes
- Kontraktion: Zusammenziehen der Wundränder
- **Epithelisation**
- Migration der Epithelzellen: Wanderung der Epithelzellen aufeinander zu
- Narbenbildung: Überbrücken der Wundränder durch Bindegewebe

Wundheilungsarten

- **Primärheilung**
- wenn die Wundränder glatt sind, eng aneinander liegen, die Wunde sauber und das Wundgebiet gut durchblutet ist
- **Heilungsverlauf:** nach Adaptation sofortige Wundschorfbildung, Bildung von Granulationsgewebe, die Wunde verheilt nach sechs bis acht Tagen
- **Verzögerte Primärheilung**
- nach Ausschluß einer Infektion wird die Wunde verschlossen und heilt primär
- **Sekundärheilung**
- bei großen Wundgewebedefekten, bei denen die Wundränder weit auseinander klaffen
- hochgradig kontaminierte Wunden, offene Wundränder
- **Heilungsverlauf:** dauert erheblich länger als Primärheilung, zum Wundverschluß umfangreiche Neubildung von Gewebe
- **Regenerative Heilung**
- oberflächliche, nicht infizierte Wunden, die nur die Epidermis betreffen, heilen durch Epithelisation
- **Heilung unter Schorf**
- entspricht nach Wundbeschaffenheit einer Primär-, Sekundärheilung oder Epithelisation
- bei oberflächlichen Wunden ist Schorfbildung erwünscht
- bei tiefen oder ausgedehnten Wunden verhindert der Schorf Sekretabfluß und Bildung von Granulationsgewebe

Faktoren, die die Wundheilung beeinflussen

- Art, Tiefe und Ausdehnung der Wunde
- Lokalisation, Verschmutzungsgrad

Gut durchblutetes Gewebe heilt besser, stark kontaminierte Wunden heilen schlechter.

- Beschaffenheit des umliegenden Gewebes: Heilungsstörungen durch Nekrosen, Ödeme, dicken Schorf
- Durchblutung des Wundgebietes: Versorgung mit Sauerstoff und Nährstoffen
- feuchte Wunden bieten günstigere Bedingungen für die Wundheilung als trockene Wunden
- Alter des Patienten: in der Regel rasche Wundheilung bei Kindern
- Begleiterkrankungen, z.B. Stoffwechselerkrankungen, und Medikamentenapplikation, z.B. Zytostatika, beeinflussen den Heilungsverlauf ungünstig

Wundheilungsstörungen

- **Infektion**
- eine Kontamination ist nicht zwingend eine Infektion, sie ist abhängig von der Anzahl, der Art und Virulenz der eingedrungenen Keime, der

Beschaffenheit der Wunde sowie der Immunabwehr des verletzten Kindes

- **Hämatom**
  - Blutansammlung im Gewebe, die beim Zerfall zur Zerstörung von Körperzellen beitragen kann
  - der Blutzellzerfall führt zur Bildung von Sekret, das die Wundränder auseinander drücken kann
- **Serom**
  - Serum und Lymphflüssigkeit in Hohlräumen in unmittelbarer Wundnähe können die Wundränder auseinander drücken und sind ein Nährmedium für Keime
- **Gestörte Bindegewebsneubildung**
  - Narbenhypertrophie, -wucherung, -kontraktur und/oder Wundrupturen beeinflussen die Wundheilung

20.1.2 Umgang mit Wunden

Die primäre Wundbehandlung ist eine ärztliche Tätigkeit, die nach Anweisung an das Pflegepersonal delegiert wird. Der **Zeitpunkt** der Wundpflege richtet sich in erster Linie nach dem **Befinden** des Kindes. Die Art der Wundpflege ist abhängig vom Zustand der Wunde (Wundart, Stadium der Wundheilung). Ziele sind: Infektionen und Kontaminationen zu vermeiden und den Wundheilungsprozeß zu unterstützen (Kap. 6.1.3).

Wundreinigung (Abb. 20-1)

- aseptische Wunden von innen nach außen reinigen (Abb. 20-1 a)
- septische Wunden von außen nach innen reinigen (Abb. 20-1 b)

Wundreinigungsmittel (Tab. 20-1)

- viele Antiseptika sind zytotoxisch und können die Wundheilung verzögern
- die lokale Reinigung von infizierten Wunden mit Antibiotika ist in Frage zu stellen, zusätzlich besteht die Gefahr der Resistenzbildung und evtl. allergischer Reaktion

- **Enzymatische Wundreinigung**
  - Ergänzung zum chirurgischen Vorgehen
  - beschleunigt die Reinigungsphase der Wundheilung

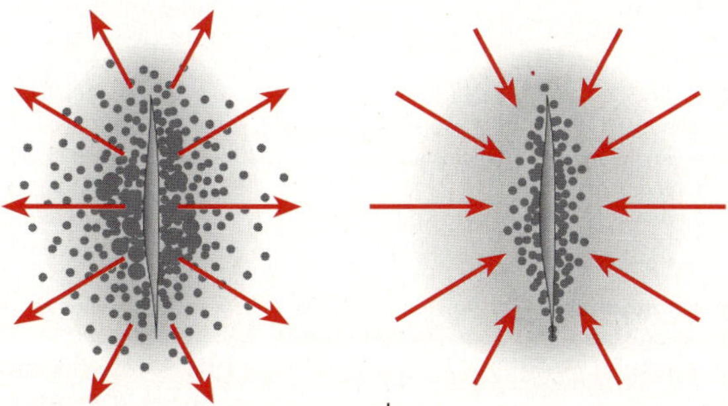

Abb. 20-1 a und b Wundreinigung **a** aseptische Wunde **b** septische Wunde

Tab. 20-1 Wundreinigungsmittel

Präparate, Anwendungsgebiete	Wirkung, Vorteile	Nachteile
NaCl 0,9% zur mechanischen Reinigung	enthält Natrium- und Chloridionen sterile Lösung, isotone, physiologische Konzentration geeignet, bis die Wunde sauber ist	ausgiebige Anwendung (feuchter Wundverband) führt zu Elektrolytverschiebung im Wundgebiet mit Gefahr der Wundheilungsstörung
Ringerlösung zum ständigen Feuchthalten von Wunden zur mechanischen Reinigung	enthält Natrium-, Chlorid-, Kalium- und Calciumionen sterile, isotone Lösung, entspricht der Serumkonzentration ermöglicht Epithelisierung günstiges Milieu für Granulation, zellwachstumsfördernd keine Elektrolytverschiebung im Wundgebiet	keine Nachteile bekannt
PVP-Jod z.B. Betaisodona®-Lösung, Braunol® 2000 Lösung zur Desinfektion von Haut und Schleimhaut	bakterizid, fungizid, eingeschränkt viruzid weitgehend reizfrei wirksam in einem pH-Milieu zwischen 2 und 7	Jodresorption, trocknet die Haut aus Negativeinfluß auf Gewebeneubildung Sensibilisierung
Polyhexanid-Lösung 0,1% z.B. Lavasept® zur mechanischen Reinigung zum Feuchthalten	bakterizid, fungizid	nicht kompatibel mit anionischen Verbindungen zum Verdünnen nur Ringerlösung ohne Laktat
Alkohol z.B. Kodan®, Freka-DERM® zur Hautdesinfektion	bakterizid, fungizid, viruzid	trocknet die Haut aus schmerzhaft schädigt Hautflora und Zellmembran
H_2O_2 (3%) (Wasserstoffperoxid) mechanische Säuberung bei eiternden und fibrös belegten Wunden	kurze Wirkung, schwach desinfizierend, schwach antibakteriell	brennendes Gefühl im Wundbereich besitzt geringe Eindringtiefe und kurze Wirkungsdauer in hoher Konzentration zelltoxisch
Kaliumpermanganat feuchte Umschläge bei nässenden Wunden	antiseptisch, fungizid zartrosafarbene Lösung	zur mechanischen Reinigung nicht geeignet bei hoher Konzentration gewebereizende, ätzende Wirkung Braunfärbung der Haut

- Enzympräparate, z.B. Fibrolan®, Streptokinase®, sind direkt oder indirekt wirksam

Wundauflagen

- sollen steril, hautverträglich, saugfähig, luftdurchlässig sein
- dürfen nicht mit der Wunde verkleben
- sollen den Wundheilungsverlauf fördern

Verbände bei primär heilenden Wunden

Es muß dafür Sorge getragen werden, daß Sekrete und Blut aus der Wunde abfließen können.

- **Sterile Kompressen**
- zum Abdecken von gering nässenden Wunden
- zur mechanischen Reinigung von Wunden
- Nachteile: mit Sekret und Blut durchtränkte Kompressen führen zu unsterilen Verhältnissen im Wundgebiet, Kompressen werden hart und bewirken einen außerordentlich schmerzhaften Verbandwechsel
- **Pflasterverband**
- zum Abdecken von gering nässenden Wunden
- bilden einen dichten Verschluß, Keimbarriere
- hautfreundlich
- **Pflasterspray**
- nur bei kleinen Wunden geeignet
- bildet einen Schutzfilm auf der Wundoberfläche

Verbände bei sekundär heilenden Wunden

- das Verbandmaterial darf nicht mit der Wunde verkleben
- das feuchte Milieu der Wunde muß erhalten bleiben
- der Verbandwechsel darf keine Traumatisierung der Wundoberfläche zur Folge haben
- **Imprägnierte Verbandstoffe, Gaze**
- z.B. Fettgaze, silikonbeschichtete Gaze
- z.B. natriumchloridimprägnierte Kompressen (Mesalt®) auf feuchte Wunden
- **Hydroaktive Wundauflagen**
- **Hydrokolloide, Hydropolymere**
- wirken, nachdem aufgenommenes Wundsekret in Gel umgewandelt ist (Kap. 20.2.2)
- bilden ein feuchtes Wundmilieu durch Okklusion
- absorbierende Eigenschaften
- unterstützen die körpereigene Wundreinigung
- verbessern die Zellmigration
- fördern die Fibrinolyse und Gefäßaussprossung
- Kontraindikation sind z.B. Wundinfektionen und Allergien gegen die Inhaltsstoffe des Verbandes
- **Hydrogele** sind durch vorhandenes Gel sofort wirksam, saugen Wundsekret auf
- **Alginate** absorbieren große Mengen Wundsekret, die Fasern wandeln sich langsam in visköses Gel um

! Die verschiedenen Materialien müssen der Wundsituation angepaßt werden, um optimale Bedingungen für die Wundheilung zu schaffen.

20.1.3 Verbandwechsel

Ein Verbandwechsel muß immer unter sterilen Bedingungen erfolgen.

▶ Pflegerische Aspekte
- Material zur Wundversorgung vollständig vorbereiten
- ein Verbandwechsel benötigt Zeit: Situation des Kindes (z.B. Angst, Schmerz), Vorbereitung des Materials, evtl. Wundreinigung
- ein Verbandwechsel kann sehr schmerzhaft, muß aber für ein Kind erträglich sein, bei Bedarf Analgesie nach ärztlicher Anordnung
- beim ersten postoperativen Verbandwechsel sollte der Arzt die Wunde befunden (Ausgangsbefund)
- Verband nie kurz anheben und wieder auflegen
- erster Verbandwechsel bei primär verheilenden Wunden und Beschwerdefreiheit des Kindes nach 24 bis 48 Stunden, Wundverschluß durch Fibrinbeläge bilden die physiologische Barriere
- Verband mit Blut oder Sekreten unverzüglich wechseln
- die Häufigkeit des Verbandwechsels bei sekundär heilenden Wunden richtet sich nach den Wundverhältnissen und dem Zustand des Verbandes, mindestens einmal täglich

Bestehen Beschwerden im Wundbereich, z.B. Schmerzen, Rötung, Schwellung, muß der Verband unverzüglich gewechselt werden.

Vorgehen
- bei mehreren Wunden zuerst aseptische, dann septische Wunden versorgen
- es müssen nicht zwingend alle Wundverbände zum gleichen Zeitpunkt erneuert werden
- Verband mit evtl. unsterilen Handschuhen entfernen und abwerfen
- sterile Handschuhe anziehen
- evtl. Non-Touch-Methode mit steriler Pinzette
- Wunde nach Bedarf reinigen
- nach erstem Entfernen des Verbandes offene Wundbehandlung bei primär heilenden Wunden
- Wunde beurteilen, neuen Verband anlegen
- der angelegte Verband darf das Kind nicht behindern
- Schutz der Wunde gegen bakterielle Kontamination und andere äußere Noxen, z.B. Reibung, gewährleisten
- kontaminiertes Verbandmaterial unverzüglich entsorgen

Selbstschutz bei septischen Wunden nicht außer acht lassen.

Dokumentation: Lokalisation, Art und Aussehen der Wunde, pflegerische Maßnahmen, Besonderheiten, Reaktion des Kindes.

20.2 Dekubitus

Ein Dekubitus ist ein **Druckgeschwür.** Durch äußeren Druck (≥ ca. 40 mmHg) werden die Hautkapillaren komprimiert (Kapillardruck in der Regel 25 bis 35 mmHg). In den Hautarealen kommt es zur **Minderdurchblutung.**
Der **anhaltende Druck** führt zu **Unterversorgung des Gewebes** mit **Sauerstoff.** Saure Stoffwechselprodukte werden durch das bestehende **Abflußhindernis** nicht abtransportiert.

Eine länger anhaltende lokale Drosselung der Durchblutung führt zur **Schmerzlosigkeit.** Die Folge der Minderdurchblutung ist eine **irreversible Gewebeschädigung** bis hin zum **Zelltod** (Abb. 20-2).

Nicht der Druck auf die Zelle, sondern die durch den Druck entstandene Minderdurchblutung führt zum Zelltod.

Druck (Kraft, die senkrecht auf eine Fläche wirkt) und **Zeit** (in der ein bestimmter Druck auf eine Fläche ausgeübt wird) spielen bei der Entstehung des Dekubitus eine große Rolle.

Begünstigende Faktoren

- Auflagedruck, abhängig von der Größe der Auflagefläche
- Druckverweilzeit: Einwirkzeit des Auflagedruckes auf ein definiertes Hautareal
- individuelle Kreislaufparameter wie Mobilität, Körperbewegung und Durchblutung der Haut
- Hautbeschaffenheit und Körperform wie Empfindlichkeit der Haut, Unterhautfettgewebe

Die **Stadieneinteilung ist in** Tabelle 20-2 zu finden.

Einschätzen des Dekubitusrisikos

Skalen, z.B. **Norton-Skala** (Ergebnisse von Forschungsarbeiten), ermöglichen eine **vergleichende Einschätzung** des Dekubitusrisikos bei unterschiedlichen Patienten; sie finden in der Pädiatrie selten Anwendung.
Apparative Meßverfahren, die den **Auflagedruck** des Kindes auf einer Matratze messen, die **Sauerstoffversorgung** des aufliegenden Gewebes überwachen oder die Temperaturverteilung registrieren, haben sich bisher wenig durchgesetzt.

- **Parameter zum Einschätzen**
- Hautbeobachtung
- Immobilität (kein selbständiger Lagewechsel)
- neurologische Störungen, z.B. gestörte Bewußtseinslage, Sensibilitätsstörung

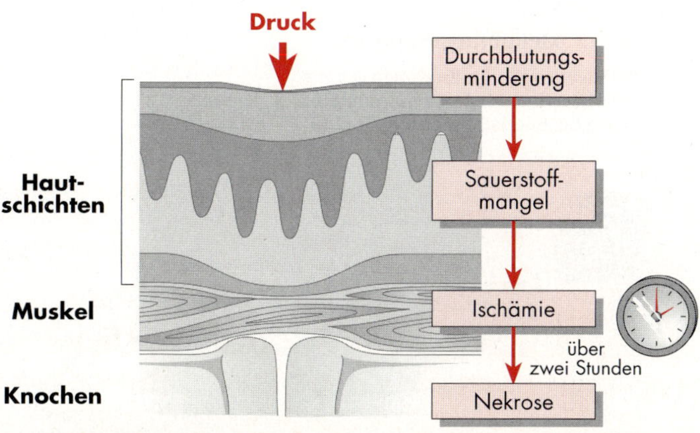

Abb. 20-2 Das Entstehen eines Dekubitus

Tab. 20-2 Stadieneinteilung bei Dekubitus

Stadium	Hautveränderung	Besonderheiten
Intertrigo	Wundsein	kann Vorstufe eines Druckgeschwürs sein
Stadium I	persistierende Rötung der Haut, weißer Aufliegefleck, kein Defekt	verschwindet im Frühstadium bei Druckentlastung
Stadium II	Hautdefekte, geschädigtes Epithel Ödem- und Blasenbildung	mit effektiver Wundbehandlung und Druckentlastung heilt der Dekubitus ohne Narbenbildung aus
Stadium III	Lederhaut und Unterhautfettgewebe sind nekrotisch Muskeln, Sehnen und Bänder können beteiligt sein	mit effektiver Wundbehandlung und Druckentlastung heilt der Dekubitus aus, Narbenbildung sekundäre Wundheilung
Stadium IV	Nekrose reicht bis in die Muskulatur Gewebsuntergang mit Knochenbeteiligung in den tieferen Schichten	mit effektiver Wundbehandlung und Druckentlastung heilt der Dekubitus aus Narbenbildung sekundäre Wundheilung chirurgische Abtragung ausgedehnter Nekrosen

- Analgesie, tiefe Sedierung
- Schock und Zentralisation
- reduzierter Ernährungszustand
- Stoffwechselstörungen
- starkes Schwitzen, Fieber, Ödeme
- Inkontinenz bei älteren Kindern
- gefährdete Hautstellen (Abb. 20-3)

20.2.1 Dekubitusprophylaxe

▶ **Pflegerische Maßnahmen**
- Auflagedruck reduzieren, Auflagefläche vergrößern, z.B. Superweichlagerung, Spezialbetten (Kap. 7.12.3)

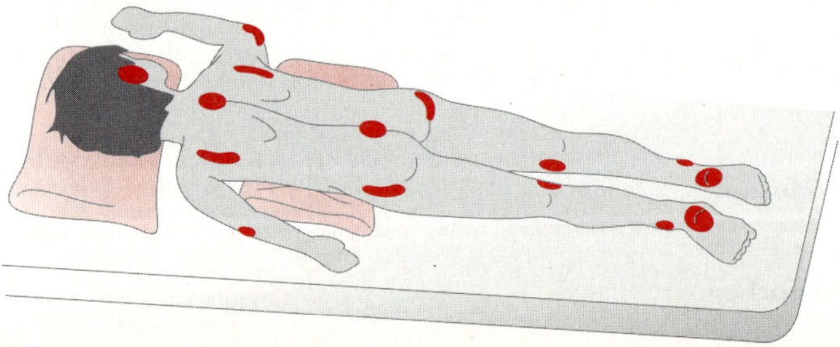

Abb. 20-3 Dekubitusgefährdete Hautstellen

- Druckentlastung, Druckverweilzeit verkürzen, z.B. Lagerung und Umlagerung des Kindes (Kap. 16.1.2, 16.1.3)
- **Hautpflege, Körperwahrnehmung** (Kap. 14.2)
- Haut regelmäßig, besonders an exponierten Stellen, inspizieren
- Hautpflegemittel nur nach Hautbefund einsetzen, Wirkung und Nebenwirkung berücksichtigen
- trockene Haut durch Wasser-in-Öl-Lotionen, Körperöle geschmeidig halten, evtl. medizinische Hautpflegemittel einsetzen

! Seifen und Syndets trocknen die Haut aus, nur bei groben Verschmutzungen anwenden, mit klarem Wasser nachwaschen.

- fetthaltige Cremes im Windelbereich führen zum Wärme- und Feuchtigkeitsstau, sie schützen die Haut nicht vor Urin und Stuhl
- Pasten, z.B. Lebertran-Zink-Paste, trocknen die Haut aus und haben keine Wirkung auf intakte Haut

! Gerbstoffhaltige Mittel und Farbstoffe schädigen die Hautflora, die Oberhaut verliert ihre Elastizität.

- Farblösungen verhindern die fachgerechte Beurteilung der Haut, Warnzeichen werden nicht erkannt
- eine gesteigerte Durchblutung der Haut erreichen nur wenige Substanzen (z.B. Senföl); zweifelhaft ist, ob sie bei druckbelasteter Haut die Durchblutung fördern
- ob Hautmassagen die Durchblutung der druckbelasteten Haut fördern, ist wissenschaftlich nicht belegt
- alkoholische Einreibungen, z.B. mit Franzbranntwein, trocknen die Haut aus und schädigen die Hautflora

! Die beste Durchblutungs- und Wahrnehmungsförderung erreicht man mit Bewegung, Mobilisation und Umlagerung. Dabei müssen schädigende Scherkräfte (Verzerrung von Haut) vermieden werden.

20.2.2 Dekubitusbehandlung

Beurteilung des Dekubitus

- Ausgangsbefund dokumentieren
- bei jedem Verbandwechsel Durchmesser (mm), bei Bedarf Tiefe (mm) ermitteln, Wunde und Wundränder inspizieren

Wiederherstellen einer guten Blut- und Sauerstoffversorgung

- eine Wundheilung ist nur mit vollständiger Druckentlastung möglich
- das Kind darf auch nicht kurzfristig auf seinem Dekubitus liegen
- weich lagern und häufig umlagern

Wundbehandlung

Nekrotisches Gewebe ist ein idealer Nährboden für Keime, verhindert die Bildung von Granulationsgewebe und läßt keine Beurteilung der Wunde zu.

- ausgedehnte Nekrosen chirurgisch bis ins gesunde Gewebe abtragen
- vor jeder Wundbehandlung Wunde reinigen
- nach vollständiger Wundreinigung granulationsfördernde Mittel einsetzen

- keine Lokaldesinfektionsmittel anwenden, verhindern Epithelisierung und schädigen die körpereigene Abwehr
- keine lokale Antibiotikagabe

- **Schmierige bzw. dünne nekrotische Beläge**
- enzymatisch entfernen: Wundreinigung durch Fibrinolyse
- Enzyme wirken nur bei ausreichend feuchtem Wundgrund
- NaCl 0,9% in der Reinigungsphase, Ringerlösung in der Granulationsphase
- feuchten Wundverband anlegen, alternativ hydrokolloidalen Wundverband einsetzen
- ein Wundverband bei oberflächlichen Läsionen dient dem Schutz der Wunde, Fettgaze ermöglicht einen Verbandwechsel, bei dem wenig neugebildetes Granulationsgewebe zerstört wird

Hydroaktivverbände

- Hydrokolloidal- und Polymerverbände unterstützen die Wundheilung in der Reinigungs-, Granulations- und Epithelisationsphase
- erzeugen einen ungewohnten Geruch der Wunde
- lassen das gebildete Gel evtl. als Sekret oder Eiter erscheinen
- vergrößern die Wunde primär optisch durch Einbeziehen der Wundränder
- vor Anlegen des Verbandes Wunde reinigen
- Haut um die Wunde gut trocknen
- Dekubitus messen
- Verband der Wundgröße anpassen, evtl. zuschneiden
- Verband sollte zwei bis drei Zentimeter über die Wunde hinausragen, ausreichende Klebefläche, sicherer Wundverschluß
- Verband faltenfrei auflegen, an Hautfalten anpassen und etwa eine Minute besonders an den Rändern andrücken

! Das Haftvermögen nimmt durch Erwärmung zu.

- Verbandwechsel bei Blasenbildung in Größe der Wundfläche
- Hydroaktivverbände je nach Herstellerangaben drei bis sieben Tage auf der Wunde belassen

Viele Faktoren sprechen für das Verwenden von Hydroaktivverbänden. Für den sicheren Umgang ist Erfahrung erforderlich.

Ernährung des Kindes: hochkalorisch, hohe Eiweiß- und Vitaminzufuhr.

20.3 Thromboseprophylaxe

Blutgerinnsel in den Gefäßen führen zur Verengung oder zum Verschluß der Blutstrombahn.

Virchow-Trias als Hauptursache

- verlangsamte Blutströmung, z.B. durch Immobilität, Herzinsuffizienz
- Veränderungen der Gefäßwände, z.B. durch Verletzung, Operation oder Entzündung
- erhöhte Gerinnungsneigung, z.B. bei großen Verbrennungen und Operationen

Symptome einer beginnenden Thrombose
- Venenschmerzen, Fußsohlenschmerz
- Überwärmung, Rötung und Schwellung der betroffenen Extremität

Prophylaxe
- Ziel ist es, den venösen Rückfluß zu fördern
- Frühmobilisation (Kap. 16.2.1)
- Bewegungsübungen zum Anregen der Muskelpumpe (Kap. 16.2.1)
- Antikoagulanzientherapie bei Bedarf

• **Lagerung**
- Beine leicht erhöhen
- einschnürende Kleidung und Verbände vermeiden
- Druck in den Kniekehlen durch Lagerungshilfsmittel vermeiden

• **Bei Jugendlichen**
- evtl. Beinvenenkompression durch Antithrombosestrümpfe

20.4 Punktionen

Punktionen sind Einstiche mit einer Hohlnadel in (Hohl-)Organe oder Körperhöhlen.

Jede Punktion ist ein Eingriff in die Unversehrtheit des Körpers, diese Maßnahmen sind in der Regel mit großer Angst behaftet.

Die **wahrheitsgemäße Information** über den Ablauf der Punktion sowie die Berücksichtigung der Wünsche des Kindes, z.B. Schmerzfreiheit, Kurznarkose, Elternanwesenheit, sind ernst zu nehmen.

Vorbereiten des Materials
- Hautdesinfektionsmittel, sterile Kompressen
- steriler Kittel, sterile Handschuhe, Mundschutz, Haube
- Lokalanästhetikum, Spritze, Kanüle
- steriles Abdecktuch, steriles Lochtuch, sterile Unterlage
- für den Druckverband sterile Kompresse, Pflaster, Schere
- sterile Spritzen (2, 5, 10, 20 ml), sterile Röhrchen zum Auffangen des Punktats
- je nach Punktion Objektträger, Blockschälchen mit Pandyreagens, Kulturen
- Punktionskanülen je nach Eingriff: atraumatische Spinalnadel, Knochenmarkpunktionskanüle, Kanüle, z.B. Abbocath®

Vorbereitung des Kindes
- Kind altersentsprechend informieren
- entsprechend der Punktion lagern
- evtl. für ausreichende Sedierung, Analgesierung sorgen

Die **Punktionen im Überblick** sind in Tabelle 20-3 zu finden.

20.4.1 Knochenmarkpunktion

Vorgehen
- Kontakt zum Kind aufnehmen
- Kind sedieren, analgesieren, evtl. Kurznarkose
- Lokalanästhetikum injizieren

Tab. 20-3 Punktionen im Überblick

Punktionsart, Punktat	Indikationen	Punktionsort	Lagerung des Kindes
Knochenmarks-punktion Punktat: Knochen-mark	bei Verdacht auf Knochenmarks-erkrankungen, Knochenmarks-spende Gewinnen von Punktat	vorderer oberer Beckenkamm hinterer Becken-kamm Sternum, Th 3 bis 4 (Schulkinder) Tibia (Säuglinge)	Rücken- oder Seiten-lage Bauchlage, Bauch und Becken unter-polstert sitzende Haltung Rückenlage, Schul-ter unterpolstert Rückenlage, Unterschenkel unter-polstert
Lumbalpunktion Punktat: Liquor	zur Entlastung Gewinnen von Punktat Applikation von Medikamenten	zwischen drittem und viertem oder viertem und fünftem Lendenwirbel	sitzende Haltung: Rücken beugen, Becken gerade fixieren Seitenlage mit an-gezogenen Beinen
Ventrikel-punktion Punktat: Liquor	siehe Lumbal-punktion	1 bis 1,5 cm lateral der Mittellinie durch die offene Fonta-nelle	flache Rückenlage, Kopf in Mittel-stellung
Aszitespunktion Punktat: seröse Flüssigkeit in der Bauchhöhle	zur Entlastung Gewinnen von Punktat	linker Unterbauch zwischen mittlerem und unterem Drittel der Linie Nabel – vorderer Darmbein-stachel	Rückenlage, Ober-körper leicht erhöht
Perikard-punktion Punktat: Erguß-flüssigkeit	zur Entlastung bei Herzbeutel-tamponade Gewinnen von Punktat	unterhalb des Rip-penbogens am Schwertfortsatz des Sternums herzwärts (unter Echokardio-graphie)	Rückenlage, 45-Grad-Oberkör-perhochlagerung

– Punktionsort desinfizieren und abdecken
– Arzt aspiriert mit Knochenmarkpunktionskanüle Knochenmark zum Ausstrich auf Objektträger
– für weitere Untersuchungen die benötigte Menge Knochenmark aspirieren
– Druckverband am Punktionsort anlegen
– engmaschige Monitor- und Blutdrucküberwachung während und nach der Punktion
– Punktionsstelle auf Nachblutung kontrollieren

Komplikationen
- Nachblutungen, Hämatome
- Infektion, z.B. Osteomyelitis
- Frakturen

20.4.2 Lumbal-, Ventrikelpunktion

Vorgehen
- Kontakt zum Kind aufnehmen
- Lagerung beim Neugeborenen siehe Abbildung 20-4 a und b
- Lagerung beim Klein- und Schulkind siehe Abbildung 20-5 a und b
- evtl. Lokalanästhetikum injizieren
- Punktionsort desinfizieren, evtl. sterile Unterlage benutzen
- Arzt läßt nach Punktion Liquor durch eine Spinalnadel abtropfen
- Eiweißschnelltest, Blutzuckerstix, evtl. Liquorkultur anlegen, Material zur weiteren laborchemischen Untersuchung abnehmen
- Kind flach lagern, Position einige Stunden beibehalten
- Druckverband anlegen

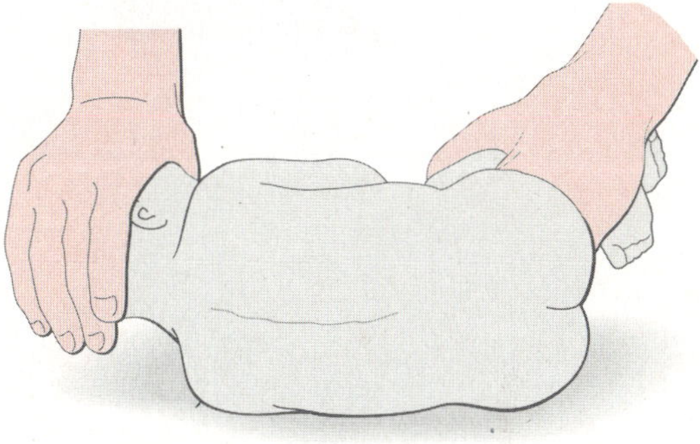

a

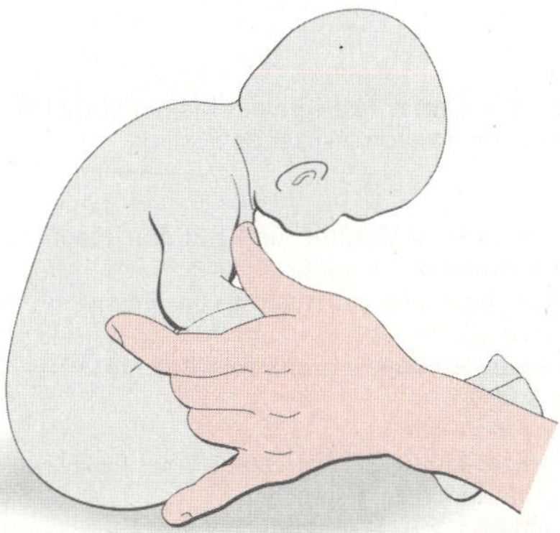

b

Abb. 20-4 a und b Halten eines Neugeborenen zur Lumbalpunktion
a liegende Position **b** sitzende Position

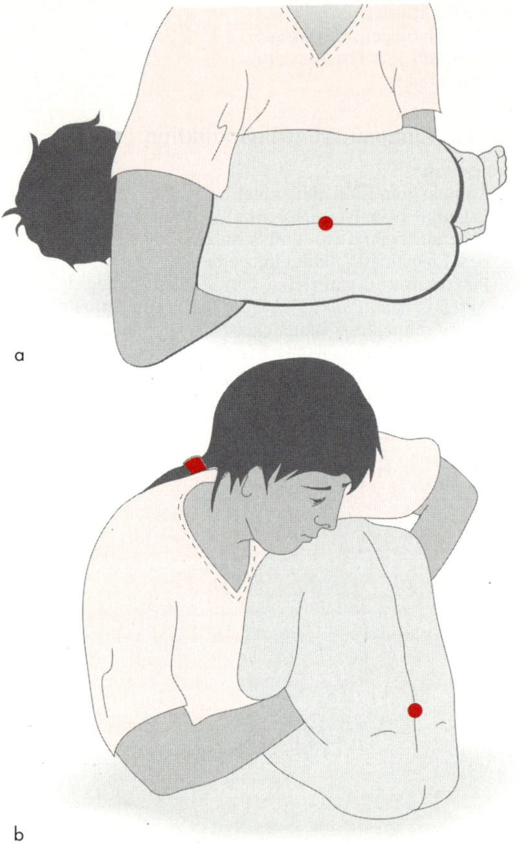

Abb. 20-5 a und b Halten eines Klein- und Schulkindes zur Lumbalpunktion **a** liegende Position **b** sitzende Position

- engmaschige Monitor- und Blutdrucküberwachung während und nach der Punktion
- Punktionsstelle auf Austritt von Flüssigkeit, z.B. Blut, Liquor, kontrollieren
- Bewußtseinslage einschätzen (Kap. 19.2.2)

Komplikationen
- blutiger Liquor bei Verletzung eines Gefäßes
- Kopfschmerzen, Erbrechen
- Infektion, z.B. Meningitis
- Einklemmen von Hirnanteilen

20.4.3 Aszitespunktion

Vorgehen

- Kontakt zum Kind aufnehmen
- die Blase sollte vor der Punktion entleert sein
- Bauchumfang messen, Meßstelle markieren für exakte Kontrollmessungen
- evtl. Kind sedieren
- Punktionsort desinfizieren und abdecken
- Arzt läßt nach Punktion mit einem Abbocath® das Punktat abfließen, evtl. zur laborchemischen Untersuchung auffangen
- evtl. Ablaufsystem anschließen, dann Punktatflüssigkeit engmaschig bilanzieren, protokollieren
- Punktionsstelle steril abdecken
- engmaschige Monitor- und Blutdrucküberwachung während und nach der Punktion
- Punktionsstelle auf Austritt von Aszites kontrollieren

Komplikationen

- Verletzung eines Blutgefäßes, der Harnblase oder einer Darmschlinge
- Kreislaufinstabilität durch zu schnelles Ablaufen des Punktates
- Elektrolyt- und Eiweißverlust, Infektion

20.4.4 Perikardpunktion

Vorgehen

- Kontakt zum Kind aufnehmen
- Kind sedieren, analgesieren, evtl. Lokalanästhetikum injizieren
- Röntgen-Thorax, Echokardiographie zum Darstellen des Ergusses
- Punktionsort desinfizieren und abdecken
- Arzt läßt nach Punktion mit einem Abbocath® das Punktat abfließen, evtl. zur laborchemischen Untersuchung auffangen, Punktatflüssigkeit bilanzieren, protokollieren
- Punktion unter EKG-Kontrolle, ZVD- und SaO_2-Überwachung

Defibrillationsbereitschaft, Materialien zur Intubation und Notfallmedikamente bereithalten.

- eine erfolgreiche Entlastung einer Perikardtamponade ist an der sofortigen Besserung des lebensbedrohlichen Zustandes des Kindes zu erkennen
- sterilen Verband anlegen
- Punktionsstelle auf Austritt von Punktatflüssigkeit kontrollieren
- nach der Punktion Blutdruck, EKG und Atmung engmaschig überwachen

Komplikationen

- Herzrhythmusstörungen, z.B. Extrasystolen, Kammerflimmern
- Verletzungen von Myokard, Herzventrikel, Koronargefäßen
- Pneumothorax, Infektion

Dokumentation: Menge und Aussehen des Punktats, Überwachungsparameter, Verhalten des Kindes, pflegerische Maßnahmen, Besonderheiten, evtl. Untersuchungsergebnisse.

20.5 Anus praeter

Ein Anus praeternaturalis ist ein operativ angelegter künstlicher Darmausgang (Ileostoma, Kolostoma), der **zeitlich begrenzt** oder **endgültig** angelegt sein kann. Es bedeutet die Stuhlentleerung über eine normalerweise nicht vorhandene Körperöffnung.

Dieses Ereignis kann sowohl bei den Eltern als auch beim Kind Gefühle wie Angst, Ekel, Scham, Abscheu auslösen.

Stomalagen (Abb. 20-6 a)

- **Ileostomie**
  - meist am rechten Unterbauch
  - künstlich ausgeleiteter Dünndarm
  - Dickdarm wird entweder vollständig entfernt oder ausgeschaltet
- **Kolostomie**
  - kann am rechten, linken Oberbauch (Colon transversum), am linken Unterbauch (Sigma) oder am rechten Unterbauch (Zäkum) angelegt sein
  - Ausleiten des Dickdarminhaltes

Arten (Abb. 20-6 b)

- **Einläufiger Anus praeter**
  - proximaler (oraler) und distaler (aboraler) Darmanteil werden endständig abgeleitet
- **Doppelläufiger Anus praeter**
  - eine Darmschlinge wird aus der Bauchhaut über Hautniveau gelegt
  - ein Reiter (Plastikstab) verhindert ein Zurückrutschen
  - die Darmschlinge wird eröffnet, die umgestülpte Schleimhaut mit der Haut vernäht
  - proximaler und distaler Schenkel

20.5.1 Postoperative Versorgung

Vorgehen

- nach Anordnung der Chirurgen
- in den ersten postoperativen Tagen das Stoma mit feuchten, sterilen Kompressen feucht halten (NaCl 0,9% oder Ringerlösung), die parastomale Haut mit Vaseline schützen
- evtl. postoperativ Hautschutzplatte und Beutelsystem anbringen
- Wunde zunächst aseptisch versorgen, die Darmschleimhaut darf nicht austrocknen
- engmaschige Kontrolle der Körpertemperatur, da durch die feuchten Kompressen Wärme abstrahlt
- Bauch des Kindes durch Unterstützen der Beine entlasten
- auf Schmerzreaktionen bei Manipulation im Stomabereich achten
- Beobachtungen in Tabelle 20-4

20.5.2 Pflege bei Anus praeter

Stomaversorgungssysteme in Tabelle 20-5 und Abbildung 20-7.

Hautschutz

- häufiger Wechsel der Klebebeutel oder Basisplatten führt zu Hautschädigung im Umfeld des Stomas, die oberflächliche Epidermisschicht wird entfernt, die Haut gereizt

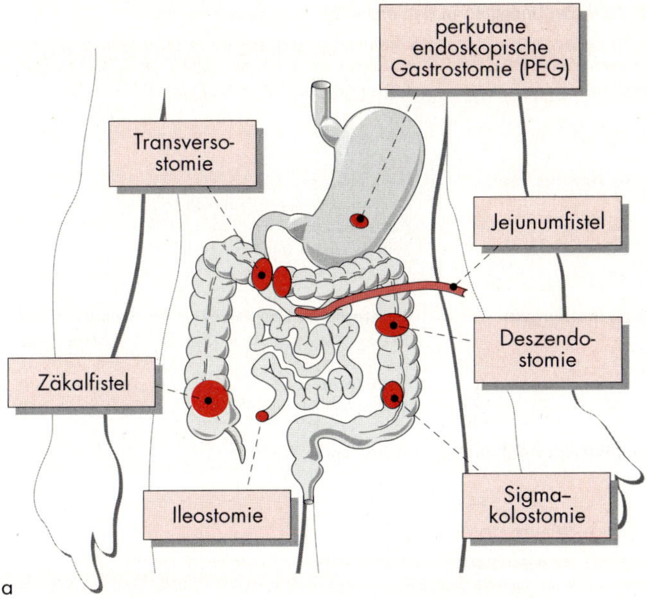

a

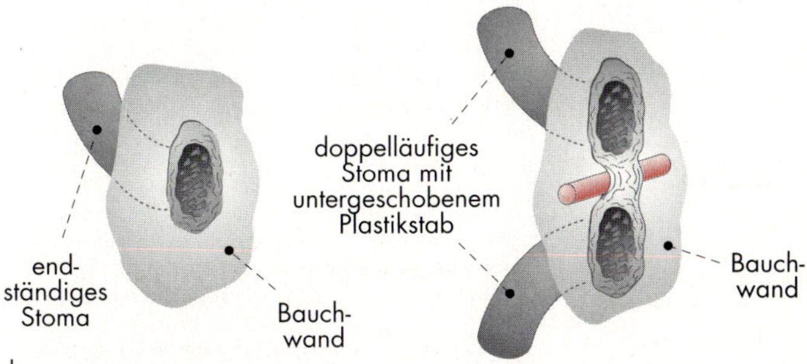

b

Abb. 20-6 a und b Stomaformen und -arten **a** Stomaformen **b** endständiges und doppelläufiges Stoma

- Hautschutzplatten bestehen aus natürlich vorkommenden Produkten (z.B. Gelatine, Zellulose, Pektine), binden Wasser, sind hautfreundlich, geringes Allergiepotential
- je nach Stomaform (rund) die vorgefertigte Stomaöffnung der Platte verwenden
- wenn Größe oder Form des Stomas von der vorgefertigten Öffnung abweichen, Schablone verwenden
- die passende Plattenöffnung schließt dicht am Stomarand ab, Adhäsivpaste dichtet die Ränder ab

Tab. 20-4 Beobachtung in den ersten postoperativen Tagen

Parameter	Beobachtungen
Stoma	Schleimhaut, z.B. Durchblutung Stomaödem Stomaretraktion
parastomale Haut	Wundheilung Entzündungszeichen, z.B. Rötung Abszeßbildung Zeichen einer Candidamykose allergische Reaktionen
Ausscheidungen	**Ileostoma** ab zweitem bis fünftem postoperativen Tag: dünnflüssiger, aggressiver Stuhl durch Verdauungssekrete
	Kolostoma am dritten bis siebten postoperativen Tag: dickbreiiger bis fester Stuhl
Stuhlbeschaffenheit	Menge, Farbe, Häufigkeit

Tab. 20-5 Stomaversorgungssysteme

Versorgungssystem	Merkmale
einteiliges System	Hautschutzplatte und Beutel direkt verbunden offener oder geschlossener Beutel Beutelwechsel je nach Stuhlkonsistenz und Beutelbeschaffenheit alle ein bis zwei Tage das einteilige System mit Ausstreifbeutel hat sich bei Frühgeborenen bewährt, kann bis zu vier Tage lang auf der Haut belassen werden
zweiteiliges System	besteht aus Basisplatte und Beutel Basisplatte kann drei bis sechs Tage belassen werden Beutel durch einen Rastring oder Lock-Verschluß fixieren offener oder geschlossener Beutel Beutelwechsel je nach Stuhlkonsistenz und Beutelbeschaffenheit evtl. selbst zugeschnittene Hautschutzplatte mit Urinauffangbeutel bei kleinen Frühgeborenen
Beutel	Kolostomie (breiiger bis fester Stuhl): geschlossener Beutel evtl. mit Kohlefilter (neutralisiert unangenehme Darmgerüche) Ileostomie (dünnflüssiger Stuhl): Ausstreifbeutel mit Bodenauslaß

! Eine zu enge Öffnung schädigt die Darmschleimhaut, eine zu große Öffnung schädigt die parastomale Haut.

- Hautschutzplatte so zuschneiden, daß eine längere Haftung gewährleistet ist, z.B. Verkleinern der Platte bei Frühgeborenen

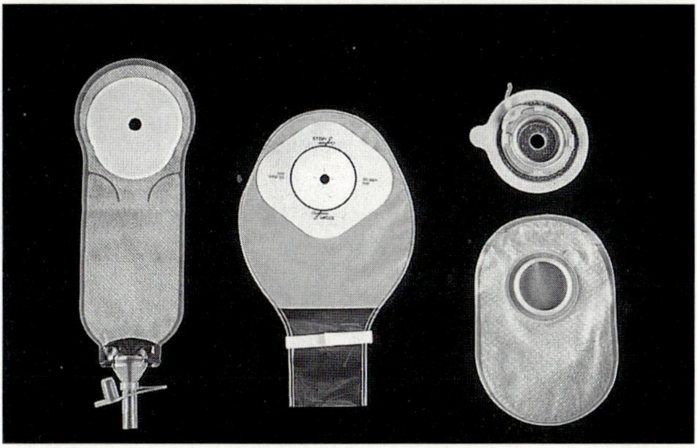

Abb. 20-7 Stomaversorgungssysteme

- Klebefläche sollte zwei bis drei Zentimeter über den Rand des Stomas hinausgehen
- Hautschutzplatte gut andrücken, Körperwärme macht die Platte geschmeidig
- auf faltenlosen Sitz der Hautschutzplatte und des Beutels achten
- passenden Beutel (geschlossener oder Ausstreifbeutel) so am liegenden Kind anbringen, daß die Öffnung zur Matratze gerichtet ist
- etwas Öl kann das Andrücken des Beutels auf einem Rastring erleichtern
- das Andrücken eines Beutels auf einem Rastring erzeugt auf einem empfindlichen Abdomen Druckschmerz
- System bei gutem Sitz drei bis sechs Tage belassen

Vorbereiten des Materials zur Hautreinigung

- Einmalwaschlappen, Kompressen, weiches Hygienepapier
- pH-neutrale Seife, lauwarmes Wasser
- Einmalunterlage, Einmalhandschuhe
- neues Versorgungssystem mit individueller Plattenöffnung, Adhäsivpaste
- evtl. Watteträger

Vorgehen bei der Hautreingung

- Kind und Eltern über den Ablauf informieren
- bei unruhigen Kindern zu zweit vorgehen
- Einmalunterlage unterlegen, Kind bequem lagern
- Einmalhandschuhe anziehen, Versorgungssystem von oben nach unten abnehmen, entsorgen
- Stuhlmenge bei Bedarf abwiegen (Kap. 18.2)
- Stuhl abwischen
- Haut von außen nach innen mit lauwarmen Wasser und pH-neutraler Seife reinigen
- mit klarem Wasser nachwaschen, Haut anschließend gut trocknen

! Bei ständiger Stuhlentleerung oralen Schenkel z.B. durch Blasenkatheter oder Watteträger kurzfristig abdichten.

- Adhäsivpaste mit Watteträger um das Stoma auftragen
- Versorgungssystem ankleben
- Kind locker wickeln, keine enge Kleidung anziehen
- Spülung des aboralen (distalen) Schenkels nach ärztlicher Anordnung

Alkoholische Lösungen, Benzin sowie Farblösungen sind zur Stomapflege kontraindiziert.

Umgang mit Ausstreifbeuteln
- Einmalunterlage, Windel unterlegen
- Einmalhandschuhe anziehen
- Verschlußklammer öffnen, Stuhl ausstreichen
- Beutelöffnung desinfizieren, Beutel nur sauber verschließen

Hilfe bzw. Ratschläge bei speziellen Problemen beim Stomatherapeuten einholen.

Betreuung von Eltern und Kind
- die Intimsphäre des Kindes muß gewahrt sein
- Eltern gut informieren und aufklären
- damit bei den Eltern keine Angst vor der Stomapflege aufkommt, sie von Beginn an einbeziehen
- Abwehr und Ekel können durch Zuschauen bzw. schrittweise Übernahme der Stomaversorgung reduziert werden; Sicherheit und Geschicklichkeit bei der Stomaversorgung schaffen Selbstvertrauen

Ein Stoma bedeutet für ein Kind im Windelalter zunächst eine Bewegungseinschränkung, eine Bauchlage ist nur bedingt möglich.

Tab. 20-6 Pflegeprobleme bei der Stomapflege, ihre Ursachen und die entsprechenden Gegenmaßnahmen

Pflegeprobleme	Ursachen	Maßnahmen
Hautirritationen	ständige Kontamination mit Stuhl auf der parastomalen Haut Beutelöffnung zu groß undichte Hautschutzplatte	korrekte Beutelöffnung mit individueller Schablone Adhäsivpaste zur Abdichtung der Plattenöffnung sowie für Unebenheiten auf der Haut, z.B. Narben
	mechanischer Reiz der Haut, z.B. häufiger Wechsel des Versorgungssystems	Versorgungssystem nur bei Ablösung oder Undichtigkeit wechseln
Allergien	begrenzte Rötung der Haut durch Überempfindlichkeit gegen Versorgungssystem, Adhäsivmaterial oder Reinigungsmittel	sofort Stomaversorgungsprodukte umstellen
Pilzinfektionen, z.B. Candida albicans	chronisch feucht-warmes Milieu begünstigt die Entstehung auf gereizter Haut	Diagnose durch Abstrich sichern antimykotisches Spray oder Tinktur unter der Hautschutzplatte anwenden

- Schmerzen durch Hautreizungen, evtl. beim Wechseln der Platte, beeinträchtigen das Wohlbefinden
- ältere Kinder können nach guter Aufklärung die Stomapflege mit oder vor dem Spiegel verfolgen, evtl. selber lernen

Pflegeprobleme, deren Ursachen und Gegenmaßnahmen in Tabelle 20-6.

Spätkomplikationen

- Hernie
- Darmprolaps, Darmstenose
- Retraktion, Polypen

Dokumentation: Art, Lage, Aussehen des Stomas, Stuhlbeobachtung, Versorgungssystem, pflegerische Maßnahmen, Besonderheiten.

21 Kommunizieren, Beschäftigen und Fördern

21.1 Nonverbale Kommunikation

21.1.1 Berühren und berührt werden

Durch gezieltes Berühren erhält man Informationen über sich, seinen Körper, seine Umgebung. Orientierung ist möglich.
Immanuel Kant meinte dazu: „Die Hand ist das äußere Gehirn des Menschen."

Berühren
- der Berührte erfährt immer etwas, der Berührende drückt immer etwas aus
- sagt etwas über die Beziehung zueinander aus
- vermittelt Geborgenheit und Wohlbefinden
- kann negativ wirken, jemanden verletzen, einen Rückzug fördern

Die Hand als Werkzeug der Pflege
- professionelle Berührung setzt voraus, daß Pflegende ihre Hände mögen
- wer seine Hände nicht mag, nimmt weniger mit ihnen wahr und hat weniger Bewußtsein in ihnen
- eigene Berührungserfahrungen können nützlich sein, um Berührung bewußter einzusetzen und zu variieren
- über die Hand findet ein Informationsaustausch zwischen Pflegenden und Kindern statt, es werden positive und/oder negative Eindrücke vermittelt, z.B. Vertrauen, Nähe, Distanz, Ruhe, Unruhe, Angst, Unsicherheit, Verständnis, Geborgenheit, Wärme, Entspannung, Belebung und Beruhigung
- bewußte Berührungen sind ohne großen Zeitaufwand in pflegerische Abläufe integrierbar
- Zuwendung ist nicht gleich Zuneigung, sie kann auch ohne fehlende Sympathie gelingen
- Berührungen sollen ruhig mit flächig aufgelegter Hand deutlich beginnen und enden
- grundsätzlich gilt: punktuelle, oberflächlich streifende, abgehackte, fliehende und zerstreute Berührung vermeiden
- eigene Grenzen, die dem Pflegenden das Berühren schwermachen, müssen ihm bekannt sein

! Handschuhe zum Eigenschutz sind sinnvoll und notwendig, sie sollten jedoch gezielt und reflektiert eingesetzt werden.

Gutes Berühren
heißt in Anlehnung an Moia Grossmann-Schnyder:
- sich der Wirkung seines Berührens bewußt sein und seine Berührungsqualität variieren können
- fähig sein, jemandem zu begegnen, eine Beziehung einzugehen
- seine Berührungsqualität mit einer Absicht verknüpfen
- sich jemandem zuwenden und Wohlbefinden vermitteln
- einen Begegnungsraum anbieten, sich partnerschaftlich einbringen und dem Gegenüber Eigenständigkeit eingestehen und berücksichtigen
- Begegnung, ohne etwas zu verlangen

21.1.2 Einreiben

Einreibung ist eine spezielle Form des Berührens, sie entfaltet ihre Wirkung über die Haut. Sie kann **beruhigend, entspannend, wärmend** oder **anregend** wirken, sie kann **Nähe, Vertrauen** und/oder **Verständnis** schaffen. **Positive Effekte des Einreibens:** regt die Verdauung an, fördert die Durchblutung und den Schlaf, beruhigt die Atmung, löst Krampfzustände, entspannt bei Unruhe und Angst, unterstützt die Körperwahrnehmung.

Voraussetzungen
- die Pflegeperson muß konzentriert und für die Wahrnehmung offen sein
- geeigneten Zeitpunkt wählen, genügend Zeit und Ruhe
- warme sichere Umgebung schaffen, evtl. Sichtschutz
- Substanzen zur Einreibung in den Handflächen anwärmen
- warme Hände, kurze Fingernägeln, keine Schmuckstücke
- Kind in entspannte bequeme Position bringen

21.1.3 Baby- und Körpermassage

Durch die mechanische Stimulation der Haut und des tiefer liegenden Gewebes werden Organfunktionen angeregt.

Massagen sind Reiztherapien, die von speziell ausgebildetem und geschultem Personal vorgenommen werden.

Die hier beschriebene Massage unterstützt die **Körperwahrnehmung,** vermittelt **Wohlbefinden** und hat Einfluß auf die **Stoffwechsel- und Kreislauffunktion** des Körpers. Sie ist **nicht gleichzusetzen** mit physiotherapeutischen Maßnahmen von Masseuren.

▶ Pflegerische Aspekte
- Kinder brauchen Berührung zum Entwickeln der Sinneswahrnehmung
- sowohl Neugeborene als auch größere intensivpflichtige Kinder profitieren von einer Massage, die sich am Körperschema orientiert
- mit zunehmendem Alter der Kinder ändert sich das Berührungsverhalten, Beobachtungen während der Massage lassen eine Einschätzung der Befindlichkeit zu
- Berührungsvorlieben des Kindes registrieren und berücksichtigen
- das Kind sollte zur Massage bereit sein

! Hunger und Müdigkeit können den Erfolg einer Massage verhindern.

- das Kind bestimmt die Dauer der Massage, Richtwert etwa 10 bis 15 Minuten
- dem Kind Zeit lassen, sich an die Massage zu gewöhnen
- die Massage bietet Eltern die Möglichkeit des intensiven Kontaktes zu ihrem Kind
- Voraussetzung in Kapitel 20.1.2
- kleine Kinder möglichst vollständig entkleiden, größere Kinder teilweise zudecken
- Säuglinge bis zum zweiten Lebensmonat nur leicht massieren, z.B. langsam über Gesicht, Arme, Beine und Rücken streichen
- das Kind nach individuellen Bedürfnissen ganz oder teilweise massieren

Die Stimmungslage des Massierenden überträgt sich immer auch auf das Kind.

Vorgehen

- Massage kann an jedem beliebigen Körperteil beginnen, es ist auch eine Teilkörpermassage möglich
- zur Massage evtl. kaltgepreßte Körperöle verwenden
- das Kind durch Berührung „begrüßen“ und erspüren, ob es massiert werden möchte, Blickkontakt herstellen
- die Hände während der Massage nicht vom Körper des Kindes nehmen

- **Brustkorb**
- Handinnenflächen auf die Mitte des Brustkorbs legen
- Brustkorb im Rippenverlauf zu den Seiten hin ausstreichen
- herzförmig zurück in Ausgangsstellung bewegen

- **Arme**
- einen Arm streicheln, bis das Kind zur Massage bereit ist
- Hand des Kindes halten, mit der anderen Hand Schulter umfassen und den Arm langsam nachmodellieren
- entspannend wirkt die Massage von der Schulter zum Handgelenk, anregend in entgegengesetzter Richtung
- anschließend den Arm in Handinnenflächen behutsam rollen

- **Hände**
- Handgelenk umfassen, mit dem Daumen über die Handinnenfläche streichen, die Hände öffnen sich, Handgelenk ist empfindlich
- Finger nacheinander sanft bewegen (Abb. 21-1)
- Handinnenfläche und Handrücken in Richtung der Finger ausstreichen
- anschließend Arm und Hand wechseln

- **Bauch**
- Beine zur Entlastung der Bauchmuskulatur anheben bzw. unterlagern
- von den Rippen abwärts nach unten streichen, eine Hand nach der anderen (Abb. 21-2)
- evtl. Grundsätze der Bauchmassage integrieren (Kap. 18.3.1)
- mit den Fingerspitzen von rechts nach links, dem Darmverlauf folgend, über den Bauch „tippeln“

- **Beine**
- ein Bein streicheln, bis das Kind zur Massage bereit ist
- die Beine nach dem gleichen Prinzip massieren wie die Arme (Abb. 21-3)
- anschließend Bein vom Knie bis zum Knöchel behutsam in den Handinnenflächen rollen, der Knöchel ist sehr empfindlich

- **Füße**
- mit den Daumen von der Ferse zu den Zehen über die Fußsohle streichen

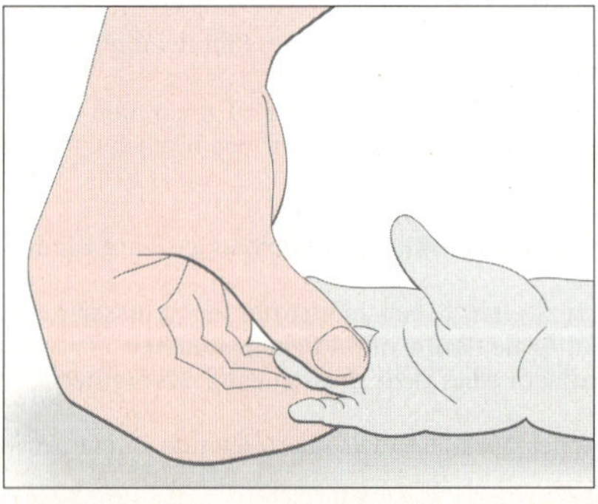

Abb. 21-1 Fingermassage

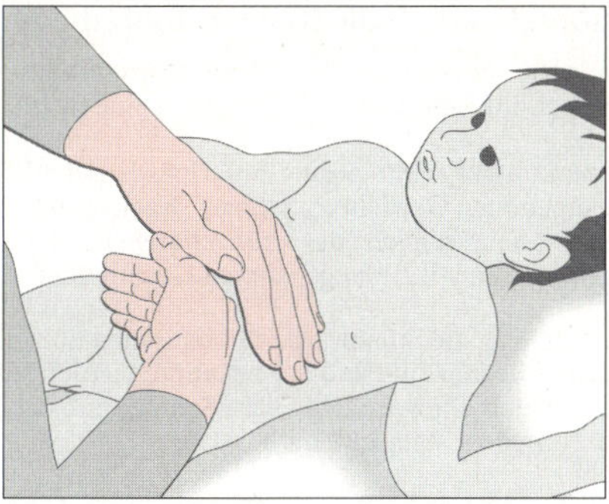

Abb. 21-2 Bauchmassage

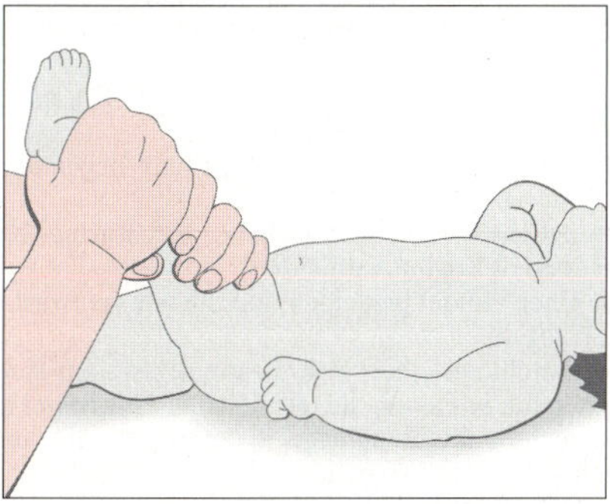

Abb. 21-3 Beinmassage

- die Zehen nacheinander behutsam drücken, mit den Daumen über den Fußrücken streichen
- anschließend Bein und Fuß wechseln

- **Rücken**
- das Kind auf den Bauch drehen
- die Hände streichen entgegengesetzt quer über den Rücken, vom Nacken zum Gesäß
- eine Hand streicht nun langsam die Wirbelsäule abwärts vom Nacken zum Gesäß
- beidseits der Wirbelsäule und am Po mit Fingerspitzen sanft kreisende Bewegungen ziehen

- **Gesicht**
- Fingerspitzen streichen von der Mitte der Stirn an den Augenbrauen entlang über die Schläfen bis zu den Wangen
- mit dem Daumen sanft über die Augen streichen
- vom Nasenrücken aus die Daumen mit leichtem Druck zu den Wangen bewegen
- ein Lächeln auf Ober- und Unterlippen streichen
- vom Kinn bis um die Ohren herum streichen

! Das Ende der Massage durch nachlassende Intensität der Streichbewegungen ankündigen.

21.1.4 Körperkontakt durch die Känguruh-Methode

Die Känguruh-Methode unterstützt den **Beziehungsaufbau** zwischen Eltern und Kind, festigt ihre **Bindung** und ermöglicht eine intensive **Kommunikation.**
Der intensive Körperkontakt wirkt positiv auf Herz-Kreislauf-Funktion, Atmung, Körpertemperatur, Gewichtszunahme, Wachstum, Verhalten, Schlafperioden und Aufmerksamkeit des Frühgeborenen. „Känguruhen" wird für Eltern und Kind schnell zur angenehmen Gewohnheit.

Der mütterliche Herzschlag, die Stimme, die rhythmischen Schaukelbewegungen, die schützende Begrenzung und der bekannte Geruch stimulieren das Kind positiv. Sie bieten einen individuellen Schutz und schaffen eine entspannte, ruhige, zufriedene Atmosphäre.

Vorgehen
- die Entscheidung, ob oder ab wann ein Kind känguruhen kann, ist individuell zu treffen, ein niedriges Geburtsgewicht oder Beatmung sind kein Hindernis
- Absprache mit den Eltern: günstigen Zeitpunkt für Eltern und Kind wählen, mindestens eine Stunde Zeit mitbringen
- Mutter oder Vater bequeme Sitzmöglichkeit in halb liegender Position bieten
- Privatsphäre ermöglichen, evtl. Sichtschutz, für warme behagliche Raumtemperatur sorgen, Zugluft vermeiden
- das Kind nur mit einer Windel bekleiden, auf die nackte Brust der Mutter oder des Vaters legen
- Zuleitungen, Überwachungskabel, evtl. Beatmungssystem sichern, die Eltern dürfen sich keine Sorge um die technischen Hilfsmittel machen
- für das Kind ist eine aufrechte Bauchlage, in der es sich seine individuelle Position suchen kann, meist angenehm
- das Kind mit einem Tuch zudecken
- Unsicherheiten von seiten der Eltern und des Kindes machen eine gegenseitige Anpassung erforderlich
- Mutter/Vater und Kind „einigen sich" über die Dauer des Känguruhens

Die positiven Auswirkungen der Känguruh-Methode lassen sich auch für Säuglinge, Kleinkinder und Schulkinder nutzen. Das Liegen auf der Brust kann bei größeren Kindern durch engen Körperkontakt im Bett ersetzt werden.

21.1.5 Sprache des Frühgeborenen

Frühgeborene kommunizieren **nonverbal,** ihre Vorlieben und Abneigungen drücken sie deutlich aus.
Um das Frühgeborene verstehen zu können, muß man es beobachten und seine Art sich mitzuteilen entschlüsseln (Tab. 21-1).

Das Respektieren der Bedürfnisse nach Ruhe und ein angemessenes Reizangebot qualifizieren eine entwicklungsfördernde Pflege.

▶ Pflegerische Aspekte
Wenn es die Situation zuläßt, kann folgendes System gelten, um angemessen auf Streßsignale zu reagieren (Ines Verzemnieks):
- **Stop:** bei Streßsignalen alle Handlungen unterbrechen
- **Angebot:** mit Hand oder Stimme Kind beruhigen

Tab. 21-1 Signale von Frühgeborenen

Signale	Mögliche Interpretation
plötzliche Veränderung der Herzfrequenz	Kind kommt mit seiner Umgebung nicht zurecht
Tachykardie	Streß
Bradykardie	Müdigkeit oder sehr tiefer Schlaf
plötzliche Veränderung des Blutdrucks (innerhalb festgelegter Grenzen)	Kind reagiert ungünstig auf seine Umgebung
Veränderung der Atmung	
Tachypnoe	Aufregung oder Streß
Bradypnoe	tiefer Schlaf, Entspannung und Zufriedenheit
Veränderung der Hautfarbe	
von rosig zu marmoriert bis blaß-bläulich	Überforderung
Verhaltensänderungen	
Faust mit weißen Fingerknöcheln	Anspannung
gespreizte Finger	Unwohlsein und Anspannung
leicht geöffnete Hände	Wohlbefinden
angewinkelte Arme und stark angezogene Beine	Abwehr
gebeugte entspannte Körperhaltung	Wohlbefinden
Stirnfalten zwischen den Augenbrauen	Unruhe, Angst oder Streß
glatte Augenbrauenpartie	Entspannung
schlaffe Wangen und schlaffes Kinn	Müdigkeit
Blick abwenden, Kopf wegdrehen	Unbehagen und Streß
Gähnen und Schluckauf	Müdigkeit oder Streß
eigene Berührung	Rückzug aus der Umgebung
Grimassieren	Schmerz
Lächeln mit geschlossenen Augen	Wohlbefinden
Schreien	Unmutsäußerung oder Hunger

- **Neue Haltung:** Position des Kindes verändern, neue Haltung wählen
- **Test:** Handlung wieder aufnehmen
- **Ende:** nach zwei oder drei Handlungsversuchen, die mit Unbehagen beantwortet werden, Aktivität beenden

! Unterschiedliche Studien belegen, daß z.B. Frühgeborene, die über das normale Maß der Berührung hinaus mehrmals täglich zusätzlich gestreichelt wurden, mit einem Wachstumsschub und verbesserten mentalen und motorischen Fähigkeiten reagierten.

21.2 Verbale Kommunikation

Sprachliche Kommunikation gestalten
- Kapitel 13.2.1, Regeln im Umgang mit beatmeten Kindern
- verbale Erklärungen unterstützen viele Pflegehandlungen
- das Kind immer persönlich ansprechen, seine Persönlichkeit respektieren
- langsam und deutlich sprechen
- Maßnahmen altersentsprechend und rechtzeitig erklären
- individuellen Sprachgebrauch berücksichtigen
- einfache Begriffe wählen, keine Fachsprache
- wenn das Kind antworten kann, Antwort abwarten, das Kind nicht unterbrechen
- von den Lippen ablesen, Verstandenes wiederholen
- Fragen, die nur eine Antwort zulassen, stellen, evtl. einfache Gestik vereinbaren, z.B. Augen schließen, Hand drücken
- Schrift nutzen, einen gut festzuhaltenden dicken Stift und stabile Schreibunterlage wählen
- Hilfsmittel, z.B. Bildtafeln, Bilder einsetzen
- Hilfsmittel des Kindes, z.B. Brille, Hörgerät einsetzen
- fremde Sprache durch Dolmetscher überbrücken
- dem Kind Orientierung geben, z.B. Datum, Tageszeit, Aufenthaltsort, evtl. Wartezeit kindgerecht verdeutlichen

21.3 Musik als Kommunikationsmittel

Hören ist bei intensivpflichtigen Kindern ein wichtiger Sinneskanal, da die visuelle Wahrnehmung häufig beeinträchtigt ist. **Bekannte Stimmen** und **Geräusche** vermitteln **Sicherheit** und **Geborgenheit**, unbekannte Geräusche wirken bedrohlich. Töne, Melodien, Rhythmen wirken unterschiedlich auf den einzelnen Menschen.

Bedeutung von Musik
- Weg, über das Gehör mit dem Menschen in Beziehung zu treten
- universelle Sprache, die den Menschen berührt
- verlangt kein intellektuelles Verstehen, spricht unmittelbar die Seele an
- vermittelt unterschiedliche Stimmungen, z.B. Ruhe, Entspannung, Anregung, Trauer
- hat unmittelbar anregende oder beruhigende Wirkung auf Organtätigkeiten, z.B. Atmung, Herz-Kreislauftätigkeit, Stoffwechsel, Wärmehaushalt
- individuelle Wahrnehmung

Vorgehen
- Musikangebote gezielt auswählen
- Kind genau beobachten, ob es die Musik mag oder ablehnt
- Musik so leise einstellen, daß das Kind „weghören" kann

Dauerberieselung mit Musik ist eine nicht bewußte Sinneseinwirkung, die eine zusätzliche Belastung sein kann.

- Singen oder Summen von Melodien ist eine gute Möglichkeit, eine entspannte Atmosphäre zu schaffen
- Eltern ermutigen, bestehende Hemmschwellen abzubauen
- geeigneten Zeitpunkt suchen, sich Zeit nehmen

- Lärmbelästigung minimieren
- die Stimmung der Situation spüren
- das Kind beim Singen beobachten, Veränderungen wahrnehmen
- damit das Kind die Schwingungen spürt, seine Hand auf den Thorax des Singenden legen

Musiktherapie
- gezieltes, immer wieder neu gestaltetes, individuell abgestimmtes Einsetzen von Musik
- Einsatz bei Menschen, die in ihren Lebens- und Ausdrucksmöglichkeiten stark eingeschränkt sind
- vermittelt primär Ruhe und Entspannung
- dient dem Kommunikationsaufbau; über Musik wird ein Kontakt hergestellt, nach Kontaktaufnahme im Hören eine Beziehung geschaffen, Aufmerksamkeit und Interesse geweckt und an Bekanntes angeknüpft
- belebt die Sinneswahrnehmung, regt die Empfindungsfähigkeit an und bewegt die Gefühlswelt
- Musiktherapeuten verfügen über spezielle Kenntnisse und Möglichkeiten, mit Menschen in Beziehung zu treten

! Musiktherapie kann ein Weg sein, komatöse Menschen durch Anregung der Sinneswahrnehmung aus „ihrer Welt" zurückzuführen.

21.4 Beschäftigen und Fördern

21.4.1 Spielen

Kinder spielen, um ihr **Bedürfnis nach Sinnesreizen** zu befriedigen. Das Kind nimmt im Spiel seine Umwelt wahr und versucht sie zu begreifen. Je mehr Kinder an sich und an der Umwelt entdecken, desto mehr werden die Sinnesorgane angesprochen und desto komplexer sind die dadurch ausgelösten **Austauschreaktionen.**
Kinder, die ausgiebig spielen dürfen, entwickeln als Erwachsene viel Geschicklichkeit.
Das Spielen ist häufig mit **Bewegung** verbunden, es erweitert die **Körperwahrnehmung,** das Kind lernt sich selbst zum umgebenden Raum in Beziehung zu setzen. Im Spiel werden **Kreativität, Phantasie, Selbstvertrauen** und **Selbstbestätigung** gefördert.
Das erste Spielzeug ist der eigene Körper, Mund, Hände und Finger werden zur Erkundung eingesetzt. Erst wenn das Kind beginnt sich fortzubewegen, ist der eigene Körper weniger interessant, das Spiel kann mit Spielzeug unterstützt werden.

! Spielsachen, die das Kind nicht selbst handhaben kann, haben für die Entwicklung nur geringen Nutzen.

Spielen auf der Intensivstation
- abwechslungsreich gestaltete Spiele fördern die Entwicklung, Spielzeug regelmäßig wechseln
- Spiele zum Nachschauen und Lauschen, Strampel-, Drehspiele, Spiele zum Fühlen, Tasten und Greifen (Abb. 21-4), Spiel mit dem Spiegel, Musik machen, Lieder singen, Fingerspiele oder Geschicklichkeitsspiele sowie Alltagsgegenstände regen die Phantasie an
- Geschichten vorlesen, Kassetten hören, z.B. Musik, Märchen, Fernsehen, Malen und Schreiben

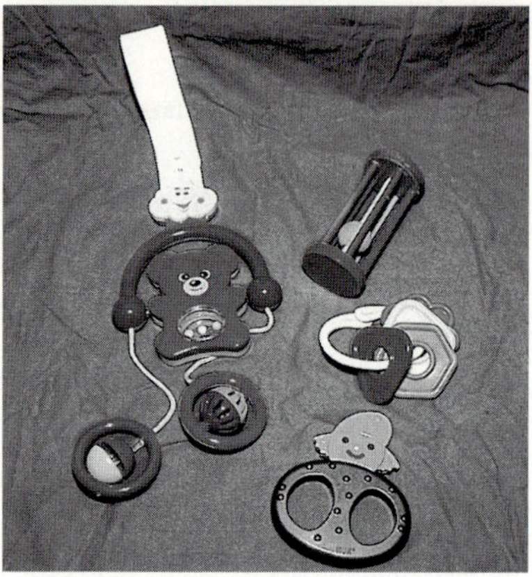

Abb. 21-4 Spielzeug zum Tasten und Greifen

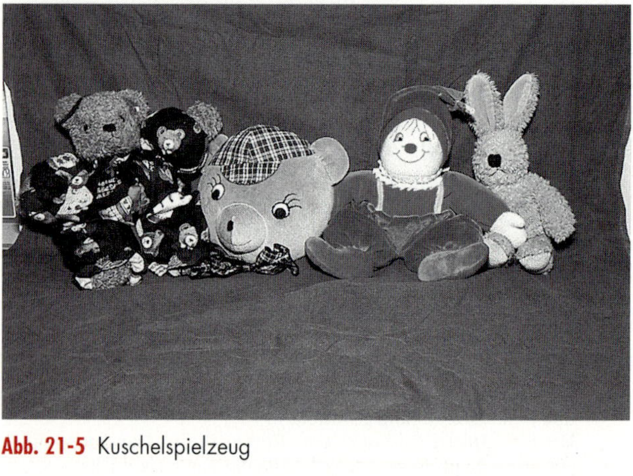

Abb. 21-5 Kuschelspielzeug

- Spielzeug altersentsprechend und dem Entwicklungsstand angepaßt auswählen
- Lieblingsspielzeug (Abb. 21-5) und Spielgewohnheiten beachten
- Zeit zum Spielen einräumen
- Position, in der das Kind spielen kann, berücksichtigen
- Spielzeug so plazieren, daß das Kind es sieht und damit spielen kann
- gezieltes Spielangebot machen, Bett nicht mit Spielzeug überfrachten

21.4.2 Fördern

Wahrnehmen

- Aufnahme und Verarbeitung von Reizen aus dem eigenen Körper oder der Umwelt
- über verschiedene Sinnesorgane

- Innenreize werden von Empfindungen bestimmt
- äußere Reize werden über Haut, Gleichgewicht, Eigenwahrnehmung, Auge, Ohr, Nase, Geschmack aufgenommen und als Information gespeichert
- bei gleichbleibenden Reizen nimmt die Fähigkeit zu differenzieren ab

Situation des Kindes
- ein Aufenthalt auf der Intensivstation ist mit einer existentiellen Bedrohung für das Kind verbunden
- persönliche und soziale Lebensbezüge werden unterbrochen, vertraute Bindungen fehlen
- zuwenig Anregung und Orientierungspunkte sowie zuviel negative Reize und Streßsituationen beeinflussen die Erlebniswelt des Kindes erheblich
- der wechselseitige Austausch von Reizen ist reduziert, die Kinder sind überwiegend fremdbestimmt

Basale Stimulation® (Kap. 14.3.2)
- Förderkonzept nach Andreas Fröhlich, Christel Bienstein
- geht davon aus, daß Menschen nur dann ihre Umwelt wahrnehmen und in Kontakt zu anderen treten, wenn sie sich selbst wahrnehmen
- orientiert sich an der vibratorischen, vestibulären, somatischen, oralen, olfaktorischen, auditiven, taktil-haptischen, visuellen Wahrnehmung
- einfachste sensorische, schmerzfreie Angebote sollen den Mangel an Eigenerfahrung, Eigenbewegung und die mangelnde Auseinandersetzung mit der Umwelt kompensieren
- die Entwicklungsangebote dienen dem Beziehungsaufbau und kommunikativen Austausch
- das Kind erfährt schrittweise wieder seinen Körper, so daß es diesen immer differenzierter wahrnimmt und mit ihm und durch ihn kommuniziert
- Entwicklungsangebote lassen sich gut in die Pflege integrieren, das Kind muß keine Bedingungen erfüllen

Dialogaufbau
- Förderkonzept nach Andreas Zieger
- jeder Mensch ist etwas Besonderes
- Voraussetzung zur Selbstentfaltung des Menschen sind reichhaltige Kommunikationsangebote
- Dialoge als elementare Form von Kommunikation, Austausch, Vermittlung und Lernen ermöglichen eine Beziehung und eine vertrauensvolle Bindung
- die Haut als Sinnesoberfläche und Körpergrenze ist auf Bindung und Kommunikation eingestellt

- **Phasen des Dialogaufbaues**
- die Kontaktperson sucht nach dialogfähigen Lebensäußerungen
- vom Anknüpfungspunkt aus kleinschrittig Kommunikationsangebote machen
- der Dialog baut auf einer einfachen wechselseitigen Angebot-Antwort-Struktur auf
- Vertrauen, positive Atmosphäre sowie der Einsatz sinnvoller Mittel stabilisieren den Dialog
- zum Dialog werden alle Sinne genutzt

Tab. 21-2 Förderplan für ein zweijähriges tracheotomiertes, langzeitbeatmetes Kind mit Muskelerkrankung, das seit seiner Geburt auf einer Intensivstation lebt.

Parameter	Probleme	Ressourcen	Förderung
• **Haut stimulieren**	reduziertes Reizangebot durch Bewegungseinschränkung Sensibilitätsverlust der Haut reagiert tagesformabhängig auf Hautkontakt	reagiert gut auf stärkere Reize	
Kontakt aufnehmen			gleichbleibende, eindeutige Begrüßung an der rechten Schulter, mit Namen ansprechen
Berühren			großflächiges, festes Berühren Hautkontakt gewünscht: Arme und Beine ausstreifen
Waschen			starkes Schwitzen: zweimal täglich Ganzkörperwäsche, morgens belebend, abends beruhigend
Kleiden			tagsüber leichte, passende Baumwollkleidung, nachts Schlafanzug anziehen
Sensibilisieren			Physiotherapeut: Haut einmal täglich etwa 30 Minuten mit Bürste, Schwamm, Silberfolie, Erbsensäcken im Wechsel stimulieren
• **Sich selbst wahrnehmen**	eingeschränkte Bewegungsmöglichkeiten, wenig Spontanbewegung	findet seinen Körper interessant	zweimal täglich unterstützende Bewegungsübungen, Hand-Knie-Kontakt beim Durchbewegen herstellen Lagerungswechsel: tagsüber dreistündlich, nachts einmal (nach Lagerungsplan) Hand-Hand-Kontakt durch Lagern ermöglichen vestibuläre Stimulation: zweimal täglich 15 Minuten Thorax mit der Hand vibrieren
• **Bewegen**	Extremitäten durch Fehlstellung eingeschränkt beweglich, kann Position nicht selbständig verändern	signalisiert eine für ihn unbequeme Lage	mittags und nachts zum Einschlafen in rechte Seitenlage bringen tagsüber wechselnd linke/rechte Seitenlage, Rückenlage

Tab. 21-2 Fortsetzung

Parameter	Probleme	Ressourcen	Förderung
• **Gleichgewicht fördern**	kann nicht selbständig sitzen, keine Kopfkontrolle	sitzt gern, Hüftbewegungen möglich	morgens, nachmittags und abends jeweils eine Stunde in eine Sitzschale setzen vier Mahlzeiten sitzend (Schoß/Sitzschale) sondieren über die Seite langsam hochnehmen, Kopf unterstützen in Wachphase Wasserkissen einsetzen, Hüftbewegungen geben vestibuläre Anregungen
• **Riechen**	Reizarmut durch Krankenhausluft	keine Geruchsabneigungen bekannt	Stimulation: geruchsintensive Lebensmittel am Bett zubereiten, z.B. Apfel aufschneiden, Joghurtdeckel entfernen eigene Wäsche anziehen
• **Schmekken, Schlukken**	keine regelrechte Nahrungsaufnahme möglich das Schlucken ist stark beeinträchtigt ist perioral empfindlich Nahrungsangebot durch Sondenkost reduziert	mag Süßspeisen leckt Nahrung gern von eigenen Fingern ab	Stimulation: zu jeder Mahlzeit orale Nahrung anbieten starke Speichelsekretion: Mund nicht abwischen, Kopf seitlich lagern, Tuch unterlegen, damit Speichel abfließen kann 15 Minuten vor der Mahlzeit oral absaugen, sonst möglichst nicht Logopäde (Schlucktraining): einmal täglich 30 Minuten
• **Sehen**	eingeschränktes Blickfeld durch liegende Position	ist sehr aufmerksam und interessiert äußert Vorlieben und Abneigungen eindeutig durch Mimik	Spielzeug, Gegenstände ins Blickfeld stellen, regelmäßig wechseln bewegt Handspiegel selbständig, in Seitenlage anbieten, erweitert das Blickfeld Rückenlage durch Oberkörperhochlage und interessantes Spielzeug attraktiv gestalten
Umgebung gestalten	Lebensraum Krankenzimmer eingeschränkte Fortbewegungsmöglichkeit durch Beatmung Angst in unbekannter Umgebung	akzeptiert transportables Beatmungsgerät ist neugierig	Fensterblick ermöglichen Foto der Eltern (DIN-A4) steht auf dem Nachtschrank mittags und nachts Zimmer abdunkeln, Nachttischlampe Bett in Wachphase als „Spielwiese" gestalten (Lebensmittelpunkt) zum Einschlafen zudecken langsame Gewöhnung an andere Umgebung: zweimal wöchentlich schrittweise die Station verlassen

Tab. 21-2 Fortsetzung

Parameter	Probleme	Ressourcen	Förderung
• **Hören**	monotone laute Geräusche bestimmen die Umgebung	hört gern rhythmische Musik freut sich über Ansprache	maximal zweimal täglich eine Stunde Musik hören Eltern lesen jeden Abend eine Gutenachtgeschichte vor Kind möglichst oft ansprechen
• **Beschäftigen**	Bedürfnis nach Beschäftigung wird unzureichend befriedigt und durch Stationsroutine bestimmt Rückzug zum Spielen ist erschwert	ist geschickt mit den Händen beherrscht Pinzettengriff	Spielen: morgens und nachmittags 30 Minuten mit einer Pflegeperson (zweimal wöchentlich Heilpädagoge) Spielzeug: Alltagsgegenstände, Spielzeug eines Einjährigen verwenden (Absprache mit Heilpädagoge)
	Eltern-Kind-Beziehung ist öffentlich	Eltern sind sozialer Rückhalt, gute Eltern-Kind-Beziehung	Eltern kommen in der Regel täglich am späten Nachmittag, spielen viel mit ihrem Kind kennen sich aus, sind sicher im Umgang mit dem Kind übernehmen die Pflege eigenständig, fordern bei Bedarf Unterstützung an bringen eigene Wäsche und nach Absprache Spielzeug mit dürfen uneingeschränkt Besucher mitbringen Bedürfnisse von Eltern und Kind berücksichtigen Privatsphäre ermöglichen: Eltern mit dem Kind alleine lassen, Besucherraum zur Verfügung stellen Elterngespräche: einmal wöchentlich mit Arzt und Pflegeperson einmal vierteljährlich mit therapeutischem Team über Ziele, Entwicklung und Perspektiven für das Kind

Die Fördermaßnahmen sind so zu gestalten, daß sie dazu beitragen, die Autonomie des Kindes zu stärken und seine Beziehung mit der Umwelt zu stabilisieren.

Physiotherapeuten, Logopäden, Ergotherapeuten, Musiktherapeuten, Heilpädagogen, Psychologen unterstützen die Förderung intensivpflichtiger

Kinder durch spezielle Therapien, wie Bewegungs-, sensorische Integrations-, Mund-, Gesprächs- oder Beschäftigungstherapie.

Geplante Förderung

- Kinder müssen durch Krankheit nicht nur Defizite ausgleichen, sondern sich gleichzeitig weiterentwickeln
- strukturierte Förderpläne geben Hilfestellung, sie ermöglichen die Kontinuität einer entwicklungsfördernden Pflege
- gezielte Förderung gelingt nur bei Absprachen im therapeutischen Team, die von allen eingehalten werden, z.B. allgemeines Verhalten im Patientenzimmer, Initialberührung

- **Förderpläne** (Tab. 21-2)

Organisatorische und strukturelle Bedingungen der Station limitieren eine individuelle Förderung, hier gilt es Kompromisse zu finden.

- sind individuell auf das Kind zugeschnitten: Beobachtung der Reaktion, z.B. Verhalten, Bewegungen, vegetative Veränderungen geben Aufschluß über das Befinden
- sind zielgerichtet, für einen definierten Zeitraum gültig, individuell angepaßt
- haben eine tageszeitliche Struktur, ermöglichen einen normalen, nicht überfordernden Rhythmus von Aktivierungs- und Erholungsphasen
- berücksichtigen Tag-Nacht-Rhythmus und ausreichend lange Pausen
- enthalten sensorische Angebote zur Körperwahrnehmung, z.B. Art des Berührens, des Bewegens, des Spürens von Körpergrenzen und Eigenwahrnehmung
- integrieren z.B. Gewohnheiten, Rituale, Vorlieben des Kindes
- beziehen vertraute Menschen, z.B. Eltern, Großeltern, Geschwister ein
- beinhalten Strukturen, um negative Reize auf ein Minimum zu reduzieren

Pflegetherapeutische Förderung bedeutet, die individuelle Pflegeplanung durch den Förderplan zu erweitern bzw. zu konkretisieren und mit dem Stationsalltag abzustimmen.

22 Angst, Schmerz, Sterben

22.1 Angst

Angst vor der fremden Umgebung auf der Intensivstation, vor den Geräten und den fremden Personen macht sich bei den meisten Kindern mehr oder weniger bemerkbar.

Angstsymptome

- **Bei Kindern**
  - Verschlossenheit, Abwehr
  - Unruhe, Schreien, Zittern (Schmerzen?)
  - Tachykardie, Tachypnoe (Schmerzen?)
- **Bei Eltern**
  - Rückzug, Verschlossenheit, Vermeiden von Gesprächen
  - Unruhe, Skepsis, Unzufriedenheit
  - hindern das Personal an pflegerischen Handlungen

Ängstliche Eltern übertragen ihre Gefühle bewußt oder unbewußt auf ihre Kinder. Der Genesungserfolg kann dadurch behindert werden.

Daher ist es sehr wichtig, daß alle beteiligten Personen den Kindern und ihren Eltern durch **Einfühlungsvermögen** und **Verständnis** die Angst nehmen oder sie wenigstens lindern.
Eine optimale Aufklärung über alle Maßnahmen für Kind und Eltern hilft, die Angst einzuschränken bzw. sie zu bekämpfen. Nur durch immer wieder stattfindende Gespräche und das **Einbeziehen** von Kind und Eltern in den Klinikalltag entsteht ein **Vertrauensverhältnis** und damit eine gute **Zusammenarbeit** (Kap. 4.3).

Die Aufgabe der Pflegenden ist es, Ängste zu erkennen und genau zu differenzieren.

22.2 Schmerz

Schmerz ist eine **Schutzreaktion** des Körpers und ein unangenehmes **Sinnes- und Gefühlserlebnis,** das auftritt, wenn Gewebe zerstört wird oder zerstört zu werden droht (Abb. 22-1).

Schmerzkomponenten

- **Sensorische Komponente**
  - Informationen, die dem Gehirn bei schmerzhaftem Reiz, z.B. Blutabnahme, vermittelt werden
  - Informationen sind Lokalisation, Intensität und Dauer des Reizes
- **Affektive Komponente**
  - Gefühle bei der Schmerzwahrnehmung
  - dadurch wird der Schmerz individuell erlebt
- **Vegetative Komponente**
  - Reaktionen auf einen Schmerz, die reflektorisch über das vegetative Nervensystem laufen
  - z.B. Übelkeit, Schweißausbruch
- **Motorische Komponente**
  - Flucht- und Schutzreflexe (Hand wegziehen)

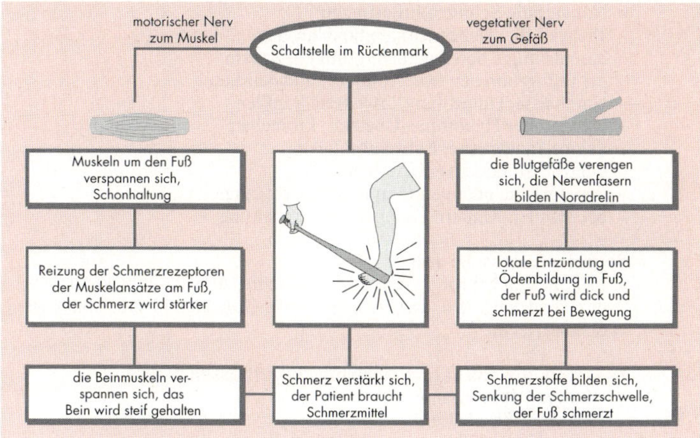

Abb. 22-1 Schmerzentstehung

- Bewegungen oder Schonhaltungen, um den akuten Schmerz besser zu ertragen, z.B. Schütteln der Hand nach dem Einklemmen

Diese vier Schmerzkomponenten treten gewöhnlich gemeinsam auf, wenn auch in unterschiedlich starker Ausprägung.

Schmerztypen

- **Akuter Schmerz**
  - häufig das Ergebnis einer spezifischen, rasch identifizierbaren Gewebeschädigung, z.B. verstauchter Fuß
  - verschwindet nach ärztlicher Behandlung und erwarteter Genesungsperiode meist wieder völlig
- **Chronische Schmerzen**
  - beginnen in der Regel mit einem akuten Ereignis, die Behandlung bringt jedoch keine nennenswerte Schmerzerleichterung

22.2.1 Schmerzen wahrnehmen und erkennen

Eine wichtige Aufgabe in der Intensivpflege ist das **Beobachten** und **Erkennen** von **schmerzhaften Zuständen** beim Kind und die entsprechende **Intervention.**

Das Kind muß schmerzhafte und unangenehme oder vielleicht nur ungewohnte Reize wie Hunger, Kälte, Wärme, Licht, Lärm, Nässe, Trockenheit, Druck, Berührung durch fremde Personen, Schmerz ertragen.

Der **psychische Streß** durch die Trennung von den Eltern, das Alleinsein löst über die vegetative Komponente ebenfalls Schmerzreaktionen beim Kind aus.

Schmerzen erkennen

- Schmerzen werden subjektiv und individuell erlebt
- jedes Kind hat eine eigene Schmerzsprache, in der es Intensität, Häufigkeit und Art des Schmerzes beschreibt, z.B. Unruhe, schrilles Schreien, Wimmern

- **Nonverbale Schmerzäußerungen**
  - Tachykardie, Fieber, Kohlendioxidanstieg
  - beschleunigte oberflächliche Atmung, Zittern
  - bei Frühgeborenen evtl. Apnoen, Bradykardien
  - Hautblässe, Hautrötung, erweiterte Pupillen
  - Hyper- oder Hypotonie, Übelkeit, Erbrechen
  - Schweißausbrüche, Kaltschweißigkeit
  - Seufzer, Stöhnen, veränderte Mimik
  - unnatürliche oder verkrampfte Körperhaltung
  - bei mobilen Kindern Humpeln, Schonhaltung

Schmerzen einschätzen

- hier hat sich bei Kindern der Schmerzscore (Abb. 22-2) bewährt
- das Kind zeigt auf das entsprechende Gesicht und gibt somit seine Schmerzen an

Faktoren, die das Schmerzerlebnis beeinflussen

- **Positive Beeinflussung**
  - Ablenken, Beschäftigen
  - Sympathie zur Pflegeperson, Zuwendung
  - Verständnis, anwesende Familienmitglieder
  - Hoffnung, nachlassende Symptome
  - Schlaf, Ruhe, Zeit
  - Stimmung aufhellen, Schmerzen ernst nehmen
  - Medikamente, z.B. Analgetika, Antiphlogistika
- **Negative Beeinflussung**
  - Schlaflosigkeit, Erschöpfung
  - Angst, Sorgen, Ärger, Unruhe, Lärm
  - Alleinsein, soziale Isolation, Traurigkeit, Introvertiertheit
  - negatives Schmerzerleben
  - Nichtbeachtung

22.2.2 Schmerzen lindern

Wichtig ist es, die **Ursache** des Schmerzes zu **erkennen.** Davon ist die **Schmerzintervention** abhängig. Pflegerische Maßnahmen unterstützen die ärztliche Therapie, können sie aber meist nicht ersetzen. Sie fördern jedoch das **subjektive Wohlbefinden** des Kindes.

▶ Pflegerische Maßnahmen

- persönliche Bedürfnisse des Kindes berücksichtigen, wie Raum- oder Inkubatortemperatur, zudecken, Geräuschkulisse reduzieren

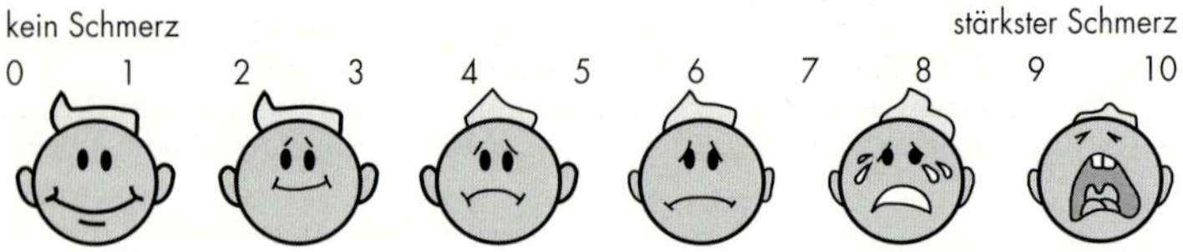

Abb. 22-2 Schmerzscore, modifiziert nach Wong und Baker. 1 „ich habe keine Schmerzen" 2 bis 3 „Es tut mir nur wenig weh" 4 bis 5 „Es tut ein bißchen weh" 6 „Es tut noch mehr weh" 7 bis 8 „Es tut ziemlich weh" 9 „Es tut unvorstellbar weh"

- Umgebung individuell gestalten, z.B. Bedürfnis nach Licht, Ablenkung durch Spielzeug, Fensterplatz
- für bequeme Lagerung sorgen, Bettwäsche bei Verschmutzung und Nässe wechseln
- Einreibungen, Massagen (Kap. 21.1.2, 21.1.3) fördern die Durchblutung (Rücksprache mit Arzt)
- Körperkontakt, Hautkontakt, Nähe vermitteln
- Zeit für Gespräche bzw. Zuhören

! Zu wissen, daß jemand zuhört, Anteil nimmt, ist so heilsam wie manches Medikament.

- trockene oder feuchte Wärme anwenden
- lokale Eisbehandlung hemmt Entzündungen
- Waschungen mit beruhigenden ätherischen Ölen (Rücksprache mit Arzt)
- Essens- und Getränkewünsche berücksichtigen, wenn keine Diät besteht
- Kind ablenken, Aufmerksamkeit richtet sich auf einen anderen Punkt als auf den Schmerz, z.B. Vorlesen, Musik hören, Basteln, evtl. aus dem Bett nehmen, Känguruhen (Kap. 21.4.1)
- Besuch von Eltern und Freunden fördern
- dasein, wenn das Kind Hilfe braucht, seine Hand halten, Mut machen, trösten
- bei jeder unangenehmen Prozedur für das Kind überlegen, ob diese nicht zu zweit schonender vorgenommen werden kann
- Kind und Eltern auf die Maßnahme vorbereiten

! Schmerzäußerungen lassen wesentlich schneller nach, wenn sich das Kind ernst genommen fühlt.

- Eltern einfühlsam anleiten, damit sie ihr Kind besser verstehen

Bei jedem Einzelfall sollte das konkrete Vorgehen gemeinsam zwischen Pflegepersonal und Ärzten besprochen werden, damit das Kind eine optimale Schmerztherapie erhält.

Medikamentöse Schmerztherapie
- viele Analgetika wirken sedierend, viele Sedativa bewirken einen Ruhezustand, in dem Schmerzen leichter zu ertragen sind

- **Zentrale Analgetika**
  - Wirkung über Bindung an Opiatrezeptoren z.B. Morphin, Fentanyl (Fentanyl Janssen®), Piritramid (Dipidolor®)
- **Periphere Analgetika**
  - Wirkung über Hemmung der Synthese von Prostaglandin, Prostazyklin, Thromboxan
  - z.B. Paracetamol (ben-u-ron®), Acetylsalicylsäure (Aspirin®, ASS®)
- **Sedativa**
  - wirken schlafanstoßend und angstlösend
  - z.B. Phenobarbital (Luminal®), Diazepam (Valium®, Stesolid®), Midazolam (Dormicum®)

Kein Kind muß Schmerzen aushalten.

22.3 Sterben

Ein Patentrezept für den Umgang mit sterbenden Kindern und ihren Angehörigen gibt es nicht, da jedes Kind ein **Individuum** ist, auf das man entsprechend eingehen muß.
Jedes Kind, selbst jedes noch so kleine Frühgeborene, jede Mutter, jeder Vater und alle Angehörigen verarbeiten diese Situation unterschiedlich.
Elisabeth Kübler-Ross kam zu der Erkenntnis, daß Menschen bis zu ihrem Tod fünf Phasen durchleben. Bei erkrankten Kindern betreffen diese auch die Eltern.

Sterbeprozeß nach Kübler-Ross

- **Erste Phase**
  - Verleugnen, Nicht-wahrhaben-Wollen
  - die Eltern geraten in einen Schockzustand
- **Zweite Phase**
  - Zorn, Auflehnung, Aggressionen
  - Schuldgefühle, etwas falsch gemacht oder versäumt zu haben
  - Wut auf sich selbst, Gefühl, als Eltern versagt zu haben
  - Wut auf das gesamte therapeutische Team, weil es das Kind nicht retten kann
- **Dritte Phase**
  - mit dem Schicksal verhandeln
- **Vierte Phase**
  - Depressionen und tiefes Trauern über den bevorstehenden Tod und weitere Verluste, die die Eltern handlungsunfähig machen können
- **Fünfte Phase**
  - Zustimmung nach dem Verarbeiten, Akzeptieren des Todes

▶ Pflegerische Maßnahmen

- Ehrlichkeit und Offenheit gegenüber den Eltern
- pflegerische Maßnahmen individuell nach den Bedürfnissen des Kindes vornehmen
- Schmerzen erkennen, lindern und behandeln
- bedürfnisorientiert lagern
- sich Zeit nehmen für Kind und Eltern, zuhören, Trost spenden
- spezielle Wünsche der Eltern berücksichtigen, uneingeschränkte Besuchszeit ermöglichen
- Geschwister und andere Angehörige sollten nach Wunsch das Kind besuchen
- Nottaufe ansprechen
- Kultur und Religion des Kindes berücksichtigen
- Seelsorger und/oder Klinikpsychologen einbinden
- wenn möglich, sterbendes Kind in Einzelzimmer
- Kind, wenn möglich, den Eltern auf den Arm geben
- beim Kind und den Eltern bleiben, falls diese es wünschen
- ist das Kind gestorben, den Eltern Ruhe und Zeit geben, sich zu verabschieden
- den Eltern beim Erledigen von Formalitäten helfen
- Adressen von Selbsthilfegruppen geben
- Vertrauensperson von Station sollte bei der Beerdigung des Kindes anwesend sein

▶ Pflegerische Maßnahmen bei verstorbenen Kindern

- Eltern und Angehörigen die Möglichkeit geben, ohne Zeiteinschränkung und in einem separaten Raum Abschied von ihrem Kind zu nehmen
- kulturelle und religiöse Sitten und Gebräuche berücksichtigen
- alle Katheter, Sonden, Drainagen, Tubus und Pflasterreste sorgfältig entfernen, Blutstillung
- Ganzkörperwäsche: Eltern fragen, ob sie dabeisein wollen bzw. Ganzkörperwäsche selbst übernehmen wollen, besondere Riten der Waschung beachten
- nach Wunsch persönliche Wäsche anziehen, evtl. Lieblingsspielzeug in den Arm geben
- Maße des Kindes dokumentieren
- Kind in ein sauberes Bett legen
- Name des Kindes, Stationsname, Geburtsdatum, Datum und Uhrzeit des Todes, Körperlänge auf Zettel notieren und am Kind fixieren
- Eltern Gesprächstermin anbieten
- wenn sich die Angehörigen verabschiedet haben, Kind in den hausüblichen Aufbahrungsraum bringen
- Kind fotografieren, Bild in die Akte legen (für Nachfrage von Eltern)

Ist ein Kind auf der Intensivstation verstorben, bedeutet das nicht nur für die Eltern, sondern auch für das gesamte Team eine Phase der **Trauer** und **Hilflosigkeit.** Dieses Wissen, alles getan und doch das Kind verloren zu haben, wirft oft die Frage nach dem Sinn aller Maßnahmen auf. Um diese Situation zu verarbeiten, ist es wichtig, im Team darüber zu reden und vor allen Dingen den beteiligten Pflegepersonen Hilfe anzubieten. Dies kann in Form von **Supervision** geschehen, in **Einzelgesprächen** mit dem Psychologen oder Seelsorger oder mit den beteiligten Kollegen und Kolleginnen stattfinden.

23 Intimsphäre und Sexualität

Jeder Mensch verfügt über ein **individuelles Körper- und Schamgefühl.** Spätestens mit fünf Jahren fangen Kinder an, sich zu schämen, und wollen sich nicht mehr vor anderen ausziehen.
Daher muß auch in der Pädiatrie bei jedem Patienten dessen **Intimsphäre** beachtet werden.

Wahren der Intimsphäre

- Kind und Eltern vor jeder Maßnahme informieren
- Abschirmen mit spanischer Wand oder Vorhang
- andere Besucher evtl. bitten, bei entsprechenden Maßnahmen den Raum zu verlassen
- dies ist besonders zu beachten bei Ganzkörperwaschungen, Untersuchungen, Urin- und Stuhlausscheidung, Pflege von Blasenverweilkathetern, Einläufen
- es gilt auch bei beatmeten, analgosedierten oder relaxierten Kindern, die sich nicht verbal oder nonverbal äußern können
- Kind nur soweit nötig entkleiden
- Grundsätze verschiedener Kulturen und Religionen beachten
- Genitalpflege evtl. von Eltern übernehmen lassen

Ein lässiger Umgangston und ein Hinwegsehen über das Schamgefühl des Kindes erreichen das Gegenteil der Absicht, das Kind fühlt sich nicht ernst genommen.

Mit Beginn der **Pubertät** verändert sich der Körper des Jugendlichen aufgrund hormoneller Einflüsse.
Die Umwelt betrachtet die Kinder häufig schon als Erwachsene, in der Familie und in der Klinik werden die Jugendlichen noch als Kinder behandelt. Dies führt häufig zu **Identifikationsproblemen.**
Zwar benötigen kranke Jugendliche gleich viel Zuwendung und Streicheleinheiten wie kleinere Kinder, gleichzeitig wollen sie jedoch als **Erwachsene** akzeptiert werden.
Es ist eine Gratwanderung für die Pflegekräfte, die richtige Dosis von **Distanz** und **Zuwendung** zu finden.

III

Neonatologie

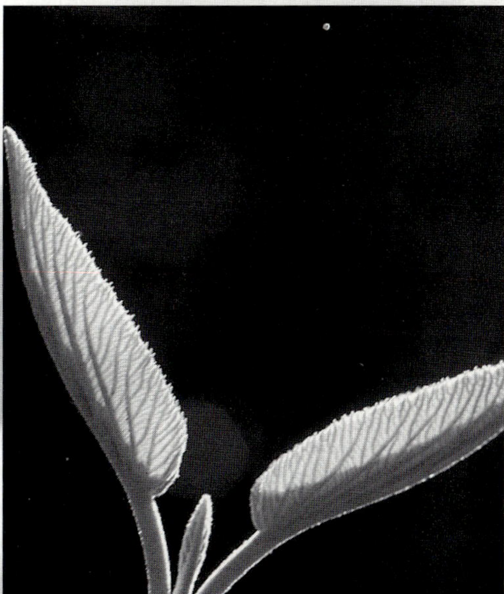

24 Die Pflege des Frühgeborenen

Frühgeborene sind Neugeborene, die vor der vollendeten 37. Schwangerschaftswoche (SSW) zur Welt kommen (Gestationsalter unter 260 Tagen).

Einteilung nach Geburtsgewicht ohne Berücksichtigung der Reife
- untergewichtige Neugeborene sind Kinder unter 2500 g Geburtsgewicht: **low birth weight infants** (LBW)
- sehr untergewichtige Neugeborene sind Kinder unter 1500 g Geburtsgewicht: **very low birth weight infants** (VLBW)
- extrem untergewichtige Neugeborene sind Kinder unter 1000 g Geburtsgewicht: **extremely low birth weight infants** (ELBW)

Bestimmung des Gestationsalters nach Finnström (Tab. 24-1)
- die Gesamtpunktzahl der sieben Kriterien wird der Schwangerschaftsdauer zugeordnet (z.B. 15 Punkte entsprechen einer Schwangerschaftsdauer von 243 Tagen oder 34 Wochen und fünf Tagen)
- zwischen der 24. und 28. Schwangerschaftswoche steigt die Überlebenschance des Frühgeborenen mit jedem intrauterinen Tag

Ein weiteres Kriterium der sehr unreifen Frühgeborenen sind die **schon** oder **noch nicht geöffneten Augenlider** (Augenlider in der Regel ab der 26. Schwangerschaftswoche geöffnet).

Je unreifer das Frühgeborene, desto gefährdeter sind postpartal die Regulationsmechanismen der Atmung, der Herz-Kreislauffunktion, der Körpertemperatur, des Stoffwechsels, der Ernährung, der Ausscheidung und der Immunität.

24.1 Anpassung an das extrauterine Leben

Unmittelbar nach der Geburt setzen beim Neugeborenen kardiorespiratorische Adaptation und Temperaturregulation ein.

Kardiorespiratorische Adaptation

- **Intrauterine Verhältnisse**
- intrauterine Sauerstoffversorgung über die Plazenta
- sauerstoffreiches Blut gelangt über die Nabelvene in den rechten Vorhof, über Foramen ovale und Ductus arteriosus Botalli unter Umgehung der Lunge in den großen Kreislauf zur Versorgung der Körperorgane
- als Folge eines hohen pulmonalen Widerstands, bedingt durch eine Lungenarteriolenkonstriktion besteht ein Rechts-Links-Shunt (der Druck im kleinen Kreislauf ist höher als im großen Kreislauf)
- ab der elften Schwangerschaftswoche macht der Fetus zeitweise Atembewegungen, dadurch ist seine Lunge mit Flüssigkeit gefüllt
- **Auslösung der postnatalen Atmung**
- intrapulmonale Flüssigkeit wird durch Thoraxkompression im Geburtskanal teilweise ausgepreßt
- nach dem Durchtritt des Thorax durch den Geburtskanal heben sich die Rippen, es entsteht ein intrathorakaler Unterdruck, Luft strömt ein
- afferente Reize wie Abfall von pO_2, Anstieg von pCO_2, leichte Azidose, Kälte und Stimulation von Lungendehnungs- und Propriorezeptoren führen zur Atemstimulation
- die Lunge füllt sich mit sauerstoffhaltiger Luft, reflektorisch kommt es zu einer Lungenarteriendilatation, der pulmonale Widerstand sinkt

Tab. 24-1 Gestationsalterbestimmung nach Finnström

Kriterium	1 Punkt	2 Punkte	3 Punkte	4 Punkte
Durchsichtigkeit der Haut	zahlreiche Venen, Verzweigungen und Venulae klar erkennbar, besonders über dem Abdomen	Venen und Verzweigungen erkennbar	wenige große Gefäße klar über Abdomen erkennbar	wenige große Gefäße undeutlich erkennbar oder keine Gefäße sichtbar
Ohrmuschelknorpel	im Antitragus nicht fühlbar	im Antitragus fühlbar	in der Anthelix vorhanden	in der Helix vollständig vorhanden
plantare Hautfältelung	keine Hautfältelung	nur vordere transverse Hautfalte	einige Falten über den vorderen zwei Dritteln	gesamte Sohle mit Hautfalten bedeckt, einschließlich Ferse
Brustdrüsengewebe (Durchmesser)	unter 5 mm	5 bis 10 mm	über 10 mm	
Brustwarzenbildung	Mamille kaum erkennbar, kein Warzenhof	Mamille gut erkennbar, Warzenhof vorhanden, nicht erhaben	Mamille gut erkennbar, Rand des Warzenhofs über Hautniveau	
Fingernägel	erreichen noch nicht die Fingerkuppen	Fingerkuppen erreicht	Fingerkuppen erreicht bzw. überragt, distaler Nagelrand deutlich ausgebildet	
Kopfhaar	zart, wollen, flaumig, einzelne Haare nicht zu unterscheiden	kräftig, seidig, jedes einzelne Haar erkennbar		

- **Kreislauffunktion**
  - der Blutdruck im kleinen Kreislauf sinkt, gleichzeitig steigt der Druck im großen Kreislauf aufgrund der zunehmenden Lungendurchblutung mit stärkerer Füllung des linken Vorhofs und Ventrikels
  - die veränderten Druckverhältnisse führen zur Shuntumkehr im Ductus Botalli und zum funktionellen Verschluß des Foramen ovale

Temperaturregulation und Wärmehaushalt

- im Uterus beträgt die Temperatur etwa 37 °C
- postpartale Umgebungstemperatur ist deutlich niedriger, die Körpertemperatur des Neugeborenen sinkt (Flüssigkeitsverdunstung)
- ein gewisser Abkühlungsgrad unterstützt die Adaptation, Hautrezeptoren stimulieren die Atmung
- die kältebedingte Vasokonstriktion und die periphere Widerstandserhöhung können die physiologische Shuntumkehr im Ductus Botalli unterstützen
- das Neugeborene produziert Wärme vorwiegend durch Oxidation von Fettsäuren im sogenannten braunen Fett
- durch Wärmebildung kann eine metabolische Azidose (Anhäufung von freien Fettsäuren und Laktat) entstehen
- Neugeborenen fehlt die Möglichkeit, durch Muskelzittern Wärme zu bilden
- je leichter das Neugeborene ist, desto größer ist die Körperoberfläche im Vergleich zur Körpermasse, die Hypothermiegefahr steigt
- Frühgeborene haben eine verminderte subkutane Isolierschicht und weniger braunes Fett
- der Wärmeverlust kann vom Neugeborenen zunächst physikalisch durch Konstriktion der Hautgefäße begrenzt werden, zusätzlich kann die Körperhaltung (Beugehaltung) den Wärmeverlust einschränken

Ein Abfall der Rektaltemperatur sowie eine Hyperthermie bedeuten beträchtlichen thermischen Streß für das Kind.

24.2 Vorgehensweise bei Frühgeburtlichkeit

Bei absehbarer Frühgeburt sollte die Entbindung in Schwerpunktkliniken stattfinden, die einerseits auf Risikoschwangerschaften ausgerichtet und andererseits auf die Versorgung von Frühgeborenen und Risikoneugeborenen spezialisiert sind.

24.2.1 Neonataler Transport

Eine räumliche Trennung von Entbindungsklinik und Kinderintensivstation erzwingt ein spezialisiertes Transportsystem zum Verlegen von Frühgeborenen und Risikoneugeborenen. Regional zuständige Intensivstationen organisieren ein **Neugeborenentransportsystem,** um die postnatale Adaptationsphase möglichst kompetent und schonend zu überbrücken. Das Transportteam besteht aus einer Intensivpflegekraft und einem Neonatologen.

Grundsätze

- Risiko für das Kind minimieren, es muß sich in einem stabilen Zustand befinden
- Qualität statt Schnelligkeit, ruhiger und schonender Transport
- Stöße und Vibrationen auf ein Minimum reduzieren
- optimale Umgebungstemperatur für das Kind schaffen
- qualifiziertes Personal überwacht das Kind kontinuierlich

Transportvorbereitung

- kurze telefonische Information zwischen Geburtshelfer und Neonatologen: Name der Klinik und des Anrufers, Informationen über das Kind,

z.B. Schwangerschaftswoche, Einling/Mehrlinge, intrauteriner Zustand, voraussichtlicher Geburtszeitpunkt oder Zustand des Kindes postpartal
- qualifizierte Informationen ermöglichen eine optimale Vorbereitung des Transportes
- das Transportteam sollte das Kind direkt nach der Geburt übernehmen
- ist Krankenwagen notwendig, Telefonat mit dem regionalen Rettungsdienst

- **Organisation auf der Kinderintensivstation**
- Transportteam festlegen, falls noch nicht bekannt
- kurzer Check der mobilen Transporteinheit und des Notfallkoffers, evtl. zusätzlich notwendige Materialien mitnehmen

Vorbereiten und Überprüfen des Reanimationsplatzes
- nach Eintreffen in der Geburtsklinik
- ausreichende Wärmezufuhr
- Absaugvorrichtung, Absaugkatheter, sterile Handschuhe
- Sauerstoffanschluß mit Beatmungsbeutel und -masken in verschiedenen Größen, Beatmungsgerät (Kap. 10.1)
- Material zur Intubation (Kap. 10.1), Stethoskop
- EKG-Monitor, Pulsoxymeter, Blutdruckmeßgerät
- Einmalhandschuhe, Magensonden, Blutzuckerstix
- Material zur Venenpunktion (Kap. 9.1, 9.2), Glukoselösung
- Notfallmedikamente
- Thermometer zum Ermitteln der Körpertemperatur

24.2.2 Erstversorgung

Das Transportteam übernimmt die Verantwortung für das Neugeborene. Ein ruhiger koordinierter Handlungsablauf und eine adäquate Einschätzung der Situation setzen qualifiziertes Personal voraus.

Vorgehen
- zum Selbstschutz Einmalhandschuhe anziehen
- individuell nach Zustand des Kindes vorgehen
- dem Kind genügend Zeit geben, sich auf das extrauterine Leben einzustellen, dies reduziert Intubation und Beatmung des Kindes auf ein notwendiges Maß
- während der Erstversorgung Atemqualität, Herzfrequenz, Hautfarbe, Motorik und Verhalten des Kindes kontinuierlich einschätzen
- Kind abtrocknen, in ein vorgewärmtes Tuch legen
- zur Atemanregung Haut des Kindes stimulieren, z.B. sanfte Massage des Rückens
- je nach Atemqualität, Kind vorsichtig oral absaugen, nasales Absaugen nur nach Bedarf

Das Absaugen des Nasen-Rachen-Raumes kann einen Vagusreiz mit Bradykardie und Apnoe auslösen.

- atmet das Kind spontan, ist bei klarem Fruchtwasser in der Regel kein Absaugen notwendig
- der Arzt beurteilt im Abstand von einer – fünf – und zehn Minuten postpartal das Kind nach dem **Apgar-Schema** (Hautfarbe, Atmung, Muskeltonus, Reflexe, Herzfrequenz)

Unterstützende Maßnahmen

je nach Zustand

- Atemhilfe durch leichtes Blähen der Lunge mit Beatmungsgerät oder -beutel und entsprechender Maske
- dosiert Sauerstoff vorlegen

Kalter Sauerstoff mit hohem Gasfluß kann eine Apnoe provozieren und den Atemantrieb vermindern.

- venösen Zugang legen, Blut abnehmen, Infusion anschließen
- evtl. Abstriche, z.B. Ohr und/oder Magensaft zur mikrobiologischen Untersuchung abnehmen (Standard)
- bei Verdacht auf Infektionen vor Antibiotikatherapie evtl. Blutkulturen anlegen
- evtl. zusätzliche Überwachung wie Bestimmung von Blutzucker, Blutgasanalyse und Blutdruck

Stabilisiert sich der Zustand des Kindes durch unterstützende Maßnahmen nicht, ist eine Reanimation erforderlich (Kap. 12.3)

- korrekten Sitz der Nabelklemme kontrollieren, die Nabelschnur bei Bedarf unter sterilen Bedingungen kürzen
- Indikationen zum Legen einer offenen Magenablaufsonde sind z.B. Atemhilfen (CPAP), Beatmung, Kinder mit übermäßigem Sekret, Atresien des Magen-Darm-Traktes

Vor dem Transport

- Kontrolle der Körpertemperatur
- kurzes Informationsgespräch zwischen Arzt und Geburtshelfer
- Kind für die Eltern fotografieren
- wenn es der Zustand des Kindes erlaubt, Eltern-Kind-Kontakt anbahnen, Kind den Eltern zeigen, Körperkontakt ermöglichen, z.B. Kind auf den Bauch der Mutter legen, auf den Arm geben
- Transportteam gibt den Eltern Auskunft über ihr Kind, die Notwendigkeit der Verlegung und Informationen über die Kinderintensivstation
- Kinderintensivstation anrufen und über den Zustand des Kindes informieren, damit dort notwendige Vorbereitungen getroffen werden

24.2.3 Verlegung auf die Kinderintensivstation

Der **Transportinkubator** (Abb. 24-1) bietet die Möglichkeit, das Kind sicher zu transportieren.

Vorgehen

- während des Transportes kontinuierliche EKG-Überwachung und/oder Pulsoxymetrie, evtl. Blutdruckmessung
- je nach Bedarf Elektroden, Sensor, Manschette plazieren
- das Kind im warmen Transportinkubator sicher lagern, Vakuummatratze zur Seitenlagerung bzw. krankheitsspezifischen Lagerung
- nach Bedarf Beatmungssystem am Transportinkubator vorbereiten, Beatmungsparameter einstellen und die Beatmung des Kindes überprüfen
- kontrollierte parenterale Flüssigkeitszufuhr über eine Spritzenpumpe
- Verlegungsunterlagen mit Daten über den Schwangerschaftverlauf, die Geburt sowie evtl. mütterliches, Nabelschnur-, Plazentablut mitnehmen

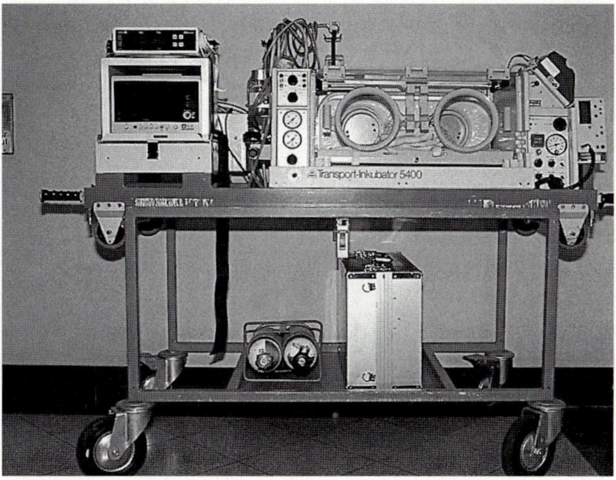

Abb. 24-1 Transportinkubator

Aufbereiten des gebrauchten Transportmaterials

- nach Übernahme des Kindes auf der Station, so schnell wie möglich
- Inkubator, Überwachungsgeräte und Spritzenpumpe an eine Stromquelle anschließen
- Inkubator desinfizieren, neu beziehen
- Absaugvorrichtung, Beatmungsschläuche, Sauerstoffschlauch, Beatmungsbeutel, Masken nach Gebrauch wechseln
- Sauerstoff- und Druckluftflasche kontrollieren, bei Bedarf wechseln
- alle verbrauchten Gegenstände auffüllen
- Notfallkoffer (Kap. 5.4) auffüllen und mit einer Liste kontrollieren, abzeichnen

24.3 Aufnahmesituation

Vorgehen

- trockenen, vorgeheizten Inkubator (37 °C) mit Aqua dest. füllen, wenn das Kind definitiv auf Station verlegt wird (Abb. 24-2)
- evtl. vorgeheiztes Wärmebett verwenden
- für warme Umgebungsluft sorgen, z.B. Wärmestrahler
- Kind aus dem Transportinkubator zum Wiegen auf die vorgewärmte Waage legen
- Kind im Inkubator oder Wärmebett bequem lagern
- bei Bedarf vorbereitetes Beatmungsgerät anschließen
- Überwachungsmonitoring, z.B. EKG-Monitor, Pulsoxymeter, Transoxode, Transkapnode, Infusionen anschließen
- Blutdruck messen, bei Bedarf an allen vier Extremitäten
- Körpertemperatur ermitteln
- je nach Zustand des Kindes Kopfumfang und Länge messen
- Abstriche nach Standard bzw. Anordnung
- Credé-Prophylaxe bei spontan entbundenen Kindern empfohlen
- Vitamin-K-Prophylaxe

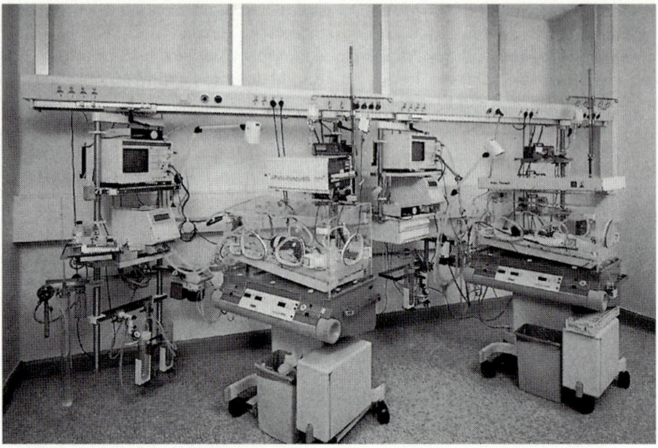

Abb. 24-2 Der organisierte Arbeitsplatz

Minimal Handling
- das therapeutische Team muß sich den Bedürfnissen des Kindes anpassen
- Kinder nach der Erstversorgung möglichst wenig irritieren, kein punktuelles Berühren
- Kind vor Überstimulation schützen, z.B. unnötiges und lautes Hantieren an den Inkubatorklappen vermeiden
- nicht unbedingt erforderliche Maßnahmen unterlassen, Prioritäten setzen
- Pflege- und Therapiemaßnahmen koordinieren, Absprachen treffen
- Pflegemaßnahmen optimieren, erforderliche Maßnahmen schonend und effizient vornehmen
- Maßnahmen, die im ersten Versuch mißlingen, nach einer Pause von einer anderen Person ausführen lassen
- Kind vor belastenden Eingriffen ausreichend sedieren

Die Anpassung an das extrauterine Leben nimmt längere Zeit in Anspruch und verlangt dem Kind viel ab. Welche Maßnahmen in den ersten Lebensstunden notwendig sind, muß genau abgesprochen und abgewägt werden.

24.4 Klinische und apparative Überwachung

Die **Häufigkeit** der Überwachung bzw. die Überwachungsparameter richten sich nach dem **Zustand** des Kindes (Tab. 24-2). Die Werte regelmäßig dokumentieren.

24.5 Thermoneutralpflege

In einer neutralen Umgebungstemperatur verbraucht das Neugeborene am wenigsten Energie für die Wärmeproduktion. Die **Umgebungstemperatur** ist abhängig vom **Körpergewicht** und dem **postpartalen Lebensalter** des Kindes. Für normalgewichtige, reife Neugeborene beträgt sie 32 °C.

Die normale Körperkerntemperatur des Frühgeborenen liegt zwischen 36,5 und 37,2 °C, leichte Temperaturschwankungen im Tagesverlauf sind normal.

Tab. 24-2 Klinische Überwachung eines intensivpflichtigen Kindes

Parameter	Gerät, Hilfsmittel	Pflegeperson
Atmung		
Atemfrequenz	Atemmonitor	Atemfrequenz, Eigenatmung, regelmäßig auszählen
Atemtätigkeit		Atemqualität, Atemtyp, Atemarbeit beurteilen
Oxygenierung	Pulsoxymetrie $tcpO_2$- und $tcpCO_2$-Messung	Werte interpretieren, Hautkolorit beurteilen
Kreislauf		
Herzfrequenz	EKG-Monitor	EKG-Bild, Herzfrequenz interpretieren
Pulsqualität		Pulse palpieren
Blutdruck	Dinamap ZVD-Messung, arterielle Druckmessung	Werte interpretieren, periphere Durchblutung beurteilen
Ausscheidungen		
Stuhl	Teststreifen	Stuhlhäufigkeit und -aussehen beurteilen, Abdomen beobachten Hämoccult ablesen
Urin		Urinausscheidung, -menge beurteilen Haut auf Einlagerung, Ödeme beurteilen
Körpergewicht	Waage	Körpergewicht ermitteln Flüssigkeitsbilanzierung
Körpertemperatur	Thermometer, Temperatursonde	rektale Meßwerte interpretieren
	Inkubator, Wärmebett	nach Körpertemperatur einstellen und regulieren
Ernährung		
parenteral	Spritzenpumpe	Einlaufgeschwindigkeit kontrollieren Punktionsstelle inspizieren
enteral		Sondenlage kontrollieren Magenrest prüfen Magensaft beurteilen
	Indikatorpapier	pH-Wert prüfen Abdomen beurteilen Kind während des Sondierens beobachten
	Testgerät	Blutzuckerwerte interpretieren

Tab. 24-2 Fortsetzung

Parameter	Gerät, Hilfsmittel	Pflegeperson
Verhalten		
Aktivität		Aktivität, Verhalten, Bewegungsmuster beobachten
Befindlichkeit		Befindlichkeit einschätzen
Wahrnehmung, Berührung		Reaktionen auf Hautkontakt beobachten
Aussehen		
Haut		Hautkolorit, Hautturgor beurteilen
Gesamteindruck		Gesamteindruck einschätzen

Ein Absinken der Körpertemperatur bei einem Frühgeborenen bewirkt einen Energieverlust, eine Steigerung des Sauerstoffverbrauchs und eine verminderte Sauerstoffabgabefähigkeit an das Gewebe.

Kontrolle der Körpertemperatur (Kap. 15.2)
- vier- bis achtstündlich und nach Bedarf
- vor längeren therapeutischen und diagnostischen Maßnahmen, evtl. Temperatursonden verwenden
- rektale Temperaturmessung mit Einmalhandschuhen bzw. nach Abschluß der Maßnahme Hände desinfizieren
- Gesäß nach Stuhlentleerung vor der rektalen Temperaturmessung reinigen
- Thermometer desinfizieren

Pflege im Inkubator
- warme, feuchte, dem Kind angepaßte Umgebung (Thermoneutralbereich) schützt vor Infektionen und ermöglicht eine gute Beobachtung des Frühgeborenen
- regulierbare Luftfeuchtigkeit zwischen 50 und 85%

Ohne Anfeuchtung sinkt die relative Luftfeuchte auf unakzeptable Werte.

- abhängig vom Gestations- und Lebensalter sowie Körpergewicht des Kindes Luftfeuchtigkeit bedarfsangepaßt einstellen; je kleiner das Frühgeborene, desto höher die Luftfeuchtigkeit
- Inkubator täglich von innen mit Aqua dest. reinigen und außen mit Desinfektionslösung abwischen

Desinfektionsmittel erzeugen im warmen Inkubator Dämpfe und sollten nicht verwendet werden.

- sichtbare Verschmutzungen sofort entfernen, da Nährboden für Keime
- Inkubator mindestens einmal wöchentlich und nach Bedarf wechseln
- Inkubatoreinstellung regelmäßig überprüfen und nach Standard dokumentieren

Inkubatoren sind keine Abstellflächen, nicht zum Abstützen vorgesehen, die Inkubatorklappen sind leise zu schließen.

- Wärmebetten sind geeignet für Kinder mit leichten Temperaturschwankungen

24.6 Körperpflege

Vorgehen (Kap. 14.3)
- Ziele sind das Fördern der Wahrnehmung und Unterstützung beim Entwickeln des Körperschemas
- neben den üblichen Materialien (Kap. 14.3.1) ist die Wärmezufuhr wichtig, z.B. angewärmte Tücher, Windeln, Bettwäsche, erhöhte Umgebungstemperatur
- Kontaktaufnahme am Anfang der komplexen Pflegehandlung, die Berührung endet mit Abschluß der Ganzkörperwäsche
- Körpertemperatur messen
- Körpergewicht ermitteln mit zwei Pflegepersonen
- das Wiegen muß nicht zwingend mit der Ganzkörperwäsche verbunden sein

Wiegen mit Inkubatorwaage
- es darf nichts mit der Inkubatorwand in Berührung kommen, überflüssige Materialien entfernen
- das Kind ganz wenig anheben, die Waage auf „Null" eichen, das Kind wiegen
- die integrierten Waagen sind relativ störanfällig

Wiegen außerhalb des Inkubators
- Waage direkt am Inkubator plazieren
- evtl. Überwachungssonden, Blutdruckmanschette, Elektroden vorsichtig entfernen, Zuleitungen und Drainagen sichern
- Kind in vorgewärmten Tüchern auf die Waage legen, nach dem Wiegen nach Möglichkeit auf dem Arm halten
- Beatmung nicht bzw. nur zum Transport auf die Waage unterbrechen
- das Wiegen zum Reinigen und Beziehen des Inkubators nutzen
- Bettwäsche mit Einmalunterlage vor Nässe schützen, das Kind mit dem sauberen warmen Wiegetuch in den Inkubator zurück legen
- nach dem Wiegen ausreichende Pause einplanen

! Das Wiegen des Kindes vor der Körperpflege kann die Auskühlungsgefahr reduzieren und darf nicht der belastende Abschluß einer wahrnehmungsfördernden Maßnahme sein.

Ganzkörperwäsche
- die Berührungen nachvollziehbar, ruhig, großflächig mit leichtem Druck ausführen
- Bewegungen des Kindes wahrnehmen, beantworten und möglichst in den Ablauf integrieren
- am Rumpf beginnen, dann die Extremitäten von körpernah in Richtung körperfern modellieren
- das Frühgeborene kontinuierlich beobachten
- empfindliche Haut (Unreife) mit Wasser und weichen Waschmaterialien waschen
- Badezusätze bzw. Cremes oder Lotionen nur nach Hautbefund einsetzen, wechselnde Pflegemittel und Badezusätze vermeiden (Kap. 14.2)
- hautfreundliche EKG-Elektroden verwenden

- ein Entfernen der Kleberinge zur transkutanen Überwachung kann Hautläsionen verursachen
- das Gesicht des Kindes ist sehr sensibel, es sollte nicht als erstes gewaschen werden

! Ohrmuscheln bei der Körperpflege inspizieren, darauf achten, daß das Ohr nicht abknickt. Frühgeborene haben ein unzureichend ausgebildetes Knorpelgerüst der Ohrmuschel (Kap. 14.3.6).

- das Reinigen der Nase (Kap. 13.2.2, 14.3.5) ist während der Ganzkörperwäsche kontraindiziert, es ist unangenehm und unterbricht die positive Wahrnehmung
- bei verklebten Augenlidern Augenpflege (Kap. 14.3.7); die verschlossenen Augenlider bei Frühgeborenen bis zur 26. Schwangerschaftswoche berücksichtigen

Nabelpflege
- begünstigt die Mumifizierung des Nabelschnurrestes
- Nabel mit sterilen Tupfern abdecken, am ersten Lebenstag sterile Tupfer einmal pro Schicht und nach Bedarf, ab zweitem Lebenstag einmal pro Tag und nach Bedarf wechseln
- Nabelschnurrest und -wunde einmal am Tag reinigen und falls erforderlich mit Hautdesinfektionsmittel desinfizieren
- Nabel bei jedem Tupferwechsel inspizieren, Nabelklemme entfernen, sobald der Nabelschnurrest eingetrocknet ist, etwa am vierten Lebenstag
- eine hohe Luftfeuchtigkeit im Inkubator verzögert das Eintrocknen des Nabelschnurrestes
- nach Abfallen des Nabelschnurrestes Nabelwunde mindestens 24 Stunden steril abdecken
- bei infizierter Nabelwunde Abstrich machen, eine lokale medikamentöse Behandlung auf ärztliche Anordnung
- Nabelbefund und Pflege dokumentieren

Mundpflege (Kap. 14.3.8)
- Mundschleimhaut einmal täglich inspizieren
- Mund nach Bedarf mit tee-, mineralwasser-, evtl. mit muttermilchgetränkten Watteträgern auswischen
- bei regelmäßiger oraler Nahrungsaufnahme ist keine Reinigung der Mundschleimhaut erforderlich

24.7 Ausscheiden

Der Wasserverlust über Haut und Atmung ist bei Frühgeborenen besonders in den ersten Lebenstagen beträchtlich. Die Nieren können den Urin zwar ausreichend verdünnen, haben aber noch keine volle Konzentrationsfähigkeit, die Natriumrückresorption ist vermindert.

▶ **Pflegerische Aspekte** (Kap. 18.1)
- im Alter von 12 bis 24 Stunden sollte das Frühgeborene 0,5 ml/kg KG/Stunde Urin ausscheiden
- ab dem zweiten Lebenstag steigt die Menge auf 1 bis 3 ml/kg KG/Stunde, sehr unreife Frühgeborene scheiden evtl. höhere Mengen aus
- Frühgeborene verlieren in den ersten Lebenstagen an Körpergewicht
- regelmäßige Bilanzierung der Flüssigkeit (Kap. 18.2)

- bei kleinen Frühgeborenen ist eine Gewichtsermittlung unumgänglich, da der insensible Wasserverlust schwer zu erfassen ist
- kleine Frühgeborene benötigen häufig Hilfestellung bei der Mekonium- und Stuhlentleerung, eine regelmäßige Stuhlentleerung ist anzustreben (Kap. 18.3)

24.8 Bewegen des Frühgeborenen

Wahrnehmung und Bewegung sind Grundlagen für die menschliche Entwicklung (Kap. 16).

Intrauterine Umgebung
- unterstützt jedes Entwicklungsstadium des Kindes
- ein ständiger Austausch zwischen Mutter und Kind stimuliert das kindliche Sinnessystem (vestibulär, taktil, propriozeptiv) und bewirkt Wahrnehmungsprozesse
- perfekt angepaßter Raum, bietet Kontakt und beantwortet kindliche Bewegungen
- sichere Grenzen, unterstützt die Bildung der Körpermitte und gibt dem Kind Orientierung
- das Fruchtwasser sorgt für die Leichtigkeit der Bewegung und macht die Körperform spürbar
- die physiologische Beugehaltung unterstützt die Eigenwahrnehmung des Kindes
- intrauterin entwickelt das Kind eine eigenständige Bewegungsfähigkeit und trainiert das sensorische System

Durch eine zu frühe Geburt ändert sich nicht nur die Umgebung und Lebenssituation des Kindes, sie ist zudem ein Abbruch der normalen Entwicklung

24.8.1 Lagern

Nach der Geburt muß sich das Kind **gegen die Schwerkraft** bewegen. Eine kontinuierliche vestibuläre Stimulation, die zu Eigen- oder Ausgleichsbewegungen anregt, findet nicht statt. Durch das Lagern soll die physiologische **Beugehaltung unterstützt**, die **Eigenwahrnehmung gefördert, Bewegungsmuster entwickelt** und **Lagerungsschäden vermieden** werden.
Bis zur Stabilisierung des Kreislaufes das Kind **flach lagern**, den **Kopf in Mittelstellung,** um eine ungehinderte Durchblutung des Gehirns zu ermöglichen. Dann je nach Allgemeinzustand **wechselnd** in Rücken-, Seiten- oder Bauchlage bequem lagern (Kap. 16.1, 16.1.1).

Rückenlage (Abb. 24-3)
- Kopfmittelstellung
- eine extreme Kopfseitenlage bildet durch die abgeknickte Vena jugularis ein Durchblutungs- bzw. Abflußhindernis
- Frühgeborene sind Bauchatmer, ohne Lagerung ist die Bauchmuskulatur gedehnt, der Bauch ausladend, eine Bauchatmung ist erschwert
- leicht erhöhte gebeugte Lagerung der Beine erleichtert die Bauchatmung
- Froschhaltung mit extremer Außenrotation der Beine vermeiden
- ein Unterlagern der Oberarme unterstützt und fördert die Hand-Mund-Koordination

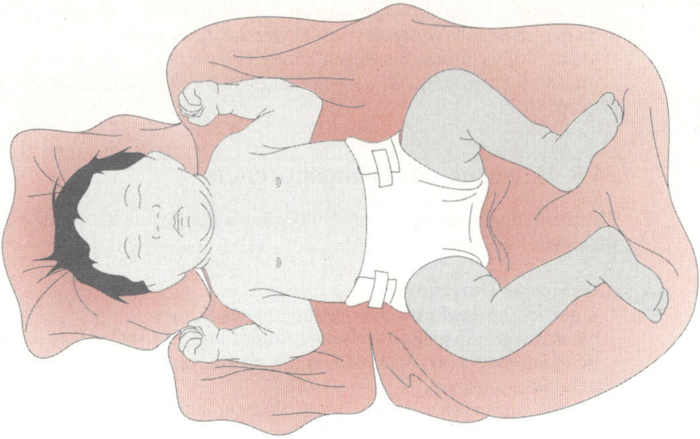

Abb. 24-3 Rückenlage

- eine stabile Mittellage ist entscheidend für die weitere motorische und geistige Entwicklung des Kindes
- der Hinterkopf des Kindes sollte mindestens vier Stunden pro Tag belastet sein, um die Ausbildung eines prominenten Hinterkopfes zu vermeiden
- eine Schulterrolle (Kap. 13.2.6) nur zeitlich begrenzt einsetzen, der dauerhafte Einsatz fördert Fehlhaltungen, Strecktendenzen und eine ineffektive Atmung
- 30-Grad-Schräglage des Oberkörpers unterstützt durch Schwerkraft die Lungenentfaltung

Seitenlage (Abb. 24-4)
- der Kopf bildet die Verlängerung zur Wirbelsäule (achsengerechte Seitenlage)
- dezente bis steile Seitenlage ist möglich
- das Kind am Rücken, in steilerer Seitenlage auch am Abdomen durch Lagerungsrollen stabilisieren

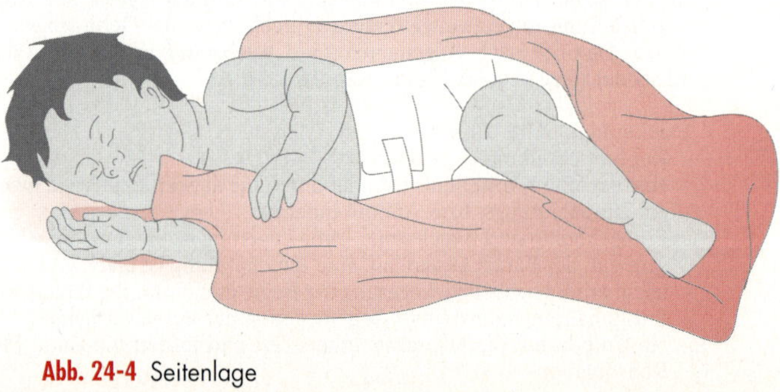

Abb. 24-4 Seitenlage

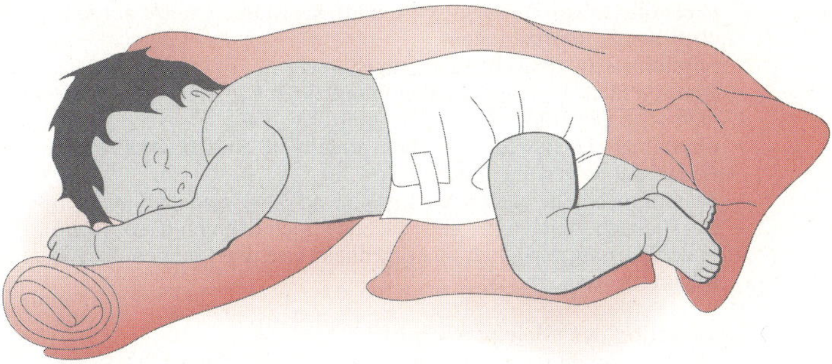

Abb. 24-5 Bauchlage

- gute Unterstützung ist wichtig, da Frühgeborene einen eher hypotonen Muskeltonus haben
- Extremitäten physiologisch lagern, Beine leicht beugen, das oben liegende Bein in Hüfthöhe unterstützen

Bauchlage (Abb. 24-5)
- als Schlafposition Risikofaktor für den plötzlichen Kindstod, reflektiert einsetzen
- verbessert die Compliance der Lunge und führt häufig zur besseren Oxygenierung
- unruhige Kinder profitieren von der Lage, Reflexbewegungen werden gehemmt, z.B. Fluchtbewegungen beim Moro-Reflex
- das Kind nach Möglichkeit flach lagern

- **Hängebauchlage**
- ein frei liegender Bauch ermöglicht eine ungehinderte Atmung, Zwerchfell wird nicht nach oben gedrückt
- Schlüsselbeinregion durch Rolle unterstützen
- Rolle evtl. diagonal am Sternum plazieren
- Becken durch Längsrolle unterstützen, verhindert starke Außenrotation der Beine, ermöglicht leichte Hüftbeugung

- **135-Grad-Lagerung**
- Bauchlage mit Kissen längs unter dem Körper unterstützen
- Bauchatmung ermöglichen, die Beweglichkeit des Zwerchfells nicht einschränken und Bauchorgane und Blutgefäße nicht druckbelasten

! Überwiegende Lagerungen in einer Position bzw. eingeschränkte Lagerungswechsel können ungewollte Lagerungsgewohnheiten provozieren, z.B. Schlafposition in Bauchlage.

24.8.2 Entwicklungsunterstützende Maßnahmen (Kap. 21)

Reflexe und unkoordinierte Bewegungsmuster bestimmen zunächst die Motorik des Frühgeborenen.

▶ **Pflegerische Aspekte**
- der Moro-Reflex wird durch alle Reize, die für das Kind zu schnell erfolgen, ausgelöst; Streß und Angst sind die Folgen
- alle Bewegungen mit dem Kind gemeinsam langsam und ruhig ausführen (Kap. 16.2.4)

- nachvollziehbare Bewegungen nimmt das Kind als Reize auf bzw. speichert sie als Informationen
- physiologische Beugehaltung unterstützen
- Strecktendenzen oder Seitenbetonung durch Lagerung vermeiden (symmetrische Lagerung)
- physiologische Bewegungsabläufe anbahnen, Antworten abwarten, bei Bedarf die Bewegung unterstützen
- das Frühgeborene nicht festhalten, eigene Bewegung muß möglich sein
- das Frühgeborene immer über die Seite hoch nehmen (Kap. 16.2.3)
- Weichlagerung vermittelt Geborgenheit, erschwert jedoch die Eigenbewegungen (Kap. 16.1.3)

Stimulation des Gleichgewichtes
- Umlagern verändert die Position des Kindes im Raum
- Kind auf den Händen wiegen, z.B. nach Gewichtsermittlung beim Beziehen des Inkubators, Eigenwahrnehmung wird gestärkt, wenn es mit seinen Füßen Kontakt zur Unterlage behält
- Oberkörper des Kindes zum Sondieren hoch nehmen
- das Kind in der Hängematte in Kopf- bzw. Fußrichtung wiegen

Entwicklung des Körperschemas durch Lagerung unterstützen
- Berührung des eigenen Körpers in allen Lagen ermöglichen
- ein Nest fördert die Geborgenheit und Sicherheit durch spürbare Grenzen
- Grenzen unterstützen das Spüren der Körpergrenzen
- festeres Zudecken macht den Körper spürbar, das Kind muß sich aber noch bewegen können, sonst nimmt es die Grenzen nicht wahr
- regelmäßiges Umlagern erzeugt unterschiedliche Wahrnehmungen (Kap. 16.1.2)

Möglichkeiten zum **Beschäftigen, Fördern und Kommunizieren** im pflegerischen Alltag sind in Tabelle 24-3 zu finden.

Jedes Frühgeborene hat eine eigene Persönlichkeit, es ist kein „es", sondern ein Mädchen oder Junge mit einem Namen und individuellen Eigenschaften (Kap. 21.1.5).

24.9 Begleiten von Eltern

Eltern sind keine Besucher, sondern die wichtigsten Personen für ihr Kind.

Situation der Eltern
- plötzliches Ende einer Schwangerschaft
- räumliche Trennung zwischen Mutter (Vater) und Kind
- Sorge um das vital gefährdete Kind
- eigene Schuldzuweisungen, Versagensängste
- das Abschreckende einer Kinderintensivstation
- der Anblick des kleinen Kindes
- Angst vor den Folgen, vor bleibenden Schäden beim Kind
- eingeschränkte Möglichkeit, eine tragfähige Eltern-Kind-Beziehung aufzubauen

Die Distanz zum Kind und verwirrende Gefühle der Eltern erschweren das richtige Kennenlernen ihres Kindes, mangelndes Selbstvertrauen kann die Folge sein.

Tab. 24-3 Fördern im pflegerischen Alltag

Parameter	Vorgehen
gezielt Reize setzen	Zeit bewußt planen, Ziel festlegen ausgewogenes Maß an Ruhe und Aktivität, z.B. Pausen einhalten Reizüberflutungen vermeiden Lichtreize reduzieren, z.B. Inkubator zeitweilig abdunkeln, kein direktes Licht (Leuchtstoffröhren) Lärmbelästigung so gering wie möglich halten, z.B. Alarme frühzeitig quittieren gezielte visuelle und akustische Reize setzen, z.B. Spieluhr, Mobile, Kassette mit Stimme der Mutter
Orientierung geben	Initialberührung ritualisieren, Kontakt vor jeder Pflegemaßnahme gleichartig aufnehmen Beginn und Ende der Maßnahme anzeigen jede Pflegemaßnahme positiv abschließen Eltern als Orientierung für das Kind sehen und nutzen, z.B. Eltern vermitteln immer Positives
Geborgenheit vermitteln	Nest bauen, das Kind zudecken, bequem lagern, Kleidung bietet Schutz Eltern vermitteln Geborgenheit, z.B. deren Anwesenheit für das Kind optimieren früh und oft känguruhen lassen (Kap. 21.4.1) bekannte Gerüche anbieten, z.B. getragenes Tuch der Mutter mit dem Kind ruhig, sicher und vorsichtig umgehen
Körperwahrnehmung unterstützen	Hand-Hand-, Hand-Fuß-Kontakt herstellen am Rücken berühren, dies war ein Kontaktpunkt zum Uterus gezielt großflächig berühren, Hautkontakt herstellen, z.B. streicheln zu Ganzkörperwäsche, Lagerung und Zudecken unterschiedlichste Materialien einsetzen großflächiges Streicheln mit einem gewissen Druck, orientiert am Körperschema, evtl. Babymassage (Kap. 21.1.3) Widerstände setzen, z.B. an Hand und Fuß mit Grenzen eigene Körpergrenzen spürbar machen Bewegungswünsche erkennen und mit dem Kind ausführen
Saugreflex stimulieren	Hand-Mund-Kontakt herstellen, oral stimulieren (Kap. 17.4.1)
Rhythmus geben	gleichbleibenden Ablauf schaffen, Bekanntes wiederholen Schlaf-Wach-Rhythmus einhalten und Wachphasen zur Aktivität nutzen ein individuell festgelegter Tagesrhythmus bringt Sicherheit und Kontinuität

Begleiten der Eltern
- ermöglichen, daß sie eine tragfähige und gute Beziehung zu ihrem Kind aufbauen
- Vertrauen schaffen

- Eltern aktiv an der Pflege ihres Kindes beteiligen, Hemmschwellen berücksichtigen
- Eltern in ihrer Elternschaft unterstützen
- beim Erstkontakt vorsichtig und sicher an ihr Kind heranführen
- ausreichend Zeit geben, Kontakt aufzunehmen, zum Streicheln und Sprechen mit ihrem Kind ermutigen, sie dabei aber nicht bedrängen
- nicht mit Informationen und Erklärungen überfordern, die Aufmerksamkeit auf ihr Kind lenken
- ärztliche und pflegerische Informationen abstimmen
- Eltern das Gefühl nehmen, überflüssig zu sein, Wichtigkeit ihrer Anwesenheit herausstellen
- in ihrer Wahrnehmung, ihren Ängsten und Befürchtungen ernst nehmen
- das Stillen fördern
- so früh wie möglich mit dem Kind känguruhen lassen (Kap. 21.1.4) bzw. auf den Arm geben
- kleine Fortschritte und Persönlichkeitsmerkmale ihres Kindes mitteilen
- Zeit für Gespräche einräumen
- Zeit geben, mit ihrem Kind allein zu sein
- greifbare Bezüge zwischen Zuhause und der Klinik herstellen, z.B. Mitbringen von Kleidung, Spielzeug, Fotos

24.10 Ernähren

Während der Fetalzeit entwickeln sich die physiologischen Funktionen der Verdauung. Die erste **Nahrungsumstellung** beginnt bei Neugeborenen mit dem **Durchtrennen** der **Nabelschnur.** Postpartal muß das Kind den Stoffwechsel sowie das Ausscheiden der Endprodukte leisten.

▶ Pflegerische Aspekte

- enteral erhält das Kind intermittierend makromolekulare Nährstoffe wie Proteine, Laktose und Lipide, dies erfordert eine eigene aktive Verdauung
- der durchschnittliche Energiebedarf eines Frühgeborenen liegt bei 120 kcal/kg KG/Tag
- die starke intrauterine Wachstumsrate des letzten Schwangerschaftsdrittels wie auch das noch unreife Organsystem berücksichtigen
- Energiebedarf zur Gewichtszunahme von etwa 15 g/kg KG/Tag: **Basisbedarf** (50 bis 60 kcal/kg KG/Tag) und eine **zusätzliche Kalorienzufuhr** (45 bis 60 kcal/kg KG/Tag), Kapitel 17
- Zusammensetzung des Energiebedarfs: 50 bis 55% Kohlenhydrate, 30 bis 35% Fett und 15 bis 20% Eiweiß
- Deckung des Nährstoffbedarfs: parenteral, enteral

Schwankungen der Körpertemperatur, Streß, Infektionen, Atemarbeit erhöhen den Energiebedarf des Frühgeborenen.

Vollständige oder teilweise parenterale Ernährung

- abhängig von klinischem Zustand und Reife
- der Flüssigkeitsbedarf richtet sich nach Alter und/oder Erkrankung
- vollständige parenterale Ernährung: Kohlenhydrate, Aminosäuren, Fette, Vitamine, Spurenelemente (Kap. 17.2)
- Nachteile sind Stoffwechselimbalancen, Infektionen und die Entwicklung einer Cholestase

Enterale Nahrungszufuhr

- möglichst früh beginnen, um die postnatale Entwicklung des Gastrointestinaltraktes zu fördern
- Nahrungsbeginn je nach Zustand drei bis sechs Stunden postnatal, zunächst mit Glukose 5%, bei guter Verträglichkeit mit Muttermilch, Frühgeborenennahrung
- Häufigkeit und Menge der Einzelportion richtet sich nach der Größe des Kindes und Nahrungsverträglichkeit
- erhöhte Magenreste weisen evtl. auf ein zu kurzes Nahrungsintervall hin
- ein Reflux spricht für das Überschreiten der Magenkapazität
- ein geblähtes Abdomen ist evtl. Hinweis auf zu große Nahrungstagesmenge
- Nahrungszufuhr zunächst häufig über eine Magensonde (Kap. 17.3.1, 17.3.2)
- bei spontan atmenden Kindern eine dünnlumige Magensonde wählen, ermöglicht bessere Atmung
- vor jedem Sondieren Magenrest mit 2-ml-Spritze prüfen
- Magenreste mit saurem pH-Wert möglichst vollständig zurückgeben, alkalische, blutige oder gallige Magenreste verwerfen
- Mahlzeiten langsam sondieren, Zeit des Sondierens entspricht der Trinkzeit des Kindes
- Abdomen sorgfältig beobachten, z.B. geblähte Darmschlingen, ausladendes Abdomen, Farbe der Bauchdecke, Stuhlausscheidung

Frühgeborenennahrung

- den speziellen Bedürfnissen angepaßt, Anlehnung an die Muttermilch
- bei schlechter Verträglichkeit evtl. verdünnen
- bei Bedarf mit Maltodextrin (Kohlenhydrate) oder Pflanzenöl (Fett) anreichern
- im Vergleich zu Säuglingsmilch höherer Kalorien- und Protein- sowie Calcium- und Phosphatgehalt
- Probleme ergeben sich durch das Fehlen des gesamten Immunkomplexes, die schlechtere Fettresorption, die höhere Osmolarität, die längere Magenverweildauer und die häufig festere Stuhlkonsistenz
- besteht ein erhöhtes Allergierisiko (ein oder mehrere Familienmitglieder ersten Grades leiden an einer Allergie), hypoallergene Milchnahrung verwenden

Muttermilch

- die beste Allergieprävention während der ersten sechs Lebensmonate
- Muttermilch und Stillen bevorzugen
- ist auf die Bedürfnisse des Frühgeborenen abgestimmt, die Zusammensetzung ändert sich ständig
- unterscheidet sich in ihrer Zusammensetzung von Muttermilch reifer Neugeborener, z.B. höhere Konzentration von Proteinen und ungesättigten Fettsäuren
- die Vormilch (Kolostrum) enthält einen hohen Anteil Immunfaktoren, hat laxierende Wirkung (beschleunigt Passage des Mekoniums), ist leicht verdaulich
- um die Nährstoffzufuhr dem Energiebedarf anzugleichen, Anreicherung mit Muttermilchsupplement, z.B. Nestlé FM 85®, Milupa Eoprotin® (enthalten Eiweiß, Kohlenhydrate, Mineralstoffe)

! Muttermilchsupplemente erhöhen die Osmolarität der Nahrung (schlechtere Nahrungsverträglichkeit), deshalb die Dosierung nur langsam steigern.

- Medikamenteneinnahme der Mutter bedarf einer ärztlichen Beratung, evtl. die Muttermilch für eine entsprechende Zeit verwerfen

Die erstaunliche Adaptationsfähigkeit des Frühgeborenen sowie eine niedrige Osmolarität der Muttermilch bzw. Frühgeborenennahrung ermöglichen eine bedarfsangepaßte enterale Ernährung.

24.11 Stillen

Muttermilchernährung und **Stillen** müssen bei der Ernährung von Frühgeborenen immer **Vorrang** vor allen anderen Methoden erhalten.
Mütter sollten sich nicht genötigt fühlen, ihr Kind zu stillen. Sie erhalten jedoch im individuellen **Entscheidungsprozeß** jede notwendige **Unterstützung.**
Müttern von Frühgeborenen fällt es in der Regel schwer, eine dauerhafte **Stillbeziehung** aufzubauen. Sie müssen die Milch häufig über lange Zeit **abpumpen**. Der bei extrem kleinen Frühgeborenen unzureichend ausgereifte Saug- und Schluckreflex und/oder krankheitsbedingte Hindernisse erschweren das frühzeitige Anlegen und Stillen.

Hilfestellung für die Reifung des Saug- und Schluckreflexes

- regelmäßig oral stimulieren, z.B. nahrungsgetränktes Wattestäbchen (Kap. 17.4.1)
- Saug- und Schluckkoordination trainieren, z.B. tropfenweise Muttermilch, Sauger anbieten
- regelmäßiges Anlegen an die abgepumpte Brust
- Nuckeln oder Lecken an der Brustwarze mit Sondieren verbinden
- Stillhilfen bei trinkschwachen Frühgeborenen einsetzen

Umgang mit Muttermilch

- portionsgerecht, um möglichst wenig zu verwerfen
- im Kühlschrank bei + 4 °C 24 Stunden, im Tiefkühlfach zwei Wochen, im Tiefkühlschrank bei –18 bis –20 °C über drei Monate haltbar
- Kühlkette durch Transport nicht unterbrechen (Kühltasche)
- möglichst schonend im Kühlschrank auftauen
- aufgetaute Milch nicht wieder einfrieren
- 30 Minuten vor Nahrungsgabe Milch im Flaschenwärmer erwärmen

Muttermilch grundsätzlich nicht in der Mikrowelle erhitzen, da es zur Zerstörung von immunologischen Bestandteilen und einem Verlust von Vitamin C kommt.

- Plastikbehältnisse eignen sich besser als Glasbehälter, da immunologische Zellbestandteile weniger an der Innenwand haftenbleiben

Mutter beim Anlegen unterstützen

- mit Hilfsmitteln, z.B. Stillkissen, bequeme Position der Mutter ermöglichen
- Milchflußreflex durch Ausstreifen der Brust fördern
- evtl. Positionsveränderung des Frühgeborenen
- Suchreflex berücksichtigen, mit dem Kind zur Brust, nicht mit der Brust zum Kind
- kindliche Wangen mundwärts massieren, Halten des Kinns an der Brust unterstützt das Saugen

24.12 Phototherapie

Die Phototherapie wandelt durch blaues Licht fettlösliches Bilirubin (indirektes) in wasserlösliches (direktes) um. In der Haut abgelagertes Bilirubin (Ikterus) wird durch einen physikalischen Auslöser (Bestrahlung) chemisch verändert und größtenteils über die Galle ausgeschieden. Eine Gefahr der **Hyperbilirubinämie** ist die Ablagerung von fettlöslichem Bilirubin im Gehirn (Kernikterus).
Die **Indikation** für eine Phototherapie ergibt sich aus dem **Serumbilirubinwert,** dem **Lebens-, Gestationsalter** und den **Risikofaktoren.** Die Bestrahlungsdauer unterliegt der ärztlichen Anordnung, sie erfolgt je nach Serumbilirubinwert intermittierend oder kontinuierlich.

Vorgehen

- Kind unbekleidet in Inkubator bzw. Wärmebett legen
- Monitor, z.B. EKG, Pulsoxymeter
- die Augen des Kindes vor Strahlung schützen (Retinaschädigung), mit Augenschutz sicher abdecken
- Schutz regelmäßig entfernen und die Augen inspizieren
- engmaschig Körpertemperatur kontrollieren, Gefahr der Hyperthermie
- bei Bedarf Temperatur von Inkubator, Wärmebett und hohe Luftfeuchtigkeit reduzieren
- sicheren Abstand von der Lampe zum Kind einhalten (Herstellerangaben)
- Röhren verlieren durch Gebrauch an Leuchtintensität, nach Herstellerangaben wechseln
- Kontakt zwischen Eltern und Kind ermöglichen, Bestrahlung unterbrechen, Augenschutz entfernen

Flüssigkeitsverlust beim Kind

- gesteigerter transepidermaler Wasserverlust
- verkürzte Darmpassage mit höherer Stuhlfrequenz (grünlicher Stuhl) durch transitorische Laktoseintoleranz
- Flüssigkeitszufuhr nach ärztlicher Anordnung erhöhen
- Flüssigkeitsbilanzierung mindestens einmal täglich, Körpergewicht regelmäßig ermitteln (Kap. 18.2)
- Haut des Kindes nicht cremen, auf Waschzusätze verzichten
- das durch Bestrahlung mögliche makulopapulöse Exanthem bedarf keiner speziellen Hautpflege
- zur Bestrahlung unterschiedlicher Hautpartien zwei- bis vierstündlicher Lagewechsel

Bestrahlungskissen

- z.B. BiliBlanket Plus®-Phototherapiesystem: Gerät mit Lichtleiterkabel und Bestrahlungskissen (Abb. 24-6)
- Kind liegt auf dem Bestrahlungskissen, das eine gleichmäßig hohe Lichtintensität liefert
- eine Halogenlampe dient als Lichtquelle
- ultraviolettes Licht wird zurückgehalten, Augen- und Hautschädigungen sowie die Hyperthermiegefahr dadurch minimiert
- die Kinder sind bekleidet, benötigen keinen Augenschutz, sind wenig beeinträchtigt
- bei unbekleideten Kindern ist ein spezieller Bezug für die Matte erforderlich
- eine wirksame Doppel-Phototherapie von Körpervorder- und -rückseite ist möglich

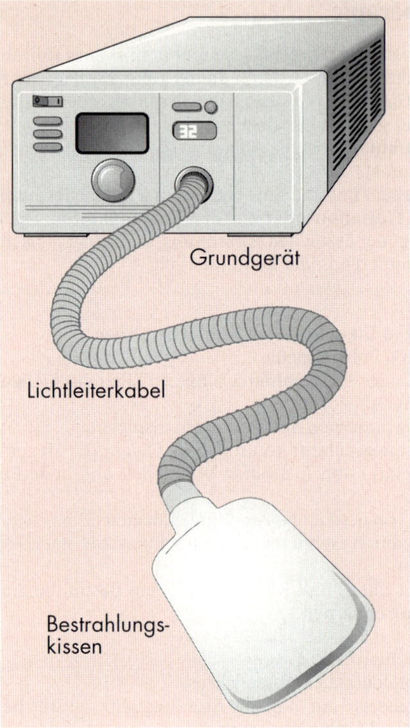

Abb. 24-6 BiliBlanket Plus®-Phototherapiesystem

IV

Fallorientierte Intensivpflege

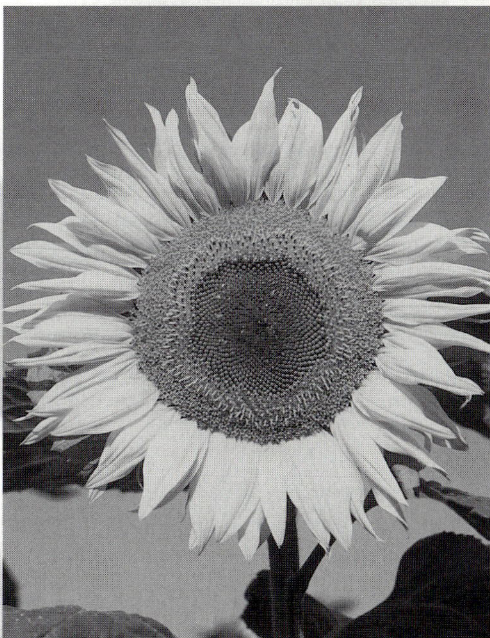

25 Erkrankungen der Atemwege

25.1 Akute Atemnot und Erstickungssyndrome

Atemnot kann sich durch einen Stridor bemerkbar machen: **Inspiratorischer Stridor** z.B. bei verlegten oberen Atemwegen, Fremdkörperaspiration, Krupp-Syndrom oder Epiglottitis. **Exspiratorischer Stridor** z.B. bei verlegten unteren Atemwegen, Asthma bronchiale oder obstruktiver Bronchitis.
Verschiedene klinische Syndrome mit dem gemeinsamen Zeichen einer Einengung der Atemwege im subglottischen Bereich (stenosierende Laryngotracheobronchitis) werden als **Krupp-Syndrom (Pseudokrupp)** bezeichnet. Besonders betroffen sind Kinder im Alter von sechs Monaten bis zu drei Jahren.
Bei der Epiglottitis handelt es sich um eine **akute Entzündung** des **Kehldeckels** (supraglottisch).Vorwiegend betroffen sind meist Kinder zwischen dem zweiten und sechsten Lebensjahr.

Seit Einführung der Schutzimpfung gegen Hämophilus Typ B tritt dieses Krankheitsbild nur selten auf.

Die Differenzierung zwischen akuter Laryngotracheobronchitis und Epiglottitis ist in Tabelle 25-1 dargestellt.

Die Kinder mit Epiglottitis sind ängstlich und schwer krank. Sie können durch eine komplette Verlegung der Atemwege ersticken.

Tab. 25-1 Differenzierung zwischen akuter Laryngotracheobronchitis und Epiglottitis

Parameter	Pseudokrupp	Epiglottitis
Alter	sechs Monate bis drei Jahre	(eins) zwei bis drei (bis sechs) Jahre
Beginn	allmählich	akut
Ursache	Viren, z.B. Parainfluenza-, RSV-, Adeno- oder Influenzaviren	Bakterien, z.B. Haemophilus influenzae
Lokalisation	subglottisch	supraglottisch
Symptome		
Husten, Stimme	bellender Husten inspiratorischer Stridor	kloßige Stimme inspiratorischer Stridor
Körperhaltung	jede Position	sitzend
Mund	geschlossen	offen, Speichelfluß, Schluckstörung
Nase	Nasenflügeln	
Fieber	fehlend bis hoch	hohes Fieber, ca. 39 °C
Allgemeinzustand	meist nicht stark beeinträchtigt	ängstlich, schwer krank

Therapie

- **Stenosierende Laryngotracheobronchitis**

! Kind und evtl. Mutter bzw. Eltern beruhigen.

- leichte Sedierung
- ausreichende Flüssigkeitszufuhr
- Antibiotikagabe nur bei Verdacht auf bakterielle Infektion
- bei Bedarf Intubation (selten)
- Sauerstofftherapie über Maske, Vorlage oder Sauerstoffbrille (Kap. 13.3)

- **Epiglottitis**

- sofortige Klinikeinweisung
- Sauerstoffgabe
- Legen eines intravenösen Katheters (Kap. 9.1)
- Analgesie
- Intubation in Narkose
- Blutkultur, anschließend Antibiotikagabe

Bei der Aufnahme eines Kindes mit Verdacht auf Epiglottitis unbedingt Ruhe bewahren. Kind und Eltern beruhigen, jede Aufregung vermeiden, zügige Intubation.

▶ Pflegerische Maßnahmen und Überwachung

- bedürfnisorientierte Körperpflege (Kap. 14.3)
- Nasenpflege bei Sauerstoffbrille (Kap. 13.3)

- **Beobachtungen**

- Monitoring von EKG, Herzfrequenz, Atmung
- Atemtiefe und -frequenz beobachten
- regelmäßige Kontrolle der Vitalparameter
- Kontrolle der Körpertemperatur (Kap. 15.2)
- bei Hyperthermie kontinuierliche Messung
- Sauerstoffsättigung kontrollieren
- Kontrolle der Hautfarbe

- **Atmung, Beatmung**

- Atemluft und Sauerstoff anfeuchten
- Inhalationen mit z.B. NaCl 0,9% und Sultanol
- Absaugen nur bei Bedarf, streßt das Kind zu sehr
- bei Epiglottitis Pflege bei Beatmung (Kap. 13.1.3, 13.2)

Gute Tubusfixation und Sedierung des Kindes. Eine Spontanextubation ist auf jeden Fall zu vermeiden.

- **Lagerung, Mobilisation**

- atemerleichternde Lagerung (Kap. 13.2.6)
- Physiotherapie nach Anordnung

- **Infusionstherapie**

- Kind sedieren, bei zu hoher Dosierung Gefahr der Atemdepression
- Pflege bei Venenverweilkatheter (Kap. 9.1, 9.2)
- intravenöse Medikamentengabe

- **Sonden, Drainagen**

- bei Bedarf Magensonde zur Ernährung (Kap. 17.3.1, 17.3.2)

- **Ausscheidungen**

- Kontrolle der Ein- und Ausfuhr mit Bilanzierung (Kap. 18.2)
- auf Stuhlausscheidung achten

- **Prophylaxen**
- Pneumonieprophylaxe (Kap. 13.2.8)
- Dekubitusprophylaxe (Kap. 20.2.1)
- **Ernährung**
- im Akutzustand parenterale Ernährung
- dann langsamer Nahrungsaufbau

Das Kind darf bei Atemnot nicht alleine gelassen werden. Es braucht eine gute psychische Unterstützung und Ruhe.

25.2 Asthma bronchiale

Das Asthma bronchiale ist durch **rezidivierende, akut** auftretende **exspiratorische Atemnot** mit **Husten** und **Pfeifen** charakterisiert und kann durch verschiedene Ursachen, die eine Bronchusobstruktion auslösen, bedingt sein.
Die pathophysiologische Grundlage bildet sehr wahrscheinlich eine **bronchiale Hyperreagibilität,** deren Ätiologie noch nicht ganz geklärt ist.
Das Bronchialasthma ist eine der **häufigsten chronischen Erkrankungen** im Kindesalter (5 bis 10%). Knaben sind etwa zweimal häufiger betroffen als Mädchen.
Beim **Status asthmaticus** leiden die Kinder über mehrere Stunden an einer schweren Ruhedyspnoe, die sich auch durch Inhalation oder intravenöse Gabe von Theophyllin nicht durchbrechen läßt.

Symptome

- exspiratorische Dyspnoe
- Angst, Erstickungsgefühl
- Schweißausbruch, Atemnot, Husten
- exspiratorisches Giemen, Pfeifen, Brummen
- leise Atemgeräusche („stumme Lunge") bei hochgradiger Obstruktion

Ein Kind mit Asthma bronchiale wird nur im Status asthmaticus auf der Intensivstation aufgenommen.

Diagnostik

Das wichtigste bei der Diagnostik des Asthma bronchiale ist die Anamnese.

- Ziliendiagnostik, Allergiestatus
- psychischer Zustand

Primäres Ziel der Therapie ist es, die Zahl der Asthmaanfälle zu reduzieren und die bronchiale Überempfindlichkeit so zu dämpfen, daß das Kind möglichst ohne Einschränkungen im Alltag, in der Schule und beim Sport leben kann.

▶ Pflegerische Maßnahmen, Überwachung

Bei der Aufnahme eines Kindes ruhig und sicher alle nötigen Maßnahmen ergreifen.

- **Beobachtungen**
- Monitoring von EKG, Herzfrequenz, Atmung
- Atemtiefe und -geräusche überwachen
- Kontrolle der Vitalparameter, Blutdruck

- Bewußtseinslage, Verhalten (Kap. 19.2)
- Messen der Sauerstoffsättigung, Kontrolle der Blutgase
- Hautfarbe beobachten, z.B. Zyanose
- **Atmung, Beatmung**
- Pflege bei Sauerstofftherapie (Kap. 13.3)
- bei Bedarf Pflege bei Beatmung (Kap. 13.2, 13.1.3)
- **Lagerung, Mobilisation**
- bedürfnisorientiert, atemerleichternd lagern (Kap. 16.1.1, 13.2.6)
- möglichst Oberkörper hoch oder sitzend lagern
- Arme leicht beugen zum Unterstützen der Atemhilfsmuskulatur
- **Infusionstherapie**
- Pflege bei liegendem Venenverweilkatheter (Kap. 9.1, 9.2)
- Gabe der Medikamente, Dosierung und Inkompatibilität überwachen
- Sedierung bei Bedarf und Anordnung
- **Ausscheidungen**
- Kontrolle der Ein- und Ausfuhr
- **Prophylaxen**
- Atemtherapie, Atemgymnastik zum Verbessern der Ventilation (Kap. 13.2.8)
- Sekretmobilisation (Kap. 13.13.2.8)
- Inhalationstherapie zur Sekreto- und Bronchospasmolyse
- **Ernährung**
- kalorienreiche Nahrung, bei Bedarf über Magensonde
- ausreichend Flüssigkeit, Kind zum Trinken ermuntern

! Ruhe vermitteln, Hektik vermeiden. Kind während der Atemnot nie alleine lassen.

25.3 ARDS

Beim Adult Respiratory Distress Syndrome (ARDS) kommt es aufgrund einer aktiven Schädigung der Lunge zu einer **plötzlich** einsetzenden, **schweren respiratorischen Insuffizienz.** Anfänglich ist es durch eine **gesteigerte Durchlässigkeit der Lungenkapillaren** mit **Austritt von Plasma und Zellen in das Interstitium** und in die **Alveolen** gekennzeichnet. Es kommt zu einer **pulmonalen Hypertonie** mit Anstieg des Lungengefäßwiderstandes.
Das ARDS ist eine sekundäre Erkrankung als Folge anderer vorausgegangener Störungen.

Ursachen

- **Direkte Lungenschädigung**
- Lungenkontusion und -trauma
- Aspiration von Magensaft, Ertrinkungsunfall
- Inhalationsintoxikation, Verbrennung
- pulmonaler Infekt
- **Systemische Ursachen**
- Schock jeder Genese, Sepsis
- Polytrauma, Verbrennung
- disseminierte intravasale Gerinnung
- Leber- und Nierenversagen
- **Embolische Phänomene**
- Fruchtwasserembolie, Massentransfusion

- **Toxische Effekte**
  - Medikamente, Drogen
- **Sonstiges**
  - immunologische Reaktion

Symptome (abhängig von der Ursache)
- Tachypnoe, Dyspnoe
- Nasenflügeln, Zyanose
- schwacher Hustenstoß
- Abfall der Sauerstoffsättigung trotz hoher Sauerstoffzufuhr

Therapie
- Beheben der auslösenden Ursache
- Früherkennung und Therapie von Dysfunktionen anderer Organe
- Verhindern von Multiorganversagen
- Beatmung: Verbessern der Oxygenierung, PEEP, Atemwegsspitzendruck (Barotrauma) vermeiden, evtl. Hochfrequenzbeatmung (Kap. 13.2.7)

Ein Kind mit ARDS hat immer einen hohen Sauerstoffverbrauch.

- medikamentöse Therapie zum Senken des pulmonalen Gefäßwiderstands, Analgosedierung, evtl. Relaxierung (S. 267f.), Kreislaufunterstützung
- Infusionen
- evtl. **Surfactantgabe,** bei großen Kindern durch erhöhten Bedarf Gefahr des Ertrinkungsphänomens
- **Stickstoffmonoxid(NO)-Inhalation**
  - Stickstoffmonoxid ist ein physiologischer Vaso- und Bronchodilatator
  - Inhalation führt zu einer selektiven Vasodilatation in ventilierten Lungenarealen mit Senkung des pulmonalarteriellen Drucks, Abnahme des Rechts-Links-Shunts und verbesserter Oxygenierung
  - im Inspirationsschenkel muß die NO-Konzentration kontinuierlich gemessen werden
  - kann z.B. zu Gerinnungsstörungen und toxischem Lungenödem führen
- **Extracorporeal Membrane Oxygenation, ECMO**
  - Wenn das therapeutische Management in der Behandlung des schweren ARDS zu keiner klinischen Verbesserung geführt hat, sondern immer höhere inspiratorische Sauerstoffkonzentrationen und Beatmungsdrücke notwendig werden, sollte ein extrakorporales Therapieverfahren mit Membranlunge erwogen werden.

▶ Pflegerische Maßnahmen, Überwachung
- patientenorientierte Körperpflege (Kap. 14.3)
- bei starkem Schwitzen Teilwaschungen
- **Beobachtungen**
  - Monitoring von EKG, Herz- und Atemfrequenz
  - engmaschige Kontrolle der Vitalparameter (Kap. 13.1, 13.4)
  - kontinuierliche Messung des arteriellen Blutdrucks (Kap.13.4.2.3)
  - kontinuierliche Kontrolle der Sauerstoffsättigung, Blutgaswerte
  - ZVD-Messung
  - Kontrolle von Bewußtseinslage, Pupillen, Wachheitszustand (Kap. 19.2)
  - bei starker Unruhe konsequente Analgosedierung
  - kontinuierliche Messung der Körpertemperatur, z.B. über Blasenverweilkatheter (Kap. 15.2)

- **Atmung, Beatmung**
- – Pflege bei Beatmung (Kap. 13.1, 13.2)
- – Kontrolle der Beatmungsparameter, PEEP beachten
- – nur bei Bedarf und zu zweit absaugen, vorher Analgosedierung
- – geschlossenes Absaugsystem verwenden (Kap. 13.2.5)
- – bei konventionellem Absaugen PEEP beibehalten
- – während des Absaugens leichte Vibrationsmassage, auf Kreislaufsituation achten
- **Lagerung, Mobilisation**
- – Bauchlage, verbessertes Perfusions-Ventilationsverhältnis (Kap. 16.1.1)
- – kinetische Therapie (Kap. 7.12.3)
- **Infusionstherapie**
- – Pflege bei Venenverweilkatheter (Kap. 9.1, 9.2)
- – Überwachung der Infusionen und Medikamente
- – Schmerztherapie (Kap. 22.2)
- **Sonden, Drainagen**
- – Pflege bei liegender Magensonde (Kap. 17.3.2, 18.4.2)
- **Ausscheidungen**
- – Pflege bei Blasenverweilkatheter (Kap. 18.1)
- – Kontrolle der Ein- und Ausfuhr, sechsstündliche Bilanzierung (Kap. 18.2)
- **Prophylaxen**
- – Pneumonieprophylaxe (Kap. 13.2.8)
- – Dekubitusprophylaxe (Kap. 20.2.1)
- – Soor- und Parotitisprophylaxe
- **Ernährung**
- – früher Beginn der enteralen Ernährung (Ulkusprophylaxe)
- – Kontrolle des Magen-pH
- **Betreuung**
- – schweres Krankheitsbild mit oft wochenlanger Kreislaufinstabilität
- – Kinder benötigen Ruhe und ruhiges Patientenzimmer
- – durch Gespräche und Einbeziehen der Eltern in die Pflege können deren Ängste etwas reduziert werden
- – ständige Gesprächsbereitschaft signalisieren
- – psychologische Betreuung anbieten und organisieren

Das relaxierte Kind

Relaxation (Muskelerschlaffung) geschieht durch Unterbrechen der Erregungsleitung zwischen ZNS und Muskulatur. Muskelrelaxanzien lähmen die gesamte Skelettmuskulatur inklusive Atemmuskulatur, deshalb ist Beatmung erforderlich.

- **Indikationen:** schwerwiegende Beatmungsprobleme, nach Operationen, bei denen eine Eigenatmung ausgeschlossen ist (z.B. intrathorakale Operationen), evtl. Intubation

! Kinder auch bei Relaxierung über alle Handlungen informieren.

- **Depolarisierende Muskelrelaxanzien**
- – besetzen und depolarisieren die Rezeptoren der Muskelplatte, z.B. Succinylcholin®
- – der Depolarisationsblock bleibt bestehen, bis die Substanz abgebaut oder ausgeschieden ist
- **Nichtdepolarisierende Muskelrelaxanzien**
- – besetzen die Rezeptoren, ohne zu depolarisieren, z.B. Atracurium®, Pancuronium®
- – sind durch Prostigmin® und Pyridostigmin® antagonisierbar

Relaxierte Kinder müssen immer zusätzlich sediert werden.

▶ **Pflegerische Maßnahmen, Überwachung bei relaxierten Kindern**
- dreistündliche Mundpflege, da kein Schluckreflex vorhanden (Kap. 14.3.8)
- regelmäßige Augenpflege, fehlender Lidschlag (Kap. 14.3.7)
- wenn möglich Einzelzimmer, da Ruhe notwendig ist

Es ist wichtig, auch mit einem relaxierten Kind verbal und nonverbal zu kommunizieren (Kap. 21)

- **Beobachtungen**
- Monitoring
- Herzfrequenz, Blutdruck und Pupillengröße geben Auskunft über eine ausreichende Sedierung
- **Atmung, Beatmung**
- Pflege bei Beatmung (Kap. 13.1, 13.2)
- bei Bedarf endotracheal und Nasen-Rachen-Raum absaugen
- Schluckreflex nicht möglich
- **Lagerung, Mobilisation** (Kap. 16.1, 16.2)
- dreistündlich umlagern, auf Druckstellen achten
- **Sonden, Drainagen**
- Pflege bei Magensonde (Kap. 17.3.2, 18.4.2)
- **Ausscheidungen**
- Pflege bei Blasenverweilkatheter (Kap. 18.1)
- auf regelmäßige Stuhlentleerung achten, bei Bedarf Klysma verabreichen
- **Prophylaxen**
- alle Prophylaxen sind notwendig
- **Ernährung**
- vorsichtiger Nahrungsaufbau, da fehlende Darmfunktion

Durch eine Relaxierung ist keine Beurteilung der Spontanmotorik möglich. Die Relaxierung sollte nur so kurz wie nötig erfolgen.

26 Erkrankungen des Herz-Kreislaufsystems

26

26.1 Angeborene Herzfehler

Die Häufigkeit bei angeborenen Herzfehlern beträgt acht bis zehn Fehlbildungen auf 1000 Lebendgeborene. Da diese Kinder meist sehr lange und oft wiederkehrende Krankenhausaufenthalte haben, bedürfen sie und ihre Angehörigen einer besonders einfühlsamen Unterstützung und Begleitung.

Gliederung der angeborenen Herz-Gefäßerkrankungen

- **Vitien ohne Kurzschluß (ohne Shunt)**
- – Pulmonalstenose
- – Aortenstenose
- – Aortenisthmusstenose (CoA)
- – Aortenbogenanomalie
- **Vitien mit überwiegendem Links-Rechts-Shunt**
- – Ventrikelseptumdefekt (VSD)
- – Vorhofseptumdefekt (ASD)
- – atrioventrikulärer Septumdefekt (AVSD)
- – Ductus arteriosus persistens (PDA)
- **Vitien mit überwiegendem Rechts-Links-Shunt**
- – Fallot-Tetralogie
- – Transposition der großen Arterien (TGA)
- – Truncus arteriosus communis
- – Trikuspidalatresie
- – singulärer Ventrikel
- – totale Lungenvenenfehlmündung

Die **Pathophysiologie** ist in Abbildung 26-1 dargestellt.

Symptome bei Herzinsuffizienz

- **Bei Säuglingen**
- – verstärktes Schwitzen, kühle Extremitäten
- – Trinkschwäche, schlechtes Gedeihen, mangelnde Gewichtszunahme
- – Kurzatmigkeit, Blässe oder Zyanose
- – Ödeme, Einziehungen, gesteigerte Unruhe, Azidose
- **Bei älteren Kindern**
- – geringe Ausdauer, verringerte körperliche Belastbarkeit
- – Kurzatmigkeit, bei Belastung Dyspnoe
- – appetitlos
- – Ödeme, blaß-graues oder zyanotisches Hautkolorit
- – feinblasige Rasselgeräusche, vergrößerte Leber und Milz

Diagnostik

- – Familien- und Eigenanamnese
- – Auskultation, Palpation (Pulse, Leber)
- – EKG, Echokardiographie, transösophageales Echo (TEE)
- – Röntgenthorax
- – Herzkatheter und Angiographie, Hyperoxietest, Blutgase, Laborparameter

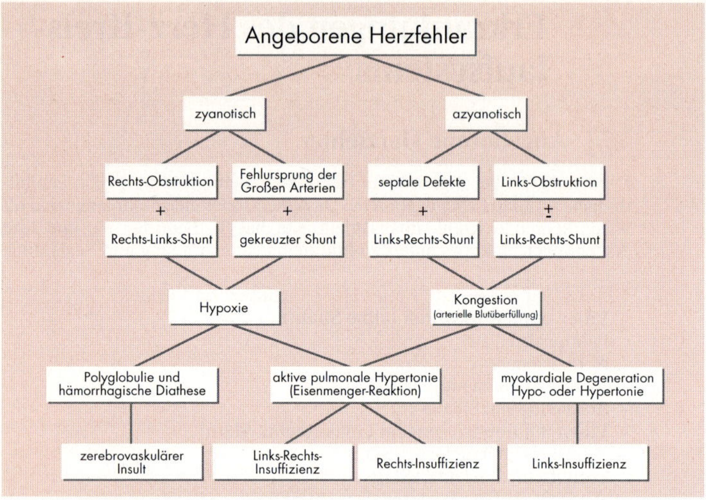

Abb. 26-1 Verlauf angeborener Herzfehler

Therapie

Abhängig vom Herzfehler.

- **Medikamentöse Notfalltherapie**
  - Sauerstoffzufuhr, Beatmung
  - Ausgleich der Azidose
  - bei Herzinsuffizienz Diuretika
  - bei sehr kreislaufinstabilen Patienten Einsatz von Katecholaminen
  - je nach Herzfehler Infusion mit E-Prostaglandinen zum Offenhalten des Ductus arteriosus Botalli
- **Interventionelle Therapie**
  - Valvuloplastie
  - Angioplastie
- **Korrigierend-operative Therapie**
  - anatomische oder funktionelle Korrektur des Herzfehlers

▶ Pflegerische Maßnahmen, Überwachung nach Herzkatheteruntersuchung

- **Beobachtung**
  - Monitoring von EKG, Herzfrequenz, Atmung
  - zunächst alle 15 Minuten Blutdruckkontrolle (Dinamap)

Blutdruckkontrollen je nach Herzfehler und Anordnung entweder an allen vier oder nur obere bzw. untere Extremitäten. Meßstelle dokumentieren.

  - falls keine Auffälligkeiten auftreten, Blutdruckkontrollen nach einer Stunde erweitern
  - kontinuierliche Messung der Sauerstoffsättigung
  - Bewußtseinslage kontrollieren (Kap. 19.2)

- Körpertemperatur messen, bei Hypo- bzw. Hyperthermie entsprechend öfter (Kap. 15.2)
- regelmäßig Fußpulse kontrollieren
- Hauttemperatur und -farbe am Katheterbein kontrollieren

! Kühle Beine z.B. in Watte einwickeln, Fuß und Leiste frei lassen.

- **Atmung, Beatmung**
- bei Bedarf Pflege bei Beatmung (Kap. 13.1, 13.2)
- **Lagerung, Mobilisation** (Kap. 16.1, 16.2.1)
- nichtbeatmete Kinder flach lagern, evtl. Narkoseüberhang

Bei einer venösen Stauung das Katheterbein (blaue Hautfarbe, geschwollen) hochlagern.

- **Infusionstherapie**
- Pflege bei Venenverweilkatheter (Kap. 9.1)
- **Ausscheidungen**
- sechsstündliche Bilanzierung der Urinmenge, Windel wiegen oder Urinbeutel anbringen (Kap. 18.2)
- auf Stuhlausscheidung achten
- **Prophylaxen**
- um Druckstellen zu vermeiden, bei venöser Stauung, Bein weich lagern (Kap. 20.2.1)
- **Wunden, Verbände** (Kap. 20.1.2, 20.1.3)
- Druckverband an der Kathetereintrittsstelle (A. oder V. femoralis) evtl. mit Sandsack beschweren, Druckstellen vermeiden
- auf Nachblutungen achten

! Kathetereintrittsstelle nicht zudecken, um besonders bei Punktion der A. femoralis Nachblutungen sofort zu erkennen (Kap. 9.3.3).

- **Ernährung** (Kap. 17.3)
- nach vier bis sechs Stunden Nahrungsbeginn mit Tee
- bei guter Toleranz zügiger Aufbau bis zur vollen enteralen Ernährung
- Infusionsmenge entsprechend reduzieren

Nach der Herzkatheterisierung führt der zuständige Arzt ein Gespräch mit den Eltern. Das Pflegepersonal muß über den Befund und die weitere Therapie informiert werden.

▶ Pflegerische Maßnahmen, Überwachung bei Gabe von E-Prostaglandin bei duktusabhängigen Vitien

- **Nebenwirkungen von E-Prostaglandin**
- Hypotonie
- Flush (Hautrötung), Fieber
- Apnoe, evtl. mit Bradykardie
- Hypersekretion, Durchfall
- Zittrigkeit, Unruhe, Berührungsempfindlichkeit
- Übelkeit, Erbrechen
- Gefahr der nekrotisierenden Enterokolitis (NEC)
- bei längerer Anwendung Knochenschmerzen

Ein Kind, das mit E-Prostaglandin behandelt wird, gehört wegen der eventuell auftretenden Atemdepression immer zur Überwachung auf eine Intensivstation.

- **Beobachtungen**
- Monitoring von EKG, Herz- und Atemfrequenz (Kap. 13.1, 13.4)
- Atemtiefe und -rhythmus genau beobachten
- Bewußtsein kontrollieren (Kap. 19.2)
- Blutdruckkontrollen bei Beginn der Therapie viertelstündlich, dann je nach Zustand des Kindes

Je höher die Dosierung des Prostaglandins, desto stärker ist die Vasodilatation der Gefäße.

- Kontrolle der Körpertemperatur, bei Fieber entsprechend häufiger
- Fiebersenkung mit physikalischen Mitteln oder Antipyretika (Kap. 15.2)
- kontinuierliche Messung der Sauerstoffsättigung, wünschenswert ist ein Wert über 80% (abhängig vom Herzfehler)

Abdomen beobachten, da erhöhte NEC-Gefahr.

- **Atmung, Beatmung**
- bei oberflächlicher Atmung Stimulation
- Guedel-Tubus oder Atemhilfe mit CPAP (Kap. 11.2)
- bei häufigen Apnoen Intubation, Pflege bei Beatmung (Kap. 13.1.3, 13.2)
- bei Hypersekretion Mund und Rachen absaugen
- **Infusionstherapie**
- bei kurzer Therapie ist ein peripherer Zugang ausreichend, bei längerer Therapie zentraler Venenkatheter, z.B. Silastikkatheter (Kap. 9.1.3, 9.2)
- Laufgeschwindigkeit und Verdünnung streng kontrollieren und dokumentieren

E-Prostaglandin muß immer separat infundiert werden, Bolus vermeiden, keine Dreiwegehähne zwischenschalten. Rascher Spritzenwechsel, um eine Unterbrechung der Infusion zu verhindern.

- **Ausscheidungen**
- Ein- und Ausfuhr bilanzieren, um rechtzeitig Wassereinlagerungen zu erkennen (Kap. 18.2)
- die Bilanzierung ist erschwert, da die Kinder häufig unter Durchfall leiden
- einmal täglich Gewichtskontrolle
- **Ernährung**
- enterale Ernährung ist erstrebenswert
- bei Durchfall evtl. Diät

! Ruhe und Schlaf der Kinder müssen oberste Priorität haben, da sie sehr berührungsempfindlich und schreckhaft sind. Geplante Pflegerunden sollten zugunsten des Kindes verschoben werden, wenn dieses schläft.
Bei Unruhe und Unwohlsein Kind auf den Arm nehmen, durch Schnuller und/oder Musik beruhigen, viel Zuwendung geben.

▶ Pflegerische Maßnahmen, Überwachung präoperativ

- **Beobachtungen**
- Monitoring von EKG, Herz- und Atemfrequenz
- Aussehen, Hautkolorit, warme oder kalte Peripherie, Einlagerungen und Ödeme beobachten
- kontinuierlich Sauerstoffsättigung überwachen
- Körpertemperatur messen, bei großen Kindern axillar (Kap. 15.2)

- **Atmung, Beatmung**
  - bei Bedarf Sauerstoffgabe über Trichter oder Sauerstoffbrille (Kap. 3)
  - bei Bedarf Atemhilfe oder Beatmung (Kap. 11.2, 13.2, 13.13)
  - gründliches endotracheales Absaugen mit Lavage nur wenn nötig, da diese Maßnahme das Kind zusätzlich streßt
- **Lagerung**
  - bedürfnisorientierte Lagerung, spontanatmende Kinder suchen sich ihre Lage selbst
- **Ausscheidungen**
  - Ein- und Ausfuhr bilanzieren, Windel abwiegen

Engmaschige Bilanzierung, um Wasseransammlungen bzw. Herzbelastung zu vermeiden.

- **Prophylaxen**
  - Dekubitus- und Pneumonieprophylaxe bei immobilen Kindern
  - häufige Körperpflege und Wäschewechsel bei starkem Schwitzen
- **Ernährung**
  - kalorienreiche, kleine Mahlzeiten
  - evtl. Magensonde
- **Psychische Betreuung**
  - Kinder beschäftigen (Kap. 24.4)
  - Eltern und Kinder unterstützen
  - Psychologen einbeziehen

Vorbereitung zur Operation (Kap. 34.1.1)

- Aufklärung der Kinder und Eltern durch den Arzt
- Information über die anschließende Pflegesituation
- Intensivplatz vorbereiten

Extrakorporale Zirkulation

- die meisten herzchirurgischen Eingriffe können nicht am schlagenden Herzen vorgenommen werden
- die Herz-Lungen-Maschine (HLM) übernimmt während der Operation die Kreislauffunktion und den Gasaustausch (Abb. 26-2) im Blut (extrakorporale Zirkulation)
- das Kind wird dazu in eine Hypothermie versetzt
- ein Kardiotechniker betreut die Herz-Lungen-Maschine

Herzschrittmacher

- passagerer Schrittmacher zur Übernahme der elektrischen Herzaktion
- die Nomenklatur baut sich aus drei Buchstaben auf – der erste Buchstabe gibt die Stelle der Stimulation an: Atrium (A), Ventrikel (V), Atrium und Ventrikel (D: Dual)
- der zweite Buchstabe gibt die Lage der Detektorsonde an: A, V oder D
- der dritte Buchstabe beschreibt die Steuerungsart
  Inhibierung (I): der Schrittmacher wird durch die Herzaktion unterdrückt
  Triggerung (T): feste Frequenz oder Zeitpunkt des Impulses wird innerhalb eines vorgegebenen Zeitfensters durch die R-Zacke gesteuert

▶ Pflegerische Maßnahmen, Überwachung postoperativ

Eine rechtzeitige Information aus dem Operationssaal an das Intensivpflegepersonal über angeordnete Medikamente und die Zahl der Drainagen hilft, daß die Übernahme auf Station reibungslos und ohne Hektik abläuft. Ein Arzt und zwei Pflegepersonen müssen dabei anwesend sein.

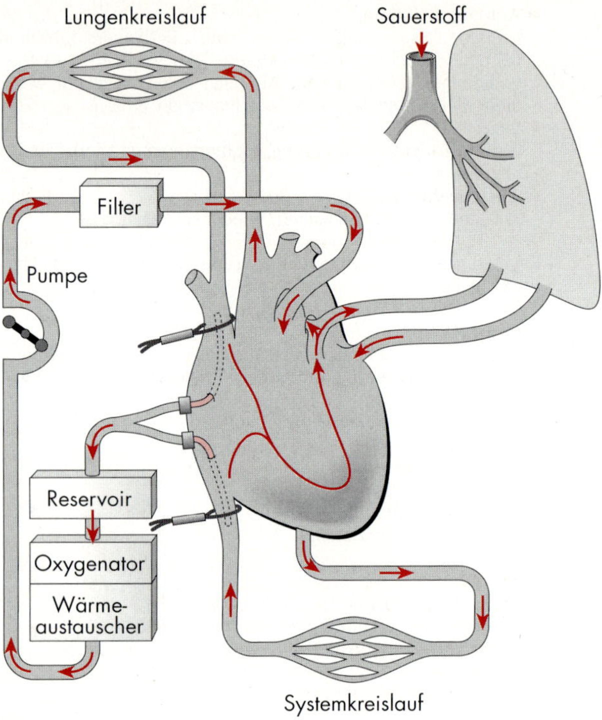

Abb. 26-2 Gasaustausch bei der Herz-Lungen-Maschine

- **Beobachtungen**
  - EKG anschließen
  - nachfolgend die in der Regel implantierten, zwei bis vier Pacerdrähte an den Herzschrittmacher anschließen und prüfen
  - engmaschig Herzfrequenz und -rhythmus überwachen und dokumentieren
  - kontinuierlich arteriellen Blutdruck messen
  - Vergleichskontrolle mit Dinamap (Kap. 13.4.2.2)
  - engmaschige Kontrolle des ZVD (Kap. 13.4.2.4)
  - kontinuierlich Körpertemperatur messen mit rektaler Temperatursonde oder über Blasenverweilkatheter (Kap. 15.2)

! Die Kinder werden im Operationssaal schon erwärmt, kommen aber meist mit einer Hypothermie auf Station. Langsames Wärmen, nicht mehr als 1 °C pro Stunde, mit Wärmematte oder -strahler und Decken.

- bei Hyperthermie mit Kühlplatten an der Thoraxvorderseite kühlen, Antipyretika

Keine Kühlplatten bei Zentralisation verwenden.

- alle 15 Minuten Kontrolle der Sauerstoffsättigung
- auf Druckstellen achten, bei schlechter Durchblutung Sensor häufig umplazieren
- Hautfarbe, -zustand und -temperatur beobachten
- Kontrolle der Bewußtseinslage (Kap. 19.2)
- **Atmung, Beatmung**
- bei spontanatmenden Kindern bei Bedarf Sauerstoff über Maske, Trichter oder Sauerstoffbrille vorlegen (Kap. 3)
- Pflege bei Beatmung (Kap. 13.1.3, 13.2)
- Assistenz bei Röntgenkontrolle der Tubuslage (ZVK, Magensonde, Drainagen)
- endotracheales Absaugen in den ersten 24 Stunden nur im Beisein eines Arztes

Das Absaugen kann eine mögliche Dekompensation verursachen.

- ein optimales Befeuchten und Erwärmen des Atemgases erspart manches Absaugen
- Absaugen nur bei Bedarf maximal 10 Sekunden, vorher Auskultation der Lunge
- **Lagerung, Mobilisation**
- leichte Oberkörperhochlagerung bzw. bedürfnisorientiert
- Kind so wenig wie möglich belasten
- **Infusionstherapie**
- Pflege bei zentralvenösem Katheter (Kap. 9.1)
- Pflege bei arterieller Kanüle (Kap. 9.3)
- Pflege von peripheren Venenverweilkanülen (Kap. 9.2)
- Katecholamine über separaten Schenkel infundieren, Bolusgabe vermeiden
- Spritzenwechsel von Katecholaminen in Etappen vornehmen, überlappend umhängen
- Kontrolle der exakten Dosierung und Laufgeschwindigkeit
- Volumentherapie, Transfusionen nach Anordnung
- großzügige Schmerztherapie nach Anordnung
- **Sonden, Drainagen**
- retrosternale oder retrokardiale und Pleuradrainage
- Drainagen auf Durchgängigkeit kontrollieren
- Sog nach ärztlicher Anordnung
- abgelaufenes Sekret an der Drainageflasche markieren

In den ersten postoperativen Stunden muß etwas blutiges Sekret aus der Drainage laufen. Ist dies nicht der Fall, mit zwei Klemmen Drainageschlauch „melken“, um eine Verstopfung zu vermeiden. Kreislaufstabile Kinder kurz aufsetzen.

- abhängig von der Sekretmenge Drainagen ziehen
- **Ausscheidungen**
- Pflege bei Blasenverweilkatheter (Kap. 18.1)
- halbstündliche bis stündliche Kontrolle der Urinausscheidung, spezifisches Gewicht, Urinstix
- Farbe des Urins beurteilen, z.B. Makro- oder Mikrohämaturie
- vier- bis sechsstündlich Ein- (Infusionen, Transfusionen, Medikamente) und Ausfuhr (Urin, Drainagesekret) bilanzieren (Kap. 18.2)

- **Prophylaxen**
- Dekubitusprophylaxe (Kap. 20.2.1)
- Pneumonieprophylaxe (Kap. 13.2.8)
- Physiotherapie nur bei kreislaufstabilen Kindern
- **Wunden, Verbände**
- Verband der Thorakotomie auf Nachblutungen kontrollieren
- frische Blutungen auf dem Verband markieren
- Verband nach 48 Stunden entfernen, Wunde offenlassen oder Sprühverband, Fixomull (nach Standard des Hauses)
- **Ernährung**
- 24 Stunden postoperativ Nahrungskarenz
- langsamer Nahrungsaufbau mit Tee oder Milch (Ulkusprophylaxe)
- Pflege bei Magensonde (Kap. 17.3.2)

! Die Kinder haben großen Durst durch Flüssigkeitsrestriktion; ablenken, feuchte Wattestäbchen oder wachen Kindern evtl. Bonbons anbieten.

26.2 Erworbene Herzfehler

26.2.1 Kardiomyopathie

Kardiomyopathien sind funktionelle und strukturelle **Anomalien** des **Herzmuskels,** die primär, aus ungeklärter Ursache, oder sekundär als Folge von Herz- oder Systemerkrankungen entstehen.

Symptome

- je nach Art der Kardiomyopathie schleichender bis hochakuter Verlauf mit kardialer Dekompensation
- eingeschränkte körperliche Belastbarkeit

Diagnostik

- EKG, Echokardiographie
- Herzkatheter und Myokardbiopsie

Therapie

- Gabe von z.B. Betablockern, Calciumantagonisten
- Operation, Resektion der Verdickung im Ausflußtrakt des linken Ventrikels
- Herztransplantation, wenn konservative Therapie erfolglos

▶ Pflegerische Maßnahmen, Überwachung

Die Kinder sind schwer krank. Bei entsprechender Prognose ist eine Transplantation die einzige Überlebenschance für das Kind.

- schonende Körperpflege (Kap. 14.3)
- **Beobachtungen**
- Monitoring von EKG, Herz- und Atemfrequenz
- Vitalwerte und Bewußtsein kontrollieren
- kontinuierlich Sauerstoffsättigung messen
- **Atmung, Beatmung**
- Sauerstoffgabe über Sauerstoffbrille, Maske oder Trichter
- evtl. Pflege bei Beatmung (Kap. 13.1.3, 13.2)
- **Lagerung, Mobilisation**

Die Kinder benötigen eine absolute körperliche Schonung.

- wenn toleriert, Oberkörperhochlagerung

Die Kinder sollten nicht zu einer bestimmten Lage gezwungen werden, sondern diese selbst nach ihrem Wohlbefinden wählen.

- **Ausscheidungen**
- – Bilanzierung der Ein- und Ausfuhr (Kap. 18.2)
- – einmal täglich Gewichtskontrolle
- **Ernährung**
- – Flüssigkeitseinschränkung
- – Kinder vom Durst ablenken, evtl. feuchte Wattestäbchen oder Bonbons anbieten

Durch die lebensbedrohliche Erkrankung und die Angst vor einer evtl. Transplantation sind das Kind und seine Eltern einer extremen psychischen Belastung ausgesetzt. Das Signalisieren der Gesprächsbereitschaft und die Betreuung durch einen Psychologen sind notwendig.

26.2.2 Endokarditis, Myokarditis

Bei einer Endokarditis handelt es sich um eine vorwiegend (80%) von **Streptokokken** und **Staphylokokken** ausgelöste **Entzündung** der **Herzinnenhaut** aufgrund einer Sepsis, Zahnextraktion oder nach operativen Eingriffen. Sie führt häufig zu Herzklappenfehlern.
Fast alle Krankheitserreger können primär oder sekundär eine **Myokarditis**, eine **Entzündung** des **Herzmuskels**, verursachen. Sehr häufig sind dies Coxsackie-, Influenza-, Mumps- und Rötelnviren.

Symptome

- **Endokarditis**
- – Abgeschlagenheit, Appetitlosigkeit
- – Fieber, Petechien
- – Splenomegalie
- **Myokarditis**
- – Fieber
- – Ruhetachykardie, Herzrhythmusstörungen
- – kardiale Insuffizienzzeichen
- – evtl. Perikarderguß

Diagnostik

- – Echokardiographie, EKG
- – Laborparameter
- **Endokarditis**
- – Blutuntersuchungen, z.B. Blutkulturen, BSG, CRP
- **Myokarditis**
- – Röntgenthorax
- – Virusserologie

Therapie

- – bei Endokarditis nach Resistenz Antibiotika, evtl. Cortison

Vorhandenen zentralen Venenkatheter sofort entfernen, da dieser die Ursache der Infektion sein kann.

▶ Pflegerische Maßnahmen, Überwachung

- **Endokarditis**
- – körperliche Schonung, Bettruhe

- Monitoring von EKG, Herz- und Atemfrequenz
- regelmäßige Kontrollen der Körpertemperatur (Kap. 15.2)
- bei Fieber physikalische Mittel oder Antipyretika (Kap. 15.3.2)
- Körperpflege abhängig vom Zustand des Kindes
- bei Bedarf Sauerstoffgabe

- **Myokarditis**
- strenge Bettruhe
- Monitoring von EKG, Herz- und Atemfrequenz
- Vitalwerte und Bewußtsein kontrollieren
- kontinuierlich Sauerstoffsättigung messen
- auf Zeichen einer Herzinsuffizienz achten
- Medikamente i.v. nach Anordnung
- Punktion bei vorliegendem Perikarderguß

Da die Kinder strenge Bettruhe einhalten müssen, ist es sinnvoll, einen Beschäftigungstherapeuten zu integrieren.

27 Erkrankungen der Nieren

Die menschlichen Nieren haben die folgenden Aufgaben: Produktion von **Harn** mit Exkretion **harnpflichtiger Substanzen,** Regulieren des **Wasser- und Elektrolythaushalts** (Osmoregulation), des Blutdrucks, des **Säure-Basen-Gleichgewichts** im Blut und des **Calcium- und Phosphatstoffwechsels** sowie Produktion **renaler Hormone.** Bei einer Erkrankung des Organs kann es zu lebensbedrohlichen Zuständen kommen.

27.1 Akutes Nierenversagen

Beim akuten Nierenversagen entsteht kurzfristig ein akuter, meist reversibler Funktionsverlust der Niere. Die auslösenden Ursachen sind in der Regel extrarenal, also zirkulatorisch oder toxisch. Beim **prärenalen akuten Nierenversagen** liegt eine vorübergehende Störung der Filtration durch Abnahme der Nierendurchblutung und dadurch verminderten hydrostatischen Druck in den Glomeruluskapillaren vor.

Ursachen

- **Minderdurchblutung**
  - hypovolämischer Schock mit Blutdruckabfall
- **Postoperative Ursachen**
  - z.B. bei langen kardiologischen Operationen
- **Endogen-toxische Ursachen**
  - bei zahlreichen Erkrankungen werden endogene (körpereigene) Substanzen freigesetzt, welche die Niere schädigen können, z.B. bei Pankreatitis, Peritonitis, Endotoxinschock
- **Exogen-toxische Ursachen**
  - von außen zugeführte Substanzen wie Antibiotika, Blei, Kupfer

Symptome

- Durchfall, Übelkeit, Erbrechen
- Herzrhythmusstörungen, Hypertonie, Ödembildung bei Hypervolämie
- veränderte Bewußtseinslage, z.B. Müdigkeit, Konzentrationsschwäche
- Krämpfe, tetanische Zeichen
- Ateminsuffizienz, Lungenödem bei Überwässerung
- Elektrolytentgleisung, Störung im Säure-Basen-Haushalt (metabolische Azidose), Anstieg der Eiweißstoffwechselprodukte, z.B. Harnstoff, Kreatinin

Stadien des akuten Nierenversagens in Tabelle 27-1.

Diagnostik

- Anamnese: z.B. Dauer der Beschwerden, familiäre Vorbelastung, Medikamente (z.B. Antibiotika)
- körperliche Untersuchung auf Ödeme, Luftnot, Perikardreiben, Nierenlagerklopfschmerzen
- Laborparameter von Blut, Urin, Stuhl
- EKG (Rhythmusstörungen, Hyperkaliämiezeichen)
- Sonographie der Nieren (Nierenstauung, Schrumpfnieren, Zysten)
- evtl. Kontrastmitteldarstellung der Niere
- Nierenbiopsie

Tab. 27-1 Stadien des akuten Nierenversagens

Stadium	Symptomatik	Dauer
I Stadium der Schädigung	Schock, Nephrotoxine	Stunden bis Tage
II Stadium der Oligurie, Anurie	Proteinurie Hämaturie Isosthenurie	neun bis elf Tage
III Stadium der Polyurie	Leukozyturie Bakteriurie	zwei bis drei Wochen
IV Stadium der Restitution	gestörte Partialfunktionen evtl. Defektheilung	Wochen bis Monate

Therapie
- bei Schock Volumen- oder Plasmagabe
- bei Hypervolämie Gabe von Diuretika
- Behandlung der Ursachen des Nierenversagens
- Nierenersatztherapie (Kap. 27.3)

Komplikationen
- Infektionen
- Blutdruckabfall, Kammerflimmern
- Lungenödem, Hirnödem durch zu schnelle Erstdialyse

▶ Pflegerische Maßnahmen, Überwachung
- bei der Körperpflege (Kap. 14.2) besonders auf die Hautpflege achten
- trockene Haut mit rückfettenden Lotionen eincremen
- bei starkem Juckreiz auf Anordnung juckreizstillende Salben oder Puder auftragen

• **Beobachtungen**
- Monitoring von EKG, Atmung, Sauerstoffsättigung
- Beobachten der Atmung, z.B. Tachypnoe, Pressen
- Kontrolle des Blutdrucks, bei Hypovolämie und Hypotonie engmaschig (Kap. 13.1, 13.4)
- stündliche Kontrolle der Bewußtseinslage (Kap. 19.2.2) bei eingetrübten, schläfrigen Kindern

• **Atmung, Beatmung**
- bei Ateminsuffizienz, evtl. Pflege bei Beatmung (Kap. 13.1.3, 13.2)

• **Lagerung, Mobilisation**
- evtl. Oberkörper hochlagern, um die Atmung zu erleichtern (Kap. 13.2.6)
- häufiger Lagewechsel bei Ödemen, um Druckstellen zu vermeiden
- Beine evtl. leicht hochlagern
- Kind anregen, sich selbst im Bett umzudrehen
- Kind mehrmals täglich aufsetzen, wenn möglich auf die Waage stellen
- mehrmals täglich Extremitäten durchbewegen, evtl. von Physiotherapeut

• **Infusionstherapie**
- Pflege bei Venenverweilkatheter (Kap. 9.1, 9.2) und ZVK
- intravenöse Gabe der Medikamente

• **Ausscheidungen**
- einstündliche Bilanz der Ein- und Ausfuhr während der Akutphase, dann auf drei bis sechs Stunden ausdehnen (Kap. 18.2), Urin beurteilen, z.B. Eiweißflocken, Blut

- Darmtätigkeit regulieren (Durchfall), Stuhl beurteilen, z.B. Blut, Menge
- bei Bauchschmerzen feucht-warme Wickel auflegen oder Wärmflasche
- einmal täglich Gewichtskontrolle
- Pflege bei Nierenersatztherapie (Kap. 27.3)

- **Ernährung**
- bei Bedarf zunächst parenterale Ernährung oder Magensonde (Kap. 17.2, 17.3)
- zu Beginn der Behandlung eiweiß- und kaliumarme, leicht verdauliche (Durchfall), kalorienreiche Speisen
- eingeschränkte Flüssigkeitszufuhr
- bei Durst häufig kleine Schlucke Tee anbieten

27.2 Hämolytisch-urämisches Syndrom

Das hämolytisch-urämische Syndrom (HUS) ist die häufigste Ursache des akuten Nierenversagens im Kindesalter.
Toxine schädigen die Endothelzellen (vaskuläres Endothel) an der Innenwand der Gefäße.
Das im Darm resorbierte Toxin hat zusätzlich eine direkt toxische Wirkung auf Endothelzellen der kleinen Blutgefäße mit der Folge einer thrombotischen Mikroangiopathie, die aus bisher nicht geklärten Gründen überwiegend in den Glomeruluskapillaren der Nierengefäße auftritt (Abb. 27-1).
Die Infektion erfolgt überwiegend durch kontaminierte Milch- und Fleischprodukte. **Enterohämorrhagische Escherichia-coli-Bakterien** (EHEC), die zu einer Enterokolitis mit wäßrig-blutigen Durchfällen führen, können bei 3 bis 20% lebensbedrohende Komplikationen in Form des HUS entwickeln.

Symptome

- protrahierte, teils blutige Durchfälle
- Blässe durch akute hämolytische Anämie, Thrombozytopenie (Folge der intravaskulären Bildung von Mikrothromben)
- Nephropathie
- Erbrechen, Hypertonie

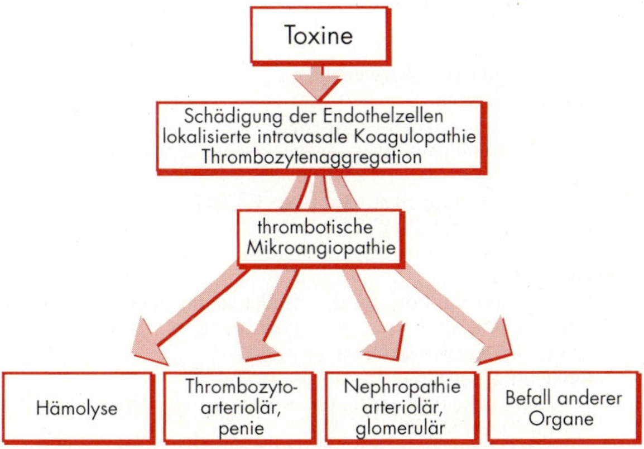

Abb. 27-1 Verlauf des hämolytisch-urämischen Syndroms

- Hämaturie, Oligurie
- intravasale Hämolyse (Fragmentation der Erythrozyten)
- oft dramatischer Hämoglobinabfall, massive LDH-Erhöhung
- besonders bei kleinen Kindern zerebrale Symptome wie Krämpfe, Somnolenz, Koma
- Befall anderer Organe mit Enzephalopathie (Infarkte, Krämpfe), Hepatopathie, Kardiomyopathie, Pankreatitis

Diagnostik

- Anamnese
- neurologischer Status: Somnolenz, Krampfbereitschaft (evtl. CT)
- Blutbild, Blutgerinnung, Blutgase, Elektrolyte, Kreatinin, Harnstoff
- Urinuntersuchung auf Sediment und Bakteriologie
- Stuhluntersuchung: Verotoxin besonders auf EHEC
- Sonographie der Nieren (deutliche Organvergrößerung, diffuse Echovermehrung des Nierenparenchyms)

Therapie

- nur symptomatische Behandlung möglich
- evtl. Bluttransfusion bei ausgeprägt niedrigem Hämoglobin
- Ausgleich der Elektrolyte
- Hypertonie medikamentös behandeln
- evtl. Nierenersatztherapie (Kap. 27.3)

▶ Pflegerische Maßnahmen, Überwachung

- bedürfnisorientierte Körperpflege (Kap. 14.3)

• **Beobachtungen**

- Monitoring von EKG, Herzfrequenz, Atmung
- bei Medikamenteneinstellung alle 30 Minuten Blutdruck messen
- ZVD-Messung
- Kontrolle der Sauerstoffsättigung
- dreimal täglich Körpertemperatur messen
- bei Fieber z.B. Wadenwickel, Cold-Packs
- Kontrolle der Bewußtseinslage (Kap. 19.2)

• **Lagerung, Mobilisation**

- Kind sucht sich selbst eine bequeme Lage

• **Infusionstherapie**

- Pflege bei ZVK (Kap. 9.1)
- Infusionstherapie überwachen

• **Ausscheidungen**

- Bilanz der Ein- und Ausfuhr (Kap. 18.2)
- evtl. Urinbeutel anbringen für spezifisches Gewicht und bakteriologische Bestimmung
- Pflege bei Peritonealkatheter (Kap. 27.3.3)
- Pflege bei Dialyse (Kap. 27.3.1)
- zweimal täglich Gewichtskontrolle

• **Ernährung**

- Flüssigkeitsreduktion, da die Kinder kaum oder nur gering Urin ausscheiden und ihr Körper Flüssigkeit einlagert
- langsamer Nahrungsaufbau

• **Betreuung**

- Kind altersabhängig erklären, warum es so wenig zu trinken erhält, obwohl es Durst hat
- mit Spielen ablenken, z.B. Geschichten vorlesen, Kassetten hören, Karten spielen, Puzzle legen (Kap. 21.4.1)

- Eltern haben Angst, sie dazu ermutigen, Fragen zu stellen und Kontakt mit anderen betroffenen Eltern aufzunehmen
- pflegerische Tätigkeiten erklären und Eltern einbeziehen, z.B. beim Wickeln, Messen der Körpertemperatur

27.3 Nierenersatztherapie

Ständig produziert der menschliche Körper Stoffwechselprodukte, die entweder in der Leber oder in den Nieren abgebaut und zum Teil mit dem Urin (z.B. Harnstoff, Kreatinin, Harnsäure) ausgeschieden werden. Auf diese Weise reinigen die Nieren ungefähr 1700 Liter Blut am Tag. Dies vollzieht sich in Nierenkörperchen (Glomeruli), von denen es mehrere Millionen in beiden Nieren gibt. Die **Glomeruli** sind für Stoffwechselprodukte und Wasser durchlässig, halten aber Blutkörperchen und Eiweißstoffe zurück. Das auf diese Weise gereinigte Blut fließt nach der Passage durch die Niere in den Blutkreislauf zurück.

Die Hauptaufgaben der Nieren bestehen in Blutreinigung und Wasserausscheidung. Gleichzeitig bilden sie Hormone, welche die Blutbildung steuern, den Blutdruck regulieren und in den Knochenstoffwechsel eingreifen.

Verschiedene Nierenerkrankungen schränken die Leistungsfähigkeit der Glomeruli ein. Als Folge nimmt die Entgiftungs- und Ausscheidungsfunktion der Nieren ab. Stoffwechselprodukte und Wasser sammeln sich im Körper zunehmend an und führen zu einer Urämie. Die Giftstoffe und das Wasser müssen dann über eine Nierenersatztherapie (Dialyse) ausgeschieden werden.

Indikationen

- akutes Nierenversagen
- terminale Niereninsuffizienz
- Intoxikation mit wasserlöslichen Substanzen
- Plasmaaustausch bei Autoimmunerkrankungen

27.3.1 Hämodialyse

Funktionsprinzip

- zu einer Akutdialyse benötigt das Kind einen großlumigen venösen Zugang, meist einen doppellumigen Shaldon-Katheter mit arteriellem und venösem Schenkel
- bei einer regelmäßigen Dialyse erhält das Kind einen Shunt, der jeweils zur Dialyse punktiert wird
- Blut des Kindes wird in eine künstliche Niere (Dialysator) geleitet
- Blut fließt in einem dünnen Film entlang einer semipermeablen (halbdurchlässigen) Dialysemembran
- durch die Poren der Membran diffundieren nur Wasser, Mineralien und harnpflichtige Substanzen
- auf der anderen Seite der Membran befindet sich die Dialysierflüssigkeit (körperwarme, modifizierte Ringerlösung)
- der Austausch beruht auf Diffusion und Osmose

Bei der Diffusion wandern Moleküle vom Ort der höheren zum Ort der niedrigeren Konzentration, bis ein Konzentrationsausgleich geschaffen ist. Wasser hat das Bestreben, von weniger konzentrierten zu konzentrierten Lösungen zu wandern, um einen Ausgleich der Osmolarität zu schaffen (Osmose).

- nach dem Dialysevorgang strömt das Blut über eine Vene wieder in den Körper zurück

Punktionsorte

- Vena jugularis interna (bevorzugtes Gefäß)
- Vena femoralis (erhöhtes Infektions- und Thromboserisiko)
- Vena subclavia

▶ Pflegerische Maßnahmen, Überwachung während der Dialyse

Bei einer Dialyse besteht Anwesenheitspflicht einer Pflegekraft

- Dialysegerät mit Schlauchsystem vorbereiten (Abb. 27-2)
- Beginn der Dialyse
- **Beobachtungen**
- alle 30 Minuten kontinuierliche Dokumentation von Herzfrequenz, Atmung, Blutdruck (Monitoring) sowie aller Maschinenwerte (moderne Dialysegeräte verfügen über eine integrierte Dokumentation der Maschinenparameter)
- ZVD-Messung vor Dialysebeginn als Volumenkontrolle bei Akutdialysen
- Körpergewicht des Kindes vor und nach der Dialyse kontrollieren
- Blutdruckkontrolle vor und unmittelbar nach Dialysebeginn, dann stündlich oder je nach Wert
- Kontrolle von Blässe, Schweiß, Übelkeit (Zeichen für niedrigen Blutdruck)
- Dialyseprotokoll führen mit Blutdruckwerten, arteriellem und venösem Druck, Ultrafiltrationsrate
- Laborkontrollen von Kalium und Gerinnung während und nach der Dialyse
- Schlauchsystem und Dialysator auf Thrombosierung beobachten

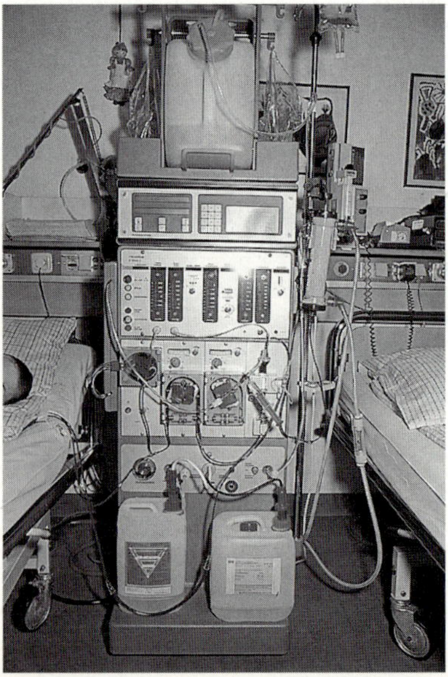

Abb. 27-2 Hämodialysegerät

- **Ausscheidungen**
- bei Übelkeit Wasserentzug stoppen
- Urinausscheidung bei Akutdialysen kontrollieren
- **Ernährung**
- Wunschkost

Komplikationen
- erhöhte Blutungsneigung
- Blutdruckabfall durch Volumenmangel
- Herzrhythmusstörung bei Elektrolytverschiebung
- Hypertonie durch Hyperkalzämie bei unzureichend aufbereitetem, entkalktem Wasser (Hartwassersyndrom)
- durch schnelles Absenken der Harnstoffkonzentration Kopfschmerzen, Übelkeit, Erbrechen, Verwirrtheit, Schläfrigkeit, zerebrale Krampfanfälle (Dysäquilibriumsyndrom)
- Shuntinfektion, Shuntthrombose

Beenden der Dialyse
- Blutpumpe stoppen
- beide Schenkel des Shaldon-Katheters freispülen, mit Heparin durchspülen und abstöpseln
- bei Shunt Kanüle ziehen, etwa zehn Minuten komprimieren, keinen Verband anlegen

27.3.2 Hämofiltration

Die Hämofiltration ist ein Druckfiltrationsverfahren durch eine druckstabile Membran (Hämofilter), bei dem das abgepreßte Filtrat durch eine Elektrolytlösung mit Puffersubstanz ersetzt wird. Der Vorteil der Hämofiltration liegt in der besseren Verträglichkeit des Flüssigkeitsentzugs. Es gelingt eine gute Elimination von mittelgroßen Molekülen. Kleinmolekulare Stoffe (Kreatinin, Harnstoff) können schlechter entfernt werden.
Indikationen: akutes Nierenversagen, Lungenödem verschiedener Ursachen, ausgeprägte Überwässerung, Kreislaufinstabilität.

Kontinuierliche arteriovenöse Hämofiltration
- Blut strömt aus einer Arterie durch ein Kapillarfilter (Hämofilter) außerhalb des Körpers
- treibende Kraft ist hierbei der Druckunterschied zwischen Arterie und Vene
- beim Durchfluß des Filters werden Plasmawasser und Substanzen abgefiltert
- nach der Filtration strömt das Blut über die Vene in den Körper zurück
- das Ultrafiltrat (gleiche Zusammensetzung wie Plasma, täglich etwa 8 bis 15 Liter) wird verworfen und durch Infusionslösungen in entsprechender Menge ersetzt
- die Hämofiltration ist vom Blutdruck abhängig, bei einer Systole unter 60 mmHg hört der Filtrationsvorgang auf
- bei dieser Dialyseform ist keine Maschine nötig

Vorbereiten des Materials
- Material zum Legen eines Arterien- und Venenkatheters (Kap. 9.1)
- Kapillarhämofilter und Schlauchsystem
- System zum Ableiten und Messen des Ultrafiltrats

Vorgehen bei kontinuierlicher arteriovenöser Hämofiltration

- jeweils einen Katheter in die Arteria und Vena femoralis legen
- Schlauchsystem und Hämofilter luftfrei mit NaCl 0,9% und Heparin nach ärztlicher Anordnung vollständig füllen
- arteriellen und venösen Schlauch fest mit den beiden Gefäßkathetern verbinden
- Klemmen öffnen, Blut strömt unter arteriellem Druck in den Filter und von dort in die Vene zurück
- sobald das System mit Blut gefüllt ist, Ultrafiltrationsschlauch öffnen und Sammelgefäß am Bett des Patienten befestigen
- Ersatz des Ultrafiltrates durch Infusionslösung über den am venösen System angebrachten Dreiwegehahn
- kontinuierliche Heparinzufuhr über Infusionspumpe in den arteriellen Schlauch

Komplikationen

- erhöhtes Infektionsrisiko durch Katheterlage (A. und V. femoralis)
- bei Hypotonie Gefahr der Thrombosierung des Filters

Kontinuierliche venovenöse Hämofiltration

- Voraussetzung ist ein Shaldon-Katheter, z.B. in der V. jugularis interna
- der Blutfluß erfolgt über ein Filtrationsgerät mit Pumpe (Abb. 27-3)

▶ Pflegerische Maßnahmen, Überwachung

- bedürfnisorientierte Körperpflege (Kap. 14.3)

• Beobachtungen

- Monitoring von EKG, Herzfrequenz, Atmung
- Blutdruckkontrolle alle 30 Minuten bis einstündlich

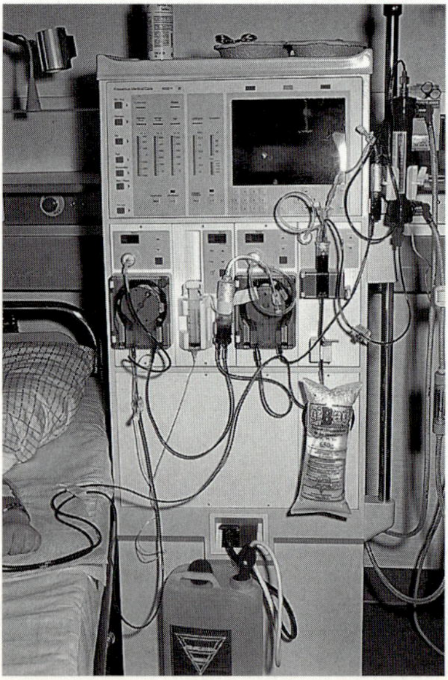

Abb. 27-3 Venovenöse Hämofiltration

- Kontrolle der Bewußtseinslage (Kap. 19.2), prüfen, ob die Sprache des Kindes deutlich ist

Eine verwaschene Sprache ist ein Zeichen für zu schnellen Flüssigkeitsentzug.

- **Lagerung, Mobilisation**
  - für ungehinderten Dialysefluß Becken nach Möglichkeit etwas hochlagern
  - bei Lagewechsel darauf achten, daß die Schläuche nicht abknicken oder diskonnektieren
  - Kind ist nur eingeschränkt zu mobilisieren (Prophylaxen)
- **Infusionstherapie**
  - Pflege bei Venenverweilkatheter (Kap. 9.1)
- **Sonden, Drainagen**
  - Kontrolle der Dialyse, Katheterlage, Dialyseschläuche
  - Dialysefilter auf Luftbläschen beobachten
- **Ausscheidungen**
  - Bilanz der Ein- (Infusionen, orale Zufuhr, Ersatz der Ringerlösung) und Ausfuhr (Urin, Erbrochenes, Ultrafiltration)
  - auf regelmäßige Stuhlausscheidung achten, bei Bedarf Klysma, Bauchmassagen etc. (Kap. 18.3.2)
- **Prophylaxen**
  - Dekubitusprophylaxe, da Kind durch die Hämofiltration bewegungseingeschränkt ist
  - Kind auf Schaumstoff, Würfelmatratze etc. lagern
  - Druckentlastung bei besonders gefährdeten Hautstellen (Kap. 16.1.4)
  - Massage zur Durchblutungsförderung
  - Pneumonieprophylaxe (Kap. 13.2.8)
- **Wunden, Verbände**
  - alle 48 Stunden Verbandwechsel am arteriellen und venösen Katheter (Kap. 9.1)
- **Ernährung**
  - zunächst parenterale Ernährung
  - langsamer Nahrungsaufbau über Magensonde, bei zunehmend besserem Allgemeinzustand langsam mit leichter Kost beginnen
- **Betreuung**
  - altersabhängige Information des Kindes
  - Kind beschäftigen und ablenken mit Spielen, Kassetten, Vorlesen (Kap. 21.4)
  - mit den Eltern sprechen, damit sie mit ihren Ängsten besser umgehen können (Kap. 4.3)
  - durch Offenheit für gutes Vertrauensverhältnis sorgen
  - Gespräche mit Therapeuten, Elterngruppen anbieten

27.3.3 Peritonealdialyse

Bei diesem Verfahren dient das **Kapillarsystem** des **Peritoneums** als **Austauschmembran.** Das Bauchfell kleidet die Bauchorgane und die Innenwand der Bauchhöhle aus und ist ähnlich gut durchblutet wie die Nieren. Es bildet auf diese Weise einen abgeschlossenen Raum (Peritonealhöhle), in dem sich normalerweise nur eine kleine Menge Flüssigkeit befindet. Die gesamte Oberfläche des Bauchfells mißt 1,5 bis 2 m^2.
Das Peritoneum liegt wie ein Netz in der Bauchhöhle und wirkt wie ein Sieb (Filter). Es ist so dünn, daß es für Stoffwechselgifte, Wasser und kleine

Eiweißstoffe durchlässig ist, aber Körpersubstanzen und Blutkörperchen zurückhält.

Funktionsprinzip

- die Blutgefäße des Bauchfells und das Bauchfell wirken als Filter für die Blutreinigung
- die Bauchhöhle wird mit einer bestimmten Menge Dialysat gefüllt
- durch Diffusion wandern die Giftstoffe aus den Blutgefäßen in das Dialysat
- durch den regelmäßigen Austausch des Dialysates ist eine Blutreinigung gewährleistet
- zum Entfernen von überschüssigem Wasser aus dem Körper ist dem Dialysat Zucker zugesetzt
- die Zuckerkonzentration übersteigt die Glukosekonzentration im Blut
- in diese hochprozentige Zuckerlösung wandert Wasser aus den Blutgefäßen durch das Bauchfell (Osmose)

Dialysatlösungen nach Anordnung des Arztes.

Legen eines Dialysekatheters

In Notfällen kann ein Stilettkatheter gelegt werden, falls das Kind nicht transportfähig ist bzw. nicht in den OP gefahren werden kann.

- Legen eines Tenckhoff-Katheters in Intubationsnarkose
- bei Säuglingen Punktion des Abdomens ungefähr zwei bis drei Zentimeter oberhalb des Nabels, in der Linea alba
- ab dem Kleinkindalter Punktion im Douglas-Raum (linker oder rechter Unterbauch)
- Anlegen eines subkutanen Tunnels von der Bauchdecke in das Abdomen
- Einführen des Tenckhoff-Katheters (Abb. 27-4)
- der Katheter besteht aus gewebefreundlichem Silikon und zwei Dacron-Manschetten (Muffen), die aus einem Filzgewebe bestehen, welches die Granulation fördert und damit das schnelle Dichtwerden der Katheteraustrittsstelle gewährleistet
- die Spitze des Katheters liegt im kleinen Becken hinter der Harnblase im tiefsten Punkt des Peritonealraumes (Douglas-Raum)

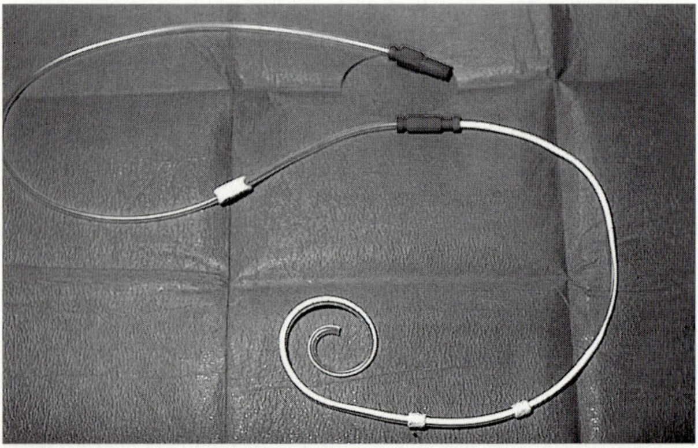

Abb. 27-4 Tenckhoff-Katheter

Vorbereitung zur Peritonealdialyse

- Peritonealdialysesystem, z.B. Hirschgeweih (Abb. 27-5), mit Dialysatlösungsbeutel unter sterilen Bedingungen (z.B. sterile Handschuhe, Mundschutz, Schutzkittel) verbinden
- System mit Lösung luftfrei füllen
- Lösungsbeutel an Infusionsständer hängen, über Einlaufzylinder (Skala mit Einlaufmengen) und Lösungswärmer (Schlauchheizung, auf 36 bis 37 °C anwärmen) zum Kind leiten und mit Tenckhoff-Katheter verbinden

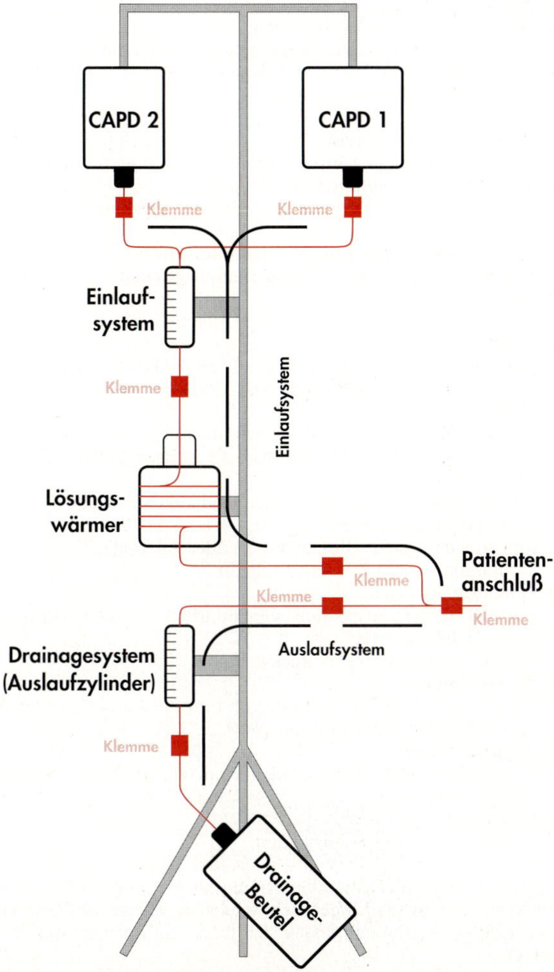

Abb. 27-5 Prinzip des Hirschgeweihs

Kaltes Dialysat kann Schmerzen verursachen.

- Luftbläschen, die beim Einlauf in der Lösung sind, sind unangenehm, da sie wie Blähungen empfunden werden
- Wechsel der Dialysatlösung nach Hygienestandard

In der Regel beginnt eine Peritonealdialyse mit einem einstündlichen Zyklus. Einlaufzeit, Verweildauer, Auslaufzeit richten sich nach dem Zustand des Kindes und werden vom Arzt angeordnet.

Komplikationen und deren Symptome

- **Peritonitis:** trüber Dialysatauslauf, Bauchschmerzen, Übelkeit und Erbrechen, Fieber, gerötete, eitrige, geschwollene Eintrittsstelle
- **Fibringerinnsel im Peritonealkatheter:** weiße Fäden, wolkige Flocken im Dialysat, verlängerter Auslauf
- **Überwässerung:** Atemnot, Husten, Ödembildung, Gewichtszunahme
- **starker Flüssigkeitsverlust:** Abfall des Blutdrucks, starker Durst, Müdigkeit, Wadenkrämpfe, Übelkeit, Erbrechen, halonierte Augen
- **erhöhter Blutphosphatspiegel:** starker Juckreiz, Gelenkschwellung
- **Probleme am Katheter:** undicht, verstopft, abgeknickt

▶ Pflegerische Maßnahmen, Überwachung

- bedürfnisorientierte Körper- und Hautpflege (Kap. 14.2, 14.3)

• Beobachtungen

- Monitoring von EKG, Herz- und Atemfrequenz, Sauerstoffsättigung, Blutdruck
- Atmung beobachten beim Einlauf: zu hohes Einlaufvolumen oder Schmerzen können Tachy- oder Dyspnoe hervorrufen, dann langsamerer Einlauf
- Kontrolle der Bewußtseinslage, evtl. neurologische Veränderungen wie Eintrübung oder Krampfanfall (Kap. 19.2), dann Dialyse auf Anordnung unterbrechen
- bei der Körperpflege Kontrolle der Haut auf Ödeme oder Trockenheit

• Lagerung, Mobilisation

- Kind anhalten, sich selbst zu drehen oder hinzusetzen
- Mobilisation durch Physiotherapeutin

• Sonden, Drainagen

- zweimal täglich Inspektion der Eintrittsstelle des Dialysekatheters (trocken, naß, gerötet)
- Dialysat beobachten (klar, flockig, blutig, trüb)

• Ausscheidungen

- Dialysebilanz und Gesamtbilanz von Ein-, Ausfuhr und Dialysebilanz
- zweimal täglich Gewichtskontrolle

• Wunden, Verbände

- Verbandwechsel des Peritonealkatheters (entspricht dem beim zentralen Katheter, Kap. 9.1)

• Ernährung

- eingeschränkte Flüssigkeitszufuhr

Bei Säuglingen und Kleinkindern ist die eingeschränkte Flüssigkeitszufuhr problematisch, da die Kinder nicht verstehen, warum sie Durst haben. Sie sind meist quengelig und lassen sich kaum mit Spielen oder Trösten ablenken.

28 Erkrankungen der Leber

28.1 Leberversagen

Das Leberversagen ist eine akute, massive Störung der Leberfunktionen mit Entwicklung einer **hepatischen Enzephalopathie**. Es ist die Folge von akuten oder chronischen Lebererkrankungen.

Mögliche Ursachen
- Infektionen, z.B. Hepatitis A, B, C, D, E, EBV, Herpes, Adenoviren, Echoviren, Zytomegalie, Gelbfieber
- Intoxikationen, z.B. Paracetamol, Ecstasy, Knollenblätterpilzvergiftung
- Stoffwechselerkrankungen, z.B. Fruktoseintoleranz, Morbus Wilson
- Leberdurchblutungsstörungen, z.B. Lebervenenthrombose

Symptome
- Leberhautzeichen, starker Ikterus
- Erbrechen
- Bewußtseinseintrübung bis zum Koma
- Aszites

Komplikationen
- spontane Blutungen, Gerinnungsstörungen
- Verbrauchskoagulopathie
- Hirnödem

Therapie
- hochkalorische parenterale Ernährung
- evtl. Beatmung
- Korrektur der Gerinnungsstörung
- Darmentleerung
- Absetzen hepatotoxischer Medikamente
- evtl. Aszitespunktion

▶ Pflegerische Maßnahmen, Überwachung

Alle pflegerischen und ärztlichen Maßnahmen müssen atraumatisch erfolgen, da die Kinder durch ihre Gerinnungsstörung zu Blutungen neigen.

- bedürfnisorientierte Körperpflege (Kap. 14.3)
- Hautpflege und Hautschutz mit rückfettenden Emulsionen, da die Kinder meist unter sehr trockener, rissiger Haut leiden
- bei Juckreiz lindernde Waschungen

- **Beobachtungen**
  - Monitoring von EKG, Herzfrequenz, Atmung, Blutdruck
  - Sauerstoffsättigung, ZVD
  - Kontrolle der Körpertemperatur
  - regelmäßige neurologische Überwachung (Kap. 19.2)
  - Haut, Schleimhäute und Einstichstellen auf Blutungen und Veränderungen kontrollieren
- **Atmung, Beatmung**
  - Pflege bei Beatmung (Kap. 13.1.3, 13.2)
  - Bronchialtoilette nur wenn unbedingt notwendig, Gefahr der Verletzung der Trachealschleimhaut

- **Lagerung, Mobilisation**
  - leiche Oberkörperhochlagerung
  - Beine leicht anwinkeln und zum Entspannen der Bauchdecken unterstützen
- **Infusionstherapie**
  - Pflege bei zentralvenösem Katheter und Venenverweilkatheter (Kap. 9.1, 9.2)
  - Kontrolle der Einstichstellen
  - Infusionen überwachen
  - keine kapillären Blutentnahmen
  - Blutzuckerkontrollen auf Anordnung
- **Sonden, Drainagen**
  - Pflege bei Magenablaufsonde (schleimhautfreundlich, Kap. 17.3.2, 18.4.2)
- **Ausscheidungen**
  - sechsstündliche Bilanzierung der Ein- und Ausfuhr
  - Pflege bei Blasenverweilkatheter (Kap. 18.1)
  - auf Farbe von Urin und Stuhl achten, bierbrauner Urin und entfärbter Stuhl sind Zeichen für eine abnehmende Leberfunktion
  - Kind beim Erbrechen unterstützen, Farbe beobachten, z.B. blutig, kaffeesatzartig
  - einmal täglich Gewichtskontrolle (Einlagerungen), wenn Kind es toleriert
  - Bauchumfang messen, Meßstellen mit Stift markieren
- **Prophylaxen**
  - Pneumonieprophylaxe (Kap. 13.2.8)
  - Dekubitusprophylaxe (Kap. 20.2.1)

Bei infektiöser Erkrankung Isolations- und Hygienevorschriften einhalten.

Eltern und Kinder auf eine eventuelle Lebertransplantation (Kap. 35.3) vorbereiten.

28.2 Reye-Syndrom

Das Reye-Syndrom ist eine akute nichtentzündliche Enzephalopathie mit einer fettigen Degeneration der Leber.

Ursachen

- toxische postinfektiöse Enzephalopathie nach Influenza-A- oder -B-Infektion
- Varizelleninfektion
- Einsatz von Aspirin® bei den genannten Virusinfektionen
- Intoxikationen mit Insektiziden, Aflatoxinen, Hornissengift

Symptome

- Stadieneinteilung in Tabelle 28-1
- therapieresistentes Erbrechen
- motorische Unruhe, Bewußtseinsstörungen
- Krampfanfälle, zunehmende Lethargie bis zum tiefen Koma
- spontane Hyperventilation bei Hirndruckanstieg
- Extensionshaltung der Extremitäten

Tab. 28-1 Stadieneinteilung bei Reye-Syndrom (nach Huttenlocher)

Stadium	Symptomatik	Prognose
Stadium I	Erbrechen, Lethargie, Teilnahmslosigkeit, erhöhter Muskeltonus an der unteren Extremität, normale Reflexe und Schmerzreaktionen	gut
Stadium II	zunehmende Somnolenz, Verwirrung, Hyperventilation, Hyperreflexie, Pupillenerweiterung, positive Lichtreaktion	Heilung möglich, bleibende neurologische und psychische Schäden
Stadium III	Koma, Krampfanfälle, opisthotone Körperhaltung, Dekortikationshaltung, deutlich verzögerte Pupillenreaktion	Heilung möglich, bleibende neurologische und psychische Schäden
Stadium IV	Ateminsuffizienz, Hirnödem, neurogenes Lungenödem, Lungenblutungen, Hyperpyrexie, starre Pupillen	über 72% Mortalität Kinder unter einem Jahr haben massive EEG-Veränderungen
Stadium V	Atemstillstand, fehlende okulozerebrale Reflexe, fixierte, nicht mehr reagierende Pupillen	

Bei Säuglingen fällt ein Reye-Syndrom eventuell nur durch schwere Hypoglykämien, Krampfanfälle und Tachypnoen auf.

Diagnostik
- Toxikologie, Urin, Serumwerte
- CT, EEG
- Leberbiopsie

Therapie
- bei Eintrübung Intubation, Beatmung, Hirndrucktherapie
- Antikonvulsiva bei Bedarf
- Sedierung, Analgesie
- Darmdekontamination

▶ Pflegerische Maßnahmen, Überwachung
- Pflege entspricht der bei Schädel-Hirn-Trauma (Kap. 30.5)
- Pflege bei Beatmung (Kap. 13.1.3, 13.2)
- neurologische Überwachung (Kap. 19.2)
- Analgosedierung vor Manipulationen
- evtl. Kurzzeitrelaxierung (S. 267f.)
- Haut auf Petechien und Blutungen beobachten

29 Erkrankungen des Stoffwechsels

Bei Stoffwechselerkrankungen handelt es sich um **angeborene,** erblich bedingte **Anomalien,** bei denen die Synthese oder der Abbau körpereigener Stoffe zur Störung eines oder mehrerer Organsysteme führt. Es gibt schwerst verlaufende letale (z.B. Harnstoffzyklusstörungen) bis klinisch nahezu inapparent verlaufende Formen (z.B. Cystinurie).
Heute sind über 500 angeborene Stoffwechselstörungen bekannt.

Symptome bei Neugeborenen und Säuglingen

relativ unspezifisch

- **Akute Enzephalopathie**
  - Krampfanfälle, Lethargie, Koma
  - Hirndruckzeichen
  - Hirnblutung beim reifen Neugeborenen oder älteren Säugling
- **Systemische Zeichen**
  - Hydrops fetalis (Speichererkrankung)
  - vertiefte Atmung, z.B. Kussmaul-Atmung
  - Trinkunlust, häufiges Erbrechen, Nahrungsverweigerung
  - Verschlechterung bei Nahrungszufuhr
  - Gedeihstörung, Reye-Syndrom
  - auffälliger Körpergeruch (nicht bei beatmeten Kindern)
  - Hepatosplenomegalie
  - SIDS-ähnlicher Verlauf

Symptome bei älteren Kindern

- **Neurologische Zeichen**
  - Entwicklungsverzögerung
  - wiederholte Bewußtseinsstörungen bis zum Koma, besonders bei Infekten
  - rezidivierendes Fieber mit Ataxie
  - Muskelhypotonie, Spastizität
  - progrediente periphere Polyneuropathie
  - Makrozephalie, Hirninfarkte, Autoaggressivität
- **Systemische Zeichen**
  - Gedeihstörung
  - Skelettveränderungen, Organvergrößerungen
  - auffällige Gesichtszüge, Augen- und Hautveränderungen
  - renale Symptome, Zeichen einer Immunschwäche
  - Reye-Syndrom

Diagnostik

- Eigen- und Familienanamnese
- Bestimmung aller Laborparameter bei der Erstversorgung, da Gabe von Glukose, Aminosäuren, Medikamenten oder eine Beatmung die Befunde verfälschen kann
- **Bei jedem Kind mit unklarem Koma, Krampfanfällen**
  - Blutwerte, z.B. Glukose, Blutgasanalyse, Laktat, Ammoniak
  - Urinwerte, z.B. Glukose, Ketonkörper
  - spezifische Werte, z.B. Aminosäuren im Urin, Plasma, organische Säuren

▶ Pflegerische Maßnahmen, Überwachung

- bei trockener, schwitzender Haut entsprechende Hautpflege (Kap. 14.2)
- **Beobachtungen**
  - Monitoring von EKG, Herzfrequenz, Atmung

- Vitalparameter kontrollieren
- Bewußtseinskontrolle und Dokumentation (Kap. 19.2.2)
- neurologischer Status
- Hautdurchblutung und Hautzustand beurteilen
- **Atmung, Beatmung**
- Pflege bei Beatmung (Kap. 13.1.3, 13.2)
- **Infusionstherapie**
- Pflege bei Venenverweil- oder zentralvenösem Katheter (Kap. 9.1)
- **Ausscheidungen**
- Kontrolle der Ein- und Ausfuhr, Bilanzierung
- 24-Stunden-Sammelurin, z.B. Aminosäuren
- einmal täglich Gewichtskontrolle
- **Ernährung**
- Diät, Vermeidung von auslösenden Faktoren
- kleine Mahlzeiten bei Erbrechen
- Magensonde bei Trinkunlust, evtl. kontinuierliche Gabe von Nahrung (Kap. 17.3)
- Pflege bei Magensonde (Kap. 17.3.1, 17.3.2)
- **Betreuung**
- intensive Elternschulung, z.B. Diät
- frühzeitige Förderung (Kap. 21.4), z.B. durch Physiotherapie, Rehabilitation

29.1 Hypoglykämie

Die Konzentration der Glukose sinkt unter 50 mg% (Neugeborene unter 40 mg%).

Ursachen

- Unreife von endokrinen Organen bei Früh- und Neugeborenen
- fehlerhafte Insulinapplikation oder -überdosierung
- angeborene Stoffwechseldefekte (z.B. Fettsäureabbaustörungen)
- diabetische Mutter

Symptome

- Kopfschmerzen, Reizbarkeit, Schwindelgefühl
- Zittrigkeit, Apathie, Krämpfe, Zyanose
- schrilles Schreien beim Säugling
- Apnoe, Tachypnoe, Hypotonie, Hypothermie
- feuchte, kaltschweißige, blasse Haut

Diagnostik: Blutzuckerstix, besser Laborkontrolle

Akuttherapie

- bei leichter Hypoglykämie orale Glukosezufuhr (Traubenzucker)
- bei schwerer Hypoglykämie Gabe von 20- bis 50%iger Glukose intravenös (nur über ZVK)

▶ Pflegerische Maßnahmen, Überwachung

- bedürfnisorientierte Körperpflege (Kap. 14.2, 14.3)
- bei starkem Schwitzen Teilwaschungen und Wäschewechsel
- **Beobachtungen**
- Monitoring von Herzfrequenz, Atmung
- Kontrolle der Vitalparameter
- Messen der Körpertemperatur

- engmaschige Blutzuckerkontrollen
- Überwachung und Kontrolle des Bewußtseins (Kap. 19.2)

• **Infusionstherapie**
- Pflege bei Venenverweil- oder zentralvenösem Katheter (Kap. 9.1, 9.2)
- Infusionsgeschwindigkeit kontrollieren
- Glukose 20% über einen zentralen Katheter infundieren

Bolusgabe nur in der akuten Hypoglykämie.

• **Ausscheidungen**
- Bilanzierung der Ein- und Ausfuhr
- Urinstix, Glukose im Urin kontrollieren
- auf Stuhlausscheidung achten
- starke Schweißabsonderung in Bilanz einbeziehen

• **Ernährung**
- bei Nahrungsverweigerung Magensonde legen
- Pflege bei Magensonde (Kap. 17.3.2)
- bei Neugeborenen und Säuglingen ist eine Magensonde notwendig, um eine regelmäßige Kohlenhydratzufuhr zu gewährleisten

29.2 Coma diabeticum

Durch einen Blutzuckeranstieg meist über 450 mg% kann es zu einer Stoffwechselentgleisung mit nachfolgendem Koma kommen.

Ursachen
- Erstmanifestation, zu spätes Erkennen der Symptome
- reduzierte Insulindosis, Infekte (erhöhter Insulinbedarf), Streß bei Diabetes mellitus
- Pankreatitis, Diätfehler
- irrtümliche Infusion oder Infusionsgeschwindigkeit von hochprozentiger Glukose

Symptome
- Durst, Polydipsie
- Dehydratation, Hyperglykämie
- Kopfschmerzen, Somnolenz
- Übelkeit, Erbrechen, Bauchschmerzen
- Exsikkose, trockene Haut, rote Wangen
- Azetongeruch der Atemluft, Kussmaul-Atmung
- allmählich einsetzende Bewußtlosigkeit
- Tachykardie bis zum Kreislaufschock

Blutzucker maximal um 100 mg% pro Stunde senken. Bei zu raschem Absenken der Serumosmolarität kann sich ein Hirnödem durch Verschieben von Wasser in die Zellen entwickeln.

▶ Pflegerische Maßnahmen, Überwachung
- Körperpflege (Kap. 14.2, 14.3), trockene Haut eincremen
- Mundpflege, mögliche Schleimhautläsionen

• **Beobachtungen**
- Monitoring von EKG, Herzfrequenz und Atemfrequenz
- Überwachung der Vitalparameter
- Blutdruckkontrollen (Hypovolämie)

- engmaschige Kontrolle von Blutzucker und Blutgasanalyse
- Veränderungen des Bewußtseins kontrollieren, Verwirrtheit, Somnolenz
- neurologische Überwachung (Kap. 19.2)
- auf Atemtiefe, Atemfrequenz achten (Kussmaul-Atmung)
- Azetongeruch der Ausatemluft registrieren
- Hautturgor prüfen (Exsikkose), Haut beobachten, verzögerte Wundheilung
- Schleimhäute beobachten
- Kontrolle der Körpertemperatur, bei Bedarf gut zudecken

! Kinder neigen zu Hypothermie.

- **Atmung, Beatmung**
  - evtl. Pflege bei Beatmung (Kap. 13.1.3, 13.2)
- **Lagerung, Mobilisation**
  - Oberkörperhochlagerung
  - atemerleichternd lagern (Kap. 13.2.6)
- **Infusionstherapie**
  - Pflege und Kontrolle der peripheren, zentralen Katheter (Kap. 9.1, 9.2)
  - Insulininfusion genau überprüfen
  - intravenöse Flüssigkeitstherapie und Elektrolytsubstitution kontrollieren
- **Ausscheidungen**
  - Kontrolle der Urinausscheidung
  - Urin: spezifisches Gewicht, Glukose, Ketonkörper
  - Bilanzierung der Ein- und Ausfuhr (Kap. 18.2)
  - einmal täglich Kontrolle des Körpergewichts
  - auf regelmäßige Stuhlausscheidung achten
- **Prophylaxen**
  - Dekubitusprophylaxe (Kap. 20.2.1), verminderter Hautturgor
  - Pneumonieprophylaxe (Kap. 13.2.8)
- **Ernährung**
  - diabetesgerechte Ernährung
  - wachen Kindern Tee anbieten
  - bei Bedarf Magensonde legen, bei Erbrechen offen ableiten (Kap. 17.3.2, 18.4.1)
- **Betreuung**
  - Kinder- und Elternschulung in Diät und subkutaner Injektion
  - Förderung (Kap. 21.4)

30 Unfälle, Notfälle

30.1 Verbrennungen und Verbrühungen

Pathophysiologie

- thermische Schädigung von Geweben, die auf der Hautoberfläche beginnt und von dort in tiefere Schichten vordringen kann
- häufig sind auch Atemwege und der obere Verdauungstrakt betroffen
- das Ausmaß der Schädigung ist abhängig von der **Temperatur** (kritischer Punkt bei 52 °C), **Ausdehnung** und **Dauer** der Einwirkung auf das Gewebe und von der **Beschaffenheit der schädigenden Substanz**, z.B. Wasser, Feuer, Öl, Säure
- da die Haut sehr viel Wasser speichern kann, wird die Hitzeeinwirkung sehr lange kompensiert
- Verbrennungswunden sind in der Regel tiefer als Verbrühungswunden

Die Abgabe der Wärme erfolgt aufgrund der geringen thermischen Leitfähigkeit sehr langsam. Es kommt zu einem Nachbrennen im Gewebe, wenn die Hitzeeinwirkung von außen schon beendet ist. Dies ist besonders bei Erste-Hilfe-Maßnahmen zu beachten.

Einteilung der Schweregrade (Abb. 30-1)

- **Verbrennung Grad I**
- betrifft die oberste Hautschicht (Stratum corneum, Epidermis)
- Rötung, Schwellung, Juckreiz, Schmerz bei Berührung
- Schuppung nach fünf bis zehn Tagen
- spontane Heilung ohne Narben

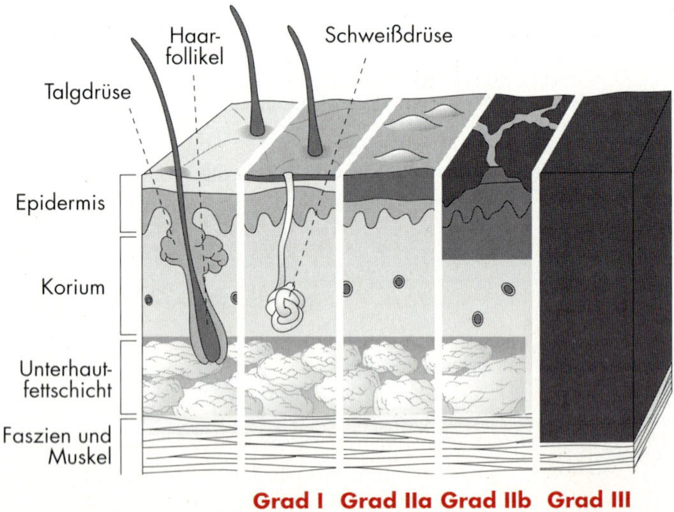

Abb. 30-1 Der Tiefenwirkung des Traumas entsprechende Verbrennungsgrade

- **Verbrennung Grad II a**
  - Teilnekrose der Epidermis
  - Rötung, Schwellung, Schmerz und Blasenbildung, die betroffenen Bezirke sind wenig feucht bis feucht
  - die Hautanhangsgebilde sind nicht betroffen
  - Heilung geht von intakten Hautschichten aus
- **Verbrennung Grad II b**
  - tiefe dermale Verbrennung von Epidermis und Korium
  - Heilung mit Narbenbildung, Hauttransplantationen nötig
  - herabgesetztes Schmerzempfinden
- **Verbrennung Grad III**
  - betroffen sind Epidermis, Dermis und subdermales Fettgewebe mit Hautanhangsgebilden
  - weißgraue Farbe der betroffenen Stellen
  - schmerzarm bis schmerzlos
  - Nekrosen trocken, lederartig
  - Heilung mit Narbenbildung, Hauttransplantationen nötig

Die **Ausdehnung** der thermischen Schädigung wird nach der für Kinder modifizierten **Neuner-Regel von Wallace** (Abb. 30-2) errechnet. Zusätzlich gilt, daß die Handflächen der Kinder, einschließlich der Finger, 1,5% der Körperoberfläche entsprechen.

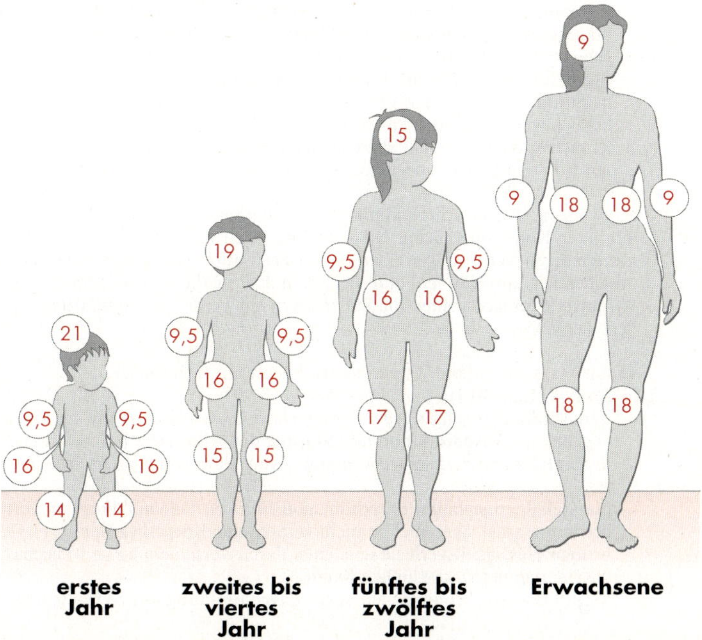

Abb. 30-2 Modifizierte Neuner-Regel nach Wallace

Häufigste Ursachen

- **Kleinkindalter**
  - Herunterziehen von heißen Flüssigkeiten aus Kannen oder Töpfen
  - Verbrühungen durch Wärmflaschen
  - Sturz in die mit heißem Wasser gefüllte Badewanne
- **Schulkinder**
  - Spiel mit Feuerzeugen oder feuergefährlichen Gegenständen, Grillunfälle

Erstmaßnahmen nach Unfall

- verbrannte Hautbezirke sofort mit kaltem Leitungswasser (18 bis 20 °C, kein Eiswasser) etwa 10 bis 15 Minuten kühlen

Nicht mit dem Ausziehen von heißen Kleidungsstücken aufhalten. Kinder z.B. in Dusche stellen und unter fließendem Wasser ausziehen.

- zur Schmerzstillung und zum Reduzieren der hitzebedingten Tiefenauswirkung

Es besteht die Gefahr der Hypothermie bei zu langer Kühlung.

- nach Kühlung der Wunden die Kinder zum Transport in einer Decke warm halten
- Wunden möglichst steril abdecken, gebügelte Leinentücher und Metallinefolie verwenden
- intravenösen Zugang legen ab Verbrennungen Grad II und über 10% verbrannter Körperoberfläche, zur Volumensubstitution und Schmerzmittelgabe (evtl. intraossäre Kanüle, wenn kein anderer Zugang möglich ist)
- Intubation bei Ateminsuffizienz durch Inhalationstrauma oder Ingestion heißer Flüssigkeiten, bei Verbrennungen im Gesicht, Hals- und Thoraxbereich wegen der zu erwartenden Ödembildung
- Zusatzverletzungen (Unfallmechanismus) abschätzen, z.B. Vergiftung mit Kohlenmonoxid oder Rauchinhalation

Einweisung in eine Kinderklinik bei Verbrennungen Grad II ab 5% verbrannter Körperoberfläche. Bei Verbrennungen Grad II über 20% oder drittgradigen Verletzungen über 10%, Lokalisation im Gesichts- und Genitalbereich, an Händen und Füßen und zusätzlichen Frakturen oder Stromverletzungen sollten die Patienten in ein Verbrennungszentrum verlegt werden.

Auswirkungen auf den Organismus, Verbrennungskrankheit

- Schock (Kap. 30.4)
- durch Zellzerstörung werden Gewebshormone freigesetzt, die zu einer allgemeinen **Vasodilatation** und **Störung der Mikrozirkulation** führen
- dadurch kommt es zu einer Anhäufung von sauren Stoffwechselprodukten
- die Gefäßpermeabilität ist erhöht und führt zu Ödembildung im Verbrennungsareal, aber auch in nicht verbrannten Körperbezirken
- weitere Flüssigkeitsverluste entstehen durch Verschiebung von Plasmaeiweißen in den interstitiellen Raum
- Verlust über die Wundflächen durch **Exsudatbildung** und Verdunstung

Starke Schmerzen und psychischer Streß können den Schockzustand verstärken.

- Fernwirkung der lokalen Schädigung auf alle Organsysteme, unter anderem durch Entzündungsmediatoren
- Multiorganversagen ist möglich
- häufigste Komplikation ist eine Infektanfälligkeit durch Störung des Immunsystems
- stark erhöhter Grundumsatz durch große Energieverluste

Diagnostik

- Anamnese und Befragung über Unfallhergang
- Einschätzung von Ausmaß der Verletzung, Ausrechnen der prozentualen Fläche und Ausdehnung in die Tiefe
- Bronchoskopie bei Inhalationstrauma zum Festlegen des Ausmaßes

- **Laboruntersuchungen**
  - Elektrolyte, Blutbild, Blutgruppe, CRP
  - Gesamteiweiß, Albumin, Blutzucker, Leberwerte
  - Gerinnung, Harnstoff, Kreatinin, Blutgasanalyse, Laktat
- **Bakteriologische Abstriche**
  - regelmäßig von Rachen, Nase und Wunden

Im späteren Verlauf, je nach Zustand des Kindes, Röntgenthorax, EKG und Echo.

Infusionstherapie

- venöser Zugang (Kap. 9.2), bei großer Ausdehnung ZVK (Kap. 9.1), auch durch verbrannte Hautbezirke
- Volumenersatz nach Therapieplan, abhängig vom Verbrennungsausmaß mit Flüssigkeit, Elektrolyten, Eiweiß
- später Kalorienzufuhr und evtl. Gabe von Blutprodukten
- Anpassung der Volumentherapie nach Diurese, Blutdruck, Herzfrequenz und ZVD

Maßgebend ist eine genaue Flüssigkeitsbilanzierung, die Urinausscheidung sollte nicht unter 1 bis 2 ml/kg KG/Stunde liegen.

- Schmerztherapie und gute Sedierung

Der Unfall wird meist mit vollem Bewußtsein erlebt, die Kinder haben anschließend häufig Alpträume.

- Antibiotikagabe bei Inhalationstraumen, Knorpelbeteiligung (z.B. Ohr) und Infektionszeichen (z.B. Wundinfektion)
- Tetanusschutz überprüfen bzw. ergänzen

Wundversorgung

- Kinder in einer Verbrennungseinheit unterbringen
- Lagerung in einem normalen oder einem Spezialbett (z.B. Air-Fluidised-Systeme)

Die gesamte Wundversorgung geschieht unter sterilen Bedingungen mit Mundschutz, Haube, sterilem Kittel und Handschuhen.

- **Offene Wundbehandlung**
  - Wunden mit einer milden Desinfektionslösung säubern
  - Blasen öffnen, dabei alle Blasenreste entfernen
  - Haare abrasieren, falls es die Wundlokalisation erfordert
  - beschleunigte natürliche Schorfbildung im Spezialbett

- Verletzungen im Gesichts- und Halsbereich mit steriler Fettgaze versorgen, diese alle vier bis sechs Stunden wechseln
- auf Augenbeteiligung achten, augenärztliches Konsil

- **Geschlossene Wundbehandlung**
- Wunden mit Polyvidon-Jod-Präparaten oder Silbersulfadiazin und Fettgaze (evtl. mit antibiotischer Auflage) versorgen (Kap. 20.1.1)
- täglicher Verbandwechsel bei Silbersulfadiazin
- zwei- bis dreitägiger Verbandwechsel bei Polyvidon-Jod-Verbänden
- der Nachteil dieser Behandlung sind auftretende Schmerzen

! Darauf achten, daß Verbände besonders an Fingern und Zehen nicht zu straff gewickelt sind und somit zu Strangulationen führen können.

- **Escharotomie**
- bei zirkulären Verbrennungen können massive Ödeme im Bereich der Extremitäten, am Thorax und am Hals zur Behinderung der Durchblutung bzw. Atemexkursion führen
- Entlastungsschnitte, um die Durchblutung zu gewährleisten

Transplantationsverfahren

- nach Entfernen der Nekrosen deckt man den Defekt bei einem nichtinfizierten Wundgrund durch eine Hauttransplantation
- Entnahmestellen für eine **Eigenhauttransplantation** sind Ober- und Unterschenkel, Arme und der Kopf
- transplantierte Stellen werden mit Fettgaze bedeckt und mit Verbänden versorgt
- wegen der großen Blutverluste kommen die Kinder häufiger, dafür kürzer in den OP

- **Spalthaut**
- Entnahme einer hauchdünnen Oberschicht mit einer Hautschneidemaschine (Dermatom), die Haut enthält noch eine ausreichende Zahl an lebensfähigen Zellen
- die ganze Wunde wird damit bedeckt
- aus kosmetischen Gründen im Gesichts-, evtl. Hals- und Dekolletébereich
- die Entnahmestellen stehen nach etwa 14 Tagen wieder zur Verfügung

- **Mesh graft**
- Spalthaut wird durch eine schneidende Walze gedreht, die ein netzartiges Schnittmuster in den Hautlappen stanzt; die dünne Haut kann auf das Dreifache, selten auf das Sechsfache vergrößert werden
- die entstandenen Gitterstrukturen bleiben lebenslang erhalten, deshalb möglichst nicht an sichtbaren Stellen verwenden

- **Künstlicher Hautersatz**
- synthetische Haut oder glykolkonservierte Leichenhaut
- bei großen Verbrennungen, bei denen nach der Nekrolyse nicht genügend Haut zur Verfügung steht, zur vorübergehenden Deckung

- **Gezüchtete Eigenhaut**
- Entnahme von Keratinozyten, aus diesen wird im Labor Haut gezüchtet, die aber erst später zur Verfügung steht

Eine Frühnekrosektomie bei tiefen Verbrennungswunden, innerhalb der ersten 24 bis 48 Stunden, reduziert Entzündungsmediatoren und bietet bessere Einheilungsergebnisse der Transplantate.

Nachbehandlung
- zur Reduzierung der überschüssigen Narbenbildung müssen die Kinder spezielle maßgeschneiderte Kompressionsanzüge tragen
- bei Kontrakturen und Bewegungseinschränkungen physiotherapeutische Versorgung einleiten
- weitere Krankenhausaufenthalte sind zur Narbenkorrektur und zur kosmetischen, funktionellen Verbesserung der Wunden notwendig

Komplikationen
- Wundinfektion, Sepsis
- respiratorische Insuffizienz (ARDS, Kap. 25.3)
- Herzinsuffizienz, Lungenödem
- Störungen im Magen-Darmbereich, z.B. Ileus, Blutungen
- Hirnödem, Niereninsuffizienz
- überschießende Narbenbildung (Keloide), Kontrakturen

Die **Hygienerichtlinien** zur Versorgung brandverletzter Kinder sind zur Zeit im Wandel. In einigen Häusern werden in Absprache mit der dortigen Hygieneabteilung die früher geltenden strengen Richtlinien gelockert. Es ist aber weiterhin wichtig, die Kinder vor zusätzlichen Infektionen zu schützen und sie in einer separaten, speziell klimatisierten Einheit zu versorgen.

Vorbereitung des Zimmers in einer Verbrennungseinheit
- Raumtemperatur von 28 bis 34 °C, Feuchtigkeit 60 bis 70%
- Bett mit Metallinefolie auslegen bzw. Spezialbett anfordern und aufwärmen
- Liegewaage oder Spezialbett mit integrierter Wiegeeinheit
- Wärmelampen
- Intensivüberwachungsplatz vorbereiten
- Analgetika, Sedativa und Infusionslösungen
- Notfallwagen (Kap. 5.4)
- Verbandwagen mit Materialien zur Wundsäuberung und Escharotomie, zum Legen von ZVK, Blasenverweilkatheter, suprapubischem Blasenkatheter
- Pflegeutensilien und Wäsche in ausreichender Form
- Schutzkittel und Dokumentationsunterlagen

Aufnahme des Kindes
Soll das Kind zur Wundheilung in einem Spezialbett gelagert werden, erfolgt die Erstversorgung im normalen Bett.

- Schmerzbekämpfung und Wärmezufuhr
- Körpergewicht ermitteln
- Schockbekämpfung, Kreislaufstabilisation durch adäquate Flüssigkeitssubstitution
- Assistenz beim Legen von intravasalen Zugängen, Blasenverweilkatheter, Blutentnahmen, Abstrichen und primärer Wundversorgung
- Laboruntersuchungen abhängig vom Zustand des Kindes
- Magensonde legen als Ablaufsonde bzw. zur frühzeitigen enteralen Ernährung

Bei zirkulären Verletzungen die distale Extremität und deren Umgebung gut beobachten (Kompartmentsyndrom).

▶ Pflegerische Aspekte
- Kinder unter möglichst keimarmen Bedingungen versorgen
- langärmelige Schutzkittel mit Bündchen tragen

- bei Umgang mit Sekreten Handschuhe tragen
- Kind bei den täglichen Aktivitäten unterstützen bzw. diese übernehmen
- Allgemeinzustand des Kindes berücksichtigen, bei Bedarf Analgosedierung
- Kind möglichst einmal täglich wiegen, dabei Bettwäsche wechseln
- regelmäßige Abstriche von Wunde, Nase und Rachen (Trachealsekret), bakteriologische Urinuntersuchung, evtl. Abnahme von Blutkulturen
- zu Hauttransplantation vorbereiten, postoperative Maßnahmen (Kap. 34.1.2)
- Kind evtl. im späteren Heilungsverlauf baden, zum Lösen von Krusten und Reinigen der Wunden

▶ Pflegerische Maßnahmen, Überwachung

- Körperpflege nur im Rahmen des Möglichen
- Mundpflege bei Wundlokalisation im Gesicht entsprechend vorsichtig vornehmen
- Augenpflege nach ärztlicher Anordnung

• Beobachtungen

- Basismonitoring je nach Zustand erweitern, Häufigkeit der Kontrollen dem Zustand des Kindes anpassen
- regelmäßige Kontrolle von ZVD
- Pulsoxymetrie als ein Parameter der Durchblutung bei zirkulären Verletzungen
- Atmungskontrolle, sekundäre Verschlechterung möglich
- Bewußtseinslage und Pupillen kontrollieren (Kap. 19.2.2)
- Kontrolle von Körpertemperatur (Kap. 15.2) und Hautkolorit

Die Kinder haben anfangs häufig Untertemperatur, später subfebrile Temperaturen. Wichtig ist es, sie langsam aufzuwärmen (Kap. 15.3.1).

- auf weitere **Infektionszeichen achten:** Unruhe, Aggressivität, Zentralisation, Zittern und Schüttelfrost, septisches Aussehen

• Atmung, Beatmung

- Pflege bei Beatmung (Kap. 13.1.3, 13.2)
- Tubusfixierung ist abhängig von der Wundlokalisation häufig sehr schwierig
- evtl. Tubus annähen oder spezielles Fixationssystem verwenden (z.B. Klettverbandsystem)
- bei Bedarf Pflege bei Tracheotomie (Kap. 10.2.1, 10.2.2)
- bei Inhalationstraumen Inhalationen auf Anordnung, Bronchialtoilette, um Rußpartikel zu entfernen (Kap. 13.2.5)

• Lagerung, Mobilisation

- in einem Spezialbett kann das Kind auf seinen Wunden und später auf den transplantierten Stellen liegen, da der Auflagedruck des Bettes den Kapillardruck unterschreitet
- in Spezialbetten keine zusätzlichen Lagerungsmittel verwenden, da deren Wirkung sonst verlorengeht; wenn möglich auch keine Windeln mit Plastikfolie
- die betroffenen Hautstellen möglichst frei lagern
- darauf achten, daß nicht Haut auf Haut liegt und Wunden abtrocknen können
- betroffene Extremitäten so lagern, daß Ödeme abfließen können
- Gelenke in physiologischer Mittelstellung
- zum Einheilen der Transplantate muß der Patient für 48 bis 72 Stunden absolut still liegen, Fixation und Sedierung sind häufig nötig

- Mobilisation und Lagerung nach Anweisung des Operateurs, abhängig von der Lokalisation der Transplantate
- Durchbewegen der Muskulatur, langsame Mehrbelastung und Muskelkräftigung in Kooperation mit Physiotherapeut
- **Infusionstherapie**
- Überwachen der intravasalen Zugänge und Katheter (Kap. 9.1) sowie der Infusionstherapie
- großzügige Analgesie und Sedierung, Verbrennungen sind sehr schmerzhaft
- bei älteren Kindern evtl. patient-controlled analgesia (PCA)

! Koordinierte und zügige Pflege, da Schmerzen die Kinder sehr belasten und die Allgemeinsituation verschlechtern.

- **Ausscheidungen**
- bei großen Verbrennungen Blasenverweilkatheter (Kap. 18.1.1)
- in den ersten drei Tagen stündliche Kontrolle der Urinausscheidung, regelmäßig spezifisches Gewicht kontrollieren
- sechsstündliche Gesamtbilanz (Kap. 18.2)
- Anpassung der Flüssigkeitsgabe (Arztanordnung)

Eine verminderte Ausscheidung in den ersten Tagen nach dem Trauma ist meist ein Zeichen von Volumenmangel. Ab dem dritten Tag nach dem Unfall (Ödemrückresorption) wird die Flüssigkeitsgabe reduziert (evtl. Gabe von Diuretika), um eine Hypervolämie zu vermeiden.

- auf regelmäßige Stuhlausscheidung achten
- Ileuszeichen (Infektion) beachten, z.B. geblähter Bauch, fehlende Peristaltik, Magensekretrückstau, Stuhlverhalten
- bei Verletzungen im perianalen Bereich evtl. Anlage eines Anus praeter, um das Wundgebiet von Keimen im Stuhl freizuhalten und die Pflege zu erleichtern (Kap. 20.5)
- Kind vor einer geplanten Transplantation abführen, um es in den ersten postoperativen Tagen so wenig wie möglich bewegen zu müssen und um die Verbände (Wunden) vor Verunreinigung zu schützen
- **Prophylaxen**
- Pneumonie-, Dekubitus-, Soor- und Parotitisprophylaxe im Rahmen des Möglichen
- Ulkusprophylaxe, Vermeiden von Streß
- bei hämatinhaltigem Magensekret evtl. Medikamente auf Anordnung
- Kontrakturprophylaxe in Absprache mit Physiotherapeut, Pflege damit koordinieren, Analgesie ausnutzen
- Kontrakturprophylaxe teilweise im OP unter Narkose, nach Lösung von Nekrosen
- **Wunden, Verbände**
- Verbände beobachten auf Blutungen, Sekret, Geruch
- Rötung oder auffallender Geruch der Wunden oder Verbände deutet auf Infektion hin
- Verbandwechsel in Narkose, auf Station oder im OP
- enterale Ernährung so früh wie möglich beginnen, sobald es der Zustand des Kindes erlaubt (Ulkusprophylaxe)
- Nahrungsaufbau bei schweren Verbrennungen, über die liegende Magensonde, bei Bedarf Duodenalsonde legen
- eiweiß- und kalorienreiche Nahrung
- besonders geeignet sind industriell hergestellte flüssige Fertignahrungen, diese können ausschließlich oder als Ergänzung verwendet werden

Der Darm ist eines der primären Schockorgane. Die frühzeitige enterale Ernährung schützt das Darmepithel und reduziert die Bildung von Entzündungsmediatoren.

- regelmäßige Kontrolle des Abdomens, ob Ernährung vertragen wird (Magenreste)

Bei ausgedehnten Verletzungen kann die enterale Ernährung, bedingt durch häufige Operationen oder andere Komplikationen, nicht ausreichend aufgebaut werden. Dann ist eine parenterale Ergänzung notwendig.

- **Betreuung**
- **Kind:** liegt meist alleine in einem isolierten Zimmer und bekommt nur begrenzt Besuch
- Schmerzen, häufige Operationen
- Kind hat Todesangst erfahren, bei vollem Bewußtsein
- häufig Alpträume, im Umgang sehr schwierig
- **Eltern:** benötigen besonders in der Akutphase Unterstützung, sie haben oft große Schuldgefühle
  - häufig überschießende Reaktionen gegen das Personal, z.B. Aggressionen, Uneinsichtigkeit gegenüber Therapie
  - große Nachgiebigkeit gegenüber ihrem Kind
  - über Therapiemaßnahmen und weiteres Vorgehen gemeinsam mit dem Arzt aufklären
  - in alle Pflege- und Rehabilitationsmaßnahmen einweisen
  - ein guter Heilungserfolg hängt von ihrem Engagement ab

Größere Kinder und die Eltern kleinerer Kinder benötigen oft die Hilfe eines Psychologen, um die Ereignisse und deren Folgeerscheinungen, z.B. entstellende Narben, zu verarbeiten. Probleme sind vor allen Dingen zu erwarten, wenn die Kinder in die Pubertät kommen.

Nach der Akutphase

- Beginn der Physiotherapie so bald wie möglich, z.B. Kontrakturprophylaxe, Atemgymnastik, Muskelkräftigung, spezielle Lagerungen und Schienen, meist lange Behandlungsdauer
- sobald die Wunden abgeheilt sind, transplantierte und Entnahmestellen so oft wie möglich mit einer fetthaltigen Salbe massieren und eincremen
- **Anpassung des Kompressionsanzuges**
- das Kind muß ihn kontinuierlich ein bis zwei Jahre, 24 Stunden am Tag, tragen (Abb. 30-3)

Mit der Entlassung beginnen die Probleme, wie nächtlicher Juckreiz, nicht passende Kompressionsanzüge, geeignete Physiotherapie, medizinische Weiterbetreuung. Den Eltern deshalb Kontakte zu einer Regionalgruppe der Elterninitiative Schwerbrandverletzte Kinder e.V. vermitteln.

Prognose

- Überlebenschancen sind abhängig von der optimalen Erstversorgung und einer nahtlosen Weiterversorgung in einem Verbrennungszentrum
- die Lebensqualität bleibt durch häufige Krankenhausaufenthalte zur Narbenkorrektur und wegen des meist entstellenden Aussehens erheblich eingeschränkt

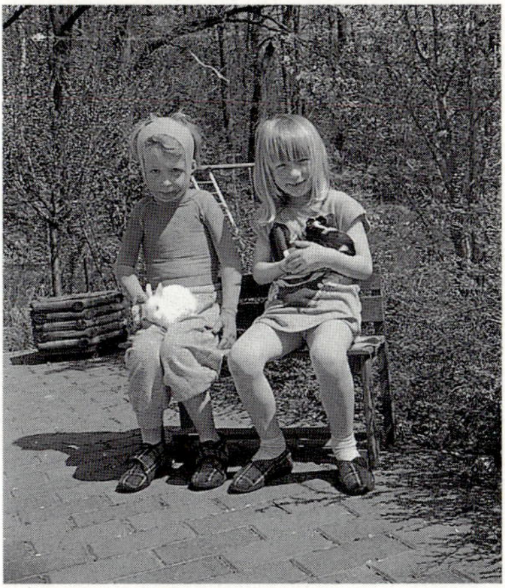

Abb. 30-3 Kind mit Kompressionsanzug

30.2 Ertrinkungsunfall

Ertrinken (drowning) ist der Tod durch Asphyxie innerhalb von 24 Stunden nach Untertauchen in einem flüssigen Medium. Überlebt das Opfer diesen Unfall mit Asphyxie um mehr als 24 Stunden, spricht man vom **Beinahe-Ertrinken (near drowning).**
20% der tödlich verlaufenden Unfälle im Kindesalter sind Unfälle durch Ertrinken im ersten bis vierten Lebensjahr.

Ursachen
- Ertrinken im Gartenteich, Swimmingpool
- kopfüber in einen Wasserbottich fallen (Kopf-in-Eimer-Syndrom)
- Krampfanfall oder Erschöpfung beim Schwimmen
- Hypoglykämie während des Schwimmens
- Trauma, z.B. beim Sprung vom Sprungbrett
- plötzlicher Herzstillstand während des Schwimmens

Pathophysiologie des Ertrinkens
Die Pathophysiologie ist in Abbildung 30-4 dargestellt.

Therapie (Drei-Stufen-Plan)
- **Stufe 1**
- Notfalltherapie am Unfallort
- ABCD-Regel der kardiopulmonalen Reanimation (Kap. 12.1, 12.2)
- **Stufe 2**
- Therapie während des Transports
- Fortsetzen der Wiederbelebungsmaßnahmen
- Messen der Körperkerntemperatur
- EKG-Überwachung
- Beatmung bei intubierten Kindern
- offene Magensonde
- Einwickeln in Decken, um Temperaturverlust zu vermeiden
- **Stufe 3**
- Therapie und Überwachung in der Klinik

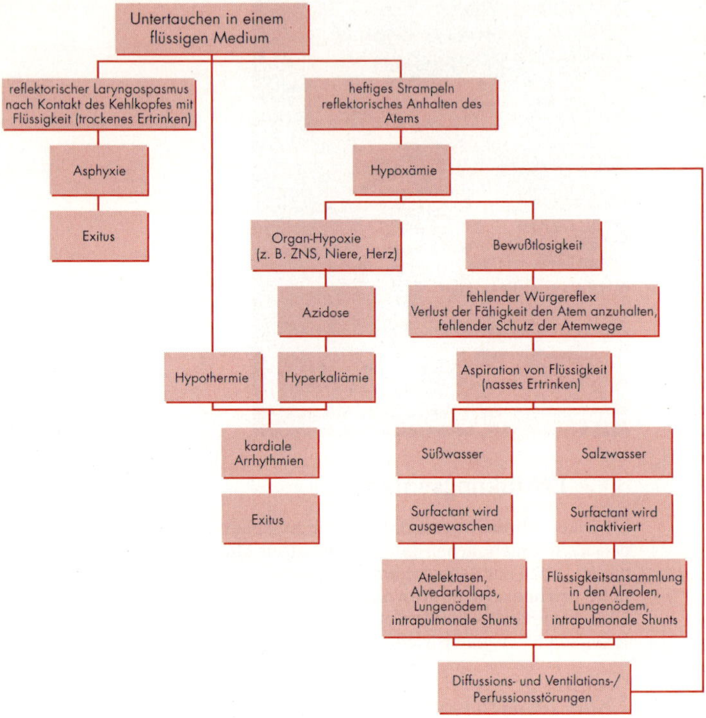

Abb. 30-4 Pathophysiologie bei Ertrinkungsunfällen

Komplikationen

- Schock, ARDS
- zerebrale Schädigung

● **Hypothermie**

- Körpertemperatur unter 35 °C
- deutliche Reduktion des Sauerstoffbedarfs der einzelnen Organe
- verminderte Gefahr einer Hypoxämie durch den reduzierten Stoffwechsel und Sauerstoffverbrauch bei Abnahme der Körpertemperatur

Durch den Diving-Reflex (durch das Eintauchen in kaltes Wasser erzeugte ausgeprägte Bradykardie und periphere Vasokonstriktion) werden Herz und Gehirn eine gewisse Zeit mit Sauerstoff versorgt.

Hypothermie und Diving-Reflex können zu einer guten zerebralen Prognose beitragen.

Aufnahme des Kindes und Erstversorgung

Bei telefonischer Anmeldung des Kindes nach Alter und Zustand fragen, ob es unter Reanimation transportiert wird oder stabile Kreislaufverhältnisse aufweist.

- Intensivplatz überprüfen, Wärmequellen bereitstellen
- evtl. weiterführende CPR (Kap. 12.2)
- Monitoring anschließen, EKG, Herz- und Atemfrequenz
- Sauerstoffsättigung, Blutdruck überwachen
- Körpertemperatur kontrollieren, Wärmequellen aktivieren
- periphere und/oder zentrale Katheter kontrollieren
- Infusionen, Transfusionen, Medikamente anschließen
- Bewußtseinslage kontrollieren
- Blutgas- und Blutzuckerkontrollen

▶ Pflegerische Maßnahmen, Überwachung

- **Beobachtungen**
- Monitoring von EKG, Herz- und Atemfrequenz
- auf Herzrhythmusstörungen achten, Systolenton laut stellen
- kontinuierlich arteriellen Druck messen
- Vergleichsmessung mit Dinamap
- engmaschige Kontrolle des ZVD, um Hypervolämie zu vermeiden
- neurologische Überwachung, Kontrolle des Bewußtseins (Kap. 19.2.2)
- kontinuierlich Körpertemperatur mit rektaler Temperatursonde oder über Blasenverweilkatheter messen (Kap. 15.2)
- bei Hypothermie zentrales, langsames Aufwärmen, maximal 1 °C pro Stunde (Kap. 15.3.1), z.B. Wärmepacks auf den Thorax
- engmaschige Ein- und Ausfuhrkontrolle

Sehr vorsichtig beim Erwärmen mit Warm-Packs umgehen. Durch die reduzierte Kreislaufsituation des Kindes besteht die Gefahr von Verbrennungen.

- Fieber vermeiden, Gefahr des zytotoxischen Hirnödems
- Haut auf Temperatur, Kolorit, Beschaffenheit und Durchblutung beobachten
- **Atmung, Beatmung**
- Pflege bei Beatmung (Kap. 13.2)
- kontinuierliches Messen des endexspiratorischen Kohlendioxidgehalts der Ausatemluft (Kapnometrie)
- endotracheales Absaugen, bei Bedarf mit geschlossenem Absaugsystem (Kap. 13.2.5)

Das Absaugen ist für das Kind sehr belastend und sollte nur nach strengster Indikation vorgenommen werden.

- **Lagerung, Mobilisation**
- Oberkörper 30 Grad hochlagern, Kopf in Mittelstellung (Hirnödemprophylaxe)
- auf Schaumstoff oder Luftkissenmatratze lagern

Kind nicht unnötig oder zu sehr bewegen, um die Gefahr des Vermischens der kälteren Schalentemperatur mit der Kerntemperatur (After-drop-Phänomen) zu vermeiden.

- wenn es der Zustand des Kindes erlaubt, mit der Mobilisation beginnen (Kap. 16.2)
- **Infusionstherapie**
- Infusionslösungen erwärmen
- bei starker Unterkühlung darf die Flüssigkeitszufuhr wegen der stark verminderten Herzleistung nur vorsichtig erfolgen (selbst bei Hypovolämie)

- Kontrolle und Pflege von peripheren, zentralen und arteriellen Kathetern (Kap. 9)
- Infusionsmenge und Einlaufgeschwindigkeit überwachen
- **Sonden, Drainagen**
- Pflege bei Magenablaufsonde (Kap. 18.4.2)
- **Ausscheidungen**
- Blasenverweilkatheter
- sechsstündliche Bilanzierung von Ein- (Infusionen, Medikamente, Transfusionen) und Ausfuhr (Urin, Magensekret)
- Urin beobachten, Urinstix, spezifisches Gewicht
- auf Stuhlausscheidung achten
- **Prophylaxen**
- Dekubitusprophylaxe (Kap. 20.2.1)

Die dekubitusgefährdeten Stellen sind genau zu kontrollieren, da das Kind streng sagittal gelagert ist und unter einer Kreislaufinstabilität leidet.

- Pneumonieprophylaxe (Kap. 13.2.8)
- Ulkusprophylaxe
- **Ernährung**
- langsamer Nahrungsaufbau mit kleinen Mahlzeiten
- kalorienreiche Flüssignahrung über Magensonde
- **Betreuung**
- Kommunikation mit bewußtseinseingeschränkten Kindern (Kap. 21)
- Eltern voll in die Pflege integrieren
- Anleitung durch Physiotherapeut
- Eltern begleiten durch geschultes und erfahrenes Personal
- Gesprächskreise und Elterninitiativen anbieten
- **Bei Kindern mit langwieriger Rehabilitation**
- Eltern anraten, immer wieder ein paar Tage freizunehmen, Pause vom Klinikalltag
- Eltern brauchen Entlastung von den seelischen und körperlichen Strapazen
- Geschwister und Ehepartner fühlen sich evtl. vernachlässigt, wenn die Mutter immer nur in der Klinik ist
- Besuch von Geschwistern ermöglichen

Prognose

Entscheidend für die Prognose sind die Geschwindigkeit der Bergung und suffiziente Erstmaßnahmen.

- 50% Mortalität
- nach Unterkühlung haben die Kinder eine viermal bessere Überlebenschance als bei normaler Körpertemperatur
- von den Überlebenden haben etwa 30% zerebrale Schäden durch ein Hirnödem

30.3 Vergiftungen

Vergiftungen treten sehr häufig bei Kleinkindern auf. 12% davon werden mit leichten bis schwersten Vergiftungserscheinungen in der Klinik aufgenommen. Eltern müssen über gefährliche Substanzen, deren Aufbewahrung und Handhabung über Hausärzte und Broschüren aufgeklärt werden. Bei 50% der Vergiftungen bei Jugendlichen handelt es sich um eine Gifteinnahme mit beabsichtigter Selbsttötung (hauptsächlich Barbiturate und/oder Drogen). Hier ist es wichtig, den Kindern und ihren Eltern **Gesprächstherapien** und **Unterstützung durch Fachpersonal** anzubieten. Eventuell können Vertrauenspersonen (z.B. Freunde, Lehrer) einbezogen werden.

Symptome

- Bewußtseinsstörung wie Müdigkeit, Somnolenz bis Koma
- Herz-Kreislaufstörungen, z.B. Tachykardie, Bradykardie, Herzrhythmusstörungen, Blutdruckabfall
- Atemstörungen bis zum Atemstillstand
- Übelkeit, Brechreiz, Erbrechen, Diarrhö
- Schwankungen der Körpertemperatur
- Erregungszustände, Halluzinationen, Rauschzustände, Krämpfe
- Hautrötungen, Verätzungen

Gefährlich sind vor allem Intoxikationen, bei denen die Symptome erst nach einem freien Intervall von Stunden bis Tagen auftreten können, z.B. bei Schwermetallen und Paracetamol.

Diagnostik

- **Wer:** Alter, Gewicht
- **Wann:** ungefähre Uhrzeit
- **Was:** fragliche Substanzen mitbringen lassen, Asservate
- **Wieviel:** geschätzte Maximalmenge
- **Wie:** Art der Gifteinnahme, z.B. oral, inhalativ, kutan
- **Weshalb:** akzidentell (zufällig), suizidal, Drogenkonsum

Anruf bei einer Giftnotrufzentrale (z.B. in Berlin, Tel.: 030/19240). Information über evtl. auftretende Symptome und Therapie einholen.

Symptomatische Therapie vor der Giftentfernung

- Kreislaufverhältnisse stabilisieren
- Sauerstoffgabe, Intubation, Beatmung
- Störungen der Thermoregulation, Krämpfe, akutes Nierenversagen, hepatotoxische Störungen oder durch spezifische Vergiftungssituation bedingtes Hirnödem entsprechend behandeln

30.3.1 Primäre Giftentfernung

Giftelimination von Körperoberflächen

- **Hautkontamination**
  - Bekleidung entfernen
  - betroffene Hautbezirke gründlich waschen und spülen
- **Gasvergiftungen**
  - Kind aus der kontaminierten Umgebung entfernen
- **Säuren und Laugen**
  - sofort viel Wasser trinken lassen, um den Verdünnungseffekt auszunutzen
  - keine kohlensäurehaltigen Flüssigkeiten
  - keine Milch, kein Öl, da diese die Resorption mancher fettlöslichen Substanzen beschleunigen

Enterale Elimination

- **Aktivkohle**
  - die große Oberfläche von Kohlepartikelchen vermag erhebliche Stoffmengen zu binden, so daß diese nicht resorbiert, sondern ausgeschieden werden
  - Aktivkohle bei intensivpflichtigen Kindern am besten in Wasser aufschwemmen und langsam über eine Magensonde verabreichen, eine Aspiration, z.B. von öligen Noxen, ist sehr gefährlich

Kohle gibt die Giftstoffe nach zwei Tagen wieder frei. Deshalb erhalten ältere Kinder zusätzlich Natriumsulfat (z.B. Glaubersalz) zur schnelleren Ausscheidung.

- **Hoher Reinigungseinlauf, forcierte Diarrhö** (Kap. 18.3)
  - alternativ zur Gabe von Aktivkohle
  - zur forcierten Diarrhö fließt über eine Dünndarmsonde eine Elektrolytlösung ein und wäscht die Toxine aus

Der große Flüssigkeitsumsatz erfordert eine sorgfältige Bilanzierung und Elektrolytüberwachung.

Induziertes Erbrechen

- **Kontraindikationen:** eingeschränkte Bewußtseinslage, gestörte Atemfunktion, Ingestion von Säuren, Laugen, Benzin, Petroleum, schaumbildenden Substanzen, Krämpfe und Krampfbereitschaft, Alter unter neun Monaten, da Aspirationsgefahr

Im Kindesalter ist die Gabe von **hypertoner Kochsalzlösung** als Emetikum kontraindiziert, da die Gefahr einer Hypernatriämie mit dadurch bedingtem Anstieg der Osmolarität besteht.

Gabe von Ipecacuanha-Fluidextrakt

- nur innerhalb einer Stunde nach Ingestion sinnvoll
- zum Einleiten von Erbrechen eignet sich der Sirup Ipecacuanhae®
- Dosierung: Kinder unter zwei Jahren: 10 bis 15 ml,
  Kinder ab zwei Jahren: 15 bis 30 ml
- je nach Bewußtseinszustand mit reichlich Flüssigkeit sondieren oder trinken lassen
- tritt nach 15 bis 20 Minuten kein Erbrechen ein, nochmals die Hälfte der Dosis nachgeben
- tritt nach 30 Minuten kein Erfolg ein, Ipecac entfernen, entweder durch Apomorphin oder Magenspülung (Kap. 30.3.2)
- seltene kardiale Nebenwirkungen: Bradykardie, Überleitungsstörungen, Vorhofflattern

Gabe von Apomorphin

- wenn eine sofortige Magenentleerung erforderlich ist
- die Gabe erfolgt einmalig subkutan
- anhaltendes Erbrechen kann durch Gabe von Morphinantagonisten unterbrochen werden
- Nebenwirkungen: Depression des ZNS mit Wirkung auf Kreislauf und Atmung, apomorphinbedingter Nachschlaf erschwert die Einschätzung der Bewußtseinslage
- Kontrolle der Herz-Kreislaufsituation

Apomorphin ist wegen der starken Vagusreizung und des Blutdruckabfalls bei Kleinkindern kaum indiziert, sonst nur in Kombination mit Norfenefrin (Antihypotonikum).

30.3.2 Primäre Giftentfernung durch Magenspülung

Eine Magenspülung ist nur bis zu einer Stunde nach einer Intoxikation sinnvoll. Sie kann Gift nach aboral transportieren und die Resorption beschleunigen. Kein routinemäßiger Einsatz, nicht zur Abschreckung.
Kontraindikationen: Säuren- und Laugenverätzungen (Perforationsgefahr).

Vorbereiten des Materials
- Medikamente zur Prämedikation
- Zellstoff- bzw. Gummiunterlage, Gummischürze Einmalhandschuhe
- Eimer, Trichter mit Verlängerung
- Magenspülschläuche (entsprechend der Dicke des kleinen Fingers des Kindes) mit seitlichen Öffnungen an der Spitze
- Gleitgel
- körperwarmes NaCl 0,9% als Spüllösung
- Medikamente nach ärztlicher Anordnung
- Mundkeil oder Guedel-Tubus

Vorbereitung des Kindes
- Kind altersentsprechend informieren
- Monitoring
- Intubation bei nicht ansprechbaren Kindern bzw. bei gestörter Atemfunktion

Zur Intubation blockbare Tuben mit Cuff verwenden, da sonst Aspirationsgefahr besteht.

- Prämedikation mit Atropin
- Linksseitenlage bzw. Bauchlage bei tiefliegendem, zur Seite gedrehtem Kopf

Vorgehen
- Magensonde gleitfähig machen
- Magensonde oral legen
- Mageninhalt aspirieren
- zum Einlaufen der Spülflüssigkeit Trichter hoch halten, zum Ablauf unter Magenniveau senken
- Einzelspülmenge 5 bis 10 mg/kg KG
- aus Rückfluß eine Probe für Toxikologie abnehmen
- so lange spülen, bis Spülflüssigkeit klar ist
- zum Schluß Gabe von Kohle (0,5 bis 1,0 g/kg KG) und Glaubersalz (0,5 g/kg KG)

Beim Herausziehen Magensonde abknicken bzw. schließen, damit sich der Sondeninhalt bei der Passage des Pharynx nicht in den Kehlkopfeingang entleert. Aspirationsgefahr.

- wenn möglich Patienten anschließend aufsetzen und beruhigen

▶ **Pflegerische Maßnahmen, Überwachung**
- Monitoring von EKG, Herz- und Atemfrequenz
- regelmäßige Kontrolle der Vitalzeichen und des Bewußtseinszustandes (Kap. 19.2)
- Flüssigkeitsbilanzierung (Kap. 18.2)
- Erbrochenes bzw. Magenspülflüssigkeit, Blut und erster Urin müssen zur toxikologischen Untersuchung

Risiken: Vagusreiz, Aspiration, Laryngospasmus, Resorption großer Flüssigkeitsmengen (etwa 25% der Spülmenge), Hyper- oder Hyponatriämie.

30.3.3 Sekundäre Giftentfernung

Gabe von Antidot
- Antidote treten spezifisch in den Wirkungsmechanismus von Giften ein oder führen zu verstärkter Giftelimination aus Blut und Gewebe
- Gabe eines reversiblen Hemmstoffes, z.B. Paracetamol, Fluimucil®
- Paraffinöl bei Vergiftungen mit organischen Lösungsmitteln verbindet sich mit der toxischen Substanz und wird nicht resorbiert
- bei schaumbildenden Substanzen Gabe von Sab-simplex®

Hyperventilation
- bei Stoffen, die eine gute Ausscheidung aufweisen, z.B. Chloroform

Forcierte Diurese
- bei Stoffen, die größtenteils direkt über die Niere ausgeschieden werden, z.B. Acetylsalicylsäure, Barbital, Phenobarbital

Peritoneal- und Hämodialyse sowie **Hämofiltration** sind in Kapitel 27.3 beschrieben.

30.4 Schock

Unter einem Schock versteht man ein **fortschreitendes generalisiertes Kreislaufversagen** mit Störung der peripheren Perfusion, das schließlich zu einem Mißverhältnis zwischen Sauerstoffangebot und peripherem Sauerstoffbedarf führt. Der Schock ist kein eigenständiges Krankheitsbild. Eine Vielzahl von Erkrankungen können zu diesem Zustand führen.

Die **Schockformen** mit **Ursachen, Symptomen** und **Therapie** sind in Tabelle 30-1 dargestellt.
Das klinische Bild des Kindes im **hypovolämischen Schock** ist abhängig vom Ausmaß und der Geschwindigkeit des Volumenverlustes. Besonders gefährdet für den **septischen Schock** sind Frühgeborene, Säuglinge und immunsuppressiv behandelte Kinder.

Erstversorgung

Das Ziel jeder Schocktherapie ist eine verbesserte Sauerstoffversorgung in den Geweben durch das Wiederherstellen des Herzzeitvolumens und des Blutdrucks.

- **Wiederherstellen normaler Atemverhältnisse**
  - Atemwege freimachen und freihalten
  - Sauerstoffgabe, Atemhilfe, Beatmung
- **Kreislaufstabilisierung**
  - Volumenersatz

Tab. 30-1 Schockformen in der Pädiatrie

Schockform	Ursachen	Symptome	Therapie
hypovolämischer Schock	innere und äußere Blutungen Polyurie enterale Flüssigkeitsverluste, z.B. Diarrhö, Ileus, Erbrechen Flüssigkeitsverluste ins Gewebe, z.B. Verbrennung, Ödem Wasser- und Elektrolytverlust	Tachykardie, schwach gefüllter Puls, Hypotonie kalte, blasse Haut, kalter Schweiß trockene Schleimhäute, Durst Angst, Unruhe Zyanose, halonierte Augen Oligurie, später Anurie Bewußtseinseintrübung, Krämpfe, Koma niedriger ZVD	Schocklagerung Sauerstoffgabe Volumenersatz Unterkühlung vermeiden Intubation je nach Klinik
anaphylaktischer Schock	Antigen-Antikörper-Reaktion führt zur überschießenden Freisetzung von Mediatoren, vor allem Histamin Auslösung der Immunreaktion durch Vollantigene (z.B. Proteine, Insektengift, Fremdserum) oder Haptene (z.B. Penicillin, Röntgenkontrastmittel)	Bronchospasmus, Hypotonie, Tachykardie, Flush, Urtikaria, Juckreiz, (Erbrechen) Durchfall, Angst/Unruhe	Zufuhr der auslösenden Substanz sofort unterbrechen Antihistaminika, Adrenalin Volumengabe Sauerstoffgabe evtl. Intubation
septischer Schock	Einschwemmen von Endotoxinen, die beim Zerfall der Bakterienwand frei werden	Fieber, Schüttelfrost Tachypnoe, Unruhe evtl. Somnolenz Hepatosplenomegalie evtl. Gerinnungsstörungen mit Hautblutungen, oft warme Extremitäten und fehlende Zentralisation	großzügige Flüssigkeitszufuhr Katecholamine besonders zur Erhöhung des Gefäßwiderstands Gerinnungstherapie Antibiotika, Intubation
kardiogener Schock	Versagen der Pumpleistung des Herzens z.B. nach kardiochirurgischen Eingriffen, Kardiomyopathie, kongenitalen Vitien, als Folge von Ischämie, Hypoxie oder Intoxikation, Elektrolytstörungen, Herzrhythmusstörungen, z.B. SVT, AV-Block, ventrikuläre Tachykardie	Tachykardie, Tachypnoe, Zentralisation, kaltschweißige Haut, niedriger Puls, Hypotension, verminderte Urinproduktion Unruhe Bewußtseinseintrübung	Sauerstoffzufuhr, Intubation, Beatmung, Oberkörper hochlagern bei Verdacht auf Lungenödem evtl. vorsichtige Volumengabe Katecholamine

- Transfusion
- Katecholamine
- großlumige Venenverweilkanülen (Mikrozirkulationsstörung)
- **Lagerung**
- flache, horizontale Rückenlage (Schocklage), Beine anheben oder hoch unterlagern zur Autotransfusion
- **Schmerzbekämpfung**
- großzügige Analgosedierung
- **Blutstillung**
- Druckverband, evtl. operative Versorgung

Aufhebung des Schocks
ist erreicht bei
- normalisiertem Blutdruck
- rückläufiger Tachykardie
- ausreichender Diurese
- rosiger, warmer und trockener Haut, bzw. intakter peripherer Perfusion

▶ Pflegerische Maßnahmen, Überwachung

- **Beobachtungen**
- Monitoring von EKG, Atmung
- regelmäßige Kontrolle von Puls, Atmung, Blutdruck und Körpertemperatur
- Kontrolle von arteriellem Blutdruck, ZVD (Kap. 13.4.2.3, 13.4.2.4)
- Sauerstoffsättigung, endexspiratorischer pCO_2
- bei Neugeborenen transkutane pO_2- und pCO_2-Messung
- **Atmung, Beatmung**
- Pflege bei Beatmung (Kap. 13.2)
- Kontrolle der Beatmungsparameter
- Absaugen nach Bedarf (Kap. 13.2.5)
- **Lagerung, Mobilisation**
- Schocklagerung
- bei kardiogenem Schock und Verdacht auf Lungenödem Oberkörper hochlagern
- **Infusionstherapie**
- Pflege bei Venenverweilkanülen, bei Bedarf bei zentralvenösem Katheter, Arterienkatheter (Kap. 9)
- Überwachen der Infusionstherapie und Medikamentengabe
- **Sonden, Drainagen**
- Pflege bei Magensonde, bei Bedarf Ablaufsonde (Kap. 17.3.2, 18.4.2)
- **Ausscheidungen**
- Pflege bei Blasenverweilkatheter (Kap. 18.1.1)
- stündliche Kontrolle der Urinausscheidung und Bilanz
- Bauchumfang messen bei abdominellen Verletzungen oder Blutungen
- auf Stuhlausscheidung achten
- **Prophylaxen**
- Pneumonieprophylaxe (Kap. 13.2.8)
- Dekubitusprophylaxe (Kap. 20.2.1)

30.5 Schädel-Hirn-Trauma

Das Schädel-Hirn-Trauma (SHT) definiert Kopfverletzungen mit Gehirnbeteiligung und Bewußtseinsstörung.

Ursachen sind bei Säuglingen und Kleinkindern besonders Stürze vom Wickeltisch, aus dem Kinderwagen oder Bett, vom Klettergerüst beim Spielen oder Mißhandlungen, bei Schulkindern häufig Unfälle im Straßenverkehr.

Einteilung der Schädel-Hirn-Traumen

- geschlossenes SHT, Dura mater ist unverletzt
- offenes SHT, Dura mater ist verletzt
- geschlossenes SHT mit offener Fraktur, Dura mater unverletzt, offene Fraktur

- Grad I (**Glasgow Coma Scale über zwölf Punkte,** Kap. 19.2.2)
  - keine Bewußtseinsstörung
  - kurzzeitige Überwachung notwendig
- Grad II (**Glasgow Coma Scale acht bis zwölf Punkte**)
  - Bewußtseinseintrübung
  - stationäre Überwachung
- Grad III (**Glasgow Coma Scale unter acht Punkte**)
  - längere Bewußtlosigkeit
  - Intensivüberwachung notwendig

Symptome

- je nach Schweregrad
- bei Commotio cerebri kurze neurologische Funktionsstörung ohne Herdsymptomatik mit möglicher Amnesie
- bei Contusio cerebri länger dauernde Depression der zerebralen Funktionen mit und ohne Herdsymptomatik

Diagnostik

- Vitalfunktionen, Bewußtseinskontrolle mit Glasgow Coma Scale, Pupillenkontrolle
- bei Säuglingen Fontanellenspannung
- Schädel-CT bei Glasgow Coma Scale unter acht Punkten
- Hirndruckmessung, EEG
- Augenhintergrundspiegelung
- evozierte Potentiale zur Diagnostik der Hirnstammbeteiligung

Therapie

- Stabilisieren der Vitalfunktionen
- Begrenzung der primären traumabedingten Schäden
- sekundäre, hypoxische zerebrale Schäden verhindern

▶ Pflegerische Maßnahmen, Überwachung (Abb. 30-5)

Die Überwachung von Kindern mit SHT bedarf intensivpflegerischer Erfahrung. Bei den kleinsten Veränderungen der Beobachtungs- und Überwachungsparameter müssen entsprechende Maßnahmen ergriffen werden. Eine exakte engmaschige Dokumentation ist von größter Wichtigkeit.

- die Körperpflege ist auf das Nötigste zu beschränken

Alle Manipulationen können zu einer Hirndrucksteigerung führen.

- **Beobachtungen**
  - Monitoring von EKG, Herz- und Atemfrequenz
  - kontinuierliches Messen des arteriellen Blutdrucks (Kap. 13.4.2.3)
  - kontinuierliche Messung des ZVD (Kap. 13.4.2.4)

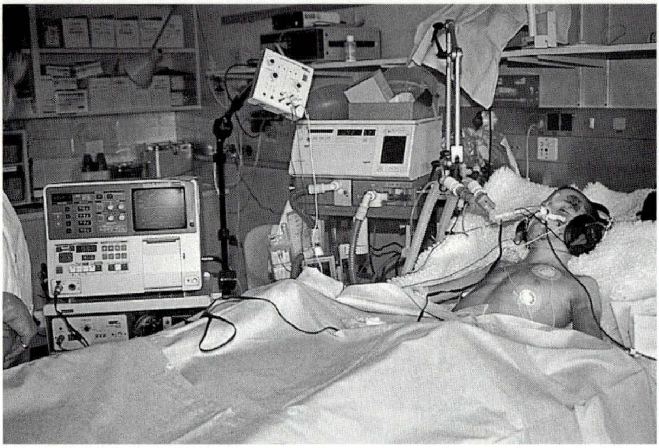

Abb. 30-5 Überwachung eines Kindes mit Schädel-Hirn-Trauma

- kontinuierliches Messen des intrakraniellen Drucks (ICP), epidural, intraventrikulär oder über das Parenchym (Kap. 19.3.2)

Hirndruckanstieg grundsätzlich vermeiden. Vor größeren Maßnahmen empfiehlt sich die Gabe von Kurznarkotika oder Analgetika. Bei Bedarf ist eine Kurzrelaxierung (Kap. 30.6) angezeigt. Die Analgosedierung birgt die Gefahr einer Hypotonie.

- Kontrolle des zerebralen Perfusionsdrucks (CPP)
- Glasgow Coma Scale (Kap. 19.2.2)
- regelmäßige Pupillenkontrolle, abhängig vom Bewußtseinszustand, z.B. alle zehn Minuten (Kap. 19.2.2)
- auf Blutungen und Liquorrhö aus Nase, Mund und Ohren achten
- Brillenhämatom registrieren (Schädelbasisfraktur)
- Schmerzen beobachten, bedarfsgerechte Analgosedierung
- kontinuierliche Kontrolle der Körpertemperatur (Kap. 15.2)
- Hyperthermie vermeiden durch Kühlung mit Cold-Packs, Wadenwickel, Gabe von Antipyretika
- evtl. kontrollierte Hypothermie (32 bis 34°C)
- kontinuierliche Messung der Sauerstoffsättigung
- Hypoxie unbedingt vermeiden
- auf Durchblutung und Temperatur der Haut achten
- Schwitzen, kühle Peripherie, Zentralisation registrieren

• **Atmung, Beatmung**

- zu Beginn Hyperventilationsbeatmung (pCO_2 30 bis 35 mmHg), sonst nur kurzfristig bei akuten Hirndruckanstiegen

Gefahr der zerebralen Ischämie durch forcierte Hypoventilation.

- kontinuierliche Messung des endexspiratorischen pCO_2
- endotracheales Absaugen mit geschlossenem Absaugsystem (Kap. 13.2.5)
- Absaugen nur nach Bedarf und Auskultation
- vor dem Absaugen Analgosedierung, bei Bedarf Kurzrelaxierung

- **Lagerung, Mobilisation**
  - Oberkörper 30 Grad hochlagern
  - Kopfmittelstellung, um den venösen Abfluß zu gewährleisten
  - Luftkissenbett nach Möglichkeit
  - Frühmobilisation abhängig vom Zustand (Kap. 16.2.1)
  - Rehabilitation früh beginnen
- **Infusionstherapie**
  - Pflege und Kontrolle der zentralen Katheter (Kap. 9.1)
  - bei Medikamentengabe auf Inkompatibilitäten achten
  - Kontrolle von Infusionsgeschwindigkeiten und Dosierung
- **Sonden, Drainagen**
  - Pflege bei Magenablaufsonde (Kap. 18.4.2)
- **Ausscheidungen**
  - Pflege bei Blasenverweilkatheter (Kap. 18.1.1)
  - stündliche Kontrolle der Urinausscheidung, sehr wichtig bei Gefahr von Diabetes insipidus oder inadäquater ADH-Sekretion
  - Kontrolle von spezifischem Gewicht, Urinstix
  - vier- bis sechsstündliche Bilanzierung von Ein- und Ausfuhr (Kap. 18.2)
- **Prophylaxen**
  - Dekubitusprophylaxe (Kap. 20.2.1)
  - Pneumonieprophylaxe (Kap. 13.2.8)
  - Ulkusprophylaxe mit Milch, Ulcogant
- **Ernährung**
  - frühe enterale Ernährung, falls kein Ileus besteht

30.5.1 Intrakranielle Hämatome

Um die Komplikation einer Blutung bei SHT frühzeitig zu erkennen, ist im akuten Stadium alle zehn Minuten das Überwachen des Bewußtseinszustandes, der Pupillen und Vitalparameter angezeigt.

Hämatomformen (Abb. 30-6)

- **Epidurale Blutungen**
  - 80% arterielle Blutungen (A. meningea media)
  - 20% venöse Ursachen
  - rasch zunehmende Hirndruckzeichen
  - chirurgische Intervention
- **Subdurale Blutungen**
  - **akutes subdurales Hämatom** mit primär schwerer zerebraler Symptomatik, meist begleitende Hirnkontusionen
  - schlechte Prognose
  - **chronisches subdurales Hämatom** meist durch Einriß der Brückenvenen, langsam einsetzende Symptomatik
  - bei fehlender Resorption chirurgische Intervention
- **Subarachnoidale Blutung**
  - nur bei schwerstem SHT
  - schlechte Prognose durch die zusätzliche Ischämie
- **Parenchymblutung**
  - Gefahr eines perifokalen Ödems
  - meist keine chirurgische Therapie nötig

▶ Pflegerische Maßnahmen, Überwachung

- in Kapitel 30.5

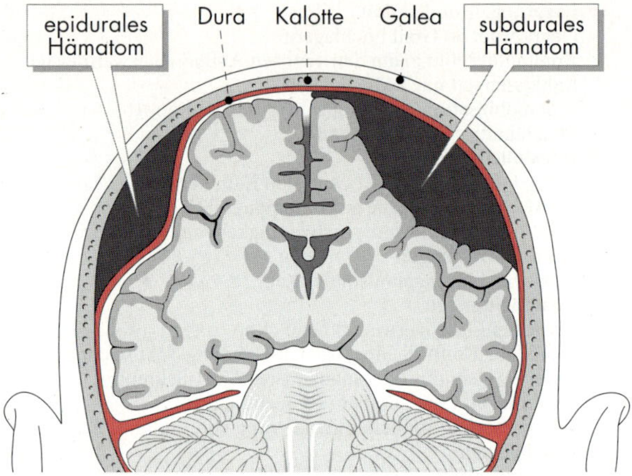

Abb. 30-6 Intrakranielle Hämatome

30.5.2 Hirnödem

Beim Hirnödem kommt es zu einer **Flüssigkeitsansammlung im Hirngewebe** infolge einer Schädigung der Blut-Hirn-Schranke oder der Blut-Liquor-Schranke.

Ursachen

- **Vasogenes Hirnödem** (Kap. 19.3.1)
  - extrazelluläres Hirnödem
  - Störung der Kapillarpermeabilität und Hämodynamik
  - z.B. bei schwerem Schädel-Hirn-Trauma, Hirntumor, intrazerebraler Massenblutung
- **Zytotoxisches Hirnödem**
  - intrazelluläres Hirnödem
  - Störung der Na^+/K^+-ATPase
  - z.B. bei Wasserintoxikation, Hypoxie
- **Interstitielles Hirnödem**
  - vermehrter Einstrom von Liquor
  - z.B. bei Hydrozephalus

▶ Pflegerische Maßnahmen, Überwachung

- in Kapitel 30.5, 19.1

30.5.3 Erhöhter intrakranieller Druck

Die Autoregulation des Gehirns sichert eine gleichbleibende Durchblutung und Sauerstoffversorgung des Gehirns. Ist diese gestört, kommt es zum Anstieg des Hirndrucks (ICP) und Abfall des zerebralen Perfusionsdrucks (CPP).

Normalwert des ICP: 5 bis 15mm/Hg.

Zerebraler Perfusionsdruck (CPP) ist MAD minus ICP (mmHg)

Zeichen für intrakranielle Drucksteigerung

- Übelkeit, Erbrechen
- Unruhe, schrilles Schreien bei Säuglingen
- Kopfschmerzen
- gespannte Fontanelle bei Neugeborenen und Säuglingen
- schnelle Zunahme des Kopfumfanges, solange die Schädelnähte noch offen sind
- Apnoe, Atemstillstand
- Blutdruckschwankungen und Arrhythmien
- veränderte Motorik
- veränderter Reflexstatus, z.B. Hemiparese, Seitendifferenz der Muskeleigenreflexe, Pyramidenbahnzeichen
- fokale oder generalisierte Krampfanfälle

▶ Pflegerische Maßnahmen, Überwachung

- in Kapitel 30.5

30.5.4 Transport eines intensivpflichtigen Kindes

Der Transport eines intensivpflichtigen Kindes zu einer Untersuchung (z.B. CT, MRT), in den Operationssaal oder zur Verlegung in eine andere Klinik bedarf einer gezielten Planung und Vorbereitung, damit er schonend und effizient ablaufen kann.

Vorbereitung

- Transportteam festlegen
- Dokumentationsunterlagen auf Vollständigkeit prüfen
- telefonische Anmeldung bzw. Rücksprache

Vorbereiten des Materials

- Bett oder Transportliege mit Fixierungsgurten
- evtl. transportables Beatmungsgerät
- Beatmungsbeutel mit Sauerstoffanschluß und Sauerstoffbombe, Beatmungsmaske
- bei elektrisch betriebenen Geräten Akku prüfen
- erforderliche Infusionen, Infusionsgeräte
- evtl. Notfallmedikamente
- Transportmonitor mit EKG und Sauerstoffsättigung

Vorbereitung des Kindes

- Kind und Eltern informieren
- bei Bedarf umlagern
- Transportmonitor, Infusionsgeräte etc. anschließen, so plazieren, daß eine Beobachtung der Parameter gewährleistet ist
- Beatmungszubehör bereitlegen, evtl. anschließen

Nach Möglichkeit sollten die Eltern ihr Kind auf dem Transport begleiten.

Vorgehen

- Absprache im Team über Aufgabenverteilung
- während des Transports Kind gut beobachten, zügig, aber vorsichtig, ohne Erschütterungen fahren
- während einer Untersuchung soll eine Person beim Kind bleiben, möglichst auch die Eltern
- bei einer Verlegung vollständige Übergabe an die Kollegen, Eltern vorstellen

Ein Transport ist für das Kind und seine Eltern fremd und beängstigend. Sie können die bevorstehende Situation nicht einschätzen. Daher müssen sie in den Ablauf einbezogen werden.

30.6 Polytrauma

Ein Polytrauma liegt vor, wenn gleichzeitig zwei oder mehrere Organsysteme betroffen sind und die Verletzung an mindestens einem Organsystem oder die kombinierten Verletzungen von mehreren Organsystemen lebensbedrohlich sind.
Ursachen dafür sind z.B. Verkehrsunfälle oder ein Fenstersturz.

Diagnostik

- Anamnese
- Röntgenthorax, CT
- Laboruntersuchungen, z.B. Blutgase, Gerinnungsparameter, Blutbild, Blutzucker, Elektrolyte

Entscheidend für das Überleben des Kindes ist es, welche Verletzungen in welcher Reihenfolge versorgt werden.

Behandlungsphasen

- **Reanimationsphase**
  - dies ist die erste Phase im Verlauf des Krankheitsbildes und erstreckt sich über die ersten Stunden
  - Stabilisierung von Atmung und Kreislauf
- **Erste Operationsphase**
  - Versorgung von lebensbedrohlichen Verletzungen
  - welche weiteren Operationen zu welchem Zeitpunkt erfolgen, entscheidet das ärztliche Team
- **Stabilisierungsphase**
  - Stabilisierung der Organfunktionen
  - operative Versorgung nicht lebensbedrohlicher Verletzungen

▶ Pflegerische Maßnahmen, Überwachung

Ein polytraumatisiertes Kind bedarf äußerster Aufmerksamkeit und Genauigkeit bei Pflege und Überwachung. Ärztliche und pflegerische Maßnahmen müssen koordiniert werden. Durch den oft wochenlangen Aufenthalt auf der Intensivstation und die immer wieder notwendigen Eingriffe und Operationen ist besonders auf die Psyche des Kindes zu achten.

- basalstimulierende Ganzkörperwaschung (Kap. 14.3.2)
- **Beobachtungen**
  - kontinuierliche Überwachung von EKG, Herz- und Atemfrequenz
  - Vitalparameter überwachen
  - ZVD (Kap. 13.4.2.4), ICP (Kap. 19.3.2), arterieller Blutdruck (Kap. 13.4.2.3)
  - kontinuierliche Messung der Sauerstoffsättigung
  - Blutgaskontrollen
  - Schmerzbeobachtung und -wahrnehmung, bedarfsgerechte Analgosedierung, bei Bedarf Relaxierung (Kap. 25.3, S. 267f.) auf Anordnung
  - vor Maßnahmen Schmerzmittel auf Anordnung verabreichen
  - Glasgow-Coma-Scale-Kontrollen (Kap. 19.2.2)

- Hautkolorit und -temperatur kontrollieren (Zentralisation, Peripherie)
- Haut auf Schwellungen und Hämatome inspizieren
- **Atmung, Beatmung**
- Pflege bei Beatmung
- bedarfsgerechte Bronchialtoilette (Kap. 13.2.5)
- **Lagerung, Mobilisation**
- abhängig von den Verletzungen
- Frühmobilisation (Kap. 16.2)
- **Infusionstherapie**
- Pflege bei zentralvenösem Katheter
- Pflege bei arteriellem Katheter (Kap. 9.2)
- **Sonden, Drainagen**
- Pflege bei Drainagen
- Magensonde (Kap. 17.3.2, 18.4.2)
- **Ausscheidungen**
- Blasenverweilkatheter (Kap. 18.1)
- Bilanz von Ein- und Ausfuhr (Kap. 18.2)
- Urin auf Farbe und Konsistenz kontrollieren
- auf Stuhlausscheidung und Darmgeräusche achten
- **Prophylaxen**
- Dekubitus-, Pneumonieprophylaxe (Kap. 20.2.1, 13.2.8)
- Ulkusprophylaxe
- **Wunden, Verbände**
- Pflege der Wunden (Kap. 20.1)
- Wunden und Verbände beobachten und beurteilen
- Verbandwechsel nach Anordnung
- Wundinfektionen vermeiden
- **Ernährung**
- nach Möglichkeit frühe enterale Ernährung
- **Betreuung**
- Eltern und Kind Situation erklären, Ängste abbauen
- Eltern in Pflege einbeziehen
- Psychologen integrieren
- Eltern motivieren, Mut machen

▶ **Pflege bei Gips, Extension, Fixateur externe**

- Überwachung von Motorik (Beweglichkeit), Sensibilität, Durchblutung (Schwellung, Farbe, Temperatur), Infektionszeichen (Entzündung, Fieber) und Schmerzen
- verletzte Extremität ruhigstellen und hochlagern (Abschwellen, Ödemprophylaxe)
- Schmerzen ernst nehmen
- Schienen gut abpolstern
- Lagerungskissen verwenden, keine Sandsäcke, da Gefahr von Druckstellen
- **Gips**
- bis zur vollständigen Trockenheit 24 Stunden kontrollieren
- zum Abtrocknen keine Decken über den Gips legen
- Endstellen des Gipses z.B. mit Watte abpolstern
- auf Durchblutungsstörungen und Nervenschädigungen achten
- **Extension**
- abhängig von Lokalisation der Fraktur und Methode lagern
- Extensionsgewichte müssen frei hängen
- Gelenke in Gebrauchsstellung fixieren
- Zug nach Anordnung des Chirurgen wickeln

- **Fixateur externe**
  - Eintrittsstellen der Stäbe auf Entzündungszeichen und Verkrustungen beobachten, evtl. mit Hydrokolloidverbänden schützen

Lagerung, Zugvorrichtung und -gewicht sowie Entzündungszeichen an der Drahteintrittsstelle grundsätzlich nach jeder pflegerischen Tätigkeit prüfen.

31 Allergische Erkrankungen

Allergische Erkrankungen nehmen in den Industrieländern immer mehr zu. Ursachen sind unter anderem Schadstoffe aus der Umwelt sowie Medikamente.

31.1 Lyell-Syndrom

Das Lyell-Syndrom ist auch unter den Bezeichnungen **Epidermolysis acuta toxica** oder **Syndrom der verbrühten Haut** bekannt. Es handelt sich um eine schnell fortschreitende **Epidermolyse** (Spalt- und Blasenbildung der Haut).
Das **staphylogen bedingte Lyell-Syndrom** kommt meist im Säuglings- und Kleinkindalter vor und wird durch ein Ektotoxin des Staphylococcus aureus hervorgerufen.
Die **medikamentös bedingte Epidermolyse** tritt meist bei Schulkindern und Erwachsenen auf und kann von vielen Medikamenten ausgelöst werden, z.B. Sulfonamide, Antiepileptika.
Kinder mit Lyell-Syndrom leiden an ihrem vorübergehend entstellten Aussehen. Sie und ihre Eltern brauchen viel Einfühlungsvermögen und Begleitung (Kap. 4.3, 21.4).

Symptome

- **Staphylogen bedingtes Lyell-Syndrom**
- häufig vorher ein Infekt der oberen Luftwege wie Otitis media, Rhinitis, Pharyngitis
- morbiliformes (masernähnliches) Exanthem mit diffuser ödematöser Schwellung, bevorzugt im Gesicht, an Handflächen und Leistenbeugen
- wenige Stunden später folgt dem Exanthem eine bullöse Abhebung der Epidermis (Syndrom der verbrühten Haut)
- später Erosionen an Konjunktiven und Genitale
- Schock durch Eiweiß-, Flüssigkeits- und Elektrolytverlust
- evtl. Nierenversagen
- **Medikamentös bedingtes Lyell-Syndrom**
- zu Beginn ist das Exanthem vorwiegend am Stamm und an den Extremitäten lokalisiert
- der Verlauf ist gleich

Diagnostik

- Anamnese: Medikamente, Allergien
- Alter des Kindes, klinisches Bild, Hautbeschaffenheit
- Blutkulturen zum Erregernachweis
- Elektrolyte, Blutbild, Blutgase, Eiweiß
- Abstriche von Augen, Nase, Rachen, Haut

Bei Verdacht auf Arzneimittelallergie auslösenden Faktor unbedingt vermeiden (Reexposition).

▶ Pflegerische Maßnahmen, Überwachung

- Einzelzimmer, Zimmer muß gut erwärmt sein, da die Kinder immer unter Wärmeverlust leiden
- vor Betreten des Zimmers sterilen Kittel, Mundschutz, Haube und sterile Handschuhe anziehen

- **Beobachtungen**
  - Monitoring von Herzfrequenz, Atmung, Sauerstoffsättigung (Kap. 13.1, 13.4)
  - Blutdruckkontrolle (Kap. 13.4.2.2)
  - regelmäßig Haut auf Blasenbildung inspizieren, betroffene Hautbezirke und Körperstellen kontrollieren (trocken, naß?)
  - Bewußtseinslage kontrollieren, ist das Kind ansprechbar, somnolent, komatös (Kap. 19.2)?
- **Lagerung, Mobilisation**
  - Air-Fluid-Bett (Kap. 7.12.3) zur besseren Verschorfung der Hautdefekte
  - bei Intensivbett Goretex-Unterlage, alternativ Kind auf Metallinefolie lagern
  - Arme und Beine mit Grassolind-Gaze® umwickeln, damit die Extremitäten nicht an der Unterlage festkleben und besser mobilisierbar sind
  - zu Beginn der Erkrankung Lagewechsel nach Anordnung, da die Haut immer wieder aufreißt
  - bei zunehmender Verschorfung der Haut regelmäßig Lagewechsel und intensivere Mobilisation
  - wenn möglich Oberkörperhochlagerung
- **Infusionstherapie**
  - Pflege bei Venenverweilkatheter (Kap. 9.2), zentralen Kathetern
  - zentrale Katheter sind meist festgenäht, eine Pflasterfixierung ist aufgrund der Hautdefekte kaum möglich
  - Hautregion trocken halten
  - Kathetereintrittsstelle steril abdecken
- **Sonden, Drainagen**
  - bei Bedarf Pflege bei Magenverweilsonde (Kap. 17.3.2)
- **Ausscheidungen**
  - Pflege bei suprapubischem Blasenkatheter (Kap. 18.1.2)
  - Bilanzierung von Ein- und Ausfuhr (Kap. 18.2), ausgeglichene Bilanz anstreben
  - auf regelmäßigen Stuhlgang achten
- **Prophylaxen**
  - regelmäßige Augenpflege, da es häufig zu Lidverwachsungen kommt
  - geschwollene Augenlider mit kalten, NaCl-0,9%-getränkten Kompressen kühlen
  - je nach augenärztlicher Anordnung Augenspülungen mit NaCl 0,9%, Augentropfen oder -salbe
  - Konjunktiven mit künstlicher Tränenflüssigkeit befeuchten
  - Extremitäten vorsichtig durchbewegen
  - Pneumonieprophylaxe ist zu Beginn der Erkrankung sehr schwierig, da die Kinder schwer krank und in der Regel wenig kooperativ sind
  - Kinder häufig zum tief Durchatmen anhalten
  - leichte Atemtherapie durch Physiotherapeutin
  - Blasen in Wangentaschen und auf Zunge mit Wasserstoffsuperoxid und NaCl 0,9% 1 : 5 verdünnt auspinseln, anschließend mit Scandi-Mundpflege zur Schmerzlinderung behandeln
  - Pflege von Lippen- und Nasenschleimhäuten, z.B. mit Panthenol-Salbe
- **Wunden, Verbände**
  - Hautbehandlung nach dermatologischem Konsil
  - Grassolind®-Gaze an Stellen, wo Haut auf Haut liegt, um Verklebungen zu vermeiden
  - bei großflächig betroffenen Hautbezirken, z.B. am Rücken, erst nach einigen Tagen Haut kontrollieren, damit sie verschorfen kann bzw. durch Manipulationen nicht immer wieder aufreißt

- Kind vorsichtig drehen und Verklebungen mit einer 1:5-Verdünnung aus NaCl 0,9% und H_2O_2 lösen, mit NaCl 0,9% nachspülen
- große Verbandwechsel und Wundabtragungen unter Kurznarkose (Schmerzen)
- Wundreinigung mit Lavasept-Lösung®
- wenn die Haut epithelisiert, mit z.B. Panthenol-Salbe eincremen, nach 24 Stunden die weichen Krusten abtragen; darunter bildet sich eine neue, noch **sehr empfindliche** Haut
- gefüllte Blasen punktieren
- täglich Hautabstriche zur Keimkontrolle
- **Ernährung**
- wenn möglich, hochkalorische Nahrung

31.2 Latexallergie

Die Soforttyp-Allergie gegen Latexartikel nimmt sehr stark zu. Besonders betroffen sind Mitarbeiter in medizinischen Einrichtungen. Hier ist das Tragen von Schutzhandschuhen aus hygienischen Gründen vorgeschrieben. Die ständige **Exposition** von Patienten und Personal ist ein Hauptgrund für die Sensibilisierung gegen Latex. Es ist wichtig , daß die Latexallergie als **relevantes Problem** zur Kenntnis genommen wird. Nur so kann man verhindern, daß Patienten durch **anaphylaktische** Reaktionen vital gefährdet werden, und medizinisches Personal zum Berufswechsel gezwungen ist.
Latex und Naturkautschuk werden aus der Milch des Gummibaumes gewonnen. **Wasserlösliche Latexproteine** mit unterschiedlichem Molekulargewicht sind in 96% der Fälle die Auslöser der Latexallergie, z.B. durch Handschuhe, Tuben, Infusionssysteme, Katheter.

Erhöhtes Risiko bei Patienten

- Atopiker, z.B. Heuschnupfen, allergisches Asthma bronchiale, Neurodermitis
- Kinder mit z.B. angeborenen Mißbildungen, die häufig operativ korrigiert werden müssen

Allergietypen

- **Soforttyp-Allergie, Typ I**
- Reaktion tritt fünf bis dreißig Minuten nach Kontakt auf
- Haut- oder Schleimhautkontakt mit Handschuhen oder sonstigen latexhaltigen Gegenständen, z.B. bei urologischen, gynäkologischen, zahnärztlichen Untersuchungen
- Allergenaufnahme über den Blutweg ohne direkten Haut- oder Schleimhautkontakt, z.B. bei Infusionen mit latexhaltigen Infusionssystemen
- Einatmen von Latexproteinen
- **Spättyp-Allergie, Typ IV**
- das sogenannte Gummiekzem entwickelt sich allmählich bei Personen, die häufig Latexhandschuhe tragen
- die verantwortlichen Antigene sind chemische Zusatzstoffe wie Akzeleratoren, Weichmacher, UV-Schutzstoffe

Symptome

- **Soforttyp-Allergie, Typ I**
- Kontakturtikaria, Nesselsucht mit schubweisen, stark juckenden Quaddeln

- zusätzliche Schleimhautreaktionen, wenn der Kontakt mit Latex nicht unterbrochen wird
- beim Einatmen von Latexproteinen (Handschuhpuder): Fließschnupfen, Asthma bronchiale, Atemnot, Erbrechen, Schweißausbruch
- evtl. anaphylaktischer Schock

- **Spättyp-Allergie, Typ IV**
- bis zu 72 Stunden nach dem Kontakt
- Rötung, Juckreiz, Bläschenbildung der Haut, vorwiegend an der Kontaktstelle
- Streureaktionen am restlichen Körper sind möglich
- alle Symptome klingen ab und verschwinden, wenn die allergieauslösende Substanz gemieden wird

Die Spättyp-Allergie führt nie zu Schockreaktionen.

Kreuzreaktionen

- es sind Kreuzreaktionen zwischen Latex und verschiedenen rohen Früchten bekannt
- die Proteine in Latex stimmen teilweise mit den Proteinen dieser Früchte überein, z.B. Kiwi, Banane, Avocado, Pfirsich, Eßkastanie, Melone, Mango, Ananas und Tomaten

Wer nach Genuß dieser Früchte gerötete, juckende Hautstellen oder Quaddeln bekommt, kann auch gegen Latex allergisch sein. Es sind auch andere Symptome möglich, wie Übelkeit, Tachykardie, Flush.

Prophylaxen

- Schutz der Haut vor Irritationen
- konsequente Hautpflege
- Alternativen zu Latex: PVC, Polyethylen, Polyurethan, Silikon (synthetischer Gummi), thermoplastische Elastomere (synthetischer Kautschuk)

32 Hämatologische Erkrankungen

Zu den hämatologischen Erkrankungen zählen Erkrankungen des **roten** und des **weißen Blutzellsystems** sowie **Blutungskrankheiten.** Auf einer Intensivstation werden überwiegend Kinder mit **Blutungskrankheiten** behandelt.

Koagulopathien

- Mangel an einem oder mehreren plasmatischen Gerinnungsfaktoren
- die zelluläre Hämostase und damit die Blutungszeit ist verlängert (Willebrand-Jürgens-Syndrom)

Hereditäre Koagulopathien

- **Hämophilie A**
  - X-chromosomal vererbter Mangel an Faktor VIII
  - Mangel verhindert den permanenten Wundverschluß
  - primäre Hämostase besteht weiter
  - abhängig vom Faktor-VIII-Gehalt kommt es zu spontanen Muskel- und Gelenkblutungen oder zu Blutungen nach größeren Traumen
- **Hämophilie B**
  - Mangel an Faktor IX

Erworbene Koagulopathien

- **Vitamin-K-Mangelblutung**
  - entsteht durch Mangel an Vitamin-K-abhängigen Gerinnungsfaktoren II, VII, IX, X
  - am zweiten bis fünften Lebenstag kommt es zu schweren Blutungen
  - bei der Spätform kommt es häufig zu ZNS-Blutungen in der dritten bis siebten Lebenswoche

Da Risiken nicht immer erkannt werden und Blutungen häufig schwerwiegend sind, ist eine generelle Vitamin-K-Prophylaxe bei Neugeborenen zu empfehlen.

- **Produktionskoagulopathien durch Lebererkrankungen**
  - gestörte Synthese von antikoagulatorischen Faktoren
- **Verlustkoagulopathien**
  - bei extravasalem Proteinverlust, z.B. nephrotisches Syndrom, Verbrennung
- **Verbrauchskoagulopathien**
  - **d**isseminierte **i**ntravasale **C**oagulation (Gerinnung): DIC
  - z.B. Waterhouse-Friderichsen-Syndrom durch fulminante Meningokokkensepsis
  - Endotoxine und Leukozyten verursachen einen Verbrauch von Gerinnungs- und Fibrinolysefaktoren, Symptome sind z.B. Petechien, Oligo-Hämaturie (Schockniere), Atemnot (Schocklunge), Krämpfe, Somnolenz

Thrombozytäre Blutungskrankheiten

- quantitative und qualitative Normabweichungen der Blutplättchen
- daraus resultieren Störungen der primären Hämostase
- **Thrombozytopenien**
  - Thrombozytenzahl liegt unter den Altersnormwerten

- z.B. Thrombozytopenie beim Neugeborenen, Begleitthrombozytopenie bei Leukämie
- Immunthrombozytopenie meist nach einem Ikterus mit Petechien und multiplen Hämatomen

• **Thrombozytopathien**
- gestörte Blutplättchenfunktion bei normaler Thrombozytenzahl

Vaskuläre Blutungskrankheiten
- Vasopathien
- verursacht durch eine isolierte Schädigung der Gefäße
- z.B. Purpura Schoenlein-Henoch

▶ Pflegerische Maßnahmen, Überwachung
- Körperpflege (Kap. 14.3)
- Mundpflege bei starker Blutungsneigung vorsichtig vornehmen
- weiche Zahnbürste benutzen
- bei starker Blutungsneigung Mund nur ausspülen

• **Beobachtungen**
- Monitoring von EKG, Herzfrequenz, Atemfrequenz
- Überwachung des Blutdrucks mit Dinamap®-Manschette, möglichst langes Meßintervall

Auf Druckstellen und Hauteinblutungen achten.

- Kontrolle des Bewußtseins
- stündliche Pupillenkontrolle bei zerebraler Blutung (Kap. 19.2)
- Kontrolle der Körpertemperatur

Keine rektale Messung der Körpertemperatur bei DIC.

- Haut auf Blutungen beobachten, zwischen frischen und alten Blutungen differenzieren
- Dokumentation, evtl. mit Bild

• **Atmung, Beatmung**
- bei beatmeten Patienten bei der Bronchialtoilette auf Blutbeimengungen achten
- Pflege bei Beatmung (Kap. 13.2)

• **Lagerung, Mobilisation**
- patientenorientierte Lagerung
- bei Gelenkeinblutungen betroffene Extremität ruhigstellen
- bei Hämatomen und Schwellungen kühlende Umschläge

• **Infusionstherapie**
- Pflege bei Venenverweilkatheter (Kap. 9.1, 9.2)
- Infusionen überwachen, Kontrolle der Einstichstellen
- Medikamentengabe
- Transfusionen und Gabe von FFP überwachen

Keine intramuskulären Injektionen vornehmen, keine kapillären Blutgaswerte abnehmen.

• **Sonden und Drainagen**
- Wunddrainagen auf Nachblutungen kontrollieren
- nach Möglichkeit Magenverweilsonde, um den Kindern Manipulationen zu ersparen und Schleimhautblutungen zu verhindern

- **Ausscheidungen**
  - Urin auf Blut stixen
  - Stuhl auf Blutbeimengungen kontrollieren (Hämoccult)
  - bei Erbrechen auf Blutbeimengungen achten
- **Prophylaxen**
  - Pneumonieprophylaxe (Kap. 13.2.8)
  - Dekubitusprophylaxe (Kap. 20.2.1)
- **Wunden und Verbände**
  - streng auf Nachblutungen achten
  - frische Blutungen auf Verbänden markieren und kurzfristig kontrollieren
  - hautfreundliches Pflaster
- **Ernährung**
  - bei Magenverweilsonde Magensekret vor der Nahrungsgabe aspirieren, auf Blutbeimengungen achten
  - normale Temperatur der Nahrungsmittel bzw. der Sondennahrung

33 Neurologische Erkrankungen

33.1 Krampfanfälle

Krampfanfälle können **zerebral** oder **epileptisch** auftreten und sind die Antwort des Gehirns auf genügend starke endogene oder exogene Reize. Das Phänomen Anfall erlaubt in vielen Fällen primär keinen Rückschluß auf die zugrundeliegende Störung. Erst unter Einbeziehung weiterer Parameter wie Anamnese (Schwangerschaft, Geburt, frühkindliche Entwicklung, akute Ereignisse), Verlauf (Alter beim ersten Auftreten, tageszeitliche Bindung, Häufigkeit der Anfälle) sowie durch spezielle Untersuchungen wie EEG und bildgebende Verfahren gelangt man vom Symptom „zerebrale Anfälle" zur diagnostischen Einordnung. Die Prognose bei Krampfanfällen ist immer abhängig von der Grunderkrankung.

Ursachen
- entzündliche Erkrankungen, z.B. Meningitis, Enzephalitis
- raumfordernde Prozesse, z.B. Hirntumoren, zerebrale Blutungen
- Stoffwechselstörungen
- metabolische und hormonelle Störungen
- Störungen des Elektrolythaushaltes oder Kreislaufsystems
- Intoxikationen

Symptome
- abnorme Bewegungen, Tonusveränderungen von Stamm und Extremitäten
- Myokloni, Strecktonus
- Tonusverlust mit allgemeiner Schlaffheit
- generalisiert tonisch-klonische Gesichts-, Mund- und Zungenbewegungen
- Speichelfluß, Schmatzen, Giemen, Gähnen
- abnorme Augenbewegungen
- respiratorische Veränderungen, z.B. Apnoen, Hyperpnoen, Röcheln mit oder ohne Zyanose
- Bradykardien

Diagnostik
- Anamnese
- Blutuntersuchungen, z.B. Elektrolyte, Blutzucker
- Lumbalpunktion
- Sonographie des Schädels bei offener Fontanelle
- EEG, bildgebende Verfahren, z.B. CT

Ein **Status epilepticus** ist charakterisiert durch einen kontinuierlichen, nicht aufhörenden Krampfanfall mit Bewußtseinsverlust.

Sofortmaßnahmen bei Status epilepticus
- Freimachen bzw. Freihalten der Atemwege
- Sauerstoffgabe
- Legen einer Magensonde, Magen entleeren
- Legen eines venösen Zugangs, dabei Blutgase, Elektrolyte und Blutzucker abnehmen
- bei Bedarf Intubation und Beatmung
- antikonvulsive Therapie

▶ Pflegerische Maßnahmen, Überwachung während eines Status epilepticus

Jede plötzliche Veränderung im klinischen Zustand kann ein Krampfanfall sein, besonders wenn sie sich wiederholt. Beispielsweise akute Verschlechterung mit Bradykardien beim beatmeten Kind.

- Monitoring von EKG, Herzfrequenz, Atmung
- kontinuierliche Überwachung der Vitalparameter und Sauerstoffsättigung
- Kontrolle des Aussehens des Kindes

Während des Anfalls ist durch die erhöhte Muskelspannung das Blutdruckmessen nicht möglich.

- nach dem Anfall Blutdruckkontrolle mit Dinamap®
- während des Anfalls keine rektale Messung der Körpertemperatur
- nach Ende des Anfalls bei Hyperthermie kontinuierliche Messung

- **Anfallsbeobachtung**
- Dauer des Krampfes, von den ersten Anzeichen bis zum völligen Abklingen
- Bewußtseinslage, z.B. Reaktion auf Ansprechen, Sprachverhalten, Somnolenz
- Atmung, z.B. flach, unregelmäßig, angestrengt, Geräusche
- Kopfhaltung, z.B. Zucken, Nicken
- Gesichtsausdruck, z.B. ängstlich, panisch
- Augen, z.B. Blinzeln, Lidflattern, Augenrollen, Nystagmus, starrer oder abwesender Blick
- bei Beurteilung der Pupillenreaktion evtl. Medikamentengabe berücksichtigen
- Mund, z.B. Mundwinkelzucken, Schmatzen, Speicheln, Kauen, Lecken, Zungen-, Wangenbiß
- Hautfarbe, -zustand
- Extremitäten, z.B. ein- oder beidseitige, rhythmische, wechselseitige Zuckungen, Zittern, BNS-Anfälle
- Muskelspannung, z.B. verstärkt, vermindert, normal
- Hände, z.B. Pfötchen- oder Fauststellung, Klopfen
- Einkoten, Einnässen

Oft kommt es während eines Krampfanfalls zur spontanen Entleerung von Blase und Darm.

- **Atmung, Beatmung**
- bei anhaltenden Apnoen mit Bradykardien und Zyanose Sauerstoffgabe über Sauerstoffbrille (Kap. 13.3)
- bei Bedarf Beatmung bzw. Atemhilfe mit CPAP
- **Lagerung**

Alle Gegenstände, an denen sich das Kind verletzen könnte, aus dem Bett entfernen.

- Seitenlagerung, um Aspiration zu vermeiden

Kinder auf keinen Fall fixieren. Keinen Mundkeil benutzen, da die Gefahr von Zahn- oder Kieferverletzungen besteht.

- **Sonden, Drainagen**
- Magenablaufsonde legen (Kap. 18.4.2)

Nach dem völligen Abklingen des Anfalls muß das Kind auf mögliche Verletzungen, z.B. Zungenbiß, untersucht werden. Genaue Dokumentation des Geschehens auf einem speziellen Anfallsprotokoll.

33.2 Meningitis, Enzephalitis

Eine Meningitis ist eine Infektion und Entzündung des Subarachnoidalraums, eine Enzephalitis eine Entzündung des Gehirns.
Die **bakterielle Meningitis** kann durch Streptokokken, Escherichia coli, H. influenzae, Listerien, Pneumokokken, Neisseria meningitidis, Staphylokokken oder Pseudomonas hervorgerufen werden. Eintrittspforten: **hämatogen** (meningeale Blutgefäße), **transparenchymal** (Abszeßruptur), **transdural** (neurochirurgische Operationen, SHT, Hirnabszeß).
Bei der **viralen Meningitis** sind die auslösenden Erreger meistens ECHO-Viren oder Coxsackieviren. Bei Neugeborenen und Säuglingen sollte eine kontinuierliche Kontrolle der Vitalparameter erfolgen.
Für die **Enzephalitis** sind vorwiegend Viren verantwortlich, z.B. **RNA-Viren** (Masern-, Mumps-, Röteln-, Influenza-, Enteroviren) oder **DNA-Viren** (Herpesviren, Adenoviren).

Symptome

- **Bakterielle Meningitis**
- Fieber, Kopfschmerzen
- Gelenkbeschwerden, Übelkeit, Erbrechen
- meningeale Zeichen
- **Enzephalitis**
- Kopfschmerzen, Nackensteifigkeit, Erbrechen
- „Bilder sehen“, bis zum Koma

Diagnostik

- Beurteilung des Augenhintergrunds
- bei nicht erhöhtem Hirndruck Liquorpunktion
- Blutkultur, Blutgase, Blutbild, Rachenabstrich, Magensaft, Urinkultur
- bei Enzephalitis Virusserologie

Therapie

- stabilisieren der Vitalfunktionen

▶ Pflegerische Maßnahmen, Überwachung

- bedürfnisorientierte Körperpflege (Kap. 14.3)
- **Beobachtung**
- Monitoring von EKG, Herzfrequenz, Atmung
- Kontrolle der Vitalparameter und des Blutdrucks
- Sauerstoffsättigung
- neurologische Überwachung von Pupillenreaktion, Bewußtseinszustand (Kap. 19.2)
- Schmerzzustand beurteilen

Beim Beurteilen des Bewußtseins immer eventuelle Medikamentengabe berücksichtigen.

- kontinuierliche bzw. engmaschige Kontrolle der Körpertemperatur (Kap. 15.2)
- Hyperthermie mit physikalischen Mitteln oder Antipyretika behandeln, auf Anordnung
- **Atmung, Beatmung**
- bei Bedarf Pflege bei Beatmung (Kap. 13.1.3, 13.2)
- **Lagerung, Mobilisation**
- schmerzfreie Lagerung
- bei Kopfschmerzen Raum etwas abdunkeln
- optische Reize ausschalten
- **Infusionstherapie**
- Pflege und Überwachung bei Venenverweilkatheter (Kap. 9.1)
- Kontrolle der intravenösen Medikamentengabe
- **Ausscheidungen**
- Urin- und Stuhlausscheidung kontrollieren
- bei Erbrechen unterstützen
- **Prophylaxen**
- Pneumonieprophylaxe (Kap. 13.2.8)
- Dekubitusprophylaxe (Kap. 20.2.1)

34 Kinderchirurgische Erkrankungen

Die chirurgische Versorgung von Kindern sollte immer durch ein kinderchirurgisches Team erfolgen.

34.1 Prä- und postoperative Phase

34.1.1 Präoperative Phase

In der Kinderchirurgie unterscheidet man zwischen Wahleingriff und Notoperation. Die Vorbereitungen richten sich nach der Ursache des Eingriffs und der Zeit, die dafür zur Verfügung steht. Im Vordergrund steht die **physische Vorbereitung** des Kindes.

Es muß immer genügend Zeit für die Erklärung der Maßnahmen eingeplant werden, um unnötigen Streß bzw. Ängste zu vermeiden. Dafür ist eine vertrauensvolle Atmosphäre notwendig.

Vorbereitungen

- Infektfreiheit überprüfen (keine ansteckenden Krankheiten in der Umgebung des Kindes)
- Anamneseerhebung, Vorgeschichte, Begleiterkrankungen, Medikamente, Allergien, vorherige Operationen und Impfungen
- Aufklärung über Operationsverlauf durch Anästhesisten und Operateur, Einverständniserklärung von Erziehungsberechtigten unterschreiben lassen

• **Präoperative Diagnostik**

- evtl. EKG, Röntgenaufnahmen
- Blutbild, Elektrolyte, Kreatinin, CRP
- Kreuzblut, Blutgerinnung, Blutzucker
- Abstriche nach Standard der Klinik, Urinstatus

▶ Pflegerische Maßnahmen, Überwachung

Eltern immer in die pflegerische Vorbereitung einbeziehen.

- Vitalzeichen und Körpermaße
- am Vortag der Operation Reinigung des Darmes mit Klistier oder durch Darmspülung, um einer perioperativen Darmentleerung und einer postoperativen Stuhleindickung vorzubeugen bzw. eine Belastung oder Verunreinigung des Operationsgebietes zu vermeiden (Kap. 18.3.2)
- Reinigungsbad, evtl. mit desinfizierenden Zusätzen, am Vorabend der Operation oder wenn möglich am Op-Tag
- Säuglinge unter vier Kilogramm erhalten als letzte Nahrungs- und Flüssigkeitsaufnahme vier Stunden vor Operation Muttermilch oder Milchnahrung
- Säuglinge über vier Kilogramm erhalten bis vier Stunden vor Operation gesüßten Tee
- alle anderen Kinder bleiben ab sechs Stunden vor dem Eingriff nüchtern
- bei bestimmten Eingriffen am Abdomen wird die Nahrung in den Vortagen der Operation langsam abgebaut
- bei Verzögerungen im Operationsprogramm benötigen die Kinder eine intravenöse Infusion

Bei Notoperationen sind diese Nüchternzeiten nicht einzuhalten. Der Mageninhalt wird dann über eine Magensonde entleert.

- zur Prämedikation erhalten Kinder ab dem sechsten Lebensmonat etwa eine Stunde vor Operationsbeginn ein Sedativum oral, rektal oder intramuskulär

Meist wird das Sedativum mit einer oralen Atropin-Gabe kombiniert. Die Kinder sind danach gut zu beobachten.

- größere Kinder vor dem Transport zum Operationssaal zur Urinentleerung auffordern
- kleinere Kinder behalten ihre Windel an
- abhängig von der Art und Dauer des Eingriffs evtl. präoperativ Blasenverweilkatheter legen
- den Transport zum Operationssaal übernehmen examinierte Pflegepersonen, evtl. in Begleitung des Arztes; vollständige Befunde dabei mitnehmen

Die Eltern können je nach Vereinbarung z.B. bis zur Schleuse ihr Kind begleiten.

- eine evtl. für die Operation nötige Rasur erfolgt meist im Vorraum des Operationssaals, frühestens aber 24 Stunden vor der Operation, um die Gefahr der Keimbesiedlung möglichst gering zu halten
- das Bett und der Patientenplatz werden je nach Bedarf neu gerichtet bzw. ergänzt, Inkubatoren und Wärmebetten bleiben eingeschaltet

34.1.2 Postoperative Phase

Übernahme des Kindes

- mindestens zwei Begleitpersonen (Arzt, Pflegekraft)
- entweder aus dem Aufwachraum oder direkt aus dem Operationssaal
- mündliche und schriftliche Übergabe durch den Anästhesisten
- Inhalt der Übergabe: Besonderheiten im Operationsverlauf, z.B. Komplikationen, Blutverlust, Infusionsmenge, Medikamente; spezielle Lagerung, Überwachung von Drainagen (Sog), Verbänden und Vitalwerten, Beginn des oralen Nahrungsaufbaus
- Transport zur Station mit vollständigen Papieren: Kontrolle und Sicherung der Vitalfunktionen und aller Zugänge und Drainagen

Aufnahme des Kindes

- mindestens mit zwei Pflegekräften und einem Arzt
- Kind an die Überwachungsgeräte und die eventuell erforderliche Beatmung anschließen
- venöse und arterielle Zugänge nach Lagekontrolle fixieren, an Infusionen bzw. Monitoring anschließen
- Sonden und Drainagen fixieren und ableiten
- Röntgenaufnahme zur Kontrolle der Lage von Tubus, Magensonde und intravasalem Katheter bzw. Kontrolle von Lungenbild und Herzgröße

▶ Pflegerische Maßnahmen, Überwachung

- Kind bei allen täglichen Aktivitäten unterstützen, bei Bedarf übernehmen

- **Beobachtungen**

Die Häufigkeit der Kontrollen richtet sich nach dem Zustand des Kindes und der Arztanweisung. Alle Maßnahmen und Beobachtungen sorgfältig dokumentieren.

- Monitoring von EKG, Herz- und Atemfrequenz
- Blutdruckkontrollen
- Bewußtseinskontrollen (Kap. 19.2)
- regelmäßig Haut beobachten
- trotz wärmespendender Maßnahmen kühlen die Kinder durch lange Operationszeiten und mangelnde Bekleidung evtl. aus
- Kinder langsam, maximal 1°C pro Stunde, auf ihre Normaltemperatur erwärmen, z.B. erhöhte Raumtemperatur, angewärmte Handtücher, Wärmelampen (Vorsicht: Überwärmungsgefahr)
- kontinuierlich Körpertemperatur kontrollieren, oder zwei- bis dreistündlich nach Befinden
- am ersten bis dritten postoperativen Tag ist eine erhöhte Körpertemperatur physiologisch, kann aber bei längerem Bestehen auf eine Komplikation hinweisen, weitere Infektionszeichen beachten

Hohes Fieber, starke Schmerzen oder Unruhe können Hinweise auf Komplikationen sein.

- **Atmung, Beatmung**
- Pflege bei Beatmung (Kap. 13.1.3, 13.2)
- bei Bedarf endotracheal absaugen (Kap. 13.2.5)
- **Lagerung, Mobilisation**
- Lagerung und Fixierung abhängig von jeweiligem Krankheitsbild und Kooperationsbereitschaft des Kindes
- Frühmobilisation (Kap. 16.2) nach Absprache mit Operateur und Physiotherapeut

Eine Fixation ist in manchen Situationen nötig und dient dem Eigenschutz des Kindes. Hierfür unbedingt Einwilligung der Eltern einholen.

- **Infusionstherapie**
- Pflege bei Venenverweilkanülen (Kap. 9.1)
- Infusionstherapie überwachen
- Sedativa und Schmerzmittel als Injektionen oder Suppositorien verabreichen, um Streß und unnötige Belastungen zu vermeiden (Kap. 22.2)
- Infusions- und Medikamentengabe nach ärztlicher Anordnung

Die erste postoperative Kalium-Gabe erfolgt erst nach der ersten postoperativen Urinausscheidung.

- **Sonden, Drainagen**
- Magenablaufsonde sicher fixieren (Kap. 18.4.2)
- abgeleitetes Sekret auf Aussehen und Menge beurteilen und bilanzieren
- Drainagen sicher fixieren (Kap. 18.5)
- Ablauf bilanzieren
- Redon-Drainagen in der Regel am zweiten postoperativen Tag ziehen

Bei Drainagen darauf achten, daß das Gefälle ausreichend ist und das Sekret ablaufen kann.

- **Ausscheidungen**
  - Urin und Stuhl bilanzieren und auf ihre Beschaffenheit kontrollieren
  - die Urinauscheidung im Zusammenhang mit ZVD und Blutdruck beurteilen, sie bietet einen Hinweis auf zuviel oder zuwenig Flüssigkeit, Ödembildung registrieren
  - Urinausscheidung bzw. Spontanentleerung sollte spätestens nach sechs bis acht Stunden erfolgen
  - bei Harnverhalt evtl. Einmalkatheterisierung oder medikamentöse Unterstützung (Anordnung)
  - Urinstix, spezifisches Gewicht kontrollieren
  - Kontrolle der Stuhlausscheidung, muß evtl. ab dem dritten postoperativen Tag mit Einläufen oder Laxanzien unterstützt werden (Kap. 18.3.2), Wundlokalisation beachten
- **Prophylaxen**
  - Häufigkeit und Ausmaß abhängig vom Krankheitsbild und Zustand des Kindes
  - Pneumonie-, Dekubitus-, Soor- und Parotitis- sowie Kontrakturprophylaxe
- **Wunden, Verbände**
  - Verbände und Wunden auf Nachblutungen, Schwellung, Rötung und andere Veränderungen kontrollieren
  - erster Verbandwechsel am ersten bis zweiten postoperativen Tag, bei infizierten Wunden oder anderen Auffälligkeiten früher
  - Fäden ab dem siebten postoperativen Tag ziehen, abhängig vom Aussehen des Wundgebietes
- **Ernährung**
  - orale Ernährung je nach Art der Operation, möglichst bald Aufbau mit leichter Kost, z.B. schluckweise gesüßter Tee, Haferschleim, Zwieback
  - bei Säuglingen mit Tee beginnen, dann langsamer Aufbau der vorher verabreichten Nahrung

Bei abdominellen Eingriffen beginnende Peristaltik und Rückgang des Magenrückstaues abwarten.

- intravenöse Flüssigkeitsgabe dementsprechend reduzieren

Ist kein enteraler Aufbau der Ernährung möglich, ist eine intravenöse Ergänzung notwendig.

34.2 Akutes Abdomen

Akutes Abdomen ist ein Sammelbegriff für eine Vielzahl von plötzlich eintretenden, unklaren starken Bauchbeschwerden. Die Ursachen sind sehr vielfältig und nicht klar abgrenzbar.

Ein akutes Abdomen erfordert ein sofortiges Handeln.

Ursachen

- mechanischer oder paralytischer Ileus
- Invagination, akute Obstipation
- Appendizitis, Peritonitis
- Darmatresie oder -stenose, Volvulus, nekrotisierende Enterokolitis (NEC)
- abdominale Blutung, offene, stumpfe und penetrierende Bauchverletzungen

- gynäkologische oder urologische Probleme
- Pankreatitis, Cholezystitis

Symptome

- Bauchschmerzen, Schmerzlokalisation und -intensität
- Störungen der Peristaltik, pathologische oder fehlende Darmgeräusche, Koliken
- Abwehrspannung der Bauchdecke
- Übelkeit, Erbrechen, schweres Krankheitsgefühl, evtl. Fieber
- Schonhaltung, Schonatmung
- Kreislaufverfall, Schock

Diagnostik

- Anamnese: Schmerzanalyse, Dauer des Geschehens, Erbrechen und Stuhlverhalten, evtl. pathologische Beimengungen
- Untersuchung des Abdomens (Palpation, Perkussion, Auskultation), rektale Untersuchung, Prüfung des Schmerzverhaltens (z.B. Loslaßschmerz)
- Kontrolle von Körpertemperatur und Bauchumfang

• **Laboruntersuchungen**

- Elektrolyte, Blutbild mit Differenzierung, CRP
- Blutzucker, Blutgasanalyse, Leberwerte, Amylase, Lipase, Laktat, Blutgerinnung, Kreuzblut
- Urin: Urinstix, Keimzahl, spezifisches Gewicht

• **Bildgebende Verfahren**

- Sonographie des Abdomens
- Röntgen: Abdomenübersichtsaufnahme, Thorax
- evtl. Kontrastmitteldarstellungen von Magen-Darm-Passage, Nieren

Operatives Vorgehen, Therapie

- Legen einer Magensonde, Nahrungskarenz
- Infusionstherapie zur Schockprophylaxe
- Laparotomie, z.B. Stillung von Blutungen, Darmresektion
- Gabe von Antibiotika
- evtl. mit Klistier bzw. Einlauf Stuhlentleerung fördern

Vorsichtige Schmerzmittelgabe, da sonst Symptome verschleiert und eine Darmatonie gefördert werden können.

Komplikationen ergeben sich aus den vielfältigen Ursachen und dem Beginn einer Therapie. Beispielsweise Schock und seine Folgen durch Volumenmangel oder Sepsis, respiratorische Insuffizienz, intraabdominelle Abszesse oder Ergußbildung.

▶ Pflegerische Maßnahmen, Überwachung präoperativ

- Vorbereitung auf Operation (Kap. 34.1.1)

• **Beobachtungen**

- Monitoring von EKG, Herzfrequenz, Atmung, ZVD
- engmaschige Vitalzeichenkontrolle, besonders Blutdruck und Körpertemperatur
- Allgemeinbefinden und Schmerzempfindung überwachen
- bei Bedarf fiebersenkende Maßnahmen einleiten (Kap. 15.3.2)
- Inspektion von Abdomen und Hautzustand bei der Pflege

• **Lagerung**

- Oberkörperhochlagerung zum Erleichtern der Atmung und als Aspirationsprophylaxe

- **Infusionstherapie**
  - Pflege bei Venenverweilkatheter (Kap. 9.1, 9.2)
  - Umsetzen des Therapieplans, Gabe von Medikamenten und Infusionstherapie
- **Sonden**
  - großlumige Magensonde legen zum Ableiten des Magensekrets, regelmäßig aspirieren, um Erbrechen zu vermeiden
  - Pflege bei liegender Magensonde (Kap. 17.3.2)
- **Ausscheidungen**
  - Urin kontrollieren mit Urinstix, spezifisches Gewicht
  - Bilanz der Ein- und Ausfuhr
  - evtl. Stuhlentleerung anregen, in Zusammenarbeit mit dem Arzt (Kap. 18.3.2)
- **Prophylaxen**
  - Dekubitusprophylaxe (Kap. 20.2.1)
  - Hautpflege; Kinder haben meist trockene, teilweise exsikkierte Haut
  - Mundpflege; Kinder sind nüchtern, deshalb und durch die liegende Magensonde Trockenheitsgefühl im Mund und Hals (Kap. 14.3.8)
  - Nasenpflege nach Wunsch des Kindes bzw. etwa dreimal am Tag
  - Pneumonieprophylaxe, Minderbelüftung der Lunge durch Zwerchfellhochstand und Schonatmung (Kap. 13.2.8)
- **Ernährung**
  - Nahrungskarenz

▶ Pflegerische Maßnahmen, Überwachung postoperativ

- postoperative Pflege (Kap. 34.1.2)
- **Beobachtungen**
  - Abdomen beobachten, es ist häufig noch gespannt und berührungsempfindlich, bei der Pflege berücksichtigen
  - Bauchumfang nach Anordnung messen
- **Atmung, Beatmung**
  - Pflege bei Beatmung (Kap. 13.1.3, 13.2)
  - erhöhten intraabdominalen Druck beachten
- **Lagerung, Mobilisation**
  - Mobilisation des Kindes nach Absprache mit dem Operateur und Zustand des Kindes
  - bei adipösen und älteren Kindern frühzeitig Kooperation mit Physiotherapeut, da Thrombosegefahr
  - Kind so lagern, daß die Bauchdecke entspannt und die Atmung erleichtert ist (Kap. 16.1)
- **Infusionstherapie**
  - Pflege bei Venenverweilkatheter (Kap. 9.1, 9.2)
  - Umsetzung des Therapieplans
- **Sonden, Drainagen**
  - Pflege bei Magenablaufsonde (Kap. 18.4.7)
  - das Magenablaufsekret ist meist noch Tage nach der Operation auffällig, es sollte klarer und rückläufig werden, sonst Hinweis auf Komplikation
  - Pflege bei Drainagen (Kap. 18.5)
- **Ausscheidungen**
  - weiter erhöhter Flüssigkeitsbedarf nach der Operation, daher Bilanz der Ein- und Ausfuhr
  - Ausscheidungen auf Farbe und Konsistenz beurteilen
- **Prophylaxen**
  - je nach Ausmaß des Eingriffs (Kap. 13.2.8, 14.3.8, 20.2.1)

- **Ernährung**
- bei ausreichender Darmperistaltik, unauffälligem Magensekret und Stuhlausscheidung Nahrungsaufbau nach Arztanordnung
- notwendige Diäten einhalten

34.3 Ösophagusatresie

Bei der Ösophagusatresie handelt es sich um einen **angeborenen Verschluß der Speiseröhre.** Es ist eine Hemmungsmißbildung, die auf einer **mangelnden Teilung** des **Vorderdarmes** in Speise- und Luftröhre beruht. Es gibt unterschiedliche Formen (Abb. 34-1 a bis f) dieser Fehlbildung, am häufigsten in Verbindung mit einer **ösophagotrachealen Fistel** am unteren Ösophagusanteil. Der obere Ösophagus endet blind.

Symptome

- meist Hydramnion in der mütterlichen Anamnese, dadurch häufig verkürzte Schwangerschaft und niedriges Geburtsgewicht
- Hypersalivation, Schaum vor dem Mund, da Sputum nicht geschluckt werden kann
- Dyspnoe und Zyanose durch Speichelaspiration
- Hustenanfall bei erstem Trinkversuch

Diagnostik

- Sondierung des Ösophagus mit einer kontrastgebenden Magensonde, sie rollt sich im Blindsack auf und erscheint meistens im Rachen
- Röntgen: Sonde aufgerollt im Blindsack, Luft im Magen-Darm-Trakt bei ösophagotrachealer Fistel (Typ III b und III c)

Operatives Vorgehen, Therapie

- End-zu-End-Anastomose nach Ligatur der Fistel
- evtl. Gastrostoma bei großer Spannung der Anastomosestelle
- bei langstreckigen Atresien vom Typ II evtl. Ausleitung des oberen Ösophagusanteils am Hals (kollare Fistel) und Anlage eines Gastrostomas

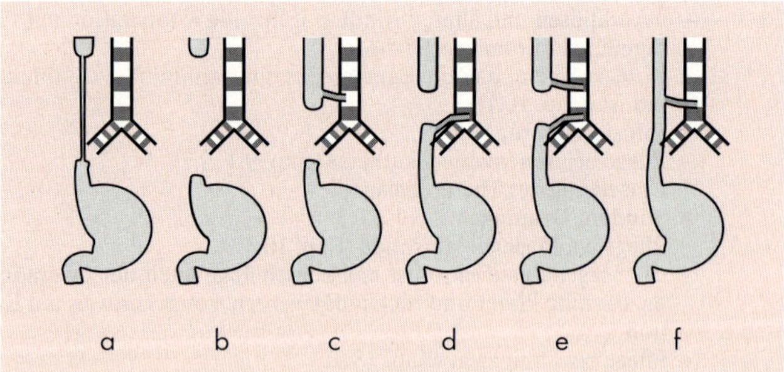

Abb. 34-1 a bis f Formen der Ösophagusatresie nach Vogt **a** Anlage der Speiseröhre als solider Strang, Typ I **b** kurzer oberer und unterer Blindsack mit großer Distanz ohne Fistel, Typ II **c** Trachealfistel zum oberen Blindsack, Typ III a, **d** Trachealfistel zum unteren Blindsack, Typ III b **e** Trachealfistel zum oberen Blindsack, Typ III c **f** H-Fistel

- Spätkorrektur durch Magenhochzug, seltener Koloninterponat
- Thoraxdrainage

Besteht eine ösophagotracheale Fistel, ist eine sofortige Operation notwendig.

Komplikationen
- Aspirationspneumonie
- Atelektasen rechts im Ober- oder Mittellappen
- Nahtinsuffizienz an Ösophagus oder Fistelstelle der Trachea, Mediastinitisgefahr
- Hydrothorax (Speichel), Pneumothorax

▶ Pflegerische Maßnahmen, Überwachung im Kreißsaal
- in Kapitel 24.2.2
- vorsichtiges Absaugen des oberen Ösophagusstumpfes
- Legen einer Dauerabsaugsonde (spezielle doppellumige Sonde, verhindert Schleimhautläsionen)
- Intubation bei Ateminsuffizienz
- Legen eines intravenösen Zuganges

Maskenbeatmung oder Intubation möglichst vermeiden, da es durch die ösophagotracheale Fistel zu einer Magenüberblähung kommen kann.

- Transport im Transportinkubator
- Oberkörperhochlagerung in Bauch- oder Rechtsseitenlage unter ständigem oder intermittierendem, häufigem Absaugen des Ösophagusstumpfes

Vorbereitungen auf Station und Aufnahme des Kindes
- Intensivüberwachungsplatz richten (Kap. 5.2)
- Beatmungsgerät bereitstellen
- Bülau-Drainage richten, Auffanggefäß mit 100 ml Aqua dest. füllen
- Dauerabsaugsonde **(Schlürfsonde,** Abb. 34-2), zweilumige Sonde, das dickere Ende an Bülau-Drainage anschließen, das dünnere bleibt zur Belüftung offen
- Gerät zum intermittierenden Absaugen (z.B. alle 5 Minuten) einsetzen
- Sog einstellen (etwa –5 bis –10 cmH_2O)
- abgesaugtes Sekret auf Aussehen und Menge beobachten
- präoperative Vorbereitungen (Kap. 34.1.1)

▶ Pflegerische Maßnahmen, Überwachung postoperativ
- Transport aus dem Operationssaal (Kap. 34.1.2)
- postoperative Pflege (Kap. 34.1.2)

- **Beobachtungen**
- Monitoring von EKG, Herzfrequenz, Atmung, Blutdruck, Sauerstoffsättigung, Körpertemperatur
- Vitalzeichenkontrolle über Monitor, Häufigkeit dem Zustand des Kindes anpassen

- **Atmung, Beatmung (Kap. 13.1, 13.2)**
- Beatmungsdruck zum Schutz der Anastomose so gering wie möglich halten
- Thorax auf seitengleiche Exkursionen überprüfen, Lungen beidseitig belüftet?
- evtl. Relaxierung, um extreme Gegenatmung zu vermeiden (Anordnung)

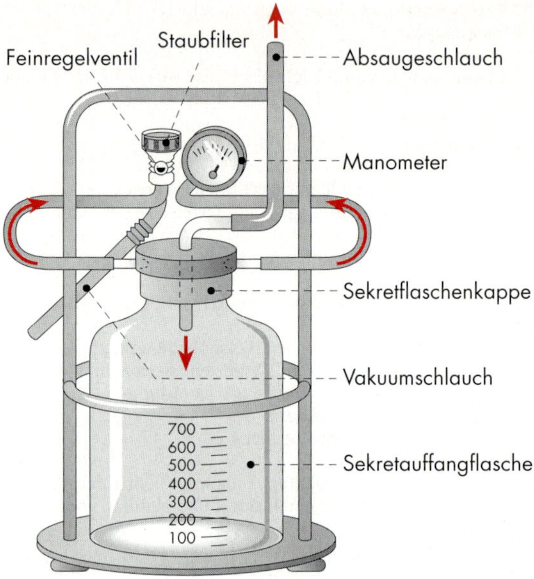

Abb. 34-2 Funktion einer Dauerdrainagepumpe

- bei Verschlechterung Assistenz bei Röntgenthorax
- Kind nicht forciert entwöhnen, da eine Reintubation die Anastomosestelle gefährdet
- atraumatische Absaugkatheter (Kap. 13.2.5) verwenden, sanft absaugen und möglichst das Wundgebiet meiden (Absaugkatheter abmessen)
- bei weiter vermehrter Speichelbildung häufiges orales Absaugen nötig

- **Lagerung, Mobilisation**
- Rückenlage mit leichter Oberkörperhochlagerung
- so lagern, daß Lungenbelüftung unterstützt wird (Kap. 13.2.6)
- Lageveränderungen mit dem Chirurgen besprechen
- vermeiden, daß Anastomose unter Zug steht

- **Infusionstherapie**
- Pflege bei venösem Zugang (Kap. 9.1, 9.2)
- Antibiotikagabe, bei Verdacht auf Aspirationspneumonie häufig nötig
- postoperative Schmerzmittelgabe

- **Sonden, Drainagen**
- Pflege bei Magenablaufsonde (Kap. 18.4.2)
- sicher fixieren, dient zur Schienung der Anastomose
- Magensonde in Auffangbeutel ableiten (Kap. 17.3.2), nach der Operation unter Magenniveau, langsam höher hängen
- Pflege bei Gastrostoma (Kap. 17.3.3), geblockter Katheter
- Gastrostoma ableiten, zuerst unter Magenniveau, dann langsam höher, bis Ernährung beginnt
- Thoraxdrainage gut fixieren
- Sog (Höhe nach Anweisung des Operateurs) stündlich überprüfen
- nach Röntgenkontrolle ziehen, etwa zehn Tage nach Op

– Sekrete aus allen Drainagen auf ihr Aussehen kontrollieren, Menge bilanzieren (Kap. 18.5)
- **Ausscheidungen**
– Bilanzierung von Ein- und Ausfuhr (Kap 18.2)
– Ausscheidungen auf Konsistenz beurteilen
- **Prophylaxen**
– Pneumonieprophylaxe (Kap. 13.2.8), Lageveränderungen mit dem Operateur besprechen, Anastomose darf nicht unter Zug stehen
– Dekubitusprophylaxe (Kap. 16.1), weiche Unterlage aus Fell oder Schaumstoff, Hautpflege
– Soor- und Parotitisprophylaxe, um Saugreflex anzuregen, Schnuller anbieten, orale Stimulation (Kap. 17.4)
- **Wunden, Verbände**
– Wundverband auf Nachblutung beobachten
- **Ernährung**
– langsamer enteraler Nahrungsaufbau nach Normalisierung des Magensekretrückstaus mit Tee oder Glukose, Muttermilch und speziellen Nahrungen über Magensonde oder Gastrostoma
– intravenöse Ergänzung nötig
– nach Kontrolle des Operationsergebnisses durch Röntgen-Breischluck (Anastomosestelle dicht? Stenose vorhanden?) kann oraler Nahrungsaufbau beginnen

Spätfolgen
– Ösophagusstenose, Bougierung frühestens vier Wochen nach Operation (Nahtinstabilität)
– Kardiainsuffizienz durch hochgezogenen Magen (Refluxösophagitis)
– Tracheomalazie, Gefahr von Zyanose-Anfällen, auffallend bellender Husten

34.4 Omphalozele, Gastroschisis

Pränatale Diagnosestellung durch Sonographie.

Omphalozele
– an der Mittellinie gelegener Bauchwanddefekt, durch den Bauchorgane in die Nabelschnurbasis hernieren (Abb. 34-3)
– Organe sind von Amnionmembran umgeben
– Hemmungsfehlbildung in der sechsten bis zehnten Fetalwoche
– häufig weitere Fehlbildungen, z.B. Herzfehler, Hydrozephalus, Zwerchfelldefekt, Darmatresie

Gastroschisis
– angeborene Bauchwandlücke, meist rechts neben dem Nabel
– Vorfall von Darmschlingen, evtl. Magen, ohne Bruchsack (Abb. 34-4)
– Hemmungsfehlbildung in den ersten Fetalwochen
– Kinder häufig small for date

Symptome
- **Omphalozele**
– kleines eingesunkenes Abdomen
– die prolabierten Bauchorgane sind von einem durchsichtigen Bruchsack bedeckt

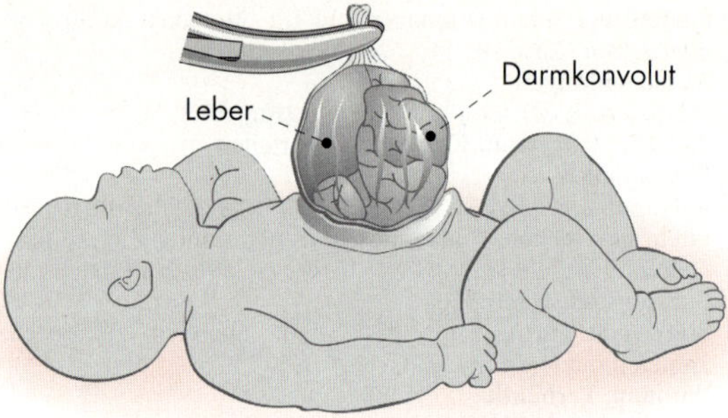

Abb. 34-3 Omphalozele, Leber (links) und Darm (rechts) bilden den Inhalt des Bruchsacks

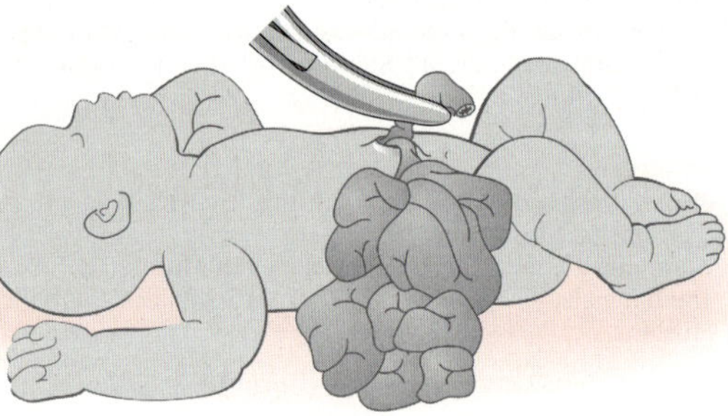

Abb. 34-4 Gastroschisis, rechts neben dem Nabel gelegen

- **Gastroschisis**
  - Anteile des Magen-Darm-Traktes liegen frei vor dem Abdomen
  - meist kleine Bruchpforte
  - die Bauchorgane sind intrauterin nicht geschützt
  - postnatal evtl. Zeichen einer Peritonitis und Gefahr der Exsikkose durch Flüssigkeitsverluste über den Darm

Operatives Vorgehen, Therapie

- **Omphalozele**
  - je nach Größe Zelensack operativ abtragen, Bauchorgane zurückverlagern, Bauchdecke verschließen
  - teilweise nur Hautverschluß möglich, evtl. mütterliche Amnionhaut als Peritoneumersatz
  - bei großem Zelensack konservative Behandlung: Bruchsack an der Nabelschnur am Dach des Inkubators aufhängen und einmalig mit z.B. Mercurochrom® bestreichen
  - Entlastung der Bauchdecke, Abdomen wird langsam für die Bauchorgane gedehnt
  - Zelensack trocknet langsam ein und epithelisiert
  - endgültiger Verschluß der Bauchdecke im Alter von ein bis zwei Jahren

- **Gastroschisis**
- Bauchwanddefekt je nach Größe verschließen
- teilweise nur Deckung mit Haut oder einem Patch möglich
- mit eineinhalb bis zwei Jahren endgültiger Verschluß durch Bauchdeckenplastik

Bei Gastroschisis und rupturierter Omphalozele ist wegen der hohen Infektionsgefahr eine rasche Operation nötig.

Komplikationen
- Ruptur des Bruchsackes bei Omphalozele, Gefahr der Peritonitis
- Reposition der Bauchorgane in das dafür nicht ausgelegte Abdomen führt evtl. zu einem Zwerchfellhochstand und bedrohlicher Atembehinderung (erhöhter Druck im Abdomen)

▶ Pflegerische Maßnahmen, Überwachung im Kreißsaal
- Erstversorgung (Kap. 24.2.2)
- freiliegende Bauchorgane mit sterilem Foliensack abdecken; evtl. verdreht liegende Darmschlingen so legen, daß sie durchblutet sind
- bei Omphalozele den Bruchsack mit sterilen feuchtwarmen NaCl-0,9%-getränkten Kompressen schützen
- Kind gut zudecken, da über die freiliegenden Organe viel Wärme verlorengeht
- großlumige Magensonde legen
- intravenöser Zugang zur Volumensubstitution
- Transport in Seitenlage, Gefahr, daß V. cava und Darm abknicken und sich Nekrosen entwickeln
- untere Extremitäten auf Durchblutung kontrollieren
- steril verpackte Plazenta mitnehmen (Wundabdeckung)

Keine Maskenbeatmung bei respiratorischer Insuffizienz wegen Überblähungsgefahr von Magen und Darm.

Aufnahme des Kindes
- präoperative Vorbereitungen (Kap. 34.1.1)
- Inkubator etwa 37 °C, Luftfeuchtigkeit 80 bis 100%
- sterile Tücher auf Liegefläche
- Magenablaufsonde, häufig aspirieren
- Untersuchungen nur unter sterilen Bedingungen
- Abstriche von Bauchorganen oder Zelensack
- evtl. Antibiotikaprophylaxe
- Kind Zeit zum Stabilisieren lassen

▶ Pflegerische Maßnahmen, Überwachung postoperativ
- Transport aus dem Operationssaal (Kap. 34.1.2)
- postoperative Pflege (Kap. 34.1.2)
- Assistenz bei Röntgenthorax mit Abdomenübersicht zur Kontrolle von ZVK, Tubus und Lage der Magensonde
- **Beobachtungen**
- Monitoring von EKG, Herzfrequenz, Atmung, Blutdruck
- Sauerstoffsättigung
- Körpertemperatur kontrollieren
- besonders auf Anzeichen einer Sepsis oder Peritonitis achten, z.B. gerötete Wundränder, Fieber, schlechtes Aussehen
- untere Extremitäten gut auf Durchblutung beobachten

- **Atmung, Beatmung**
  - Pflege des beatmeten Kindes (Kap. 13.1, 13.2)
  - häufig hoher Beatmungsdruck nötig, durch erhöhten intraabdominellen Druck
  - evtl. Relaxierung
- **Lagerung, Mobilisation**
  - Rückenlage mit leicht erhöhtem Oberkörper
  - Bauchdecke entlasten
  - Beine können evtl. schlechter durchblutet sein (Vena-cava-Syndrom), Arzt informieren, evtl. umlagern
- **Infusionstherapie**
  - Pflege bei zentralvenösem Katheter (Kap. 9.1, 9.2)
  - großzügige Schmerztherapie auf Anordnung
- **Sonden, Drainagen**
  - Pflege bei Magensonde (Kap. 17.3.2, 18.4.2)
  - ableiten und häufig aspirieren
  - länger anhaltender gastroduodenaler Rückstau, da in der Bauchhöhle zu wenig Platz zur Entfaltung der Organe vorhanden ist
- **Ausscheidungen**
  - Bilanzierung der Ein- und Ausfuhr nach Arztanordnung
  - bei Blasenverweilkatheter (Kap. 18.1.1) stündlich Urinmenge abmessen, sonst Windel wiegen
  - Stuhlausscheidung bei Bedarf anregen (Kap. 18.3.2)
- **Prophylaxen**
  - Pneumonieprophylaxe (Kap. 13.2.8)
  - Dekubitusprophylaxe, auf einem Fell oder Schaumstoff lagern (Kap. 20.2.1)
  - Soor- und Parotitisprophylaxe, häufige Mundpflege
- **Wunden, Verbände**
  - Wundränder auf Entzündungszeichen beobachten
  - zur Keimreduzierung evtl. mit einer antiseptischen Lösung bestreichen, bei offener Wundpflege ein- bis zweimal täglich
- **Ernährung**
  - Beginn der enteralen Ernährung nach Normalisierung des Magensekretes und vorhandener Darmperistaltik
  - oraler Nahrungsaufbau sehr langsam, da gestörte anatomische Verhältnisse im Abdomen

34.5 Gallengangsatresie

Bei der Gallengangsatresie besteht eine **fehlende, fehlerhafte oder unvollkommene Anlage der extra- und/oder intrahepatischen Gallengänge** (Abb. 34-5 a und b). Die Ursache ist noch unbekannt, möglicherweise bestehen intrauterine Entwicklungsrückstände oder eine entzündliche Genese.

Symptome

- prolongierter Ikterus, auch noch nach der zweiten Lebenswoche
- acholische Stühle, dunkelbrauner Urin
- Hepatomegalie, im weiteren Verlauf auch Splenomegalie
- erhöhte Leberwerte
- im weiteren Verlauf biliäre Leberzirrhose

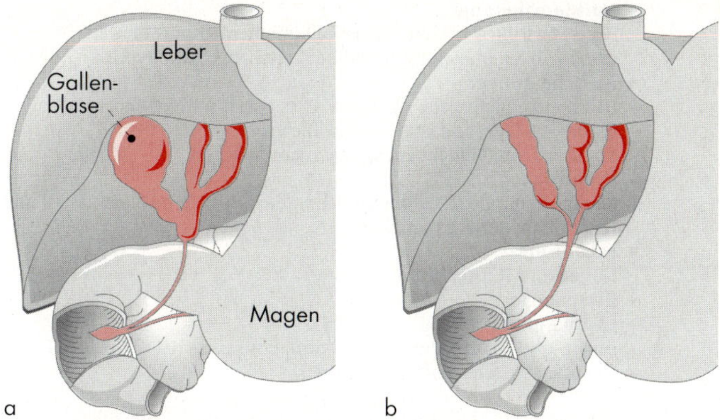

Abb. 34-5 a und b Gallenwegsfehlbildungen **a** Atresie des Ductus choledochus **b** intra- und extrahepatische Atresie

Diagnostik
- Ausschluß von anderen Lebererkrankungen
- Kontrolle der Leberwerte, Alpha-Fetoprotein bestimmen, direktes und indirektes Bilirubin, Gerinnungsparameter
- Sonographie, Leberbiopsie, Laparotomie

Bei Kindern mit einer Leberschädigung muß vor jedem Eingriff ein Gerinnungsstatus erstellt werden, um Blutungen zu vermeiden.

Operatives Vorgehen, Therapie
- nach Ausschluß einer entzündlich bedingten Genese chirurgische Therapie vor der sechsten Lebenswoche
- Operation nur bei Vorhandensein der intrahepatischen Gallengänge möglich
- Hepatoportojejunostomie: die Leberpforte wird mit einer ausgeschalteten Darmschlinge verbunden und durch eine End-zu-Seit-Verbindung dem Verdauungstrakt zugeführt (Roux-Y-Anastomose)

Sind keine intrahepatischen Gänge vorhanden oder hat die Operation keine Besserung gebracht, ist die Lebertransplantation die einzige langfristige Therapiemöglichkeit.

Komplikationen: portale Hypertension, letale Leberzirrhose.

▶ Pflegerische Maßnahmen, Überwachung präoperativ
- präoperative Vorbereitungen (Kap. 34.1.1)
- Assistenz bei diagnostischen Maßnahmen

- **Beobachtungen**

- Monitoring, Überwachung der Vitalzeichen
- Beurteilung der Farbe von Haut und Augenbindehaut
- Beurteilung des Abdomens, einmal täglich Bauchumfang messen

- **Infusionstherapie**
  - bei Bedarf Pflege bei Venenverweilkathetern (Kap. 9.1, 9.2)
  - Gabe von Vitaminen und Medikamenten, z.B. Choleretika
- **Ausscheidungen**
  - Urinmenge bilanzieren, Urinstix, evtl. spezifisches Gewicht
  - Farbe von Urin und Stuhl kontrollieren
  - Stuhl evtl. auf Gallebeimengungen untersuchen
- **Prophylaxen**
  - häufige Hautpflege, da die Kinder eine sehr trockene Haut haben und die Bauchhaut stark gespannt ist
- **Ernährung**
  - Gabe von MCT-Nahrung
- **Betreuung**
  - Eltern in die Pflege einbeziehen
  - psychische Unterstützung der Eltern, besonders bei schlechter Prognose
  - Gesprächsbereitschaft signalisieren

▶ Pflegerische Maßnahmen, Überwachung postoperativ

- postoperative Pflege (Kap. 34.1.2)
- die Pflege ist in Kapitel 34.2, akutes Abdomen, nachzulesen
- **Beobachtungen**
  - Hautkolorit und Skleren beobachten
- **Infusionstherapie**
  - längere Infusionstherapie zum Schonen der Anastomosestellen, abhängig vom Operationsverlauf
- **Sonden, Drainagen**
  - Pflege bei Magenablaufsonde (Kap. 18.4.2)
  - Pflege bei Drainagen (Kap. 18.5)
- **Ausscheidungen**
  - Farbe, Menge und Konsistenz des Stuhles beobachten
  - Stuhluntersuchung auf Gallebeimengung
- **Ernährung**
  - bis zum Eintritt der normalen Darmtätigkeit parenteral

Verschlechterung des Allgemeinzustandes, Unruhe und gespanntes Abdomen können ein Hinweis auf eine Anastomoseninsuffizienz mit bakterieller oder galliger Peritonitis sein.

34.6 Hydrozephalus

Durch eine Abflußbehinderung im Ventrikelsystem entsteht ein Mißverhältnis zwischen Liquorproduktion und -resorption. Es kommt zur Erweiterung der intrakraniellen Liquorräume und in der Regel zu einem erhöhten Schädelinnendruck.
Man unterscheidet zwischen **Hydrocephalus externus** (Erweiterung des Subarachnoidalraumes), **Hydrocephalus internus** (Erweiterung des Ventrikelsystems) und **Hydrocephalus e vacuo** (hirnatrophische Prozesse). In der Regel liegt ein Hydrocephalus internus vor.

Ursachen

- **Angeboren**
  - Aquäduktstenose
  - Dandy-Walker-Zyste, Arnold-Chiari-Syndrom
  - Enzephalozele

- **Erworben**
- perinatale Ventrikel- oder Subarachnoidalblutung
- Meningitis, Hirntumor
- Schädel-Hirn-Trauma

Symptome

- auffällige Zunahme des Kopfumfangs
- Mißverhältnis: großer Hirnschädel, kleiner Gesichtsschädel
- vorgewölbte große Fontanelle
- Schädelnähte klaffen, vermehrte Kopfvenenzeichnung
- Sonnenuntergangsphänomen
- **Hirndruckzeichen**
- Unruhe, Kopfschmerz, Erbrechen
- Bradykardien, arrhythmische Atmung
- Krampfneigung, Nackensteifigkeit
- Augensymptomatik: Strabismus, Nystagmus, Veränderung der Pupille, Stauungspapille, Sehnervatrophie
- Wesensveränderungen

Beim frühkindlichen Hydrozephalus, wenn die Schädelnähte noch nicht geschlossen sind, können die klassischen Hirndruckzeichen fehlen.

Diagnostik

- Kopfumfang in zwei Ebenen messen, Kurve anlegen
- allgemeine Beobachtung, Prüfung der Fontanelle, des Reflexverhaltens
- Sonographie, Computertomographie (evtl. mit Kontrastmittel)
- Röntgen-Schädel (Wolkenschädel bei chronischem Hirndruck), MRT (Magnetic Resonance Tomography)
- Fontanellenpunktion (gleichzeitig Therapie)

Operatives Vorgehen, Therapie

- Liquordrainagesystem einsetzen (Shunt) bei einem nicht entzündlich veränderten Liquor (normale Zellzahl, Eiweißgehalt, Bakterienfreiheit)
- das System (Abb. 34-6 a und b) besteht aus einem Katheter, der in einem Seitenventrikel liegt, dem Ventil und dem Ableitungskatheter, der entweder im rechtem Herzvorhof (ventrikuloatriale Drainage, Abb. 34-6 a) oder im Bauchraum (ventrikuloperitoneale Drainage, Abb. 34-6 b) endet
- verschiedene Ableitungssysteme, z.B. Spitz-Holter-Ventil, Hakim-Ventil, Sophy-Ventil, Medos-Codman-Ventil (programmierbare Druckeinstellung)
- zur temporären Entlastung bei entzündlichem oder blutigem Liquor (z.B. bei sehr kleinen Frühgeborenen) eignet sich die Rickham-Box (Abb. 34-7), die bei Bedarf punktiert, nach Normalisierung der Werte evtl. an ein internes Drainagesystem angeschlossen werden kann

Komplikationen

- Ventrikel- oder subdurale Blutungen
- Verlegung des Ventils durch eingewachsenes Hirngewebe bzw. Plexus choroideus
- Diskonnektion oder Dislokation des Ableitungssystems (Ventrikelbereich oder Magen-Darm-Trakt)
- Liquorzyste, Darmperforation
- Schlitzventrikelsyndrom (Überdrainage von Liquor)
- Shunt-Nephritis, Ventilsepsis (häufig durch Hautkeime)

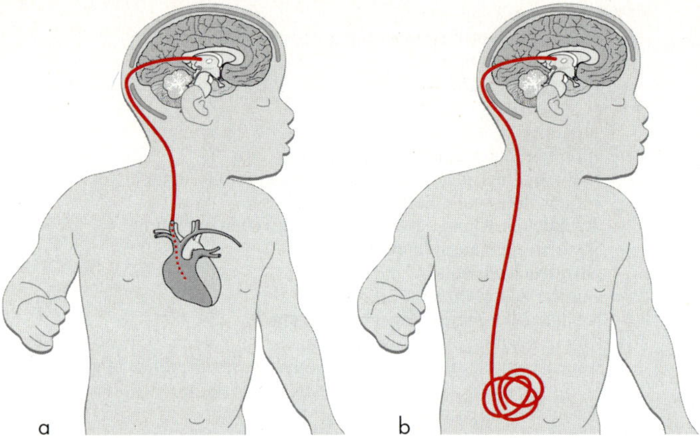

Abb. 34-6 a und b Formen der Liquorableitung beim Hydrozephalus **a** ventrikuloatrialer Shunt **b** ventrikuloperitonealer Shunt

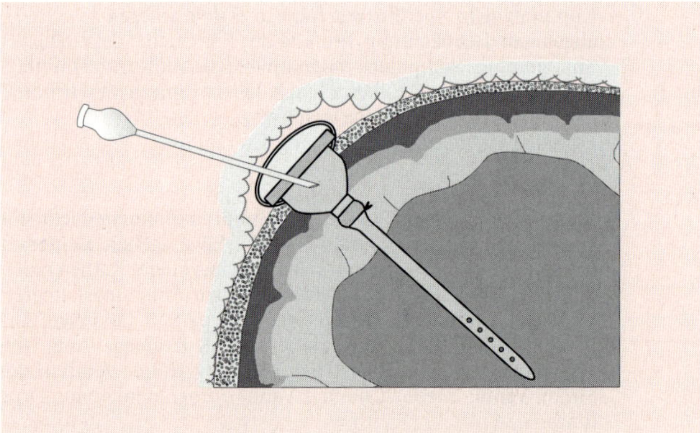

Abb. 34-7 Rickham-Box im rechten Seitenventrikel, kann durch die Kopfschwarte punktiert werden

▶ Pflegerische Maßnahmen, Überwachung präoperativ

- präoperative Pflege (Kap. 34.5.1)
- einmal täglich Kopfumfang in zwei Ebenen messen

• Beobachtungen

- Füllungszustand der Fontanelle
- Zunahme der Hirndrucksymptomatik (Symptome)
- Pupillenkontrolle
- Vitalzeichenkontrolle, Häufigkeit dem Zustand des Kindes anpassen

• Lagerung, Mobilisation

- Oberkörper leicht erhöht lagern

- beim Hochnehmen und Tragen Kopf unterstützen
- vorsichtig und langsam bewegen, Kinder haben in der Regel Kopfschmerzen
- bei neurologischen Auffälligkeiten mit Physiotherapeut besprechen

• **Infusionstherapie**
- häufig nötig, da die Kinder erbrechen und spucken
- Pflege bei Venenverweilkatheter (Kap. 9.1, 9.2)

• **Sonden, Drainagen**
- evtl. Magensonde zur Nahrungsergänzung (Kap. 17.3.2)

• **Prophylaxen**
- Dekubitusprophylaxe, besonders am Kopf
- Kopf möglichst weich lagern, auf Falten achten, z.B. Fell, Schaumstoff
- regelmäßige Hautpflege, Haut im Hals- und Kopfbereich muß zur Operation vollständig intakt sein (Kap. 14.2)

• **Ernährung**
- wenn möglich, orale Ernährung

▶ Pflegerische Maßnahmen, Überwachung postoperativ
- postoperative Pflege (Kap. 34.1.2)
- Assistenz bei Röntgenkontrolle der Lage des Ventils 24 Stunden nach Operation

Fieber, gerötetes Wundgebiet, allgemeine Infektionszeichen, gespannte oder tief eingesunkene Fontanelle, Kopfschmerz oder Erbrechen deuten auf eine Komplikation hin.

• **Beobachtungen**
- Monitoring von EKG, Herzfrequenz, Atmung
- Vitalwerte und Bewußtsein kontrollieren (Kap. 19.2)
- Hirndrucksymptomatik beobachten

Eltern mit den Beurteilungskriterien vertraut machen.

- bei Säuglingen den Füllungszustand der Fontanelle beurteilen
- Kopfumfang einmal täglich messen, Verband dabei berücksichtigen

• **Atmung, Beatmung**
- eine postoperative Beatmung kann sich ungünstig auf die Ventilfunktion auswirken

• **Lagerung, Mobilisation**
- Bett flach stellen
- auf seitengleiche Bewegungen der Extremitäten achten, um evtl. Hirnblutung, Hirnödem oder Nervenverletzungen zu erkennen

Keine Bauchlagerung bei peritonealen Ableitungen in den ersten drei postoperativen Tagen.

- solange das Ventil noch nicht fest eingewachsen ist, Kind nicht auf die operierte Seite lagern; keinen Lagerungsring benutzen, da die zirkuläre Druckeinwirkung die Durchblutung verschlechtert
- bei gespannter Fontanelle Oberkörper 30 Grad hochlagern (Anordnung)
- bei eingesunkener Fontanelle Kopftieflage (Anordnung)
- bei Begleitfehlbildungen und neurologischen Begleiterscheinungen den Symptomen entsprechend lagern (Kap. 161, 16.2)

• **Infusionstherapie**
- bei Infektion bei externer Ausleitung des Ventilsystems Antibiotikatherapie nach Anordnung, bis Liquor steril ist

- zentrale intravasale Katheter können bei einer Sepsis das Ventilsystem infizieren
- möglichst keine Blutentnahmen oder Infusionen im Ventilbereich

- **Ausscheidungen**
- Ein- und Ausfuhr bilanzieren
- bei peritonealen Ableitungen ist eine regelmäßige Stuhlentleerung wichtig, evtl. anregen

- **Wunden, Verbände**
- Verband besonders auf Liquoraustritt und Blutungen kontrollieren
- Umgebung des angelegten Ventils auf Liquorpolster beobachten

- **Ernährung**
- Nahrungsaufbau bei ventrikuloatrialer Drainage vier bis sechs Stunden nach Operation
- bei ventrikuloperitonealer Drainage 24 Stunden nach Operation
- Kinder beim Füttern flach lagern, dabei Monitorüberwachung, bis Ventilfunktion gewährleistet ist

▶ Pflegerische Maßnahmen, Überwachung bei externer Liquordrainage (Abb. 34-8)

- äußere Ableitung bei einer Ventilinfektion, erhöhtem Eiweißgehalt oder blutigem Liquor
- steriler Umgang mit dem gesamten System
- einmal täglich Verbandwechsel und Wundversorgung der Ausleitungsstelle durch den Arzt
- Medikamentengabe (z.B. Antibiotika) und Druckmessung möglich
- Ablaufsystem anbringen, Veränderungen der Höhe nach Arztanweisung
- Kinder möglichst flach lagern
- bei Transport oder extremer Unruhe System abklemmen, um unnötige Liquorverluste zu vermeiden

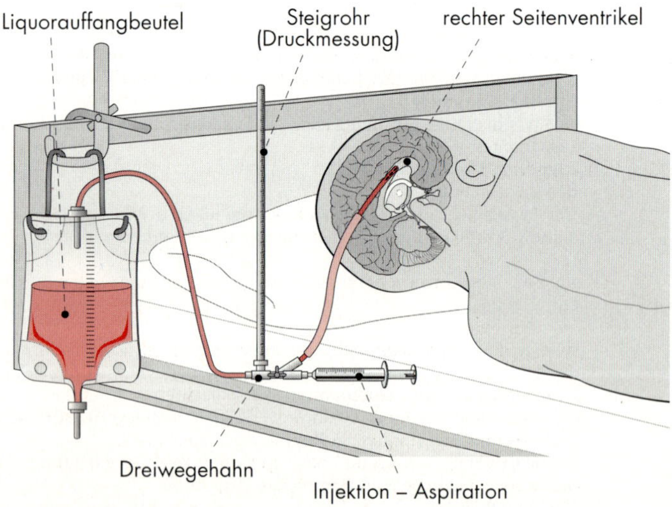

Abb. 34-8 Externe Liquordrainage, der Liquorauffangbeutel kann in der Höhe reguliert werden

- unruhigen oder kleineren Kindern bei Bedarf die Hände fixieren
- Ableitungssystem so lagern, daß Liquor störungsfrei ablaufen kann
- abgeleiteten Liquor auf Aussehen, Menge und Beschaffenheit kontrollieren, z.B. Zellzahl, Bakterien, Eiweißgehalt
- unter sterilen Bedingungen Liquor zur Untersuchung aus dem laufenden System entnehmen
- Vitalzeichenkontrolle
- auf Drucksymptomatik bzw. Unterdruck achten, z.B. Fontanelle, Pupillen, Übelkeit, Kopfschmerz
- erhöhte Salzverluste über den Liquor, orale oder intravenöse Ergänzung
- Reimplantation des Ableitungssystems nach Normalisierung der Werte

Bei Veränderungen sofort den Arzt informieren.

Weiterer Verlauf
- regelmäßige Kontrolle der Kinder bzw. die Betreuung in einer Hydrozephalusambulanz ist nötig
- Aufklärung der Eltern über die Zeichen einer Ventildysfunktion, über Förderungsmöglichkeiten (Krankengymnastik, Frühförderung) und Elterninitiativen

Die geistige und körperliche Entwicklung ist abhängig vom Zustand des Kindes bei Ventillegung, von den Begleitumständen, wie weitere Fehlbildungen, Komplikationen und Engagement der Eltern.

34.7 Spina bifida

Angeborene Hemmungsfehlbildung der Wirbelsäule, bei der einer oder mehrere Wirbelbögen offen geblieben sind. Die Ursachen sind weitgehend unbekannt, Ausbildung in der dritten bis vierten Fetalwoche.
Die Fehlbildung kann auf der gesamten Mittellinie des Körpers lokalisiert sein, am häufigsten aber im lumbosakralen Bereich.

Die Höhe des Defektes bestimmt das Ausmaß der neurologischen Ausfälle.

Formen
- **Spina bifida occulta**
- es ist ausschließlich die Wirbelsäule betroffen
- bleibt häufig unerkannt
- Hinweis: massive Behaarung oder ein Nävus im lumbosakralen Bereich
- **Spina bifida cystica**
- Rückenmark und Meningen sind mehr oder weniger stark betroffen
- **Meningozele** (Abb. 34-9 a), Wirbelbogen und Dura gespalten, Rückenmark normal ausgebildet, Meningen bilden weichen Bruchsack, keine Nervenausfälle
- **Meningomyelozele** (Abb. 34-9 b), Haut, Wirbelbogen und Dura gespalten, Rückenmark immer mitbetroffen, Nervenwurzeln wölben sich in den Bruchsack, in schweren Fällen liegt die Neuralplatte offen, Liquor kann austreten (nicht gedeckte MMC), sie kann aber auch mit intakter Haut bedeckt sein (gedeckte MMC)

Diagnostik
- pränatale Diagnose durch Sonographie und Untersuchung des Alpha-Fetoproteins im Serum der Mutter oder der Amnionflüssigkeit
- Röntgen der Wirbelsäule, MRT, Schädelsonographie

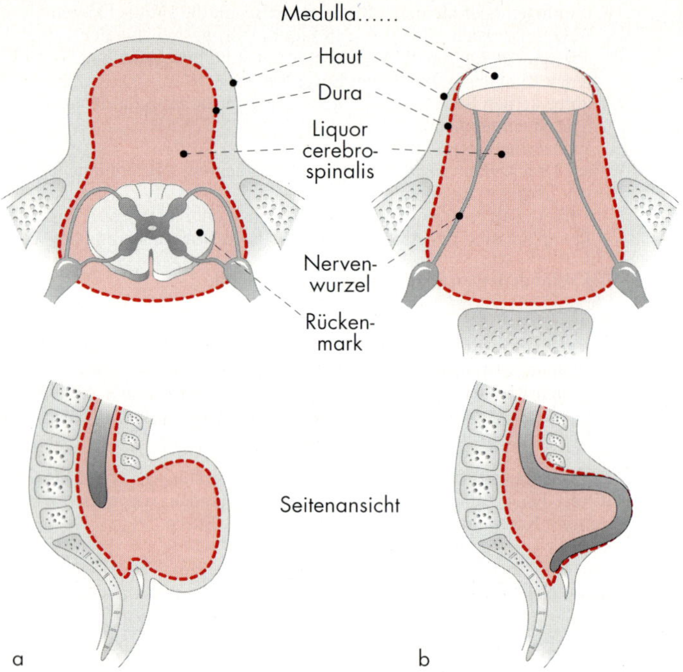

Abb. 34-9 a und b Formen der Zelen **a** Meningozele **b** Meningomyelozele

Operatives Vorgehen, Therapie

Die Aufklärung der Eltern über Operation, Risiken und die Spätfolgen der Erkrankung sollte möglichst schon pränatal erfolgen.

- Rückenmarksgewebe wird in den Rückenmarkskanal verlagert, die harte Hirnhaut darüber verschlossen
- großen Hautdefekt durch eine Verschiebeplastik decken
- nicht gedeckte Meningomyelozelen müssen innerhalb von 48 Stunden chirurgisch behandelt werden, sonst Gefahr der aufsteigenden Meningitis

Durch die Operation kann der präoperative Status nur erhalten, nicht verbessert werden.

Komplikationen, Begleitfehlbildungen

- Ausbildung eines Hydrozephalus in über 90% der Fälle, z.B. Aquäduktstenose oder Arnold-Chiari-Syndrom
- Lähmung der Harnblase, z.B. neurogene Blase
- Fehlbildungen des Urogenitalsystems, z.B. Zystennieren
- Lähmung des Mastdarmes
- Lähmung der unteren Extremität
- Hüftgelenksfehlstellungen bis Hüftluxation

- Fußdeformitäten, z.B. Klump-, Hacken- oder Knickfuß
- Thoraxverkrümmung
- Wirbelkörperfehlbildung, z.B. Kyphose, Skoliose

▶ Pflegerische Maßnahmen, Überwachung präoperativ

- Erstversorgung des Kindes im Kreißsaal (Kap. 24.2.2)
- Transport in Bauchlage im Transportinkubator, Becken so unterlagern, daß die Zele den höchsten Punkt bietet
- Rückenmarksdefekt mit einer sterilen Gaze abdecken und mit sterilem NaCl 0,9% befeuchten
- präoperative Pflege (Kap. 34.1.1)
- neurologischen Status erstellen, um das Ausmaß der Lähmungen festzulegen

Kein Auftragen von Salben, Druckverbänden oder ähnlichem, da dies das Nervengewebe zusätzlich schädigt.

▶ Pflegerische Maßnahmen, Überwachung postoperativ

- postoperative Pflege (Kap. 34.1.2)
- bei Fußdeformitäten oder Hüftgelenksfehlstellungen frühzeitige orthopädische Versorgung mit redressierenden Verbänden, Lagerungsschienen oder Gips

• **Beobachtungen**
- Monitoring von EKG, Herzfrequenz, Atmung
- Kontrolle der Vitalzeichen
- Hirndruckzeichen (infolge eines Hydrozephalus)
- einmal täglich Kopfumfang messen, Fontanellenspannung beachten

• **Lagerung, Mobilisation**
- Bauch- oder Seitenlage
- in Bauchlage Becken unterlagern, Beine so lagern, daß die Knie und Füße nicht aufliegen
- Gefahr von Dekubitus und Spitzfußstellung
- auf Lageödeme achten, häufig Lidödeme
- Kind mit Unterstützung von Physiotherapeut umlagern
- physiotherapeutische Therapie so früh wie möglich einleiten

• **Infusionstherapie**
- Pflege bei Venenverweilkatheter (Kap. 9.1, 9.2)
- primäre Antibiotikaprophylaxe nach Plan

• **Sonden, Drainagen**
- evtl. Magensonde zur Nahrungsergänzung

• **Ausscheidungen**
- Blase bei jedem Wickeln ausklopfen (Kap. 18.1.3)
- je nach Restharn (Bestimmung durch Sonographie) drei- bis viermal täglich Blase katheterisieren
- Blasentraining so bald wie möglich beginnen, um Reflexbogen zu aktivieren
- einmal pro Woche Urinstix (Anordnung bzw. Standard)
- bei Stuhlverhalten regelmäßig abführen oder rektal ausräumen (Kap. 18.3)

• **Prophylaxen**
- Dekubitusprophylaxe (Sensibilitätsstörung der Haut), möglichst weich lagern auf Fell oder Schaumstoff (Kap. 20.2.1)
- Kopf häufig umlagern

• **Wunden, Verbände**
- Wundverband bzw. Wundgebiet gut auf Nachblutungen, Liquoraustritt und Liquorpolster beobachten

- Verbandwechsel am zweiten postoperativen Tag, bei Bedarf früher, evtl. Sprühverband

- **Ernährung**
- zügiger oraler Nahrungsaufbau
- später schlackenreiche und wenig stopfende Kost

Eltern in Pflegemaßnahmen einbeziehen. Aufklären über das Krankheitsbild und die Begleiterscheinungen (z.B. Anzeichen einer Ventilinfektion oder Dysfunktion). Hilfestellung zur weiteren Therapie geben, über Arbeitsgemeinschaft für MMC und Hydrozephalus informieren.

Durch verbesserte Therapiemöglichkeiten hat sich die Lebenserwartung von Kindern mit Meningomyelozele entscheidend verbessert.

Die Belastung der Patienten und Eltern ist durch häufige Krankenhausaufenthalte sehr groß.

Spätfolgen
- Kontrakturen, Hüftluxation
- Knochenbrüche, durch mangelnde Belastung erweichtes Knochengerüst
- Druckstellen, Liquorfistelbildung
- häufige Harnwegsinfekte, Nierenschäden
- Tethered-Cord-Syndrom: narbige Fesselung des Rückenmarks, gerät wachstumsbedingt unter Spannung
- etwa 30% der Kinder sind geistig retardiert
- Infertilität etwa 70% bei Mädchen und 30 bis 40% bei Jungen

34.8 Neurochirurgische Operationen

Indikationen
- Schädel-Hirn-Trauma
- intrakranielle Blutung, Infektion
- Tumoren
- Korrektur von Schädelfehlbildungen, z.B. Kraniosynostose

Komplikationen: Hirnödem, Nachblutungen, Infektionen, z.B. Meningitis, Enzephalitis, Hirnabszeß.

▶ Pflegerische Maßnahmen, Überwachung postoperativ
- Übernahme aus dem Operationssaal, Transport und Aufnahme auf Station (Kap. 34.1.2)

Bei Übergabe vom Anästhesisten nach Besonderheiten fragen (Kap. 34.1.2) wie Lage und Art von Drainagen, Bewußtseinslage und evtl. knöcherne Instabilitäten (Ausmaß von Resektionen).

- Übernahme der Körperpflege, Maßnahmen mit dem Arzt absprechen
- evtl. mit zwei Personen vornehmen, unter Überwachung der Hirndruckparameter

Kinder über alle geplanten Maßnahmen aufklären und gegebenenfalls sedieren bzw. analgesieren. Streßsituationen und damit einen Blutdruckanstieg vermeiden (Kap. 23). Gefahr der Nachblutung.

- besonders häufige Augenpflege bei starker Ödembildung im Gesicht, bedingt durch Operation oder Unfall, zusätzlich zur Pflege kühlende Gelplatten verwenden

Eltern so weit wie möglich in die gesamte Betreuung einbeziehen, sie können in der Regel ihre Kinder sehr gut beruhigen.

- **Beobachtungen**
- – Monitoring von EKG, Herzfrequenz, Atmung
- – engmaschige Kontrolle der Vitalparameter und evtl. Hirndruckzeichen

In den ersten drei Tagen besteht die Gefahr eines postoperativen Hirnödems.

- – neurologischen Status prüfen, z.B. Reaktion auf Ansprache, seitengleiche Bewegungen, evtl. Krampfanfallszeichen
- – Kinder sind durch lange Operationsdauer häufig ausgekühlt
- – langsam aufwärmen, höchstens um ein Grad pro Stunde
- – durch Irritation des Wärmezentrums sind Temperaturdysregulationen möglich, z.B. hohes nicht zu senkendes Fieber oder Untertemperaturen

Erhöhte Temperatur bzw. Fieber kann ein Hinweis auf eine beginnende Infektion sein. Weitere Entzündungsparameter, z.B. Leukozyten, CRP, sind zu beachten.

- – bei blutig-serösem Ausfluß aus Nase oder Mund kann eine **Liquorrhö** vorliegen (Nachweis durch positiven Glukosestix), nasales Absaugen dann kontraindiziert
- – nach bestimmten Eingriffen, z.B. frontoorbitale Gesichtsmobilisation, ist der Mund-Nasenbereich Operationsgebiet; Nachfrage beim Operateur über mögliche Pflege und Risiken
- **Atmung, Beatmung**
- – Pflege des beatmeten Kindes (Kap. 13.1, 13.2)
- – Hirnödemprophylaxe (Kap. 30.5.2)
- **Lagerung, Mobilisation**
- – je nach Art der Operation und nach Arztanweisung
- – Flachlagerung nach einer Ventilimplantation
- – Oberkörper 30 Grad hochlagern zur Hirnödemprophylaxe
- **Infusionstherapie**
- – Infusions- und evtl. nötige Antibiotikatherapie
- – restriktive Flüssigkeitsgabe
- **Sonden, Drainagen**
- – Magensonde wegen erhöhter Aspirationsgefahr, dient evtl. zur Ernährung
- – Ulkusprophylaxe
- – Pflege bei Drainagen (Kap. 18.5), Überwachung je nach Ort und Lage
- – interne Drainagen, z.B. zur Hydrozephalusbehandlung, bleiben längere Zeit liegen, oft lebenslang
- – externe Drainagen liegen meist kurzfristig, zum Ableiten von Wundsekret und Liquor bzw. zur Hirndruckmessung
- – sterile Versorgung nötig, da ein direkter Zugang zum Operationsgebiet besteht
- – System auf Durchgängigkeit überwachen, regelmäßig entleeren und den Sog überprüfen
- – verstopfte Ableitungen möglichst nicht anspülen
- – Sekret auf Farbe, Konsistenz und Menge kontrollieren bzw. bilanzieren (Arzt über Veränderungen sofort informieren)

- **epidurale Lage:** Drainage evtl. mit Sog. Blut und Sekret werden aus der Wunde abgesaugt, um eine epidurale Blutansammlung zu vermeiden; Schläuche ohne Durchhang befestigen, Sogwirkung sonst unwirksam
- **subdurale Lage:** Ablaufdrainage ohne Sog. Schlauch befindet sich in einem Hohlraum unterhalb der Dura, um z.B. ein chronisches subdurales Hämatom zu entfernen
- bei einer Spüldrainage ohne Sog wird die einfließende Spülflüssigkeit über eine Ablaufdrainage nach außen geleitet, z.B. bei einem subduralen Empyem; Drainageflasche hängt tief unter Kopfniveau, Wundsekret fließt nach dem Heberprinzip ab

! Um ein Zurückfließen des Sekretes zu vermeiden, den abführenden Schlauch vor jedem Umlagern abklemmen.

- **ventrikuläre Lage:** Überlaufdrainage ohne Sog. Drainage liegt im Ventrikel, um z.B. bei einer Ventrikelblutung Sekret nach außen leiten zu können

- **Ausscheidungen**
  - Bilanzierung der Ein- und Ausfuhr
  - evtl. Blasenverweilkatheter (Kap. 18.1.1)
  - auf ausreichende Ausscheidung achten
  - inadäquate ADH-Sekretion (Diabetes insipidus) möglich
  - für eine regelmäßige und weiche Stuhlentleerung sorgen, um ein Pressen (Hirndruckanstieg) zu vermeiden
- **Prophylaxen**
  - Prophylaxen unter Überwachung der Hirndruckzeichen
  - Dekubitusprophylaxe (Kap. 20.2.1)
  - Pneumonieprophylaxe (Kap. 13.2.8)
  - Soor- und Parotitisprophylaxe
  - Kontraktur- und Spitzfußprophylaxe
  - passives Durchbewegen
- **Wunden, Verbände**
  - auf Nachblutungen, Liquorfluß oder -polster überprüfen
  - einmal täglich Verbandwechsel unter aseptischen Bedingungen, gemeinsam mit dem Arzt
  - bei Bedarf Liquorpolster abpunktieren
  - Fäden ab dem zehnten postoperativen Tag ziehen
- **Ernährung**
  - Aufbau der enteralen Ernährung hängt von Art der Operation und der Bewußtseinslage des Patienten ab (Anordnung)
  - nach einer Tumorentfernung z.B. kann die orale Ernährung je nach Kooperation des Kindes am gleichen Tag beginnen
  - nach längerer Bewußtlosigkeit ist der Beginn der oralen Ernährung ein Teil des Rehabilitationsprogrammes
  - ein geplantes Vorgehen ist wichtig
  - Schluckfähigkeit vorher prüfen (Aspirationsgefahr)
  - vorteilhaft ist der Beginn mit festerer Kost z.B. Brei, Pudding, sie kann besser geschluckt werden
  - bei länger beatmeten Kindern langsamer Nahrungsaufbau über Ernährungssonde mit industriell hergestellten flüssigen Fertignahrungen, eine parenterale Ergänzung ist häufig nötig
  - Abdomen bei Nahrungsaufbau gut beobachten

Weitere Behandlungs- und Rehabilitationsmaßnahmen ergeben sich aus dem Krankheitsbild.

35 Transplantationen

Organtransplantationen sind zu einem bedeutungsvollen medizinischen Therapieverfahren geworden. Dadurch entstanden neue pflegerische Anforderungen, z.B. das Betreuen von hirntoten Kindern, die potentielle Organspender sind, sowie die Pflege von transplantierten Kindern und deren persönliches und soziales Umfeld. **Ethische, juristische** und auch **ökonomische** Fragen sind dabei zu beachten.
Am 25. Juni 1997 hat der Bundestag ein **Transplantationsgesetz** (TPG) verabschiedet. Das Gesetz gilt für die **Spende** und die **Entnahme** von menschlichen Organen, Organteilen oder Geweben zum Zwecke der Übertragung auf andere Menschen einschließlich der Vorbereitung. Es beinhaltet ferner das **Verbot des Handels** mit menschlichen Organen. Bevor ein Organ entnommen werden kann, muß der **Hirntod** des Spenders feststehen (§ 5 TPG).

Hirntod ist eine irreversible, erloschene Gesamtfunktion von Großhirn, Kleinhirn, Hirnstamm bei künstlich aufrechterhaltener Herz- und Kreislauffunktion durch eine kontrollierte Beatmung. Das Kind hat nach seinem bestätigten Hirntod weiter Anspruch auf eine würdevolle Pflege.Der Nachweis für den Hirntod ist durch **zwei qualifizierte Ärzte,** die den Organspender **unabhängig voneinander** untersucht haben, zu erbringen. Sie dürfen weder an der Organentnahme noch an der -übertragung beteiligt sein.
Alle Krankenhäuser sind **verpflichtet,** potentielle Organspender mit einem irreversiblen Ausfall der gesamten Hirnfunktion dem zuständigen **Transplantationszentrum** zu **melden.**

Den Angehörigen muß genügend Zeit eingeräumt werden, um sich von ihrem Kind zu verabschieden, wenn sie der Organentnahme zugestimmt haben.

Lebendspenden

- fehlende Wartezeiten auf ein Organ
- besser planbare Operationen, kurze Ischämiezeit
- überprüfte Qualität des Spenderorgans
- eröffnet Eltern die Möglichkeit, ihrem kranken Kind unmittelbar zu helfen
- besser planbare seelische Vorbereitung auf die Transplantation
- psychische Abhängigkeit zum Spender, Verpflichtung
- Organverlust des Spenders
- evtl. Operationskomplikationen beim Spender

35.1 Immunsuppression

Das Hauptproblem bei einer Transplantation ist die **immunologische Akzeptanz** des Transplantats durch den Empfänger. Durch **Immunsuppressiva**, z.B. Ciclosporin A®, Tacrolimus®, wird die körpereigene Abwehr herabgesetzt, um eine Abstoßung des Organs zu verhindern.

Nebenwirkungen von Ciclosporin A® (CyA)

- Nierenfunktionsstörungen, Hypertension
- Tremor, Muskelkrämpfe
- Kopfschmerzen, Fieber durch Infektionen

– Hyperglykämien, Blutbild- und Elektrolytverschiebungen
– Behaarung, Zahnfleischwucherungen

Hauptkomplikationen durch Immunsuppressiva
– Zunahme der Infektionsgefahr
– mäßige Wachstumsretardierung
– allergische Medikamentenreaktion

▶ Pflegerische Maßnahmen, Überwachung bei Gabe von Immunsuppressiva
– bis zur oralen Gabe Kontrolle der Infusion (ärztliche Anordnung)
– bei oraler Gabe auf pünktliche Verabreichung achten

Immunsuppressiva nicht im Plastikbecher oder mit Strohhalm geben, da der Wirkstoff am Plastik haftenbleibt.

– immer im gleichen Getränk anbieten, z.B. säurearmer Saft, Milch Sandimmun® in fetthaltigen Speisen gegeben verbessert die Resorption
– regelmäßige Blutdruckkontrolle
– alle peripheren und zentralen Zugänge nach strengen hygienischen Kautelen versorgen
– bakteriologische Überwachung von Drainageaustrittsstellen, primär und sekundär verheilenden Wunden
– in der Regel einmal täglich CyA-Spiegel abnehmen zur Kontrolle

Um die immunologische Abstoßungsreaktion zu verhindern, ist auf einen hohen Hygienestandard zu achten. Eventuell ist eine Isolation notwendig, die korrekt eingehalten werden muß.

35.2 Nierentransplantation

Indikationen, u.a.
– obstruktive Uropathien, chronische Glomerulonephritis
– polyzystische Nierendegeneration (Alport-Syndrom)
– systemische Nierenerkrankungen, dysplastische Nieren

Präoperative Diagnostik
– Röntgenthorax (pulmonale Überwässerung)
– EKG, Zahnarztkonsil
– Blutentnahmen: z.B. Blutbild, Elektrolyte, Blutgerinnung
– Cross-match (Kreuzprobe): Bluttest der Spender-Empfänger-Verträglichkeit; bei positivem Ergebnis kann die Transplantation nicht stattfinden

Präoperative Gespräche mit Kind und Eltern
– über Geräte, z.B. Infusionspumpen, Monitoring informieren
– Wunddrainagen, ZVK, Blasenkatheter erklären
– darauf hinweisen, daß die neue Niere evtl. nach einigen Tagen ihre Tätigkeit vorübergehend einstellen und eine kurzfristige Dialyse notwendig sein kann
– positive Einstimmung auf die neue Niere, hervorheben, daß das Kind wieder normal essen und trinken darf

Postoperative Therapie
– Infusionstherapie

- Dopamin für etwa drei Tage zur Nierendurchblutung
- Dilzem (Ca-Antagonist) drei Tage als Dauerinfusion
- Immunsuppressiva (Kap. 35.1)
- Cortison, Heparin
- bei Hypertonus z.B. Nifedipin (Adalat®)
- Ganciclovir als Kurzinfusion oder oral (CMV-Prophylaxe)
- postoperative Polyurie fördern, z.B. mit Lasix®

▶ Pflegerische Maßnahmen, Überwachung
- Körper- und Hautpflege (Kap. 14.2, 14.3)
- häufige Mund- und Zahnpflege, da durch die Gabe von Nifedipin Zahnfleischwucherungen möglich sind

• **Beobachtungen**
- Monitoring von Herzfrequenz, Atmung, Blutdruck, ZVD
- stündlich Blutdruckkontrollen
- häufige Kontrollen der Körpertemperatur, bei Anstieg Verdacht auf Infektion oder Abstoßung
- Abstriche für Bakteriologie (Drainage, Urin, Wundsekret, Rachen)
- Kontrolle der Bewußtseinslage (Kap. 19.2)
- durch Cortisongabe verändert sich das Aussehen des Kindes, der Haarwuchs im Gesicht, an den Armen und Beinen nimmt individuell, aber deutlich zu

• **Lagerung, Mobilisation**
- Frühmobilisation (Kap. 16.2)
- Kind in Rücken- oder Seitenlage lagern, die Nieren sind vor die rechte oder linke Beckenschaufel ins kleine Becken eingepflanzt

• **Infusionstherapie**
- Pflege bei ZVK (Kap. 9.1)
- Pflege bei Gabe von Immunsuppressiva (Kap. 35.1)
- großzügige Analgesierung bei Schmerzen (Anordnung)

• **Sonden und Drainagen**
- Pflege bei Drainagen (Kap. 18.5.2), Sekretmenge kontrollieren
- Drainagen nach zwei bis vier Tagen entfernen
- evtl. Magensonde an Ablaufbeutel anschließen und zu den Bilanzzeiten Sekretmenge und Aussehen kontrollieren

• **Ausscheidungen**
- ein bis zwei Tage einstündlich Kontrolle der Ein- und Ausfuhr, dann langsam Abstände verlängern
- positive Bilanzierung anstreben (Kap. 18.2)
- Urinstatus und Urinkultur abnehmen
- Pflege bei Blasenverweilkatheter (Kap. 18.1.1)
- Blasenkatheter dient zur Entlastung der Blase, da diese sich postoperativ erst dehnen muß, und zur Entlastung der Nahtstelle zwischen neu eingepflanztem Harnleiter und Harnblase
- Blasenverweilkatheter nach vier bis sieben Tagen ziehen
- Nierenbeckenkatheter als Schienung in der neuen Niere, nach etwa einer Woche ziehen (Arzt)
- postoperativ Ausgangsgewicht ermitteln
- zweimal täglich Gewichtskontrolle

• **Prophylaxen**
- Dekubitusprophylaxe (Kap. 20.2.1)
- Thromboseprophylaxe bei größeren Kindern (Kap. 20.3)

• **Wunden, Verbände**
- einmal täglich Verbandwechsel bei Drainagen und Wunden

- **Ernährung**
- langsamer Nahrungsaufbau
- nach Absetzen des ersten Stuhls feste Nahrung anbieten

Komplikationen
- Nachblutung mit hämorrhagischem Schock
- Anurie aufgrund einer Harnfistel, Schockniere
- Sepsis
- akute **Abstoßungsreaktionen:** Anstieg von Kreatinin, im Ultraschall nachweisbare Vergrößerung der Transplantatniere, druckempfindliche Niere, Fieber, steigender Blutdruck, abnehmende Urinmenge

35.3 Lebertransplantation

Indikationen
- cholestatische Lebererkrankungen, z.B. Gallengangsatresie, Gallengangshypoplasie
- Stoffwechselerkrankungen
- Leberzirrhose, Lebertumoren
- Intoxikationen

Präoperative Diagnostik
- Röntgenthorax
- Zahnarztkonsil
- EKG, Herzecho, Cross-match
- Blutuntersuchungen

Postoperative Therapie
- gute Analgosedierung
- bei kreislaufinstabilen Kindern Katecholamine
- Immunsuppression (Kap. 35.1)
- Antibiotika
- Soorprophylaxe, z.B. Ampho-Moronal, Sempera p.o.
- Ulkusprophylaxe

▶ Pflegerische Maßnahmen, Überwachung postoperativ (Abb. 35-1)
- Körperpflege (Kap. 14.2, 14.3)
- Ganzkörperwäsche während der ersten drei postoperativen Tage mit gefiltertem Wasser mit Zusatz von Braunol 2% oder Betaisodona-Seife
- Hautpflege mit rückfettender Lotion
- keine strenge Isolation notwendig, wenn möglich Einzelzimmer
- mit Schutzkittel und Mundschutz arbeiten, Personal muß infektfrei sein
- täglich Abstriche abnehmen (z.B. Wundsekret, Drainage)
- **Beobachtungen**
- Monitoring von EKG, Herzfrequenz, Atemfrequenz, ZVD
- Sauerstoffsättigung (97 bis 100%)
- neurologische Überwachung (Kap. 19.2)

Unruhe, Angstzustände, Verwirrtheit, Kopfschmerzen, Tremor können erste Anzeichen einer Abstoßungsreaktion sein.

- Bauchdecke auf Rötung, Spannung, Schmerzen beobachten, Gefahr der Darmperforation, Peritonitis
- zweimal täglich Bauchumfang messen

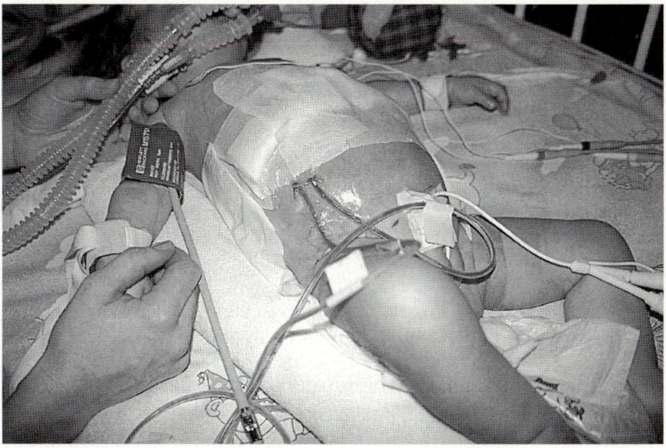

Abb. 35-1 Beatmetes Kind nach einer Lebertransplantation mit Drainagen und Blasenverweilkatheter

- kontinuierliche Kontrolle der Körpertemperatur über Rektalsonde oder Blasenverweilkatheter mit Temperatursonde

Durch die lange Operation haben die Kinder einen erhöhten Wärmeverlust.

- Schleimhäute und Haut auf Petechien und Blutungen kontrollieren
- Kontrolle der Schleimhäute auf Defekte: Infektionsgefahr

Durch eine noch nicht ausreichende Funktion der neuen Leber kann es zu Gerinnungsstörungen mit Blutungen kommen.

- **Atmung, Beatmung**
- Pflege bei Beatmung (Kap. 13.1.3, 13.2)
- bei der Bronchialtoilette auf Blutbeimengung achten
- patientenorientierte Physiotherapie
- einmal täglich Trachealsekret abnehmen (Bakteriologie)
- **Lagerung, Mobilisation**
- leichte Oberkörperhochlagerung mit leicht angewinkelten Beinen zum Entspannen der Bauchdecke
- Frühmobilisation, Physiotherapie im Bett
- **Infusionstherapie**
- Pflege von zentralvenösen und arteriellen Kathetern (Kap. 9.1, 9.3)
- in den ersten drei postoperativen Tagen keine Aminosäuren und kein Intralipid, die Leber kann es noch nicht verstoffwechseln
- sechsstündlich Blutzuckerkontrollen
- **Sonden, Drainagen**
- Kontrolle der Drainagen, Gallengangsdrainage, Wunddrainage (Kap. 18.5.2)
- drei bis vier Tage postoperativ Magenablaufsonde
- auf Blutbeimengungen im Magensekret achten
- einmal täglich Wund- und Gallensekret abnehmen
- **Ausscheidungen**
- Pflege bei Blasenverweilkatheter (Kap. 18.1.1)

– stündliche Kontrolle der Ein- und Ausfuhr
– auf Urin- und Stuhlfarbe achten

Bierbrauner Urin und entfärbter Stuhl sind Zeichen einer abnehmenden Leberfunktion.

– zweimal täglich Gewichtskontrolle, abhängig vom Zustand des Kindes
- **Ernährung**
– Voraussetzung einer enteralen Ernährung ist eine ausreichende Galleproduktion, Abfall des Serumbilirubins und der Transaminasen
– Beginn ab dem dritten postoperativen Tag, mit altersentsprechender Flüssigkost, z.B. bei großen Kindern mit Fresubin®
– keimreduzierte Kost, nur frisch zubereitete und abgekochte Speisen, Fleisch und Fisch müssen gut durchgegart sein
– keine frischen Salate und Nüsse
– Obst und Gemüse nur geschält und entkernt
– Getreideprodukte nur in gegarter Form, kein Müsli
– fettarme Speisen

Abstoßungsreaktionen
– **fulminante** Reaktionen innerhalb von Stunden bis Tagen mit raschem Leberversagen und Enzephalopathie, Retransplantation notwendig
– **akute** Reaktionen 6 bis 20 Tage nach Transplantation
– **chronische** Reaktionen

Zeichen und Therapie von Abstoßungsreaktionen
- **Akute Reaktionen**
– Müdigkeit, Verhaltensveränderung
– Fieber
– abdomineller Druck, Lebervergrößerung
– Pleuraerguß, Aszites
– Abnahme der Gallenmenge
– Therapie: Steigerung der Immunsuppression
- **Chronische Reaktion**
– langsam zunehmende Gelbsucht
– Retransplantation

35.4 Leben nach einer Transplantation

Der Idealfall für das Leben nach einer Transplantation ist eine den Altersgenossen entsprechende Lebensqualität. Leider ist sie aber durch einige Faktoren beeinträchtigt.

Belastungen nach Transplantation
– Fremdorgan, Organ von einem Toten
– Angst vor erneutem Organverlust
– psychische Verarbeitung der Intensivzeit
– lebenslange Medikamenteneinnahme
– erhöhtes Infektionsrisiko
– im ersten Jahr Einschränkungen der körperlichen Belastbarkeit und in der Ernährung
– bei Kleinkindern kann es zu vermindertem Längenwachstum kommen

Kinder, die für eine Transplantation vorgemerkt sind, und ihre Eltern müssen von psychologisch geschultem Personal betreut werden. Es gibt **Selbst-**

hilfegruppen und **Elterninitiativen,** deren Mitglieder aufgrund der eigenen Erfahrung die betroffenen Eltern und Kinder betreuen und unterstützen. Sehr häufig ziehen die Eltern die Initiativgruppen den Psychologen vor. Denn hier fühlen sie sich besser verstanden, da die Mitglieder selbst in dieser Situation waren und glaubwürdig und realistisch Beistand leisten.

Literaturverzeichnis

Bliemeister, G., R. Broll, H.-P. Bruch: Chirurgie. Urban & Schwarzenberg, München 1996

Boonen, A., Heindl-Mack: Pflege in der Intensivmedizin. Georg Thieme Verlag, Stuttgart 1996

Brandis, H., D. Teising: Neonatologische und pädiatrische Intensivpflege. Springer Verlag, Heidelberg 1997

Gahr, M.: Pädiatrie. de Gruyter, Berlin 1993

Illing, S., S. Spranger: Klinikleitfaden Pädiatrie. Gustav Fischer Verlag, Stuttgart, 1995

Janneck, C.: Kinderchirurgie für Pflegeberufe. Georg Thieme Verlag, Stuttgart 1997

Koch, F.: Klinikleitfaden Intensivpflege. Gustav Fischer Verlag, Stuttgart 1997

Kramme, R.: Medizintechnik-Verfahren, Systeme und Informationsverarbeitung. Springer Verlag, Berlin 1997

Kühl, G., D. Siepmann, H. Sobottka, J. Bauer, K. Fischer: Klinikleitfaden Kinderkrankenpflege. Gustav Fischer Verlag, Stuttgart 1997

Larsen, R.: Anästhesie und Intensivmedizin. Springer Verlag, Berlin 1987

Paetz, B., B. Benzinger-König: Chirurgie für Pflegeberufe. Georg Thieme Verlag, Stuttgart 1994

Reifferscheid, M., S. Weller: Chirurgie. Georg Thieme Verlag, Stuttgart 1986

Rickham, P., R. Soper, U. Stauffer: Kinderchirurgie. Georg Thieme Verlag, Stuttgart 1983

Roche Lexikon Medizin: Urban & Schwarzenberg, München

Rossi, E.: Pädiatrie. Georg Thieme Verlag, Stuttgart 1989

Schranz, D.: Pädiatrische Intensivtherapie. Gustav Fischer Verlag, Stuttgart 1993

Schumacher, G., K. Bühlmeier: Diagnostik angeborener Herzfehler. perimed-Fachbuchverlagsgesellschaft, Erlangen 1989

Sonntag, J., M. Rühmann, C. Kurbjeweit, M. Töpper: Die Kinderintensivstation. Alete Wissenschaftlicher Dienst, Kiel 1995

Stopfkuchen, H.: Pädiatrische Intensivpflege. Wissenschaftliche Verlagsgesellschaft, Stuttgart 1997

Tönnis, M.: Transplantationsgesetz in: Pflege aktuell. DBfK, 1998

Wegmann, H.: Die professionelle Pflege des kranken Kindes. Urban & Schwarzenberg, München 1997

Wigger, T., E. Knipfer: Pflegeleitfaden Anästhesie/Intensivpflege. Urban & Schwarzenberg, München 1998

Abbildungsnachweis

Abb. 1-1 Barbara Gehrer
Abb. 2-1 Barbara Gehrer
Abb. 4-1 Wolfgang Schneider, Freising
Abb. 4-2 Wolfgang Schneider, Freising
Abb. 5-1 Erna Grüll
Abb. 5-2 Erna Grüll
Abb. 7-1 Wolfgang Schneider, Freising
Abb. 7-2 Barbara Gehrer
Abb. 7-5 Barbara Gehrer
Abb. 7-6 mit freundlicher Genehmigung von Fa. KCI-Mediscus
Abb. 7-7 mit freundlicher Genehmigung von Fa. KCI-Mediscus
Abb. 7-8 mit freundlicher Genehmigung von Fa. KCI-Mediscus
Abb. 8-1 mit freundlicher Genehmigung von Fa. BDK
Abb. 9-1 Wolfgang Schneider, Freising
Abb. 10-1 Wolfgang Schneider, Freising
Abb. 11-1 Wolfgang Schneider, Freising
Abb. 11-2 Barbara Gehrer
Abb. 13-1 Klaus Lenfers
Abb. 13-4 Klaus Lenfers
Abb. 13-5 Klaus Lenfers
Abb. 13-6 aus: Kirschnick, O.: Pflegeleitfaden Notfallsituationen im Krankenhaus, Urban & Schwarzenberg 1998
Abb. 16-7 aus: Aßmann, C.: Pflegeleitfaden Alternative und komplementäre Methoden, Urban & Schwarzenberg 1996
Abb. 20-7 Klaus Lenfers
Abb. 21-4 Klaus Lenfers
Abb. 21-5 Klaus Lenfers
Abb. 22-1 Wolfgang Schneider, Freising
Abb. 22-2 aus: Wegmann, H.: Die professionelle Pflege des kranken Kindes, Urban & Schwarzenberg 1997
Abb. 24-1 Klaus Lenfers
Abb. 24-2 mit freundlicher Genehmigung der Fa. Dräger
Abb. 26-1 Wolfgang Schneider, Freising
Abb. 27-2 Erna Grüll
Abb. 27-3 Erna Grüll
Abb. 27-4 Erna Grüll
Abb. 27-5 Wolfgang Schneider, Freising
Abb. 30-3 mit freundlicher Genehmigung von Regina und Gerhard Faß
Abb. 30-4 Wolfgang Schneider, Freising
Abb. 30-5 Wolfgang Schneider, Freising
Abb. 30-6 Barbara Gehrer
Abb. 34-1 Wolfgang Schneider, Freising
Abb. 34-7 Wolfgang Schneider, Freising
Abb. 35-1 Ortrun Glöckner

Register

A

C

E

F

G

H

I

J

K

L

M

N

O

P

Q

R

T

U

V

W

Geistige Entwicklung bis zum sechsten Lebensjahr

Säuglingsalter	
Geburt	unterscheidet die mütterliche Stimme innerhalb von 12 Stunden von anderen, erkennt die Mutter am Geruch, imitiert nach sechs Tagen den mütterlichen Gesichtsausdruck
erster Lebensmonat	reagiert auf Bewegungen, verfolgt mit den Augen sich bewegende Gegenstände
zweiter Lebensmonat	hört auf Musik, sucht mit den Augen nach einem Geräusch
dritter Lebensmonat	beobachtet einen Gegenstand, der an einer Schnur gezogen wird, untersucht mit den Augen eine neue Umgebung
vierter Lebensmonat	lallt oder beruhigt sich bei Musik, wendet den Kopf Geräuschen zu
fünfter Lebensmonat	horcht auf eine Stimmgabel
sechster Lebensmonat	schaut herunterfallenden Gegenständen nach
siebter Lebensmonat	reagiert auf sein Spiegelbild
achter Lebensmonat	kann längere Zeit alleine spielen, imitiert einfache Handlungen
neunter Lebensmonat	findet verstecktes Spielzeug
zehnter Lebensmonat	schaut Bilder an, benutzt seine Zeigefinger zum Zeigen
elfter Lebensmonat	kann Bleistift halten
Kleinkindalter	
12 bis 18 Monate	spielt mit kleinen Bausteinen, Autos etc., kann Turm aus zwei Klötzchen bauen
bis zwei Jahre	Ich-Bewußtsein entwickelt sich, kann mindestens zwei Körperteile an einer Puppe zeigen
bis drei Jahre	schraubt Spielzeug auf
bis vier Jahre	autobiographisches Gedächtnis, malt einfache Figuren „Kopf-Füßler"
bis fünf Jahre	erkennt Strukturen von Ereignissen
bis sechs Jahre	ist sich seiner Existenz bewußt, verlangsamter Zuwachs von Merkfähigkeit

Sprachentwicklung bis zum sechsten Lebensjahr

Säuglingsalter	
Geburt	Schreien, reagiert auf Geräusche
erster Lebensmonat	gibt lange gurgelnde Vokale von sich
zweiter Lebensmonat	gibt bei Ansprechen Laute von sich
dritter Lebensmonat	vom Schreien unabhängig modellierte Laute, z. B. rrrr
vierter Lebensmonat	Laute passen sich der Lautfärbung der Muttersprache an, Blasreibelaute (w), Lippenlaute (m,b)
fünfter Lebensmonat	versteht zunehmend die emotionale Bedeutung von Worten, bildet rhythmische Silben
sechster, siebter Lebensmonat	„plaudert" deutliche Silben, variiert Lautstärke und Tonhöhe, reagiert, wenn es gerufen wird, verdoppelt Silben (dada, gaga), bildet vier Lautarten
achter Lebensmonat	versteht den Sinn von Nein, bildet vier Silben (dadadada)
neunter Lebensmonat	sagt Mama und Papa, erkennt die Bedeutung
zehnter Lebensmonat	verliert Fähigkeit, Konsonanten zu unterscheiden, die in der Muttersprache bedeutungslos sind
elfter Lebensmonat	spricht zwei bis drei klare Wörter
Kleinkindalter	
12 bis 18 Monate	plappert mit Akzent der Muttersprache, mag Reime und Lieder, erkennt den eigenen Namen, Ein-Wort-Sätze, kennt bis zu 20 Wörter
bis zwei Jahre	benennt Bilder und Gegenstände, erzählt kleine Erlebnisse, Zwei-Wort-Sätze, kennt bis zu 50 Wörter
bis drei Jahre	verwendet Mehrzahl und Pronomen wie ich, dich, beginnt zu zählen, nennt seinen Namen, Drei-Wort-Sätze (Subjekt, Prädikat, Objekt)
bis fünf Jahre	10 bis 15 Satzbaupläne, kennt 250 bis 3000 Wörter
bis sechs Jahre	kann im Dialog kommunizieren, antwortet auf Fragen, kann seinen Namen schreiben, kennt bis zu 8000 Wörter